COME BIEN HOY, VIVE MEJOR MAÑANA

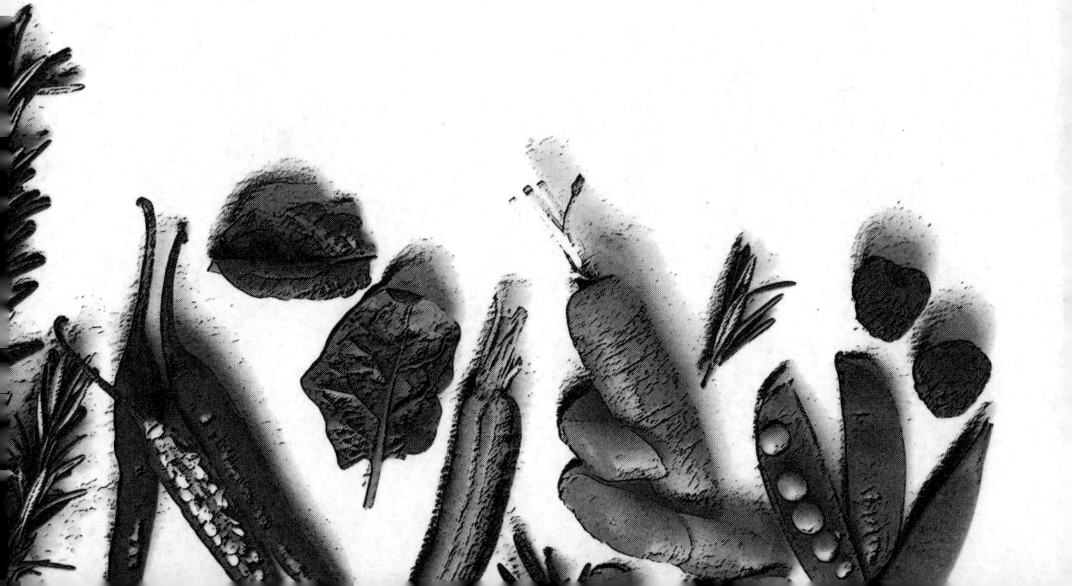

COME BIEN HOY, VIVE MEJOR MAÑANA

Henri Joyeux

con la colaboración de
Jean Joyeux, formador en micronutrición,
y Luc Joyeux, cirujano pediatra

Traducción de Lara Cortés

Planeta

Título original: *Changez d'alimentation*

Av. Diagonal, 662-664, 08034 Barcelona
www.editorial.planeta.es
www.planetadelibros.com

Diseño de maqueta: Cristina Serrano

Primera edición: septiembre de 2017
Depósito legal: B. 16.565-2017
ISBN: 978-84-08-17533-9
Preimpresión: Safekat, S. L.
Impresión: Unigraf
Printed in Spain – Impreso en España

El papel utilizado para la impresión de este libro es cien por cien libre de cloro y está calificado como **papel ecológico**

ÍNDICE

NOTA PARA EL LECTOR

Aun cuando no consigas retener todo lo que vas a leer a continuación, quédate al menos con el siguiente mensaje: todos esos anuncios que te salen al paso en las paredes del metro, en las revistas y en las vallas publicitarias de las ciudades presentan justo lo que no hay que comprar. Intentan tratarnos como a consumidores idiotas. Pero, por suerte, los ciudadanos ya hemos empezado a oponer resistencia. Esta situación puede cambiar en los próximos diez años. Dependerá, sobre todo, de cada uno de nosotros.

PRIMEROS APUNTES

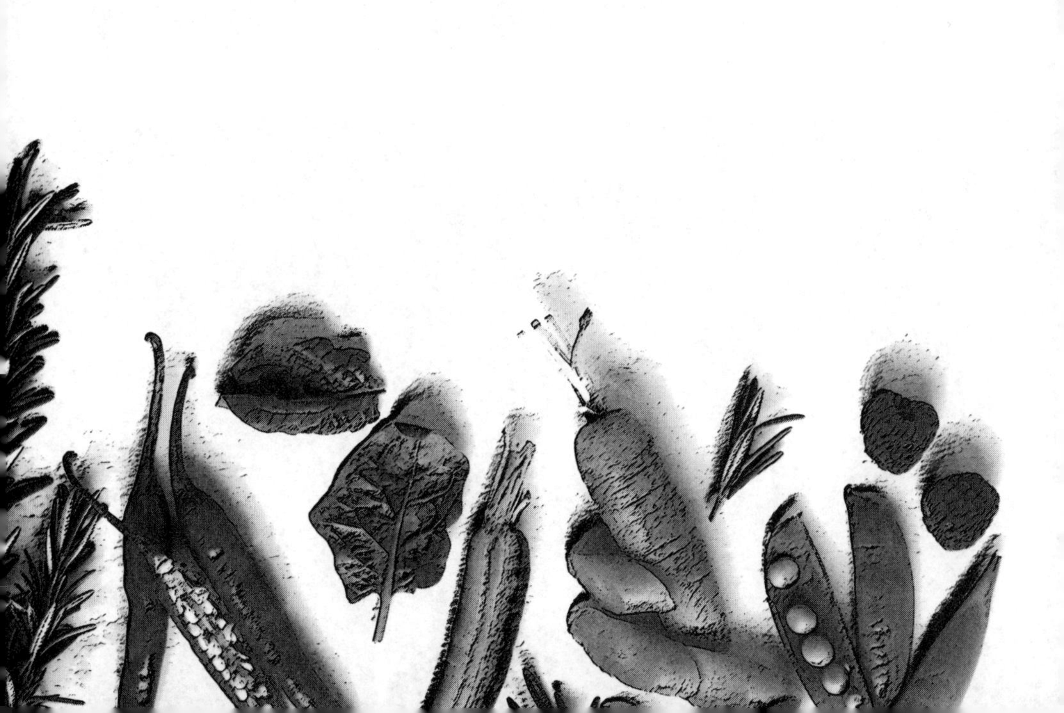

EL PALADAR Y LOS SABORES
MASTICACIÓN, SALIVACIÓN Y DIGESTIÓN

¿Somos lo suficientemente conscientes de cómo se organizan los sabores en nuestro paladar? Parece que no: comemos tan deprisa y tan mal que se nos escapa el gusto de los alimentos que están a nuestro alcance. En esto no somos mejores que los animales.

Ellos también tienen saliva, pero sin las enzimas del sabor, así que no se toman el tiempo necesario para saborear los alimentos: simplemente, los devoran. Y nosotros, a menudo, actuamos igual.

Vamos ahora a explicar algunas cosas que nos permitirán entender mejor cómo funciona esta pequeña zona de nuestro cuerpo, ese espacio conocido como *aéreo-faríngeo* que nos permite respirar, comer, hablar, silbar, cantar... Una maravilla mecánica, que tan dolorosamente se nos altera cuando nos falta la saliva, cuando perdemos la capacidad de saborear los alimentos, cuando los dientes se nos caen, cuando el aire pasa con dificultad, cuando la comida se nos va «por el otro lado» o no quiere bajar hacia el esófago y el estómago.

Imagina durante unos segundos que ya no tienes lengua: en ese caso, no podrías ni hablar ni comer; todo lo que te metieras en la boca sería insípido; y eso, por no hablar de las dificultades que experimentarías a la hora de tragar.

Imagina durante unos segundos que casi no tienes saliva... Estarías constantemente pendiente de recuperarla y ninguna bebida podría saciarte. Los pacientes que padecen cáncer otorrinolaringológico se tratan mediante una radioterapia que apenas respeta las glándulas salivales, lo que les genera hiposialia o, incluso, asalia, trastornos que les dificultan enormemente las funciones de hablar, comer y saborear los alimentos.

Tu paladar está perfectamente organizado en torno a los siguientes elementos:

La lengua y las papilas gustativas, distribuidas por toda su superficie

La lengua está formada por doce pequeños músculos que, en realidad, constituyen uno solo. La movilidad de este órgano permite la modulación de la voz. En su superficie se encuentran las papilas gustativas: son esos pequeños puntos con relieve que podemos ver fácilmente si miramos nuestra lengua en el espejo. Es ahí donde se hallan las minúsculas células que registran los sabores. Las papilas pueden adoptar diferentes formas: filiformes, en su mayoría; fungiformes (es decir, con forma de hongos); con aspecto de motas diseminadas en la punta de la lengua o bien de cálices (caso este en el que se las describe como «caliciformes»). Estas últimas, las más voluminosas, son nueve en total y presentan una forma de «V» abierta, con el vértice hacia atrás. En los bordes laterales de la lengua también hay papilas foliares o coraliformes.

Además, existen papilas gustativas en la cara interna de las mejillas, en las encías, en el velo del paladar y hasta en la úvula. Todas ellas están conectadas a nervios sensitivos y sensoriales muy sensibles.

Treinta y dos dientes en total

Los dientes (ocho incisivos, cuatro caninos, ocho premolares y doce molares) se encuentran abajo, en la mandíbula, y arriba, en el maxilar, y no solo sirven para lucir una espléndida sonrisa: también se utilizan para masticar, para triturar los alimentos y hacer que pasen de sólidos a pastosos o, incluso, a líquidos.

Seis glándulas salivales

Estas seis glándulas (clasificadas en parótidas, submaxilares y sublinguales) pueden fabricar cada día entre mil y mil doscientos mililitros de saliva, es decir, tienen la misma capacidad que el estómago, el hígado o el páncreas. Disponemos de tres a cada lado, lo que contrasta con el hecho de que solo contemos con una boca, dos narinas, dos orejas y dos ojos... Cada glándula vierte su composición de saliva en el paladar a través de una serie de pequeños canales que desembocan en minúsculos orificios situados en la cara interna de las mejillas y bajo la lengua. Para ver algunas de estas glándulas, basta con levantar la lengua e iluminar bien la boca: son esos dos minúsculos agujeros por los que se dispara un chorro de saliva cuando nos presionamos varias veces bajo el mentón, en la parte muscular. Además, hay entre cuatrocientas y setecientas glándulas secundarias, microscópicas, distribuidas por la mucosa de la mejilla.

Tres de los doce pares de nervios craneales[1] de los que disponemos se encargan de que percibamos una multitud de combinaciones y matices de sabores, más allá de los cinco clásicos: dulce, salado, ácido, amargo y *umami* (una palabra de origen japonés que significa «sabroso»). Todas las zonas de la lengua son capaces de distinguir estos cinco sabores básicos.

Esos nervios motores y sensitivos confieren a la lengua tanto su movilidad como su extraordinaria sensibilidad (o, podríamos decir, incluso, su sensorialidad).

Es en el paladar donde arranca la digestión, gracias a la saliva.

La saliva no solo protege los dientes y remineraliza su esmalte: además, desempeña un papel muy importante al impregnar los alimentos que trituran los dientes, revelar todos sus sabores y licuar los elementos más sólidos para que, en estado líquido o pastoso, puedan descender sin obstáculos por el esófago hasta llegar al estómago.

La saliva está formada por minerales (sodio, potasio y cloro), pequeñas cantidades de azúcar y urea y hormonas (según la evolución del ciclo femenino). Regula el pH de nuestra boca haciendo una primera neutralización de los ácidos de los alimentos.

La saliva también contiene enzimas,[2] que revelan los sabores, pero solo pueden cumplir su función si los alimentos permanecen el tiempo suficiente en la boca: la amilasa, también denominada *tialina* (para predigerir el almidón); una maltasa, la lisozima, capaz de destruir las bacterias (se trata de una especie de antibiótico natural que segrega anticuerpos); las inmunoglobulinas A, que impiden que los patógenos se instalen en la cavidad bucal; una lactoperoxidasa que desempeña un papel en la reacción inmunitaria local, y la lipasa, especialmente importante en los niños, ya que les ayuda a digerir los lípidos de la leche materna.

Es la saliva la que nos ayuda a descubrir el sabor de los alimentos.

El doctor Rainer Wild-Stiftung, del Grupo Internacional de Trabajo para la Investigación Cultural del Acto de Comer,[3] da un ejemplo muy ilustrativo:

> Si cerramos los ojos y colocamos sobre nuestra lengua un trozo de azúcar roca o de sal gema, nos resultará difícil distinguir entre ambos si tenemos la boca seca. Solo si humedecemos con saliva el trozo en cuestión, las moléculas de la sal o del azúcar se liberarán y podremos reconocer su sabor salado o dulce. Eso ocurrirá gracias al agua, el principal componente de la saliva.

La saliva también tiene una función antiséptica que permite proteger todo el esófago. No olvidemos que, sin darnos cuenta, tragamos entre mil quinientas y dos mil veces cada día.

No tomarse el tiempo de masticar los alimentos es no saber saborearlos, es alterar la digestión desde su primera fase y exponerse a digerir mal, lo que provocará gases, hinchazón y otras molestias a lo largo del tubo digestivo, hasta la zona en la que los desechos se seleccionan y se preparan, en el colon y en el recto.

LOS «AZÚCARES OCULTOS» Y LA COCCIÓN DE LOS ALIMENTOS

Evidentemente, no hay que cocinar aquellas frutas y verduras que se puedan consumir crudas. De hecho, lo ideal es tomarlas en su estado más natural, tan cerca como sea posible del momento en el que se han recolectado. Por eso lo lógico es elegir frutas y verduras frescas, ecológicas y producidas en nuestro entorno, sin olvidar que el agricultor es el primer actor de nuestra salud, el mejor amigo de nuestro bienestar. Esa es la razón por la que, en la medida en que se pueda, hay que colaborar con él y alejarse de supermercados e hipermercados, que, aunque ofrecen precios muy atractivos, asfixian a esos pequeños productores a los que deberíamos apoyar.

Sin embargo, no todo puede consumirse crudo. Ese fue el gran error de mi compañero y amigo Jean Seignalet, que confundió la cocción con la cocción excesiva, que deteriora los alimentos. No conocía la cocina al vapor suave.[4] Cuando mi mujer quiso mostrársela y dársela a probar, ya era demasiado tarde.

Fue ella quien me hizo tomar conciencia de lo que cabría denominar «azúcares ocultos». Del mismo modo que en la carne[5] existen grasas escondidas en forma de ácidos grasos saturados, que pueden degradarse con la cocción, los alimentos también ocultan azúcares que debemos considerar nocivos para nuestra salud.

Los azúcares ocultos son los siguientes:

- Los que no saben a azúcar, es decir, que poseen un escaso poder edulcorante (en el caso de la sacarosa, ese poder es de 1, y en el de la lactosa, de 0,16): el pan blanco demasiado refinado que presenta el mismo índice glucémico que el azúcar blanco; la lactosa de todos los productos lácteos, especialmente los de origen vacuno (47 gramos de azúcar por litro de leche, de media; entre 3,2 y 4,1 gramos por 100 gramos de yogur;[6] 7 gramos por 100 gramos de espaguetis a la carbonara; 18 gramos por 100 gramos de arroz con leche; 38 gramos por 100 gramos de leche entera en polvo; 52 gramos por 100 gramos de leche desnatada en polvo; 60 gramos por 100 gramos de *mousse* de chocolate. En el caso de la crema Nutella,[7] el 55 por ciento de su contenido es azúcar, y el 17 por ciento, aceite de palma; las avellanas apenas representan un 13 por ciento, y el cacao, un 7,4 por ciento, sin olvidar la carbamida, que no es sino un metabolito —es decir, un residuo— de la urea que también podemos encontrar en nuestra orina).
- Los azúcares ocultos que se generan cuando se cocina en exceso: en olla a presión, en el horno, en la sartén..., porque en estos casos

se alcanzan temperaturas superiores a cien grados centígrados y los azúcares complejos se transforman en azúcares simples.

En todas las verduras, son las fibras, formadas fundamentalmente por celulosa, las que proporcionan a la planta su estructura, su firmeza. Por eso estos alimentos resultan tan difíciles de masticar y de digerir, y, si se consumen crudos, pueden provocar gases y dolores cólicos, e incluso obstruir el intestino y dar lugar a una oclusión intestinal. Es lo que ocurre, por ejemplo, cuando se toman higos chumbos, cuyas fibras son sumamente densas y duras: fui testigo de ello cuando, en mi juventud, trabajé como cirujano en Marruecos.

Solo el calor y, por tanto, la cocción, pueden ablandar la celulosa. Pero no se debe aplicar en exceso, porque de lo contrario esa celulosa quedaría transformada en glúcidos simples. Por eso es necesario utilizar la temperatura correcta. El frío, en cambio, hace aún más rígida la celulosa.

En 100 gramos de repollo hay en total 2,47 gramos de fibras, que incluyen fibras solubles (0,89 g), fibras insolubles (1,58 g), celulosa (que es insoluble; 0,70 g), hemicelulosas (0,64 g), pectinas (solubles; 1,09 g) y lignina (insoluble; 0,06 g).

Las fibras alimentarias (conocidas como *prebióticos*) son más o menos digeridas por la flora de las bacterias intestinales (denominadas *probióticos*), fundamentalmente del colon, que esas mismas fibras ayudan a mantener. El organismo humano no dispone por sí mismo de la enzima celulasa, que permite reducir la celulosa, es decir, hidrolizarla, pero las bacterias del colon sí que consiguen realizar esta operación.

Si la celulosa y la hemicelulosa se cocinan demasiado, se convierten en azúcares:

- tres azúcares simples con seis átomos de carbono (hexosas): D-glucosa, D-galactosa y D-manosa;
- dos pentosas con cinco átomos de carbono: D-xilosa y L-arabinosa;
- un ácido D-glucurónico.[8]

Por lo general, las fibras actúan como un rastrillo: peinan el interior del colon y hacen avanzar el bolo fecal gracias a la contracción de la musculatura lisa[9] de colon y recto.

Si las fibras se destruyen al cocinar, ya no podrán cumplir su función y la persona sufrirá de frecuentes episodios de estreñimiento, dado que no es capaz de construir el bolo fecal. Además, el excedente de azúcares simples se almacenará en forma de grasa en el hígado (esteatosis hepática) y en el tejido adiposo, con peligrosos efectos para la salud. De hecho, un consumo excesivo de azúcares o de edulcorantes sobreestimula el páncreas y acaba creando las condiciones para una insuficiencia pancreática: primero una prediabetes (que se trata con comprimidos antidiabéticos) y después una diabetes insulinodependiente.

En 2013, un grupo de investigadores de Harvard[10] identificó una hormona, denominada *betatrofina,* que puede favorecer enormemente la multiplicación de las células beta-pancreáticas, encargadas de producir la insulina. Se secreta en determinadas circunstancias, como el embarazo o la insulinorresistencia periférica. Si esta hormona se administra en las primeras fases de la diabetes, podría sustituir a la insulina, ya que permitiría que las células pancreáticas inactivas se volvieran a poner en marcha. ¡Una opción con un futuro muy prometedor!

Son sobre todo los azúcares ocultos, consumidos de una forma demasiado inconsciente, los responsables de las malas digestiones, de las fermentaciones,[11] de la proliferación de agentes nocivos y de la deficiente absorción intestinal. Nutren aquellas bacterias que, como ladrones, nos roban la máxima energía posible para reproducirse. Eso explica muy bien todos esos trastornos digestivos que se dan con tanta frecuencia entre la población: hinchazón, estreñimiento, diarrea, halitosis y gases con mal olor, debido a la multiplicación de las bacterias metanogénicas y a la proliferación de hongos, fundamentalmente del *Candida albicans.*

EL OBJETIVO DE LOS EDULCORANTES Y DE LAS BEBIDAS ENERGÉTICAS. ¿Y QUÉ PASA CON EL ZUMO DE POMELO?

Todos tenemos la experiencia de ver esos anuncios que invaden nuestras pantallas y los estadios para que asimilemos, en nuestra memoria implícita, que estas bebidas son sinónimo de deporte, de rendimiento, de felicidad y de triunfo sobre los demás. El objetivo es hacernos consumir. Así, las marcas patrocinan a grandes deportistas para que ensalcen las virtudes imaginarias de estas bebidas «energéticas», «equilibrantes», «ganadoras»…, aun cuando ellos mismos no las consuman y, en realidad, les estén tomando el pelo a los consumidores. Cualquier argumento vale para convencer a los clientes de que deben comprar y consumir una y otra vez.

¿Qué contienen las bebidas «energéticas»?

Las bebidas energéticas contienen ingredientes activos que varían según la zona del mundo, el sabor y la marca. La combinación más habitual es la de taurina, cafeína y glucuronolactona.

Algunas bebidas energéticas contienen carnitina (también conocida como «L-carnitina» o «levocarnitina»). Las autoridades sanitarias canadienses han prohibido en su territorio la adición de esta molécula a cualquier «artículo natural para la salud», pero se encuentra en ciertas bebidas procedentes de Estados Unidos o en productos obtenidos mediante receta médica.

Wikipedia proporciona datos interesantes respecto a estas bebidas, incluyendo los efectos de su ingesta conjunta con alcohol:

> La composición de estas bebidas y la mezcla con alcohol puede hacer creer a las personas que no están ebrias, aumentando los episodios de borracheras por el mayor consumo de alcohol y los peligros que estas conllevan, como un coma etílico, además de un posible infarto causado por la mezcla de una sustancia inhibitoria y otra estimuladora, ambas sobre el mismo órgano (el corazón).[12]
>
> Los datos de los que se disponía en septiembre de 2008 no permitían deducir que estos productos provoquen efectos indeseables de gravedad, más allá de los que produce la cafeína en sí. Sin embargo, algunos casos de personas que han referido **síntomas de carácter neurológico** nos llevan a ser prudentes, aun cuando todavía se dude de que exista una relación entre ellos y el consumo de bebidas energéticas. En cualquier caso, el Ministerio de Salud francés **desaconseja el**

consumo de bebidas energéticas en el caso de las mujeres embarazadas, los deportistas y los niños, y recomienda no combinarlas con bebidas alcohólicas, sustancias o medicamentos que actúen sobre el sistema nervioso central o tengan efectos neurológicos.

En 2012, una joven estadounidense falleció como consecuencia de una arritmia cardíaca provocada por una sobredosis de cafeína ingerida a través de una bebida energética.[13]

El único objetivo que persigue el mercado con estos productos es el negocio. Tu salud, la verdad sea dicha, le importa muy poco. Ya te curará la medicina moderna, corrigiendo tu obesidad mediante una banda gástrica o infinitas recetas…

Un buen consejo: no consumas estas bebidas, sea cual sea el motivo por el que quieras tomarlas. Son peligrosas para tu salud.

Evidentemente, pienso lo mismo de esas otras bebidas a las que tan aficionados son los jóvenes: las gaseosas, las bebidas de cola…, y ello, por dos razones:

1. Contienen demasiados azúcares simples, así que, en realidad, no sacian la sed, sino que incitan a beber latas y más latas (de hecho, una cantidad excesiva de azúcar provoca efectos hipoglucemiantes que desencadenan la sed).
2. El azúcar (refinado) se suele sustituir por edulcorantes, sobre todo por el aspartamo.

El zumo de pomelo y sus peligros

Tomar entre doscientos y doscientos cincuenta mililitros de esta fruta o de su zumo aumenta la biodisponibilidad oral del principio activo de más de ochenta medicamentos y, con ello, los riesgos de sufrir una sobredosis. El pomelo contiene furanocuraminas, al igual que las naranjas amargas, las limas y los pomelos chinos o pampelmusas. Sin embargo, las naranjas dulces (de ombligo o Valencia) carecen de furanocuraminas y, por tanto, no provocan este efecto.

La interacción tiene lugar cuando el pomelo se ingiere en el intervalo de cuatro horas antes de tomar el medicamento. Si la fruta se consume diez horas antes, el efecto se reduce en un cincuenta por ciento y, cuando se hace con una antelación de veinticuatro horas, la disminución es del setenta y cinco por ciento.

Por ejemplo, si se toman estatinas contra el exceso de colesterol al tiempo que se ingiere pomelo, pueden aparecer nocivos efectos musculares. Lo mismo cabe decir en el caso de medicamentos como la amiodarona, que es un tratamiento contra la arritmia y cuya concentración activa puede aumentar en un ciento ochenta por ciento; o como la dronedarona, que se suele utilizar contra la fibrilación auricular y que puede provocar arritmias ventriculares e, incluso, paros cardíacos...

Los medicamentos contra los rechazos (ciclosporina o tacrolimús, empleados en los pacientes con trasplante de riñón) pueden aumentar su nefrotoxicidad cuando se consumen junto con el pomelo.

Por último, es posible que la combinación de esta fruta y de la píldora multiplique los efectos de dos peligrosas hormonas: el etinilestradiol y el 17β-estradiol. Así, en las mujeres que toman diariamente este cítrico, el riesgo de sufrir un cáncer de mama tras la menopausia se incrementa hasta alcanzar un índice de 1,30.

De todas formas, yo desaconsejo, en general, beber zumos. Es mucho más lógico tomar las frutas frescas y de temporada, que contienen todo el jugo y las fibras indispensables para la salud de nuestros intestinos.

VOLVIENDO AL TRIGO DE ANTAÑO. EL PAN CIEN POR CIEN NATURAL[14]

Cada vez son más numerosas las familias en las que se dan alergias o intolerancias al gluten, hasta tal punto que el pan, alimento básico de nuestra alimentación, tiende a desaparecer de las mesas de los hogares. Su lugar lo ocupan alternativas más o menos beneficiosas para la salud.

Entre la población europea, las alergias son tan frecuentes que los laboratorios se disputan el mercado de la investigación sobre las intolerancias alimentarias.[15]

La composición nutricional de los panes varía ligeramente, sobre todo dependiendo del nivel de refinado de sus harinas. Cuanto más integrales son estas, mayor será su contenido en proteínas, fibra, sales minerales, vitaminas del grupo B y carotenoides.

Así pues, la composición por cada cien gramos es diferente según el tipo de pan:

- Glúcidos: entre 51,8 y 57,7 g por cada 100 g.
- Lípidos: entre 0,3 y 3,9 g por cada 100 g.
- Prótidos: entre 8,3 y 9,8 g por cada 100 g.
- Minerales: sodio (entre 460 y 650 mg), magnesio (entre 20 y 47 mg), fósforo (entre 77 y 224 mg) y potasio (entre 88 y 225 mg).
- Vitaminas: de B1 a B9.
- Betacaroteno: 114 µg por cada 100 g.
- Fibra: entre 3,3 y 8,8 g por cada 100 g de pan integral.

Para Steven Laurence Kaplan,[16] el pan blanco es una de las «causas fundamentales de la degradación de la salud pública».

La medicina oficial detecta cada vez más alergias o intolerancias frente al gluten. Entre los doce alérgenos alimentarios más importantes[17] se encuentran los cereales con gluten y los productos elaborados con ellos.

Por eso, los consumidores se plantean cada vez más interrogantes al respecto.[18]

¿Hay que consumir pan integral, pan ecológico o pan elaborado con cereales alternativos (trigo sarraceno, quinoa, mijo...)?

¿Debemos renunciar a los valores nutricionales del pan, de los panes?

El gluten parece estar detrás no solo de la enfermedad celíaca, sino también de muchas dolencias autoinmunes, desde el reúma hasta el alzhéimer, según la predisposición genética de cada persona.

Durante mucho tiempo se creyó que estas alergias eran de origen genético o aparecían en pacientes con una determinada tendencia genética. Sin embargo, se ha comprobado que, más que de alergias, se trata de intolerancias, y que lo habitual es que tengan una causa más bien epigenética, relacionada, concretamente, con la modificación de las variedades de trigo, sobre todo como consecuencia de la uniformización, que ha reducido la biodiversidad al mínimo.

Si las variedades modernas de harinas de trigo son la causa de este problema, ¿no convendría eliminarlas? Parecería que lo adecuado es volver a las antiguas variedades, que aún existen y que deberían ponerse en valor, tanto por sus cualidades organolépticas como por sus propiedades nutricionales, para fomentar su consumo.

Se diría, pues, que el gluten es el origen de todo.

El gluten es la masa proteica que queda después de extraer el almidón del trigo. Si el pan se amasa con agua salada y se tamiza, sus componentes no solubles, entre ellos el gluten, se retienen.

El gluten forma parte de la superfamilia de las prolaminas y contiene fundamentalmente las proteínas del albumen del grano de trigo. Se trata de «una de las sustancias más complejas del reino vegetal: engloba entre ciento veinte y más de doscientas proteínas diferentes», según el *Dictionnaire universel du pain*.

Un gramo de harina de trigo contiene 120 miligramos de proteínas y 102 miligramos de gluten.

Un gramo de pan contiene 75 miligramos de proteínas y 64 miligramos de gluten.

Hay dos familias de proteínas en proporciones por lo general equivalentes (es decir, 50/50): las gliadinas y las gluteninas. Entre las subunidades de las gluteninas existen enlaces o puentes disulfuros,[19] que son los que confieren al gluten su fuerza y aportan mayor resistencia a esta red proteica. Estas proteínas pueden contemplarse como factores de crecimiento para la planta. No cumplen ninguna función desde el punto de vista enzimático, sino que actúan sobre todo como depósitos de aminoácidos imprescindibles para las síntesis proteicas que la planta necesita para su desarrollo.

Las propiedades reológicas de la masa (es decir, la reología del pan) dependen de su cantidad de gluten y del tipo de proteínas que la forman.

Cuanto mayor sea la concentración de gluteninas, más firme será esa masa. Cuanto mayor sea la concentración de gliadinas, mayor será su flexibilidad y su capacidad de inflarse, que es lo que da al pan su «valor de panificación», es decir, la viscoelasticidad de su gluten y, en segunda instancia, de su masa.

El gluten está presente en los cereales (trigo, avena, cebada, centeno) que se utilizan para elaborar el pan, la harina, las galletas, las tartas, los pasteles, la pasta, las hamburguesas, la *pizza*, la salsa de soja y otras, los aliños y también los preparados y los agentes espesantes que incluyen harina en su composición, como es el caso de algunos postres lácteos, de ciertos artículos industriales procesados, de carnes y pescados empanados y de algunas mostazas.

Otros alimentos con gluten son el chocolate, la cerveza, el alcohol a base de cereales (como el vodka), los productos de charcutería, las sopas precocinadas que se venden en los supermercados, los aderezos para las ensaladas... Que un artículo incluya en su etiqueta la fórmula «sin trigo» no supone necesariamente que sea un alimento «sin gluten». Los productos que carecen de trigo pueden contener cebada o centeno, dos cereales que también incluyen esta sustancia.

Las consecuencias de las alergias y las intolerancias al gluten

El organismo humano es especialmente sensible a las gliadinas α, β, γ y ω, sobre todo en el área de absorción digestiva del intestino delgado, con una superficie de doscientos cincuenta metros cuadrados por una longitud media de entre cuatro y siete metros.

La alergia o la intolerancia al gluten es causa de porosidad intestinal, una enfermedad cada vez más diagnosticada bajo el nombre de *leaky gut* («intestino permeable»). En ella, una parte del gluten atraviesa la pared del intestino delgado y desencadena una reacción inmunitaria, con efecto antígeno-anticuerpo, que da lugar a la inflamación de diferentes puntos del tubo digestivo.

Cualquier lesión en la pared del intestino supone que las moléculas que suelen estar presentes en los desechos (el exceso de calcio de los productos lácteos, los factores de crecimiento, los pesticidas, etc.) la atraviesan y pasan al resto del organismo. Además, se produce una absorción intestinal deficiente, lo que desemboca en diarrea, fatiga, dolores en el abdomen, pérdida de peso, anemia...

Más allá de los problemas de salud que dificultan la vida cotidiana, la intolerancia al gluten está haciendo que un número creciente de personas se reúnan en asociaciones[20] para organizar talleres de formación destinados a niños de edades cada vez más tempranas.

La enfermedad celíaca, con una prevalencia de entre 1/100 y 1/1000 en Europa y picos de frecuencia entre los seis meses y los dos años de edad, así como entre los veinte y los cuarenta años, afecta al doble o al triple de mujeres que a hombres. A largo plazo, esta dolencia está asociada a un mayor riesgo de sufrir linfoma intestinal, problemas del sistema inmunitario del intestino, cáncer de intestino delgado y otros tipos de cáncer.

Es probable que la intolerancia al gluten también esté ligada a numerosas patologías que pasan más o menos desapercibidas, dado que sus causas no suelen registrarse en los historiales médicos.

Entre las primeras consecuencias de las alergias o intolerancias al gluten existen catorce signos o síntomas que merece la pena tener muy presentes:

1. Diarreas frecuentes y con mal olor de las heces.
2. Astenia o fatiga permanente.
3. Alteraciones de la personalidad.
4. Pérdida de varios kilos.
5. Anorexia o pérdida del apetito.
6. Dolores abdominales más o menos difusos.
7. Hinchazón abdominal o flatulencia.
8. Gases abundantes.
9. Náuseas que pueden acabar en vómitos.
10. Tetania o espasmofilia.
11. Dolor en los huesos.
12. Inflamación de la lengua.
13. Aftas en la boca.
14. Una anemia más o menos grave.

Se calcula que aproximadamente una persona de entre cien y trescientas podría sufrir de intolerancia al gluten,[21] una enfermedad que, no obstante, parece ser menos frecuente entre los individuos de origen asiático o africano, que consumen otros cereales. Según el Ministerio de Salud de Canadá, trescientos mil canadienses podrían estar afectados por la intolerancia al gluten, aunque muchos de ellos aún no han sido diagnosticados.

Esta enfermedad, ya se manifieste como alergia o como intolerancia, obliga a prescindir de cualquier alimento que contenga gluten. De este modo, es posible acabar prácticamente con todos los síntomas.

Entre los factores que favorecen la aparición del trastorno celíaco se encuentran la ausencia de consumo de leche materna, la introducción del gluten en la dieta del bebé antes de que haya cumplido seis meses, la ingesta de cantidades elevadas de gluten y la permeabilidad intestinal ligada a un desequilibrio en la flora digestiva.

El futuro del pan y de la gastronomía pasará por las opciones sin gluten o por el desarrollo de «variedades ancestrales» de trigo: es probable que los actuales panes industriales estén detrás del aumento, entre la población, de las alergias y las intolerancias al gluten procedente de variedades modernas de trigo y de nuevos procesos de fabricación.

La urgente necesidad de una reforma

Las dietas sin gluten están tan de moda que cada vez son más los consumidores que eligen panes libres de este componente. Al hacerlo, sin embargo, corren el riesgo de dejar a un lado precisamente los mejores panes, que nadie les ofrece o que han desaparecido del mercado.

Las variedades modernas de trigo

La estandarización industrial ha acabado con la biodiversidad. Las variedades modernas, tan uniformes, son muy distintas de las variedades antiguas, diversas y reconocibles por las características de las plantas cultivadas y por sus propiedades nutritivas. Conscientes de la escasa calidad de los panes que fabrica actualmente la industria, los científicos están proponiendo una serie de mejoras.[22]

Sería importante que los programas de selección explotasen la diversidad genética en minerales y micronutrientes que poseen los granos de trigo a partir de las variedades antiguas (como ha hecho ya el sector de la pasta alimentaria en el caso de los carotenoides del trigo duro, que ha incorporado para dar a sus productos un tono más amarillo).

Los procedimientos modernos de molturación

La sustitución de las muelas de piedra por muelas metálicas y trituradores industriales ha ido en detrimento de la calidad de la harina: si con las primeras el grano se muele mediante presión y fricción, con los segundos el alimento se descompone y sus componentes se separan.

- **La harina procedente de las muelas de piedra** conserva en gran medida el germen de trigo, que se enriquece con partículas de salvado.
- En cambio, **la harina de los actuales molinos** de cilindros se compone casi exclusivamente de endospermo harinoso, con escasa presencia de restos de las zonas periféricas.

Los efectos de esta particularidad en la composición de las harinas son muy importantes: las de la molturación mediante cilindros suelen ser **de tipo T55**, mientras que las que se producen con muelas de piedra son **de tipo T80**.

Los tipos (que se determinan según su contenido en minerales) tienen una importancia nutricional global, dado que la cantidad de fibra, minerales y vitaminas aumenta a medida que las harinas se enriquecen con tegumentos.

No en vano, las tres cuartas partes de los micronutrientes del grano del trigo se encuentran precisamente en las partes que acaban convirtiéndose en salvado o en harina forrajera y que se eliminan de la harina blanca en el proceso de molturación mediante cilindros. Las harinas procedentes de las muelas de piedra, en cambio, permiten elaborar un pan más nutritivo.[23]

Los procedimientos modernos de panificación

La insuficiencia de levaduras naturales, sustituidas por levaduras químicas, y la incorporación de gluten, ácido ascórbico y otros aditivos **no tiene un impacto positivo en las propiedades nutricionales** de los panes que se ofrecen a los consumidores.

En cambio, la forma de panificar es fundamental para la calidad final del producto. Los actuales procedimientos de panificación ya no dejan tiempo de fermentación suficiente para que se desarrollen las actividades enzimáticas del trigo y de la flora de la levadura.

Es cierto que, en muchos sentidos, añadir levadura es interesante, aun cuando la panificación no se lleve a cabo íntegramente con fermentos naturales: gracias a este ingrediente se consiguen panes más densos, que aportan una ventaja nutritiva fundamental, a saber, la reducción del efecto hiperglucémico y, por tanto, del índice glucémico de este alimento.

El índice glucémico es inversamente proporcional a la masa volúmica del pan. Como los panes que contienen levadura presentan una mayor densidad y contienen ácidos orgánicos producidos por las bacterias lácticas, se caracterizan por un menor índice glucémico.[24]

Otra de las ventajas reconocidas del uso de la levadura es que permite conservar el pan durante más tiempo. Además, no hay duda de que mejora la tolerancia al gluten, ya que provoca la proteólisis de este (mediante las proteasas de los microorganismos de la levadura). Por último, su acidez facilita que asimilemos los minerales.

En el pasado, algunos estudios aseguraron que el pan integral tenía un efecto desmineralizante, pero hoy sabemos que la mayoría de los panes realmente integrales contienen el triple de minerales que el pan blanco, y que, al contrario de lo que ocurre con los cereales que solemos tomar en el desayuno, esos minerales son muy fáciles de asimilar, gracias a la acción de las fitasas de la harina integral o de la levadura.[25]

Del pan blanco al pan blanqueado

Está claro que la búsqueda del blanco, símbolo de abundancia y pureza, ha contribuido a la pérdida del valor nutritivo de este alimento fundamental. Además, en el afán por racionalizar el proceso de producción y reducir el tiempo de fermentación, se viene desarrollando desde hace años una floreciente industria de productos auxiliares para la panificación. El uso habitual de ciertos ingredientes (como harina de haba o de soja) o su adición indirecta a la harina conlleva la destrucción de los carotenoides, contribuye a que la miga del pan adquiera un tono más blanco y reduce el contenido en vitaminas liposolubles en el momento del amasado. Por otra parte, el enriquecimiento de las harinas con gluten purificado (con el objetivo de obtener panes cada vez más aireados y con menor densidad volúmica) podría explicar en buena medida la prevalencia de las intolerancias y de las enfermedades celíacas.

Así lo han explicado Christian Rémésy y Fanny Leenhardt, del INRA (Instituto Nacional de Investigación Agronómica francés, Unidad de Nutrición Humana del Centro de Clermont-Ferrand/Theix, en Saint-Genès-Champanelle):

> El pan puede tener un extraordinario valor nutritivo y organoléptico. Entonces, ¿por qué lo ha perdido? Se barajan cuatro motivos fundamentales: la depreciación del trigo; la producción de las harinas mediante cilindros, en lugar de mediante muelas; la aceleración del proceso de panificación, y el exceso de sal. El Plan Nacional de Nutrición para la Salud (PNNS) de Francia establece que la cantidad de sal por kilo de harina debe ser de 18 gramos.[26]

Rémésy considera incluso que habría que reducirla a 15 gramos por kilo de harina, lo que ayudaría a disminuir el pH de la masa, que no debería ser superior a 5,5 (actualmente es de 6,7 en el pan blanco). También habría que evitar un exceso de amasado, porque no sirve de nada amasar de más. En el Mundial del Pan de septiembre de 2013, en el que tuvimos ocasión de participar e intervenir, comprobamos que es posible crear una base de datos con los elementos naturales que pueden incorporarse a los panes, y que la adición del gluten es perjudicial para la salud.

Cabe recordar que los alimentos que contienen fécula son cancerígenos cuando se cocinan a más de ciento veinte grados, como ha concluido un grupo de investigadores daneses que ha llevado la cuestión ante la Autoridad Europea de Seguridad Alimentaria. A partir de esa temperatura, las féculas liberan una sustancia denominada *acrilamida* que, desde 2002, se considera cancerígena.

Continuar con las variedades modernas o cruzarlas con las antiguas

De todos es sabido que las espeltas se han cruzado con el trigo actual.

Veamos ahora el «pan cien por cien natural» y sus efectos beneficiosos para la salud.

En España, de las antiguas variedades, los trigos duros, que son los precursores del trigo, las más comunes son la espelta y la escanda.

Efectos sobre la salud

Varios equipos internacionales han tenido ocasión de probar los efectos que tiene sobre la salud el consumo de variedades antiguas de trigo en plazos relativamente cortos: en concreto, diez semanas a razón de ciento cincuenta gramos al día. En dos de esos estudios,[27] se ha demostrado que los marcadores biológicos circulantes relacionados con la arteriosclerosis se reducen. Además, los granos integrales tienen un efecto antioxidante y aportan una cantidad de magnesio esencial para la salud.

En 2008, el equipo coordinado en Bolonia por Stefano Benedettelli,[28] en colaboración con un equipo español de la Universidad de Granada, estudió 35 variedades de semillas de trigo (19 antiguas y 6 modernas, en el caso de los trigos blandos, y 7 antiguas y 3 modernas, en el de los trigos duros) y consiguió demostrar la importancia que tienen para la salud las variedades de cereales en forma de granos integrales.

Precisamente las variedades antiguas contienen una mayor cantidad de fibra, polifenoles, flavonoides, carotenoides y antirradicales (con propiedades antioxidantes, por tanto) y aportan máximos beneficios para la salud.

LA IMPORTANCIA DE LA ESTIMULACIÓN DE LOS CINCO SENTIDOS PARA TU SALUD. EL PAPEL FUNDAMENTAL DEL OLFATO EN LA PREVENCIÓN DEL ALZHÉIMER[29] Y DEL PÁRKINSON

¿Deberíamos detenernos tal vez a recordar nuestros cinco sentidos? Los niños de primaria los conocen a la perfección, pero nosotros, los adultos, los hemos ido olvidando. Vamos demasiado deprisa, devorados por el tiempo que pasa, preocupados por un futuro excesivamente inquietante.

Y, sin embargo, ¡cuántos beneficios aportan a nuestra salud física y mental, a nuestras relaciones sociales e, incluso, a nuestro espíritu!

Es bueno recordarlos, estimularlos, especialmente si se tiene en cuenta que son el blanco de los primeros achaques de la vejez y de las enfermedades calificadas de neurodegenerativas, ya que todos ellos envían señales a nuestro cerebro, encargado de seleccionarlas, percibirlas, probarlas, evaluarlas y juzgarlas de forma positiva o negativa.

Todo aquello que comemos tiene un sabor, pero antes de consumirlo nos llegan ya sus aromas, que estimulan nuestras papilas. Pensemos en los deliciosos platos cocinados a fuego lento; el pan de antes; las frutas ecológicas; la miel de acacia, de azahar, de castaño, de tomillo[30] y de romero; el comino, la cúrcuma y el azafrán, en definitiva, cualquier especia... Por no hablar de las flores de cultivos ecológicos que nos regalan su perfume: las rosas, el jazmín, las lilas...

Los mensajes químicos de los distintos olores pasan a través de la nariz, que es la única puerta por la que se puede acceder directamente al cerebro.

Cuando percibimos un aroma, transformamos ese mensaje químico de moléculas volátiles perfumadas en una percepción olfativa.

La cavidad nasal está recubierta por una mucosa olfativa, por la que pasa parte del aire que inhalamos. Esta es la vía ortonasal, la de los perfumistas.

Una segunda vía complementaria, igual de importante, pasa por la nasofaringe: se trata de la vía retronasal, la de los gastrónomos. En su parte superior existe una mucosa que alberga varios millones de neuronas olfativas, con receptores para el olor. Así, si un receptor reconoce un aroma, sus neuronas generarán un impulso nervioso. En nuestro genoma existen trescientos cincuenta genes para esos receptores, y cada neurona expresa tan solo uno de ellos. Cada receptor puede reconocer varias moléculas de olor y cada olor puede ser captado por varios receptores diferentes: de ahí que puedan activarse miles de millones de combinaciones de neuronas posibles y que dispongamos de una enorme capacidad para identificar aromas (capacidad que la biomimética está intentando explotar para crear narices artificiales).

Una anosmia (pérdida del sentido del olfato) puede deberse a la ausencia de genes de los receptores correspondientes.

Las neuronas se renuevan empleando células madre, lo que explica la capacidad de regeneración del único tejido nervioso de nuestro organismo que está en contacto con el exterior. Por eso es posible conservar este sentido. Y es importante saber que, además, tenemos la posibilidad de estimularlo. No en vano, ya se han empleado células madre en laboratorio para devolver a ratones amnésicos la memoria perdida.

En el bulbo olfatorio

Para alcanzar el bulbo olfatorio, situado en la base del cerebro, dentro de la caja craneana, los axones de las neuronas (que son algo así como cables eléctricos más delgados que el cabello más fino que podamos imaginarnos) atraviesan la lámina cribosa, un hueso muy estrecho con minúsculos orificios.

Todos los axones de las neuronas olfativas expresan un receptor y convergen en uno o varios glomérulos del bulbo olfatorio. Cada uno de esos glomérulos se encuentra en contacto con un grupo homogéneo de neuronas y, cuando un olor lo activa, traza en el bulbo un mapa sensorial, que pasa después a la corteza olfatoria.

Nuestro sistema de olfato se regenera cada tres meses.[31] En la actualidad, los científicos están estudiando la posibilidad de trasplantar células nerviosas reconstituidas a aquellos pacientes que han perdido el sentido del olfato.

La corteza olfatoria

Cuenta con varias estaciones de elaboración de la información que trabajan al mismo tiempo. Una de ellas, la corteza piriforme, dibuja el retrato robot de los olores y reconoce su significado desde el punto de vista biológico («olor de la pareja», «olor de los alimentos», «olor de las flores»...). Otra, la amígdala, forma parte del sistema límbico, constituido por las zonas de la base del cerebro que participan en la identificación y en la memorización de los aromas.

La ciencia conoce ya con exactitud los déficits, más o menos acentuados, que pueden sufrir las funciones olfativas durante el párkinson o el alzhéimer. De hecho, la pérdida de olfato se considera un síntoma precoz de estas dos enfermedades neurodegenerativas, porque está presente desde sus primeras etapas.

Los trastornos del olfato en las enfermedades neurodegenerativas

Son pocos los especialistas que saben que la pérdida del olfato constituye uno de los primeros signos del alzhéimer y del párkinson, ya que está ligada a la degeneración que sufren las neuronas del bulbo olfatorio. A este síntoma se le conoce como *anosmia*. Rara vez los enfermos se refieren a él. No lo conocen, sobre todo porque los médicos ni siquiera preguntan a sus pacientes más o menos ancianos si conservan su olfato.

Y, sin embargo, se trata, como he dicho, de uno de los primeros indicios de estas terribles enfermedades, aun cuando su evolución no sea lineal: de hecho, en los estadios más avanzados no resulta tan evidente. Con todo, la exploración de las funciones olfativas mediante pruebas de sensibilidad e identificación revela que en ambas patologías se produce una disfunción similar, lo que lleva a pensar que el déficit olfativo tiene su origen en la acción del mismo proceso, que la patología implica una demencia cortical, del córtex cerebral (en el caso del alzhéimer), o una demencia subcortical, de los núcleos grises centrales (en el caso del párkinson).

En general, quienes sufren párkinson experimentan una mayor dificultad a la hora de percibir olores, mientras que los afectados por el alzhéimer los perciben mejor, pero olvidan sus características.

En cualquier caso, ambas patologías provocan un daño similar de las estructuras olfativas. En las dos enfermedades se aprecian déficits de acetiltransferasa de colina y dopamina en el lóbulo olfatorio.

Por eso, un reconocimiento deficiente de los aromas podría indicar que se padece la patología ligada al envejecimiento de la memoria. «¡Que no, que no huele a vainilla, sino a chocolate!»: esta «falta de sentido del olfato» puede hacernos sonreír en un principio, pero, desde luego, permite proponer una nueva hipótesis en materia de detección del alzhéimer. No hay que perder de vista que, aun cuando en la actualidad no exista ningún tratamiento que cure la degeneración de las células cerebrales, sí que es posible, al menos, ralentizar sus efectos con mayor eficacia si se diagnostica en una fase precoz. El doctor Laurent Vazel, especialista en otorrinolaringología, explica: «Nos hemos dado cuenta de que aquellos pacientes que se equivocan a la hora de identificar los olores tienen una mayor probabilidad de desarrollar la enfermedad».

Así pues, se trata de uno de los primeros y más importantes síntomas, que afecta a entre el ochenta y el noventa por ciento de los enfermos de alguna de estas dos patologías, como sostiene Johannes Frasnelli, investigador posdoctoral del Centro de Investigación de Neuropsicología del Departamento de Psicología de la Universidad de Montreal.

Es un hecho que se conoce desde hace ya veinte o treinta años, pero que apenas ha recibido atención por parte de los científicos, probablemente porque se considera que es un síntoma menos molesto que el resto de los trastornos provocados por estas enfermedades. Sea como fuere, Johannes Frasnelli considera que permite detectar de forma precoz y clara el alzhéimer y el párkinson.

«Hay varias causas posibles para la reducción de la capacidad de oler, y la edad es una de ellas», explica este investigador. Un quince por ciento de la población sufre de alguna pérdida de olfato y un cinco por ciento carece de él por completo. Pero en el caso del alzhéimer y el párkinson, este síntoma puede manifestarse ya en pacientes de apenas cincuenta años, en la fase preclínica de ambas patologías.

Una detección precoz en un gran número de pacientes

Esta analogía entre determinados perfiles y las patologías neurodegenerativas confirma las conclusiones que ya adelantó en 2004 el doctor

Pierre Bonfils, otorrinolaringólogo en el hospital Georges Pompidou, de París, y especialista en cirugía cervicofacial.

Mediante una prueba olfativa (o de «olfatometría») denominada *Biolfa*,[32] este doctor estableció un umbral de olfato y cuantificó la capacidad de reconocimiento. Para el doctor Vazel, los resultados que permite obtener este test son doblemente interesantes: por una parte, pueden poner de manifiesto casos de anosmia; por otra, también sirven para prevenir el alzhéimer y el párkinson. Este descubrimiento, que en principio podría parecer anodino, cobra todo su sentido cuando se tiene en cuenta que los pacientes que acuden por problemas de olfato suelen ser más jóvenes que aquellos que van a consulta por problemas de memoria.

«Por eso hay que fomentar la colaboración entre los geriatras, los neurólogos y los otorrinolaringólogos», añade (¡y yo me permito agregar a esa lista a los nutricionistas y a los creadores de perfumes!). En efecto, el trabajo conjunto entre estos especialistas permitiría detectar antes el alzhéimer y el párkinson y, en consecuencia, optimizar los tratamientos.[33]

El alzhéimer se caracteriza por una degeneración neuronal que altera profundamente la memoria, la atención, el lenguaje y el discernimiento. Según la Organización Mundial de la Salud (OMS), unos 47,5 millones de personas sufrían demencia en 2016; de ellos, entre el 60 y el 70 por ciento padecían alzhéimer. De acuerdo con los especialistas en salud, la cifra aumentará de forma dramática hasta los ochenta millones en 2040.

La pérdida del sentido del olfato puede comenzar en pacientes de mediana edad. El umbral de detección es diferente en el caso del párkinson y en el del alzhéimer.

Se han reunido 81 estudios, según la enfermedad analizada, las pruebas empleadas, la edad de los pacientes y el uso de grupos de control. De ellos se deduce, por una parte, que los pacientes de una y otra enfermedad padecen una clara reducción del olfato, en comparación con los sujetos sanos, y que el nivel de esta reducción parece ser el mismo en ambas patologías.

En esos estudios se ha sometido a los pacientes a cuatro tareas distintas:

- La medición del umbral de detección de un olor.
- La elección de un olor entre cuatro respuestas posibles.
- El reconocimiento de un primer olor entre otros cuatro que se añaden después.
- El reconocimiento de un olor después de un tiempo (entre unos minutos y varias horas).

En los pacientes de párkinson se observan muy pocas diferencias de resultados entre las cuatro vías: comparados con los grupos de control, estos individuos parecen presentar una pérdida similar en cada una de las tareas indicadas. En cambio, los afectados por el alzhéimer muestran diferencias significativas en los ejercicios que consisten en distinguir y reconocer olores, dos actividades en las que trabaja la memoria.

Si se cotejan los resultados de ambas enfermedades degenerativas, se concluye que los pacientes de párkinson presentan un umbral de detección de los olores inferior a los pacientes de alzhéimer. «Eso demuestra que los mecanismos neurológicos afectados no son los mismos —deduce Johannes Frasnelli—. El alzhéimer se manifiesta sobre todo en aquellas tareas que requieren una memorización, mientras que el párkinson reduce la sensibilidad de la percepción olfativa, lo cual tiene consecuencias sobre las otras tres actividades.»

En opinión de este experto, en las pruebas para la detección de estas dos patologías se deberían incluir tests olfativos, dado que el olfato es uno de los primeros sentidos que se ven alterados por ellas, y de una forma muy clara, además. La determinación del umbral de detección permitiría, además, averiguar de forma precoz si la pérdida neurodegenerativa se debe al alzhéimer o al párkinson.

«Cuanto antes se detectan estas patologías, más posibilidades hay de frenar su evolución antes de que alcancen la etapa clínica», subraya el especialista.

Un grupo de médicos estadounidenses sometieron a 589 personas de entre cincuenta y cuatro y más de noventa años a una prueba en la que se les pedía que identificaran doce olores muy habituales, como el del limón, el del chocolate, el de la pimienta negra, el del plátano, el de la gasolina, el del jabón, el del tomillo... Cada vez que se les presentaba uno de esos olores, los participantes tenían que elegir entre cuatro respuestas. En el caso de la canela, por ejemplo, se les preguntaba si creían que se trataba de madera, coco, otro tipo de fruta o la propia canela.

En las fases iniciales de aquel estudio, en 1997, ninguno de los sujetos presentaba alteraciones cerebrales. Todos ellos se sometieron también a pruebas para valorar su capacidad mental y realizaron veinte tests cognitivos. Cada año fueron objeto de exámenes clínicos y neurológicos, hasta que se llegó a 2002, cuando se comprobó que, en los cinco años transcurridos, los participantes que habían cometido al menos cuatro errores en la prueba de reconocimiento olfativo presentaban un cincuenta por ciento más de riesgos de sufrir problemas cerebrales que aquellos que no habían cometido ninguno. De hecho, una tercera parte de ellos habían desarrollado trastornos moderados de la memoria.

Los investigadores valoraron los resultados de las pruebas en función de la edad, del sexo, del nivel educativo, de los antecedentes médicos (ataques cardíacos o ictus) y del consumo de tabaco hasta la fecha.

Identificar la enfermedad mucho antes de que se desarrolle la demencia

Los estudios confirman la relación entre pérdida del olfato y patología que los científicos venían adelantando desde hacía un tiempo: los enfermos de alzhéimer presentan, desde el punto de vista clínico, una serie de lesiones microscópicas en una región del cerebro que interviene en la percepción del olor. El interés de la última investigación a la que me he referido es que se trata de la primera en la que se miden las funciones olfativas de personas en buen estado de salud para tratar de localizar alteraciones mentales que puedan predisponer a la enfermedad.

Si la dolencia se diagnostica a tiempo, existen instrumentos para frenar la pérdida de autonomía del paciente y su evolución hasta el fallecimiento. Mi compañero Bruno Dubois[34] es categórico en este sentido: «Hoy en día es posible identificar la enfermedad mucho antes de que se desarrolle la demencia si se cruzan varias herramientas: la neuropsicología y las pruebas de memoria creadas recientemente, las técnicas de neuroimagen y los marcadores biológicos».

En Italia, una investigación[35] ha evaluado el olfato en pacientes que presentan ligeros trastornos cognitivos de la memoria y la relación que existe entre el olfato y la evolución de esos trastornos hacia el alzhéimer. Se trata de un estudio de cohorte, prospectivo, con individuos que presentan ligeros trastornos cognitivos de la memoria en una primera evaluación (T.0) y también al cabo de dieciocho meses (T.1).

La investigación se llevó a cabo en el Centro de la Enfermedad de Alzheimer de la Universidad de L'Aquila, en Italia. Participaron veintinueve pacientes con ligeros trastornos cognitivos de la memoria, cuyo olfato se evaluó mediante el test de reconocimiento de olores Sniffin'Sticks (TROSS) y la versión ampliada de ese mismo test (TESS). Así se logró establecer una relación entre el olfato y las funciones neurocognitivas, que se evaluaron mediante el miniexamen del estado mental y el conjunto de pruebas de deterioro mental.

La conclusión: los resultados de la discriminación y el reconocimiento olfativos presentaban una relación más estrecha con los resultados obtenidos en los tests neuropsicológicos que los umbrales de detección. Los investigadores constataron que la deficiencia olfativa aparece pronto en los pacientes que presentan leves trastornos cognitivos de memoria y aconsejan que los expertos clínicos realicen sistemáticamente pruebas olfativas precisas para identificar de forma precoz a aquellos individuos en los que la reducción progresiva del sentido del olfato puede indicar que están pasando de esos trastornos leves al alzhéimer.

En el alzhéimer, retrasar cinco años la aparición de los síntomas de la patología podría reducir su prevalencia[36] en un cincuenta por ciento.

SOBRE EL AYUNO

Probablemente habrás tenido ocasión de ver uno o varios programas de televisión en los que se pretende demostrar que el ayuno es útil o, incluso, necesario para reducir multitud de enfermedades de la civilización (es decir, del estilo de vida) o para algo aún mejor: ayudar a sobrellevar los efectos secundarios de la quimioterapia en el caso de los enfermos de cáncer. Pues bien, no todo lo que se dice en esas emisiones es falso.

Yo mismo he visto los 56 minutos y 11 segundos de un excelente documental de 2012 sobre este tema, *Le jeûne, une nouvelle thérapie ?* («El ayuno: ¿una nueva terapia?»), del canal Arte de Francia y la productora Via Découvertes Production, presentado por Sylvie Gilman y Thierry de Lestrade.[37] Desde luego, se lo recomiendo a mis compañeros más escépticos.

Presentaré de forma sucinta los datos:

El ayuno permite reducir las enfermedades de la civilización: la obesidad, la diabetes de tipo 2, la hipertensión arterial, las enfermedades reumáticas y los trastornos de la piel tipo eccema o psoriasis, así como las enfermedades respiratorias (asma, bronconeumopatías crónicas), las alergias de toda clase, las adicciones (al tabaco, a drogas como la marihuana…) y el estrés provocado por cualquier factor.

Como explican mis compañeros rusos y alemanes en ese documental, el ayuno también puede ser muy útil para disminuir los trastornos recurrentes de ciertas enfermedades psiquiátricas, y debería proponerse sistemáticamente a los pacientes, aunque para ello sería necesario formar antes a los psiquiatras sobre las ventajas que aporta cambiar los hábitos alimentarios.

No hay duda de que el ayuno que se aplica en las clínicas rusas o, en el caso de Alemania, en el Instituto Büchinger y el Hospital Charité de Berlín, permite, si se mantiene entre una y tres semanas, recuperar la salud. Es lo que algunos denominan la *sanogénesis*.

Como es obvio, se trata de un ayuno total (exclusivamente a base de agua), que consiste en beber sin ingerir nada sólido durante todo el tiempo que se mantenga este régimen.

De ese modo, el organismo recurrirá a sus reservas de azúcares, que se encuentran en el hígado, principalmente, aunque también, y en menor medida, en los músculos. En cuarenta y ocho horas esas reservas estarán agotadas. A continuación, el cuerpo recurrirá a sus reservas de grasa, que deberán transformarse en cuerpos cetónicos para llegar al sistema nervioso central (encéfalo, cerebelo y médula espinal), necesitado de energía para su funcionamiento.

Por eso el cuarto día de ayuno puede resultar difícil de sobrellevar, debido a que en él se suele producir una acumulación de cuerpos cetónicos o crisis de acidosis, que conlleva sensación de debilidad, náuseas y migrañas. Hay que conocer los efectos de esta peliaguda barrera para tener la valentía y la perseverancia necesarias para continuar. Nuestras reservas de grasa, que forman el tejido adiposo o graso, se localizan bajo la piel, especialmente en el abdomen (grasa visceral), y nos permiten resistir casi tres meses, aunque, como es lógico, con un adelgazamiento muy evidente.

Si se mantiene el ayuno, se entra entonces en una etapa de cierta euforia y sedación, porque se ha superado la barrera y surge una especie de apetito intelectual e, incluso, espiritual, independientemente de las creencias del paciente: este es el efecto mental, sumamente positivo, de la terapia. La restricción alimentaria total debe ir siempre acompañada de actividad física diaria, si es posible al aire libre.

Este tipo de ayuno requiere en todos los casos de un seguimiento médico por parte de un *coach*, de un nutricionista o de un facultativo especializado. Por eso debe llevarse a cabo en un centro específico.

No cabe duda de que se trata del remedio más natural para reducir el sobrepeso, la hipertensión arterial, la necesidad de medicamentos hipoglucemiantes en el caso de los diabéticos de tipo 2 y de los analgésicos con los que se atiborra a la mayoría de los pacientes que padecen reumatismo, alergias, asma…

El ayuno para sobrellevar mejor la quimioterapia

Los estudios que han presentado mis compañeros del Norris Cancer Hospital, en Los Ángeles, con experimentos en animales pequeños bajo la supervisión del profesor Valter Longo, resultan especialmente interesantes. En estos ensayos, repetidos en varias ocasiones, se demuestra y se confirma que una restricción importante de calorías en animales sometidos a quimioterapia los ayuda a soportar mejor el tratamiento, en comparación con aquellos otros que siguen una alimentación normal y que obtienen resultados mucho peores. Sin embargo, antes de aplicar estas conclusiones de forma habitual a nuestros numerosos pacientes afectados por el cáncer, es necesario analizar de un modo más científico tales investigaciones.

En realidad, la célula cancerosa y, de una forma más general, el tejido o el tumor canceroso, deben contemplarse como «ladrones de los mejores nutrientes». Si, por ejemplo, consumes altas dosis de vitamina C en forma de comprimidos y también tomas frutas y verduras frescas, el tumor se quedará preferentemente con la «buena vitamina C», o sea, la de los alimentos, y a ti te dejará la que has ingerido en pastillas, de la que solo aprovecharás el cincuenta por ciento, ya que la otra mitad se elimina a través de la orina.

Por eso hay que ser muy prudentes en el caso de la utilización del ayuno terapéutico para sobrellevar mejor la quimioterapia.

En el tratamiento del cáncer, el ayuno parcial resulta necesario y no puede sino ser beneficioso.

En primer lugar, es obligado aplicarlo, ya que todos los medicamentos empleados en la quimioterapia o en las terapias dirigidas tienen consecuencias para el tubo digestivo y el organismo en general. Las náuseas son tan frecuentes que a los fármacos administrados por perfusión se les añaden ya sistemáticamente otros tratamientos específicos para evitar los vómitos (aunque no tanto las fatigas).

Por todo ello, el objetivo es eliminar todos aquellos alimentos que puedan reducir nuestras defensas: las bebidas con edulcorantes como el aspartamo, o el pan blanco, que contiene un exceso de azúcar y que, por su enorme contenido en gluten refinado, aumenta la porosidad intestinal y provoca así que las moléculas inflamatorias acaben pasando a las zonas frágiles (cancerosas) del organismo.

También hay que suprimir los productos elaborados con leche de vaca, la leche UHT, los quesos de pasta cruda, las cremas…, que aportan un exceso de grasas y azúcares (la lactosa), pero también de calcio (cuatro veces la cantidad que necesitamos) y de factores de crecimiento, que están destinados en realidad a un animal, el ternero, que durante su primer año de vida engorda 365 kilos.

Además, es aconsejable que los pacientes de cáncer beban líquidos abundantes (al menos dos litros diarios de agua sin gas, evitando los refrescos a base de cola o las bebidas conocidas como *energéticas*) para que eliminen los metabolitos de los medicamentos, que no aportan nada a la salud y que, incluso, pueden resultar tóxicos para las células normales.

LA «PARADOJA FRANCESA», MÁS DE ACTUALIDAD QUE NUNCA

Los franceses parecen haber descubierto algo que, en realidad, existe desde tiempos inmemoriales y que el resto de los europeos y los norteamericanos no consiguen llevar adecuadamente a la práctica: las botellas de vino tinto, blanco o rosado no son solo para el fin de semana. Todos los días, al final de cada comida, hay que tomarse una buena copa de vino.

Se trata de ir consumiendo la botella de 75 mililitros a lo largo de la semana, y no de atiborrarse de alcohol el sábado y el domingo, sobre todo si después de su ingesta hay que ponerse al volante.

Son sobradamente conocidos los tres beneficios que aporta esta bebida, en especial cuando se toma de forma inteligente, es decir, con moderación:

- Facilita la digestión, ya que permite que la musculatura lisa de la parte superior del tubo digestivo se contraiga, que el píloro se abra y que el duodeno y el intestino delgado alto, esto es, el yeyuno, se contraigan igualmente.
- Evita las infecciones del aparato urinario, la nefritis y la cistitis, gracias al (escaso) alcohol que contiene.

– Previene el estreñimiento, debido a sus polifenoles, que favorecen la contracción de la musculatura lisa colorrectal.

Mis compañeros especialistas en alcoholismo y enfermedades del hígado están tan encerrados en su ámbito que a menudo se convierten en verdaderos «talibanes» contra todo tipo de alcohol, confunden con demasiada frecuencia los licores fuertes (con una graduación de 35°-40°) con los vinos (de entre 12° y 14°) y aconsejan que es mejor tomar gaseosas y otros refrescos azucarados que esa que Pasteur señalaba como «la mejor y más higiénica de todas las bebidas».

Si bien este químico nunca llegó a concretar cuál es la cantidad idónea de vino que debemos consumir, hoy en día esta medida se conoce a la perfección: no más de una copa por comida.

Evidentemente, hay que tomarse el tiempo necesario para percibir todos sus aromas antes de comenzar a degustarla. Este es, de hecho, el mejor modo de estimular, aún más que nuestro paladar, nuestro cerebro olfativo, que reconocerá y memorizará, y renovará sus conexiones y sus neuronas, sobre todo si se lo entrena con regularidad.

A PROPÓSITO DE LAS ETIQUETAS: FACILITAR SU LECTURA Y LA ELECCIÓN DEL PRODUCTO.[38] ¡INFORMACIÓN PARA EVITAR LOS ENGAÑOS!

Alrededor del Parlamento Europeo pululan miles de personas que pertenecen a algún grupo de presión. Su misión: transmitir los deseos de la industria agroalimentaria que les paga.

Cada vez dedicamos menos tiempo a cocinar y cada año se registran más comidas fuera de casa, en establecimientos de restauración propiamente dichos y en servicios de cáterin para comedores.

Los consumidores compran grandes cantidades de comida precocinada o ya lista para tomar. Deberían prestar especial atención a la calidad intrínseca de lo que ingieren, pero la verdad es que no lo tienen nada fácil. La publicidad es engañosa, sobre todo porque no sabemos muy bien qué hay detrás de la presentación y la preparación de los alimentos envasados.

Es necesario leer tanto la información indicada en el lado visible de esos envases como lo que pone en su parte trasera, a menudo ilegible. Existen leyes europeas y nacionales en materia de etiquetado, que establecen, por ejemplo, que a toda «E» debe seguirle un código de tres o cuatro cifras.

Los aditivos alimentarios no son, de acuerdo con la Directiva 89/107/CEE, sustancias que se consuman como alimentos en sí. Corresponde a su fabricante y, sobre todo, a su responsable de *marketing*, elegir si va a indicar el aditivo por su nombre (por ejemplo, «remolacha roja») o por la letra E seguida del correspondiente número de identificación.

Cuando existen ciertos recelos, se suele optar por la segunda vía. Es lo que ocurre, por ejemplo, con el dimetilpolisiloxano o E 900, un agente que previene la formación de espuma en los zumos de frutas y en las conservas de frutas y verduras, y que puede generar alergias o inflamación que, a su vez, pueden degenerar en enfermedades autoinmunes a la larga.

Los aditivos «ocultos» se añaden a los productos industriales y rara vez se indican al consumidor (o, en todo caso, se señalan de una forma confusa).

En cambio, **los coadyuvantes tecnológicos** (vaselina, aceites de silicona para evitar que el producto se adhiera a las paredes de los moldes) nunca se detallan. Lo mismo cabe decir de los restos de detergente y de productos antisépticos que se utilizan para lavar y desinfectar el material.

Los alimentos irradiados o ionizados se emplean con frecuencia —sobre todo mezclados con productos lácteos— como materia prima de las preparaciones, pero no se mencionan, por aquello de que el adjetivo *irradiado* asusta a los consumidores.[39]

En esta técnica se emplean rayos X, ultravioleta o gamma para romper las moléculas de agua (H_2O). De este modo, se liberan los dos átomos de hidrógeno, que dan lugar después al H_2O_2 (es decir, al agua oxigenada), que destruye las bacterias vivas que puedan estar presentes. Esta es la base de la esterilización. El H_2O_2 oxida determinadas moléculas frágiles, como los ácidos grasos insaturados, lo que da a los alimentos un sabor desagradable. También se forman nuevas moléculas, como la 2-alquil-ciclobutanona, que provoca cáncer en las ratas.

Con determinadas dosis y cierta duración de la exposición a la irradiación, se puede evitar la germinación, con lo que el alimento se convierte verdaderamente en «estéril». Pierde su potencial de vida, una buena parte de sus vitaminas y su capacidad para hacer frente a las bacterias que puedan introducirse en él en el momento en que se abra el envase.

La industria agroalimentaria está ejerciendo una enorme presión sobre los poderes públicos para que permitan la difusión de este procedimiento, en el que la esterilización se lleva a cabo cuando el producto ya está envasado e, incluso, en el palé de distribución, es decir, al final de la cadena de producción, para neutralizar los procedimientos negativos que hayan podido realizarse hasta ese momento.

Los conservantes: la sal, el azúcar, las conservas y la ultracongelación

- **La salazón:** la sal puede ser tipo «gema», es decir, extraída de la tierra, o bien proceder del mar, es decir, sal marina, que, si no está refinada, constituye una importante fuente de minerales (potasio, calcio, magnesio y oligoelementos). Cuanto mayor es la concentración de sal, más tiempo se conserva el producto. Diluida en agua sirve para crear la salmuera,[40] que contiene más de cincuenta gramos de sal por litro (frente al agua dulce, con menos de 0,5 gramos, y al agua de mar, con entre 30 y 50 gramos). Si el producto se seca y se le añade sal, se conservará mejor aún.

– **Los azúcares:** las mermeladas y la fruta confitada se conservan gracias a los hidratos de carbono y a los glúcidos que se les añaden. El primer azúcar que consumió la humanidad fue la miel; más adelante llegaron el azúcar de caña (la sacarosa,[41] que conviene consumir en versión ecológica, y no refinada) y la sacarosa de la remolacha azucarera. Actualmente impera la glucosa obtenida mediante la hidrólisis del almidón de maíz.
Que en una etiqueta aparezca la indicación «sin azúcar añadido» no significa que el alimento en cuestión no contenga glúcidos.

– **Las conservas:** la apertización consiste en someter el alimento a una temperatura superior a cien grados centígrados durante un tiempo variable, para que pueda conservarse más de un año. En este proceso se utilizan aditivos: glucosa, para aumentar la viscosidad, y sulfito sódico (E 221) en verduras como los espárragos, los palmitos o los guisantes. Con esta técnica se pierden entre un treinta y cinco y un cuarenta por ciento de las vitaminas y las sales minerales.
Si observamos que la tapa del envase está abombada o que en el momento en que lo abrimos sale un chorro de gas, debemos tirar el alimento a la basura, porque esos signos indican que se ha producido una fermentación anormal.

– **Los ultracongelados:** se conservan a menos dieciocho grados centígrados o incluso a temperaturas inferiores, de menos treinta o cuarenta grados. En este caso, el agua de los alimentos se cristaliza. A menudo, el proceso es demasiado lento en el congelador de casa, y conviene aumentar la potencia para acelerar el enfriamiento. Los pescados y las carnes no pierden su calidad durante la ultracongelación, aunque su estructura fibrosa puede modificarse ligeramente (ya que parte de sus fibras se rompen).
Nunca hay que volver a congelar un alimento que ya haya empezado a descongelarse, ya que, si lo hacemos, estaremos fomentando el crecimiento de las bacterias que pueda contener.

¿Cuánta frescura soportan los productos frescos?

La congelación apenas altera el contenido en nutrientes de calidad de los alimentos. Sí que es cierto que algunas verduras (las coles) se escaldan, es decir, se pasan por agua hirviendo, antes de congelarse, para desactivar enzimas o levaduras que puedan deteriorar el alimento. De este modo, pierden entre un quince y un veinte por ciento de su vitamina C.

También es fundamental tener en cuenta el número de días que transcurren entre la cosecha y el consumo. Cuanto más tiempo pasa, menos vitamina C quedará, ya que esta sustancia es muy sensible a la luz y al calor.

De los aromas a los potenciadores de sabor: aromas sintéticos «idénticos a los naturales»

Evidentemente, el objetivo de estos componentes es aumentar el disfrute de nuestro paladar. El problema es que no se someten a las mismas pruebas toxicológicas que deben superar los aditivos.

Puede tratarse de productos naturales, como, sobre todo, la sal, el azúcar o los ácidos, o bien de sustancias artificiales, como los E 621 a 625, el glutamato sódico[42] en el caso de los alimentos salados y el etilmaltol (E 637), en el de los dulces.

Para que el consumidor acepte los productos con más facilidad, a menudo se intensifican su color y su textura.

Los aromas sintéticos son muy baratos. Existen más de dos mil, de los cuales 391 son inocuos, mientras que 180 se consideran peligrosos y, por regla general, no se comercializan.

La indicación «aroma» se aplica en realidad a estos productos sintéticos. Así, si en una etiqueta pone algo del estilo de «aromas naturales-aromas», esto quiere decir que el sabor final está compuesto, en un 75 por ciento, por aromas sintéticos.

Los productos que pueden desencadenar alergias

Los productores industriales están obligados a señalar la presencia de estos ingredientes en los alimentos.

Así, deben indicar:

- el gluten de los cereales;
- los crustáceos y los productos que los incluyan entre sus ingredientes;
- los productos elaborados con huevo;
- los pescados y los productos elaborados con ellos;
- los cacahuetes y los productos que los incluyan entre sus ingredientes;
- la soja y los productos elaborados con ella;
- la leche y los productos elaborados a base de leche animal, incluidos aquellos que contengan lactosa;
- las nueces y los productos elaborados con ellas;
- el apio y los productos que lo incluyan entre sus ingredientes;
- la mostaza y los productos elaborados con ella;
- las semillas de sésamo y los productos que las contengan.

Mención aparte merecen los sulfitos[43] o el dióxido de azufre (SO_2) con concentraciones superiores a diez miligramos por litro o diez miligramos por kilo. La ingesta diaria admisible que establece la OMS es de 0,7 miligramos por kilogramo de nuestro peso, es decir, unos 50 miligramos en el caso de una persona de 70 kilos. Así, si se tienen en cuenta los datos del Instituto Nacional de Estadística francés, en Francia más de un millón de personas superan la cantidad de sulfitos recomendada, debido única y exclusivamente al vino.

No existe vino que no contenga sulfitos. Aun cuando el bodeguero no los añada, las levaduras que van creciendo a lo largo de la fermentación alcohólica producen cantidades importantes de SO_2 (entre diez y treinta miligramos por litro), que suelen obligar a indicar este alérgeno en las etiquetas.

Incluso consumido en pequeñas dosis puede provocar reacciones en algunas personas que sufran de asma. La política europea de reducción de las dosis máximas en estas bebidas ha surtido efecto: la mayoría de los vinos, si se consumen con moderación, no aportan cantidades superiores a las admisibles por día. Solo si se toma cotidianamente una cantidad importante de determinados vinos que contienen restos de azúcar (los *moelleux* o melosos, los *liquoreux* o licorosos, los de vendimia tardía...) se puede superar el límite de ingesta de sulfitos que recomienda la OMS.

Los sulfitos y bisulfitos son bactericidas, pero también destruyen la vitamina B1. Están presentes no solo en el vino, la cerveza, los zumos de fruta y la sidra: se los encuentra igualmente en las gambas y los langostinos. Aumentan las alergias entre los asmáticos y producen dolor de cabeza.

También están **los colorantes**, como el E 102 o tartrazina, una sustancia amarilla empleada en golosinas, galletas y pasteles, que, combinada con la aspirina, desencadena una alergia cruzada.

Entre **los conservantes**, debemos destacar el **E 210** o ácido benzoico y el **E 211** o benzoato de sodio, que se encuentran en las frutas en conserva, las gambas y el caviar y generan reacciones alérgicas, con migrañas y urticaria.

Los **nitritos E 249 y E 250** son tóxicos para los bebés de menos de cuatro meses. En los productos de charcutería se utilizan para impedir el desarrollo del *Clostridium botulinum*, pero pueden provocar alergias.

Los **nitratos E 251 y E 252**, por su parte, podrían estar en el origen de la diabetes *mellitus* y de trastornos del tubo digestivo alto o bajo. Se encuentran en los embutidos y los quesos.

Entre los **antioxidantes**, destaquemos los galatos **E 310 a E 312**, utilizados para los chicles, que irritan el estómago, además de desencadenar reacciones alérgicas.

A todos estos productos hay que añadir los **fosfatos**, que, según demostró la farmacéutica alemana Herta Hafer ya en los años setenta del pasado siglo y confirmó el alergólogo estadounidense Ben F. Feingold, serían la causa de la hiperactividad, especialmente en los niños.

Estas sustancias están presentes en los refrescos, las barritas de chocolate, los quesos fundidos, el jamón y los productos de charcutería en general, la lecitina de soja y los platos preparados.

Si aumenta el nivel de fósforo, disminuye automáticamente el de calcio y el de magnesio en sangre,[44] lo que altera los impulsos nerviosos, sobre todo en los menores.

Una alimentación sin estos aditivos en forma de fosfatos pone en apenas cuatro días a los niños hiperactivos y agresivos en el camino hacia su curación, especialmente si esa eliminación se compensa con magnesio.[45] De este modo, se evita tener que recurrir al metilfenidato.[46]

Entre **los potenciadores de sabor**, el glutamato E 621 es responsable del «síndrome del restaurante chino».

Los alimentos conocidos como *funcionales* se presentan con declaraciones nutricionales a menudo exageradas o, incluso, falsas. Es el caso, por ejemplo, de los yogures que aseguran reducir el colesterol gracias a la adición de fitoesteroles, o de las margarinas o mantequillas modificadas. En cuanto a esos productos que presumen de proporcionar una piel más suave, que contienen vitamina E, probióticos, polifenoles y aceite de borraja..., no son más que paparruchas.

Desde finales de 2007, la Autoridad Europea de Seguridad Alimentaria (EFSA, por sus siglas en inglés) controla estas supuestas propiedades y obliga a demostrarlas científicamente.

Los alimentos con OGM: todos los peligros del futuro

Se trata de elementos de selección artificial, opuesta a la selección natural, que es la que realizan, por ejemplo, las abejas y el viento en el caso de la polinización de los árboles frutales.

¿Qué pueden aportar?

A nuestra salud, nada bueno. Tampoco a la salud de la Tierra.

Con el falso pretexto de que es necesario alimentar a un planeta superpoblado,[47] lo que se intenta, en realidad, es aumentar el rendimiento. El objetivo fundamental es el negocio, como reconocen los propios ingenieros agrónomos, aunque solo cuando se jubilan. ¡Curiosamente, en ese momento se sienten libres para hablar!

A este rendimiento se añade otro objetivo: aumentar la resistencia de la planta frente a tal o cual parásito. Así, el tomate se volvería inmune frente a la putrefacción, por lo que se conservaría durante más tiempo; el algodón nacería ya con un color rojo, para evitar tener que aplicarle tintes; la planta x segregaría un medicamento...

De acuerdo con varios reglamentos europeos que están en vigor desde 2004, todos los alimentos generados a partir de OGM, incluso aquellos que se destinan al ganado, deben etiquetarse. Estos datos han de indicarse en el producto en caso de que contenga un 0,9 por ciento o más de OGM autorizados, o un 0,5 por ciento o más de OGM que están en proceso de homologación. A esto se añaden las medidas de aislamiento que se deben aplicar en aquellas parcelas que presenten como mínimo un uno por ciento de OGM.

No hay duda de que corremos el riesgo de que Europa acabe autorizando el uso de pesticidas y OGM en la agricultura ecológica.

Desde que se prohibió alimentar al ganado con harinas de origen animal, se ha pasado a utilizar soja, pero el ochenta por ciento de la que se importa de Estados Unidos es transgénica. Así pues, estamos consumiendo carne de animales alimentados a base de maíz y soja OGM.

Los estudios de toxicidad cuentan con la financiación de Monsanto. Solo el equipo de mi compañero Gilles Seralini, del Criigen (Comité de Investigación e Información Independientes sobre la Ingeniería Genética), ha logrado desmontar los estudios de este gigante estadounidense a través de un análisis, realizado de forma conjunta con sus colaboradores, en el que se demuestra el nivel de toxicidad y el peligro que representan los OGM para los animales que sufren un tumor.

CAPÍTULO I

CONTINUOS AVANCES

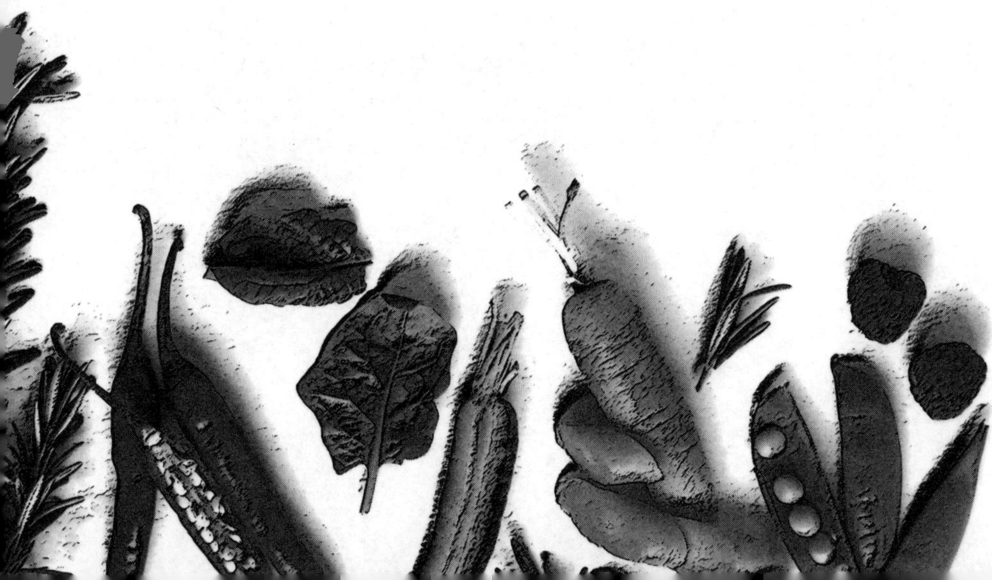

TOMAR CONCIENCIA: LA ALIMENTACIÓN ES LA PRIMERA MEDICINA

Todos los libros científicos tienen que revisarse y actualizarse: la ciencia evoluciona constantemente y, con el paso del tiempo, las incertidumbres se convierten, de una forma u otra, en certezas, y las teorías se comprueban, se demuestran o se desmienten. Desde que lancé mi primera obra, en 1985, la relación entre nutrición y cáncer se ha confirmado una y otra vez. Hoy es el factor más importante en la prevención de las enfermedades de la civilización: la obesidad, la diabetes, los tumores y las enfermedades autoinmunes.[1] Es algo tan aceptado ya quc mi compañero Jean Seignalet, al que tanto se le echa de menos, decidió, antes de que el siglo pasado llegara a su fin, elegir el siguiente título para su enorme libro del que se lanzaron cinco ediciones: *La alimentación, la tercera medicina*.[2] Hoy en día, se puede calificar la alimentación, sin miedo a equivocarse, de «primera medicina».

Jean abría una vía en medicina que era nueva y, al mismo tiempo, tan vieja como el propio mundo. Cinco siglos antes de nuestra era, Hipócrates había descubierto ya lo esencial, sin utilizar laboratorios ni equipos de investigación, sino simplemente la observación y la reflexión empíricas.[3]

El «método Seignalet», ampliamente extendido fuera de Francia (en España, Bélgica, Alemania, Italia, varios países de la Europa del Este e incluso Canadá), para felicidad de enfermos y sanos, va aún más lejos, porque resulta muy eficaz para un gran número de pacientes. Las mejoras que aporta, de hecho, son espectaculares, sobre todo cuando se combina con la toma de complementos alimentarios (minerales, vitaminas y agracejo) cuidadosamente seleccionados. «Pero ¿cuáles exactamente?», te estarás preguntando.

Para saberlo, suelo aconsejar al paciente que empiece por hacer un balance muy sencillo, respondiendo a una serie de preguntas sobre sí mismo que le permitirán conocer cuál es su «estado bionutricional». A muchos pacientes les resulta útil y les ayuda a aceptar de mejor gana los tratamientos, a veces duros, que necesitan. Por ejemplo, contribuye a que se recuperen más rápidamente entre dos sesiones de quimioterapia.

Algunos compañeros y numerosos médicos se sorprenden o se burlan pretenciosamente al ver los resultados, que no admiten porque no los han «tocado con sus propias manos»: están en los centros académicos, pero ya no ven a los enfermos. En su tiempo fueron grandes médicos, pero no adivinaron el nuevo rumbo que iba a tomar la medicina, sobre todo con la adquisición de conocimientos científicos por parte de los enfermos, que les permiten comprender mejor su dolencia y los tratamientos.

En el entorno de los facultativos, a menudo son sus mujeres o compañeras las que siguen nuestros consejos. A ellas lo que les interesa es adelgazar, mantenerse jóvenes a pesar de la menopausia o cambiar sus hábitos alimentarios para evitar que se les reproduzca un cáncer por el que ya se las ha tratado, o bien para reducir los síntomas sumamente discapacitantes de una enfermedad autoinmune. Y comprueban que mejoran mucho y, con frecuencia, rápidamente. Por fortuna, su influencia es cada vez mayor porque su intuición no suele fallarles. Funcionan como Hipócrates.

Hoy en día, es habitual que los pacientes conozcan las novedades antes que sus médicos. Las búsquedas en Internet les permiten darse cuenta de que, más allá de los tratamientos clásicos, habitualmente duros, existen también vías de mejora real que pasan por una modificación de sus hábitos alimentarios. Sin embargo, hay que tener cuidado con los abusos y los gurús.[4]

Insistimos en que no se trata de seguir una dieta, sino, sobre todo, de abandonar las dietas basadas en los consejos publicitarios de la televisión y las revistas, que se repiten machaconamente con el único objetivo de obtener un beneficio a través del aumento del consumo de masas.

Los enfermos se ríen de las estadísticas. Incluso las personas que creen encontrarse sanas se plantean preguntas sobre sus hábitos alimentarios. Se están abriendo paso grandes cambios. Todos aquellos que reflexionan de manera «ecológica» se dan cuenta enseguida del grado de insistencia de la publicidad. Se está difundiendo una ecología científica alimentaria, sinónimo de frescura, sabor y mejor salud, tanto para el consumidor como para el productor que vive de su tierra. El uno y el otro saben que la alimentación se va a convertir en la primera medicina.

FOMENTAR COMPORTAMIENTOS ECOLÓGICOS INDIVIDUALES Y COLECTIVOS: HACIA UNA REDUCCIÓN PROGRESIVA DE LOS MEDICAMENTOS

No solo el planeta se encuentra enfermo y necesitado de nuestro respeto. También nuestro propio cuerpo requiere, como es natural, un entorno no contaminado, lo que significa, como mínimo, una alimentación sana, un aire libre de polución y una actividad física e intelectual adecuada para nuestras capacidades.

Los medicamentos son útiles cuando nos encontramos realmente enfermos, pero están empezando a imponerse en la mente de las personas sanas y de los médicos como herramientas de prevención. Evidentemente, no cuestiono el uso de las vacunas, aun cuando en este terreno existan abusos que es preciso conocer.[5]

Todos los medicamentos son eficaces para alcanzar el objetivo que persiguen, pero también provocan efectos negativos.

Veamos cuatro ejemplos (dos en el terreno de la oncología, uno en el de la ginecología y uno en el de la reumatología):

1. El tamoxifeno tiene un efecto antiestrogénico que resulta útil para el tratamiento del cáncer de mama. Ante la epidemia de esta dolencia, hubo especialistas que llegaron incluso a plantearse recetar este medicamento también de forma preventiva. Sin embargo, interrumpieron sus experimentos con las mujeres que

participaban en su estudio cuando constataron la aparición del cáncer de cuello uterino. Así pues, estaban intentando prevenir un cáncer, pero acabaron provocando otro.

2. La terapia hormonal sustitutiva (THS) que se aplica en la menopausia está detrás de multitud de casos de cáncer de mama, útero y ovarios. Las mujeres tienen que abandonarla, a pesar de la presión que ejercen sobre ellas ciertos médicos que, empujados por los laboratorios farmacéuticos, intentan hacerles creer que los tratamientos son personalizados. «Usted estará más vigilada y, si sufre un cáncer, lo detectaremos antes y tendrá más posibilidades de curarse.» Todo esto es mentira: hoy en día se sabe ya que la THS es la responsable directa de la enfermedad. En Estados Unidos, los especialistas han comprobado que, dos años después de dejar esta terapia, la incidencia de los tumores de mama se reduce en más de un seis por ciento. No cabe duda de que en Europa ocurrirá lo mismo si se procede de igual modo.
3. La veraliprida, neuroléptico que se venía recetando para la menopausia desde 1979, se retiró de las farmacias europeas el 30 de septiembre de 2007.* En el libro que escribí junto con mi compañera la ginecóloga Bérengère Arnal, pedíamos ya que este medicamento, peligroso para la mama (genera hiperprolactinemia y aumenta el riesgo de sufrir un cáncer por primera vez o en forma de recidiva) y para el sistema nervioso (riesgo de depresión grave, que podría acabar en suicidio), desapareciese del mercado farmacéutico.
4. El ranelato de estroncio, usado para reducir los riesgos de fracturas de la columna vertebral y las caderas y, en consecuencia, fomentado por ginecólogos y reumatólogos entre todas las mujeres menopáusicas, acaba de ser reconocido como medicamento peligroso, muy alérgeno y ligado al riesgo de erupciones cutáneas y dolencias de hígado o riñones.

* En España se retiró en 2005. (*N. de la t.*)

Hay que decirlo claramente: ocurre con demasiada frecuencia que algunos laboratorios farmacéuticos están interesados únicamente en su propio provecho.[6] Evidentemente, pueden ganar más si aplican tratamientos a las personas sanas, que, por suerte, son más numerosas que las enfermas de verdad. ¿O será que todo el mundo está enfermo, en realidad? Sobrepeso y obesidad, prediabetes y diabetes, dolores en la espalda y en las articulaciones, depresión y nerviosismo, hemorroides y estreñimiento, envejecimiento que avanza hacia el alzhéimer... La lista puede ampliarse fácilmente si copiamos el nombre de las subsecciones de los supermercados estadounidenses de la sección de «Salud». En ellas, se propone al consumidor automedicarse y librar así a los médicos de las consultas inútiles.

En Francia y España nos hemos acostumbrado a la sanidad gratuita. Quien se encarga de pagar es la Seguridad Social. O, mejor dicho, el presupuesto para salud de nuestro país, que en buena medida se nutre de los impuestos de todo tipo que, de una forma u otra, cada uno de nosotros paga. Cometemos excesos que podrían evitarse si informáramos mejor a la ciudadanía, incluidos los médicos, acerca de los hábitos diarios idóneos de alimentación. Y no sería caro hacerlo.

Son muchísimos los laboratorios farmacéuticos que se decantan por los medicamentos preventivos sin contar con pruebas científicas rigurosas. En la actualidad, hasta la industria agroalimentaria (sobre todo, el grupo de presión del sector de procesado de los alimentos) apuesta por esta vía y alaba las virtudes del yogur que proporciona una piel más suave[7] o que reduce el nivel de colesterol... Algunos seguros privados de salud, más asesorados por hombres y mujeres de negocios que por especialistas competentes, han empezado a cubrir los gastos de estos productos inútiles, ante la avalancha de anuncios que se emiten en televisión en horario de máxima audiencia.

La industria agroalimentaria apuesta por la salud únicamente para garantizar su crecimiento. El mercado de los alimentos avanza a un ritmo de entre el uno y el dos por ciento al año, mientras que el de la nutrición lo hace al ocho por ciento.

En el fondo, el objetivo de ciertos laboratorios es muy sencillo: «Sigue comiendo y comportándote como te dé la gana, pero toma tal pastilla contra el colesterol y tal otra contra la fatiga crónica, la fibromialgia o el reúma; vacuna a tus hijas contra el virus del papiloma humano y la hepatitis B[8] o C para que puedan hacer cualquier cosa con su sexualidad de adolescentes; al menor bajón anímico, al menor trastorno de sueño o de humor, aquí tienes el antídoto en forma de comprimido…».

Estos comportamientos médicos constituyen una insensatez desde el punto de vista de la salud pública. Tanto como los consejos que proponen esos pseudocientíficos que pretenden hacernos creer que los bebés medicamento, embriones seleccionados y admitidos por la ley, harán avanzar la ciencia.

Quienes han probado la clonación y otros sistemas de selección embrionaria (y son muchos más de los que se cree) en los animales e, ilegalmente, incluso en los seres humanos, no han obtenido ni un solo resultado serio.[9]

Así, los experimentos médicos con seres humanos se han convertido, con el consentimiento de los comités de ética locales, regionales e incluso nacionales, en procedimientos médicamente correctos. En nombre de la ciencia, los pacientes se someten a un proceso aleatorio (se aleatorizan) para distribuirlos en varios grupos, según los tratamientos planteados. Son pocos los estudios verdaderamente justificados (es decir, basados en criterios no económicos). De hecho, un paciente hospitalizado (alimentado y alojado) en el sistema de la Seguridad Social no le cuesta nada al laboratorio que impulsa un estudio, mientras que las mismas pruebas realizadas con el animal más cercano al ser humano (el chimpancé) supondrían, en la actualidad, un coste exorbitado (por la compra de los ejemplares, su mantenimiento, la contratación del veterinario, del personal especializado…).

Incluso en el Reino Unido, que presume de contar con una legislación más «abierta» que la francesa, el proyecto de clonación humano-animal forma parte de una lógica científica impulsada por decenios de investigaciones consideradas no éticas. Cuando la ciencia no busca una mayor felicidad para el ser humano, ¿qué aporta? Crear embriones híbridos, mitad humanos, mitad animales, es decir, quimeras, a partir del ADN humano que se inyecta en el óvulo de una vaca o de un conejo del que se ha eliminado el núcleo carece de sentido y no dará ningún fruto. Es algo que ya sabemos, pero los aprendices de brujo del siglo XXI tratan de hacer soñar al pueblo que tanto lo necesita y se lucran a su costa.

En ningún momento la medicina oficial recomienda adoptar sencillamente hábitos ecológicos. Y, sin embargo, son tantos, tan fáciles de comprender y tan eficaces... ¿Por qué estos comportamientos no están presentes en el discurso de las cadenas de televisión, al menos de las públicas,[10] en las horas de máxima audiencia? La respuesta es sencilla: porque no aportan nada desde el punto de vista del lucro.

Sin embargo, gastamos sumas elevadísimas en medicamentos que a menudo resultan inútiles. En 2004, los franceses destinaron una media de 284 euros por habitante a la compra de medicinas, frente a los 244 euros de los alemanes, los 202 euros de los británicos y los italianos, y los 193 euros de los españoles.

El cambio de los hábitos alimentarios constituye un asunto verdaderamente urgente en materia de salud pública. No en vano, permitiría aportar importantes ahorros al presupuesto de la Seguridad Social. Los ingentes fondos economizados podrían redistribuirse entre los sectores fundamentales de la sociedad: la educación, las universidades, la investigación o la ayuda a los países más pobres para superar la brecha entre Norte y Sur o entre Este y Oeste.

La «coherencia de la salud» del ser humano permite que cualquier descubrimiento en materia de relación entre nutrición y enfermedades sea aplicable, de forma concreta y sin distinciones, a todas las patologías que tan a menudo tienen su origen en el déficit de la inmunidad. El cáncer y el sida son los ejemplos más representativos en este sentido.

En ambos casos, el objetivo es restablecer la inmunidad, es decir, las defensas del organismo, dar a este los medios con los que luchar contra el mal y soportar los tratamientos, a menudo duros y, sin embargo, necesarios. Y esto también es válido para las secuelas de los tratamientos que se aplican para la curación de dolencias más benignas.

Puede resultar llamativo que para todas estas enfermedades se den consejos nutricionales idénticos o muy parecidos entre sí. Entre los más originales se encuentra la eliminación del consumo excesivo de productos elaborados con leche de vaca, que hoy en día contienen más factores de crecimiento que antes y que no son idóneos para los seres humanos. Es algo que no resulta tan sencillo de aplicar en un mundo inundado de anuncios sobre productos lácteos cada vez más atractivos y que prometen beneficios para la salud que suelen ser falsos o que, en todo caso, se han extrapolado. A ello hay que añadir la eliminación, simultánea o sucesiva, de alimentos que contienen gluten, reconocido como uno de los alérgenos digestivos más tóxicos.

CAMBIAR NUESTROS HÁBITOS ALIMENTARIOS: LAS 23 NOVEDADES EN LA RELACIÓN ENTRE NUTRICIÓN Y ENFERMEDADES DE LA CIVILIZACIÓN

La evolución científica que ha tenido lugar en los últimos años nos permite aislar 23 temas fundamentales. Las personas sanas deberían conocerlos, porque de ellos dependen la adopción de nuevos hábitos alimentarios y, por tanto, su salud. También quienes estén enfermos en la actualidad o lo hayan estado en el pasado tendrían que informarse, porque es obvio que no desean sufrir una recaída. No hay que perder de vista que, si se mantiene lo que ha originado el cáncer, se puede padecer una recidiva varios años más tarde. Lo mismo ocurre con las enfermedades denominadas *autoinmunes*, que se caracterizan por un déficit inmunitario más o menos localizado en el organismo: el estado del paciente mejora cuando los antígenos que las provocaban desaparecen y la inmunidad se recupera a través de una alimentación saludable.

¿CÓMO AUMENTA LA OBESIDAD EL RIESGO DE SUFRIR DIABETES, CÁNCER O ENFERMEDADES AUTOINMUNES?

Como dice Christian Rémésy, nuestro entorno se ha convertido en un «obesógeno». Debido al consumo excesivo de azúcares (en bebidas, helados, productos lácteos en general, palomitas de maíz…) y grasas (en carnes rojas y productos lácteos) y a la insuficiente actividad física de la mayoría de los ciudadanos en la actualidad, la obesidad será uno de los principales problemas nacionales e, incluso, mundiales. En Estados Unidos, casi el treinta y cinco por ciento de las personas de más de quince años son obesas; en Europa, la cifra es del veinte por ciento.

La obesidad se considera la primera epidemia no infecciosa de la historia. De acuerdo con la OMS, cada año más de trescientas veinte mil personas mueren prematuramente en Europa como consecuencia indirecta de esta dolencia, frente a las cuatrocientas mil muertes que se registran en Estados Unidos, donde el veinte por ciento de los niños son obesos.

La relación causa-efecto entre obesidad y diabetes de tipo 2 (que es la que sufren más del noventa por ciento de los diabéticos) es ya una realidad científicamente demostrada. Sus causas: el creciente sedentarismo y el exceso de la oferta alimentaria. Según la OMS, de los 108 millones de adultos diabéticos que había en todo el mundo en 1980, se pasó a 422 millones en 2014. Desde ese año y hasta 2016, la diabetes casi se ha duplicado, al pasar del 4,7 por ciento al 8,5 por ciento en la población adulta.

Mucho cuidado con la publicidad:[11] nos intoxica desde la más tierna infancia

En agosto de 2007, la revista *Archives of Pediatrics & Adolescent Medecine* hablaba de un estudio en el que se demostraba el impacto que provoca la publicidad en los más jóvenes. «Los pequeños estadounidenses de entre tres y cinco años aseguran que la comida está más rica cuando en su presentación se incluye el logotipo de la cadena de comida rápida McDonald's (probado en un grupo de 63 menores a los que se proporcionaron muestras idénticas de *nuggets* de pollo, hamburguesas, patatas fritas, zanahorias y leche)». No en vano, esta cadena destina mil millones de dólares a su publicidad. En Francia, aun cuando oficialmente la empresa participe en un programa de equilibrio nutricional, añade cantidades enormes de azúcar a sus zanahorias... y el payaso Ronald sigue atrayendo a los niños para que consuman.

Con el Segundo Programa Nacional de Nutrición para la Salud de Francia (2006-2010) se aspiraba a reducir en un veinte por ciento la prevalencia del sobrepeso, mediante un aumento del consumo de frutas, verduras y calcio, la lucha contra el déficit de vitamina D, la reducción de las colesterolemias medias en un cinco por ciento y la limitación de la ingesta media de lípidos.

En el contexto de nuestra defensa de las familias y los niños, hemos logrado que se supriman los distribuidores de barritas de chocolate en los colegios, pero aún queda mucho por hacer: en Francia, el 15 por ciento de los menores y el 11,3 por ciento de los adultos son obesos; y algo aún más grave: existen marcadas desigualdades sociales en este terreno, ya que la obesidad afecta mucho más a los hogares con ingresos mensuales más bajos.

Asegurar que es la obesidad la que empobrece, y no al revés, es faltar a la verdad.[12] Echarle toda la culpa a la genética o a un factor infeccioso es científicamente falso, pero este es el argumento que siguen esgrimiendo ciertas escuelas de medicina, que deben de cerrar los ojos ante los hábitos alimentarios... a menos que lo que ocurra en realidad sea que reciben su financiación de grupos de presión muy poderosos.

Ya en 2001 propusimos la idea de sustituir en los colegios todas las golosinas y la bollería... por «una pieza de fruta fresca en cada recreo», o, dicho de otro modo, por «recreos con fruta», nombre de una iniciativa que se va implantando poco a poco en municipios pequeños.[13]

Mucho cuidado con los azúcares que se acumulan en forma de grasa y con los edulcorantes que reducen las defensas inmunitarias

El exceso de azúcares, incluido el alcohol (es decir, el consumo de una cantidad que supere la dosis de una copa de vino por comida), y de grasas se almacena, en forma de grasa, en los tejidos de reserva, en concreto en dos zonas del cuerpo: las glándulas mamarias y las caderas, en el caso de las mujeres, y la parte baja del tronco, la pelvis y el vientre, en el caso de los hombres.

Hasta la marca Coca-Cola ha reconocido que el azúcar provoca obesidad en muchos jóvenes. Por eso, como estrategia de *marketing*,[14] ha innovado con su marca Coca-Cola Zero, en teoría «sin azúcar o con bajo contenido en azúcar». En Francia, esta empresa ha reducido el nivel medio de calorías en un 9,4 por ciento para el conjunto de sus bebidas gaseosas y se ha comprometido a no publicitar sus productos en los programas televisivos destinados a menores de doce años. Evidentemente, al hacerlo no corre ningún riesgo: asegura que lo suyo es un *marketing* responsable, pero lo cierto es que, en realidad, no supone un peligro para la firma, ya que los niños de doce años ven todos los programas. Evidentemente, los edulcorantes están presentes en la Coca-Cola Light, en la Fanta Light, en el Sprite Light, en el Nestea Light…

La Semana del Sabor para fomentar el consumo de azúcar

Esta iniciativa francesa, inventada por la industria azucarera, pretende conseguir que nuestros hijos coman mejor. La puso en marcha el Cedus, un organismo de defensa y promoción de la industria azucarera,[15] en 1989, cuando la competencia de los edulcorantes suponía ya una seria amenaza para el sector azucarero. Cuenta con un presupuesto de un millón de euros e, incluso, con el apadrinamiento del ministro francés de Agricultura. Todo ello, en un contexto en el que la obesidad afecta a casi el veinte por ciento de los niños y se está convirtiendo en una verdadera plaga social.

No hay que extrañarse de que el Gros (Grupo de Reflexión sobre la Obesidad y el Sobrepeso) se plantee dudas acerca del Programa Nacional de Nutrición para la Salud en Francia, porque sigue habiendo la misma cantidad (si no más) de obesos. Europa también se preocupa. En definitiva, aún no está todo perdido.

Las «calorías vacías» de los edulcorantes: sacarina y aspartamo

Desde hace unos veinte años, el consumo de edulcorantes está en pleno auge. Se los conoce también como *calorías vacías*, es decir, desprovistas de nutrientes útiles.[16] Ya hemos pasado por la sacarina, que hoy en día se ha dejado atrás porque irrita la mucosa de la vejiga y, a la larga, provoca cáncer en este órgano. En la actualidad, el edulcorante más utilizado es el aspartamo,[17] al que recurren millones de mujeres en todo el mundo que padecen sobrepeso o prediabetes. Está presente en más de cinco mil productos alimentarios (refrescos, zumos de naranja, yogures, chicles, piruletas, caramelos diversos, algunas mermeladas y chocolates) y farmacéuticos, pero la mayoría de los consumidores lo ignora.

Este producto es una excitotoxina neurotóxica, que supone un riesgo principalmente para el aparato digestivo (hinchazón y diarrea), pero también tiene otras consecuencias nutricionales desastrosas, por su relación con la artrosis, la esclerosis múltiple, el párkinson o el síndrome de fatiga crónica, todas ellas enfermedades calificadas de «autoinmunes».

El cincuenta por ciento del aspartamo es el aminoácido conocido como *fenilalanina*, y el cuarenta por ciento es ácido aspártico, al que el cerebro es particularmente sensible. En dosis bajas, la fenilalanina es inofensiva y también indispensable para que el cuerpo funcione. Sin embargo, en dosis elevadas puede provocar casos (poco frecuentes) de temblores. El aspartamo es peligroso porque, al llegar al intestino, se degrada hasta dar lugar a la fenilalanina y al metanol, después se convierte en formaldehído y, por último, en ácido fórmico, componente este último de carácter neurotóxico. Atraviesa la placenta y puede afectar al cerebro del embrión o del feto, que está en pleno proceso de formación. El diez por ciento restante del aspartamo es metanol, responsable de dolores de cabeza, zumbidos en los oídos, trastornos digestivos...

En 2005, el equipo del Instituto Ramazzini, de Bolonia, advirtió también la relación que existe entre este producto y las leucemias y linfomas en animales de pequeño tamaño. El producto, aseguraba, «puede provocar linfomas y leucemias en las ratas hembra, incluso cuando se administra a dosis muy cercanas a la IDA (ingesta diaria admisible) para el ser humano». Por eso hay que evitar el consumo de las bebidas que contienen edulcorantes, así como del resto de los refrescos de cola, que no aportan nada bueno para la salud. Lo mejor es tomar zumos de fruta preparados sobre la marcha... O, ¿por qué no?, ¡la fruta directamente! De este modo ingeriremos tanto el jugo como la fibra, imprescindible para la salud. Mucho cuidado con esos zumos de fruta que se presentan en botellas o en tetrabrik y aseguran ser «cien por cien fruta». En realidad, carecen de las fibras más importantes para la salud. Además, no se recomienda su consumo porque impiden la masticación que necesitamos para fabricar la saliva requerida en la primera fase de la digestión.

Mucho cuidado con almacenar grasas que se convierten en cancerígenas

La acumulación de grasa desempeña un papel hormonal particularmente negativo para las zonas en las que se almacena. Es en los tejidos adiposos donde las enzimas denominadas *aromatasas* convierten las hormonas no peligrosas en hormonas cancerígenas. Por eso en los tratamientos de los tumores hormonodependientes se utilizan los inhibidores de aromatasa para neutralizar los efectos cancerígenos del tejido adiposo, sobre todo en las personas afectadas por cáncer de mama.

Hay una proteína «diana» implicada en la diabetes y la obesidad que también está presente en las enfermas de este tipo de tumor: se trata de la proteína tirosina fosfatasa 1B (PTP1B), que favorece la proliferación de las células cancerosas en la mama, así como sus metástasis.

Un estudio que elaboró en 2007 el Instituto Nacional del Cáncer de Estados Unidos demostró que la obesidad en los hombres de más de sesenta y cinco años facilita la reaparición de pólipos en el colon, que pueden degenerar en cáncer. Por otra parte, el consumo diario de frutas y verduras frescas (seis piezas, mil calorías) reduce en un tercio el riesgo de padecer cáncer otorrinolaringológico.

Se sabe ya con seguridad que la combinación de azúcares, alcohol y grasas en exceso aumenta la probabilidad de desarrollar cáncer de mama, útero o próstata. Se ha demostrado, concretamente, que un consumo elevado de bebidas alcohólicas de alta graduación o de grandes cantidades de vino está relacionado con el cáncer de mama. También se conocen los mecanismos que determinan el marcado efecto cancerígeno de los estrógenos:

- La sobrecarga de alcohol aumenta de forma crónica el nivel de estas hormonas, ya que al hígado le cuesta mucho eliminarlas. Además, el hígado transforma el exceso de alcohol en grasa, es decir, se convierte en un órgano graso (lo que en términos médicos se conoce como *esteatosis hepática* o *hígado graso*).
- Al principio, los ácidos grasos actúan como hormonas: favorecen la formación de adipocitos a partir de células precursoras que están presentes en el tejido adiposo, incluso a edades muy avanzadas. El ácido araquidónico (de la serie omega-6) puede considerarse como una verdadera bomba de adipocitos, ya que favorece su multiplicación, mientras que los ácidos omega-3 la inhiben.
- El alcohol, combinado con la píldora, induce una mayor concentración sérica de estradiol y una menor concentración de progesterona.

El cuatro por ciento de los cánceres de mama podría estar relacionado con el alcohol (sobre todo con el consumo de licores fuertes en las reuniones sociales: *whisky,* ginebra, bebidas anisadas, vodka). Sin embargo, tomar una copa de vino tinto por comida no representa ningún riesgo (salvo durante el embarazo). De hecho, es incluso positivo, gracias a sus oligoelementos, sus polifenoles,[18] que tienen un efecto antioxidante, es decir, que aportan protección a las células frente al envejecimiento.

En noviembre de 2007, un estudio internacional confirmó que el sobrepeso y la obesidad aumentan claramente el riesgo de padecer cáncer: todo un golpe para la vieja Academia de Medicina francesa, ligada a la Federación de Centros de Lucha contra el Cáncer, al Instituto Nacional del Cáncer y al Instituto de Seguimiento Sanitario, que apenas unos meses antes habían minimizado enormemente dicho riesgo. Es obvio que estas eminentes instituciones jamás ven a enfermos y que están más o menos vinculadas a los grupos de presión del sector agroalimentario.

El informe del Fondo Mundial para la Investigación del Cáncer (WCRF, por sus siglas en inglés) sobre la relación entre tumores, actividad física, alimentación y nutrición desaconseja el consumo de carnes rojas, bebidas alcohólicas en exceso y productos de charcutería, y recomienda lo mismo que yo llevo veinticinco años aconsejando: frutas, verduras, aves de corral y pescado (no demasiado procesados industrialmente), además de deporte. Los expertos confirman que el sobrepeso y la obesidad provocan desarreglos hormonales especialmente ligados a los estrógenos o a las hormonas denominadas *del crecimiento.* En cuanto a los complementos alimenticios, no se recomiendan a título preventivo. Sin embargo, sí se aconseja la lactancia materna durante los seis primeros meses de vida del niño.

De los quinientos mil estudios que se han publicado en los últimos veinte años, se han seleccionado veintidós mil, en un primer momento, y finalmente siete mil, para elaborar estas recomendaciones. En 1997 solo se relacionaba un tipo de cáncer con la obesidad: el cáncer de mama. En el momento en el que escribo este texto, en cambio, se habla de seis: cáncer colorrectal, de próstata, de páncreas, de esófago, de riñón y de útero.

Cambia tus hábitos alimentarios, aunque solo sea durante tres meses

Sabemos perfectamente que, para prevenir, lo mejor, además de una intensa actividad deportiva para quemar los azúcares, el alcohol y las grasas que consumimos en exceso, es optar por alimentos menos calóricos.

Así pues, conviene que eliminemos o reduzcamos lo antes posible en nuestra dieta diaria los siguientes alimentos:

– Los alimentos que contienen azúcares con un alto índice glucémico,[19] como los azúcares refinados, el pan blanco, la *pizza*, la pasta y, evidentemente, los pasteles, la bollería, las barritas de chocolate y los productos utilizados para reducir el apetito. En su lugar, debemos tomar fruta fresca y de temporada, acompañada de frutos secos en pequeñas cantidades.
– Las bebidas azucaradas, con azúcares o edulcorantes (*light*),[20] y las bebidas alcohólicas de alta graduación o bien el vino y la cerveza tomados en grandes cantidades.
– Los alimentos grasos, sobre todo las carnes y los productos de charcutería, acompañados de salsas.
– Los productos lácteos en forma de yogures, helados y cremas en general, quesos[21] y bebidas de todo tipo. No conviene tomar más de un producto lácteo al día.

¿POR QUÉ LA LECHE MATERNA ES LA MEJOR PARA LA SALUD DEL BEBÉ Y DE LA MADRE?

La leche es el alimento número uno para el recién nacido, tanto desde el punto de vista del espacio como desde el punto de vista del tiempo. Evidentemente, me refiero a la leche materna, la ideal para la nutrición del bebé. Las leches de fórmula siguen siendo, hoy en día, poco adecuadas. Nunca se insistirá lo suficiente en la idea de que la leche materna es el mejor alimento para la salud del bebé. No hay necesidad de vacunar a un niño que se esté nutriendo con ella, aunque solo sea parcialmente. La OMS aconseja la lactancia materna exclusiva durante un período de seis meses.

El papel de la alimentación durante el embarazo y tras el nacimiento ha sido objeto de múltiples estudios. No hay que olvidar que existe una relación directa entre un peso elevado en el momento de nacer y un alto índice de masa corporal (IMC) en la edad adulta, pero también entre un bajo peso en el nacimiento y una posterior obesidad abdominal, que estaría provocada por un aumento posnatal de peso demasiado rápido.

Composición de la leche materna

No hay duda de que, si la madre se alimenta bien, la leche materna contiene todo lo que necesita un niño para crecer: los azúcares de la lactosa (glucosa + galactosa); los aminoácidos esenciales para la fabricación de las proteínas; las vitaminas A, B y C, y los ácidos grasos, tan importantes para la construcción del sistema nervioso, tanto central (el cerebro) como periférico (médula espinal). Los ácidos grasos se comportan como verdaderas hormonas adipogénicas, que estimulan la formación de adipocitos.

Estos ácidos se clasifican en tres tipos: ARA (ácido araquidónico), LA (ácido linoleico) y LNA (ácido alfalinolénico). Los dos primeros son esenciales, lo que significa que nuestro organismo no puede fabricarlos, sino que debe obtenerlos del exterior, principalmente a través de la alimentación.

El ácido araquidónico, procedente de su precursor, el ácido linoleico, es un ácido graso de la serie omega-6 y presenta una gran capacidad adipogénica. Si a un lechón de cinco días de vida se le administra un pequeño suplemento de este ácido en su ración alimentaria, su peso aumentará un 27 por ciento en dos semanas, sin que se produzca un aumento de su tamaño.

El ácido alfalinolénico, de la serie omega-3, es un ácido graso esencial que evita el desarrollo excesivo del tejido adiposo.

Se ha constatado la importancia de la cantidad de ácido linoleico de la serie omega-6 con respecto a la de ácido alfalinolénico de la serie omega-3: cuando es demasiado elevada en las primeras etapas de la vida, puede dar lugar a un crecimiento precoz y excesivo del tejido adiposo.

En los últimos cuarenta años, la proporción de LA en la leche materna de las mujeres estadounidenses que dan el pecho ha pasado de –6 por ciento a –18 por ciento, mientras que la del LNA se ha mantenido estable, en un –1 por ciento. En las norteamericanas, el aumento del LA se ha confirmado a través de su presencia, en proporción similar, en los lípidos del tejido adiposo, lo que constituye un fiel reflejo de lo que las mujeres comen durante el embarazo y la lactancia.[22]

En cuanto a las leches de fórmula, su composición es un reflejo de la de la leche materna: su proporción LA-LNA es de entre 8,5 y 21,7, y su nivel de LA es demasiado elevado (entre un 9 y un 26 por ciento de ácidos grasos en total). Estos niveles se han subestimado hasta la fecha, y los expertos[23] no descartan que las condiciones nutricionales que se han ido imponiendo en las últimas décadas durante el embarazo y la lactancia, caracterizadas por un aumento del LA y un estancamiento (cuando no una disminución) del LNA, hayan favorecido el desarrollo excesivo de la grasa corporal en los menores. No en vano, la obesidad entre los niños de primaria se está convirtiendo en una verdadera plaga social.

Concluiré sumándome a otra afirmación de los investigadores: el ácido araquidónico estimula, tanto *in vitro* como *in vivo*, la formación de células grasas, los adipocitos, y su precursor, el ácido linoleico de la serie omega-6, favorece el crecimiento del tejido adiposo durante el embarazo y la lactancia, tanto en el animal (ratones) como en la mujer. En cambio, el ácido alfalinolénico esencial, de la serie omega-3, contrarresta este efecto.

Por último, cabe subrayar que la proporción de LA que consumimos a través de la alimentación no parece científicamente justificada, ni en el bebé, ni en el niño ni en el adulto. Es más, el consumo excesivo de este ácido se relaciona con el asma e, incluso, con los índices de homicidios.[24]

En Europa, la proporción LA-LNA entre 1990 y 2005 era de 13,6 + -11,6, mientras que en Estados Unidos era, en este mismo período, de 21,7 + -1,2.

La leche materna: todo ventajas para la salud del bebé y de la madre

Durante la lactancia, la glándula mamaria es un órgano linfoide al servicio de la alimentación. Dar de mamar mientras el bebé lo desee —un año, incluso— es beneficioso para él.

Si lo amamantas por la mañana, antes de ir al trabajo, y por la noche, a tu regreso, harás que se sienta más cercano a ti. La lactancia se aconseja especialmente si el niño va a la guardería y/o vive en un medio urbano, porque en esos casos estará más expuesto a las enfermedades infantiles.

Algunos consejos prácticos

Para fabricar grandes cantidades de leche, la vaca necesita hierba y sombra. La mujer, en cambio, requiere comer frutas y verduras sin moderación. Si das el pecho, recuperarás tu línea mucho antes que si no lo haces.

La succión del bebé provoca la secreción de oxitocina (una hormona que fabrica el cerebro) y una serie de contracciones que ayudan al útero a volver a su posición anterior al embarazo y a recuperar su forma inicial.

Pero ¿cómo prepararse para dar el pecho, para evitar las incomodidades (grietas, un dolor insoportable mientras el bebé mama) que ello conlleva?:

- La producción de leche es consecuencia de la succión del bebé (el argumento de que «te estropeará los pechos» es falso: en realidad, la lactancia es buena para las mamas).
- Bebe mucho desde que empieces a dar de mamar: así, tu leche será más abundante y fluida.
- Mantén una dieta rica en verduras, frutas (buena parte de ellas, crudas), pescados y mariscos, y pobre en materias grasas. ¡No consumas muchos productos lácteos! ¿Qué bebe la vaca? ¡Agua! ¿Y qué come para producir su leche?
- No aceptes los medicamentos que proponen muchas áreas hospitalarias de maternidad: ¡nada de bromocriptina, que inhibe la producción de leche!
- Rechaza los «complementos» tipo leche de fórmula para recién nacidos que se comercializan sin reparos y se imponen al bebé con la excusa de que la madre no tiene suficiente leche.
- Da el pecho sin preocuparte, como mínimo durante tres meses y, si puedes, durante seis, tal como recomienda la OMS. Tienes que ser muy consciente de los inconvenientes y los peligros reales

que entraña no hacerlo: bebés enfermos, madres estresadas, dificultades en el trabajo, absentismo forzoso, consultas continuas al pediatra...

- Si tomas medicamentos de efecto «antiprolactina» para aliviar el dolor relacionado con la subida natural de la leche, el útero tardará más en volver a su posición anterior (con la consiguiente hinchazón de vientre, los «michelines»...).
- No tomes la píldora mientras estés dando el pecho: las hormonas (que el bebé no necesita para nada) pasarán a la leche y, además, reducirán tu capacidad para fabricarla. Opta por un método anticonceptivo mecánico masculino.

El desarrollo cerebral de los niños que se han alimentado con leche materna es mucho mejor

En un estudio de cohorte estadounidense,[25] un grupo de investigadores realizaron un seguimiento de 5475 hijos de 3161 mujeres desde 1979.

> El estudio prospectivo, en el que se evaluó el coeficiente intelectual de 5475 niños mediante el test PIAT (Peabody Individual Achievement Test o Prueba Peabody de Aprovechamiento Individual), coincidió en sus resultados brutos con aquellos que se habían obtenido en trabajos anteriores, a saber, que la lactancia natural está relacionada con un significativo aumento del CI, en concreto de cuatro puntos.
>
> También se observó que la inteligencia materna (medida con una prueba de calificación que se aplica en el ejército, la AFQT) era, en sí, un factor determinante de la lactancia materna. Así, cada aumento de una desviación estándar del CI materno multiplicaba por dos las probabilidades de que se optase por esa lactancia. El nivel de educación tenía una influencia similar sobre la tasa de lactancia, aunque no tan evidente.
>
> Además, la aparente superioridad en las funciones cognitivas de los menores que se habían alimentado con leche materna no estaría ligado a este modo de alimentación, sino al hecho de que las mujeres

> que dan el pecho poseen, *a priori* (y de media), un CI más alto que las demás, y de que transmiten de forma natural a sus descendientes (bien por vía genética, bien a través del entorno que crean) esta capacidad intelectual superior. Por último, en esta cohorte inicial, los autores aislaron a 332 pares de gemelos discordantes, es decir, que se habían alimentado de forma diferente (esta cantidad de gemelos, por cierto, parece extremadamente elevada en un grupo de cinco mil niños). Los resultados pusieron de manifiesto que, en las parejas de gemelos discordantes, no se daba ninguna diferencia significativa de CI más tarde.

¿No se trata, tal vez, de la capacidad de adaptación, de la resiliencia de la que habla Boris Cyrulnik?

Si bien un exceso de consumo de leche de vaca puede dar lugar a enfermedades de la civilización, en el caso de la leche materna ocurre lo contrario: en primer lugar, aporta al niño las inmunoglobulinas A (IgA), que lo protegerán frente a las infecciones del tubo digestivo y que estimularán su sistema inmunitario para que fabrique sus propias IgA. Además, la leche materna contiene fermentos lácticos específicos, fabricados por las «bifidobacterias»: en concreto, la leche materna está compuesta por estos fermentos en hasta un 85 por ciento, mientras que la leche de vaca de fórmula solo contiene un 10 por ciento.

Reducción del riesgo de cáncer de mama en la madre

En el caso de la madre, el riesgo de sufrir un cáncer de mama o de ovario es menor si la lactancia se mantiene en torno a seis meses. También contribuyen a reducir el riesgo la edad del primer embarazo (lo ideal es que este se produzca alrededor de los veintiséis años) y el número de hijos. Por cada niño amamantado entre tres y seis meses, el peligro se reduce en un ocho por ciento.

A las mujeres que presentan mayor probabilidad de desarrollar este tipo de tumores se les debe aconsejar, sin dudarlo, una lactancia materna más prolongada, de entre doce y veinticuatro meses, para disminuir en un cincuenta por ciento el riesgo.

Es obvio que los laboratorios aún tienen mucho peso, ya que tan solo el 57 por ciento de las madres jóvenes opta por esta lactancia. A todas ellas hay que recomendarles que se nieguen a tomar bromocriptina, un medicamento que neutraliza la secreción de prolactina, hormona responsable de la producción de leche. Quienes les recetan este medicamento antiprolactina argumentan que las mujeres están cansadas (lo cual es cierto), que la lactancia agravará su cansancio (lo cual es falso), que sus pechos se van a deformar (lo cual es falso) o que su leche contiene dioxina (lo cual es falso) que intoxicará al bebé...

Insisto: ¡solo el 57 por ciento de las madres jóvenes elige la lactancia!

¿POR QUÉ LA LECHE DE VACA NO ES ADECUADA PARA EL SER HUMANO?

Porque contiene demasiado calcio y factores de crecimiento de las células y tejidos que incrementan el riesgo de padecer numerosas enfermedades discapacitantes.

Una nueva adicción: el «lacteolismo»

Los nuevos condicionamientos alimentarios nos empujan a consumir, con argumentos sanitarios más que dudosos, grandes cantidades de lácteos en todas sus formas: postres lácteos, cremas de todo tipo, yogures, quesos, helados... al menos tres veces al día, cuando con una vez tendríamos más que de sobra en cualquier etapa de nuestra vida. Está surgiendo una nueva adicción: ¡el lácteo... lismo![26]

Las enfermedades de las que los productos lácteos son, en parte, responsables

Si los productos lácteos (leche, yogures, mantequilla, quesos, cremas, helados) se consumen en exceso, aumentan el riesgo de padecer numerosas enfermedades de la civilización, sin que, sin embargo, reduzcan la osteoporosis, pese a lo que digan la mayoría de los medios de comunicación:

- La obesidad y la diabetes desde la más tierna infancia, hasta el punto de que ambas se están convirtiendo en una plaga social. Al dejar de consumir productos lácteos, el organismo de los diabéticos se equilibra, con lo que se evitan los cambios bruscos de glucemia y se pueden reducir las dosis de insulina.
- Las patologías otorrinolaringológicas de los niños pequeños: otitis, anginas, rinitis. Cuando hay ya un diagnóstico, basta con dejar de consumir productos lácteos para que se curen las lesiones incipientes del menor y evitar así los tratamientos antibióticos.
- La inflamación del tubo digestivo: enfermedad de Crohn, rectocolitis y cánceres digestivos. Estas enfermedades están reconocidas como consecuencias de un déficit inmunitario del intestino. Al abandonar los productos lácteos, se facilita el equilibrio de la flora intestinal y la vuelta a una alimentación con fibras suaves.
- Los reumatismos: poliartritis y espondilitis, fibromialgia, fatiga crónica... Al interrumpir el consumo de productos lácteos, los síntomas dolorosos remiten rápidamente.
- Las enfermedades del sistema nervioso: depresión, esclerosis múltiple, párkinson, alzhéimer... Si se dejan a un lado los lácteos, los síntomas de estas dolencias suelen disminuir.
- Los tumores hormonodependientes: cáncer de mama, de útero, de ovario y de próstata... Renunciar a todos los productos lácteos permite prevenir las recidivas.
- La enfermedad tiroidea: tiroiditis. El contenido en yodo de la leche está ligado, sobre todo, al uso de complementos vitamínicos y minerales y de productos para la higiene del ordeño en las explotaciones ganaderas. Las vacas reciben estos complementos en invierno, especialmente. Por eso la leche de esta estación presenta más yodo que la de verano. Los expertos recomiendan reducir en entre un quince y un veinte por ciento el nivel de yodo de la leche de invierno para que sea similar a la de verano. Un exceso de consumo de yodo puede provocar una hiperactividad tiroidea (hiper-

tiroidismo), así como un aumento del riesgo de padecer enfermedades autoinmunes, especialmente tiroiditis. En junio de 2005, en China,[27] hubo que retirar del mercado una leche en polvo, ya que contenía un nivel de yodo superior al permitido, de treinta a ciento cincuenta microgramos por cada cien gramos. En los niños de menos de tres años, el cincuenta por ciento del yodo que toman procede de la leche.

– Las enfermedades cardiovasculares: infarto, accidente cerebrovascular. Hay que reducir al mínimo los azúcares y, sobre todo, el colesterol, porque pueden provocar recaídas o agravamiento.

Pero, cuidado, el exceso de productos lácteos no tiene la culpa de todo: como es lógico, estas enfermedades se deben a múltiples factores. Además de la cantidad desmesurada de lácteos, hay que tener en cuenta la ingesta excesiva de carnes, el tabaco, el estrés, la contaminación...[28]

Los productos lácteos pueden sustituirse por leches de origen vegetal (leche de almendras, de avellanas, de castañas, de arroz, de soja, de avena...) y por verduras con altas concentraciones de calcio.

El exceso de calcio aumenta el riesgo de sufrir párkinson y sus síntomas

De acuerdo con James Surmeier, profesor de la Universidad Northwest de Chicago, un exceso de calcio en las células nerviosas las va «ahogando» poco a poco, lo que incrementaría la probabilidad de padecer párkinson.

En la actualidad, se está animando a los ciudadanos a consumir productos lácteos, aunque solo sea para disminuir el riesgo de osteoporosis. Sin embargo, un estudio transversal sugiere que este beneficio se obtendría a costa de multiplicar las posibilidades de desarrollar párkinson. Este estudio se realizó con 57 689 hombres y 73 175 mujeres de la cohorte de nutrición del Estudio de Prevención del Cáncer II de la Sociedad Estadounidense del Cáncer. Dentro de esta cohorte se seleccionó a 443 individuos entre ambos sexos (250 de ellos eran hombres) a los que se les había diagnosticado párkinson entre 1992 y 2001.

En ellos se observó que existía una relación positiva entre el consumo de productos lácteos, expresado en quintiles, y el riesgo de esta dolencia. Un metaanálisis de todas las investigaciones publicadas sobre este tema confirma la existencia de un incremento moderado de la probabilidad de sufrir párkinson en aquellas personas que consumen grandes cantidades de productos lácteos. En las categorías extremas, el riesgo relativo (RR) llega a 1,6 en ambos sexos, 1,8 en el sexo masculino y 1,3 en el femenino (un RR = 1 equivale al de una población «normal», que consume pocos lácteos).

El sol, al estimular la producción de vitamina D, reduce el riesgo de padecer esclerosis múltiple

El sol podría proteger de la esclerosis múltiple, ya que favorece la secreción de vitamina D. De hecho, las mujeres que toman esta vitamina presentan un cuarenta por ciento menos de probabilidades de sufrir esta dolencia. En el número de julio de 2007 de la revista *Neurology* se explicaba cómo, en el caso de 79 pares de gemelos monocigóticos (es decir, con el mismo patrimonio genético) en los que uno de ellos presentaba esclerosis múltiple, tomar el sol durante la infancia había tenido un efecto protector.

En este tipo de gemelos, si uno desarrolla la enfermedad, el otro presenta un treinta por ciento de riesgo de desarrollarla también. En el caso de los hermanos no gemelos, el riesgo es de apenas un dos por ciento, y en la población general, de un 0,1 por ciento. Esto demuestra el impacto del sol sobre el sistema inmunitario, bien directamente, bien a través de la vitamina D, para la protección del sistema nervioso.

A menudo las personas mayores presentan un déficit de esta vitamina porque no toman lo suficiente el sol. En ellos, es útil aportarles un suplemento de cuatrocientas unidades de colecalciferol diarias, que equivalen a la cantidad que necesitan los niños y los adolescentes.

Las hormonas y los factores de crecimiento (GF: *Growth Factor*) de la leche de vaca favorecen la multiplicación de las células normales o cancerosas en cultivo *in vitro* y, probablemente, también *in vivo*

Producir la mayor cantidad de leche posible: las vacas lecheras...

Las vacas que nos dan la leche la van produciendo, como es lógico, desde la primera vez que dan a luz, pero solo amamantan a su ternero durante una semana. Su primera leche, de color ocre, contiene la máxima cantidad de factores de crecimiento, como ocurre también en el ser humano.

Si la vaca proporciona leche constantemente es porque cada año se la somete a un embarazo. El primero tiene lugar aproximadamente a la edad de dos años, y cada uno de ellos dura nueve meses. Después se la ordeña durante diez meses, pero a partir del tercer mes se la vuelve a fecundar, generalmente mediante inseminación artificial.

Esto significa que durante seis o siete meses continúa el ordeño, pese a que la vaca sigue preñada. Por eso su leche no solo contiene factores de crecimiento para el ternero, sino también las hormonas del desarrollo natural de la gestación.

Estas hormonas son la prolactina (la hormona que permite producir leche), los estrógenos y la progesterona, que proceden de la placenta y de los ovarios del animal. Se trata de cantidades considerables, que, como es lógico, pasan a la leche que consumimos y aumentan de un modo excesivo los niveles hormonales en la sangre, lo cual puede tener un efecto negativo sobre nuestra salud.

Hoy en día, la vaca produce hasta seis mil litros de leche al año, es decir, cinco veces más que en los años cincuenta. ¡De hecho, la vaca estadounidense proporciona hasta 8144 litros anuales, y la canadiense, 7111! Como es obvio, todos los esfuerzos por multiplicar la producción láctea se traducen en un incremento de la concentración de IGF-1 (factor de crecimiento insulínico tipo 1). En noviembre de 2007, un equipo de investigadores ideó un económico sistema para aumentar en un quince por ciento la producción de leche: eliminar la serotonina de las glándulas mamarias. La serotonina es un neurotransmisor cuya carencia en el cerebro se asocia a la depresión…

Los factores de crecimiento de los productos lácteos

La leche humana, al igual que la de vaca, contiene, como es natural, elementos químicos necesarios para el crecimiento. El más conocido es el IGF-1 (la «I», en este caso, se refiere a la insulina), muy activo durante el período de rápido crecimiento en la pubertad. Junto con los estrógenos, activa el desarrollo de los pechos en las jóvenes.

Durante el embarazo también se registra un pico de este factor, así como de otras hormonas, en concreto de la prolactina y los estrógenos, para estimular la producción de células en los conductos mamarios (galactóforos) con vistas a la lactancia. En la leche de vaca, la concentración de este factor de crecimiento es mayor que en la leche humana. También está presente en la carne de las vacas lecheras, que es la que más consumimos (bajo el nombre de *buey*). Y esto por no hablar de esas terneras que resultan demasiado bonitas para ser de verdad.

En 2006, se procesó a un ganadero que dopaba a sus reses con tiouracilo, una molécula que provoca un aumento acelerado del peso y reduce el nivel de grasa en sangre. ¡Así conseguía un peso en el momento de la venta un quince por ciento superior! En Estados Unidos y Canadá se permite recurrir a las hormonas de crecimiento, pero, afortunadamente, la Unión Europea no las admite. De hecho, está pagando una multa de más de cien millones de dólares a la Organización Mundial del Comercio desde que perdió varios juicios por mantener la prohibición de las carnes hormonadas desde 1989.

Los factores de crecimiento son polipéptidos de bajo peso molecular que regulan el crecimiento y las funciones de las células gracias a su fijación en receptores celulares específicos de alta afinidad.

Antiguamente, cuando se hervía la leche para esterilizarla, se destruían los factores de crecimiento por floculación (es decir, que se quedaban en la espesa capa de nata de la leche) y, de este modo, se desactivaban.

Hoy en día, en cambio, la conservación mediante el sistema de uperización (UHT) hace que la mayoría de los productos lácteos mantengan factores de crecimiento activos. La subida hasta los ciento cuarenta grados centígrados es demasiado corta (tres o cuatro segundos) como para destruirlos. La pasteurización no acaba con el IGF-1, ni tampoco con los demás factores de crecimiento (EGF y TGF).

Existen tres grandes familias de factores de crecimiento, cada una de las cuales provoca efectos diferentes y complementarios. Están presentes en los productos lácteos y, al contrario de lo que aseguran los grupos de presión de este sector, no se destruyen durante la digestión.

No en vano, la caseína, principal proteína de la leche, impide que esta se separe de la nata, lo que podría aumentar el índice de hormonas y otros elementos químicos que favorecen el desarrollo de tumores hormonodependientes (como la prolactina y los estrógenos) en la sangre.

- El IGF (*Insulin-like Growth Factor* o factor de crecimiento insulínico): desempeña un papel fundamental en la construcción de glándulas como las mamarias o la próstata, pero también en el sistema digestivo (páncreas e hígado) y en la regulación del aporte de azúcar al organismo. Un exceso de consumo de este factor favorece, en el ser humano, el crecimiento de tejidos y órganos y, como sus células se siguen renovando a su ritmo, incluso en el caso de los adultos, el IGF puede dar lugar a una multiplicación celular desproporcionada y anómala en los órganos del aparato digestivo: tubo digestivo y glándulas anejas (páncreas e hígado), así como en su sistema de defensa (ganglios linfáticos) e, incluso, en los cartílagos de los miembros.
- El EGF (*Epidermal Growth Factor* o factor de crecimiento epidérmico): forma parte de una familia de unos doce factores implicados en el desarrollo y en el normal funcionamiento de varios órganos, como la piel y los extremos superior (boca y elementos anejos) e inferior (canal anal) del tubo digestivo, así como del corazón, de los pulmones, del sistema nervioso, de las glándulas mamarias... El receptor del EGF fue el primer receptor identificado con actividad tirosina quinasa. Así, los inhibidores de la actividad quinasa

del receptor del EGF provocan a menudo erupciones cutáneas muy características. Dos fármacos de este tipo, Iressa y Tarceva, se han aprobado para tratar el cáncer de pulmón.

- El TGF (*Transforming Growth Factor* o factor de crecimiento transformante): desempeña un papel esencial en la construcción de los tejidos óseos, articulares, musculares e intestinales del organismo al que se suministra. Por eso, un consumo excesivo de este tipo de factor de crecimiento da lugar a anomalías en las articulaciones, los huesos, los músculos, los tendones y los intestinos.

Una célula cancerosa presenta una serie de anomalías en comparación con una célula normal, como, por ejemplo, una sobreexpresión (es decir, un número excesivo) del receptor del EGF (receptor de hormona de crecimiento).

Esta sobreexpresión de receptores, así como la activación de estos, favorecen la aparición de una serie de rasgos característicos del proceso del cáncer: el crecimiento y la proliferación tumorales, el incremento del potencial invasivo y colonizador de otros tejidos (metástasis), la formación de nuevos capilares sanguíneos que resultan necesarios para nutrir el tumor (angiogénesis) y la resistencia frente a la apoptosis. Por eso el receptor del EGF constituye una interesante meta para el tratamiento del cáncer y desde hace ya más de veinte años es objeto de numerosas investigaciones. Hasta la fecha, todas las estrategias desplegadas contra este receptor pasan por inhibirlo (bloquearlo) a través de diferentes vías, con el fin de evitar el desarrollo o la evolución del cáncer.

Así pues, los factores de crecimiento actúan sobre las células madre tumorales, que comparten con las células madre normales de los tejidos en los que se originan los tumores una capacidad infinita de autorrenovación en los cultivos *in vitro* y de generación, mediante división asimétrica, de progenitoras, cuya multiplicación poblará el tumor, al tiempo que se mantiene una cantidad minoritaria de sus células madre.

Suministrar a bebés de tres meses o menos leche de vaca puede provocarles una diabetes precoz[29] por una reacción alérgica a las proteínas de este alimento, que hará que las células beta del páncreas endocrino (es decir, las encargadas de producir la insulina) se deterioren con mayor o menor rapidez.

Los estadounidenses y los escandinavos, que son los mayores consumidores de leche, presentan también los mayores índices de diabetes y osteoporosis.

La leche de vaca contiene tres veces más proteínas (9 g/l) que la leche humana (2,4 g/l). El IGF es más importante en los primeros años de vida, cuando se crece a un ritmo rápido. Se trata del factor más fácil de medir. En la leche de vaca se ha conseguido aislar al menos dos factores de crecimiento: los *Transforming Growth Factor* (TGF α y ß), que favorecen el crecimiento y la diferenciación de las células del intestino, y el *Insulin-like Growth Factor* (IGF-1), todo un anabolizante (estimula la construcción de tejidos en el páncreas y en el hígado), es decir, un dopante, destinado a fabricar músculo y cartílago.

La leche de vaca contiene péptidos «bioactivos» que cabe considerar como beneficiosos para la salud del ternero, pero también tantos factores de crecimiento que, consumidos en exceso, pueden resultarnos perjudiciales.

Factores de crecimiento de los productos lácteos y enfermedades articulares

Entre las hormonas, no debemos olvidarnos de la del crecimiento. Cuando esas personas que están tan ansiosas por encontrar la fuente de la eterna juventud se deciden a consumirla, se exponen a ciertos riesgos, aparte del que supone su elevado precio (más de mil dólares mensuales). De acuerdo con un estudio publicado en enero de 2007 en *Annals of Internal Medicine*, esta hormona, que solo se compra con receta médica, «puede provocar efectos secundarios nefastos, como la inflamación de las articulaciones, acompañada de dolor y tendinitis en las muñecas, así como un aumento de los casos de diabetes y prediabetes». En opinión de mi compañero el doctor Hau Liu, de Stanford (California), la hormona del crecimiento apenas contribuye a desarrollar la masa muscular y a eliminar grasa.

En realidad, la construcción del cartílago en las articulaciones depende en parte de que se estimulen sus células, los condrocitos, a través de los factores de crecimiento. Una vez concluido este crecimiento, el exceso de tales factores genera un desequilibrio articular que a largo plazo provoca, entre otras cosas, artrosis (acompañada de todos sus síntomas), especialmente en las grandes articulaciones. Los procesos de diferenciación dependen del IGF-1, del bFGF (*Basic Fibroblast Growth Factor*[30] o factor de crecimiento de fibroblastos básico) y de las hormonas sexuales. La maduración del cartílago de crecimiento, por su parte, depende del bFGF y del IGF-1, que favorecen la diferenciación terminal del cartílago.

Así, además de los riesgos de cancerización en los tejidos diana, que son las mamas y la próstata, los factores de crecimiento presentan efectos nocivos para el sistema articular y agravan el fenómeno de la artrosis que se da de forma generalizada entre los grandes consumidores de leche de vaca. De ahí el dolor lumbar y las molestias en las grandes articulaciones (caderas, rodillas y hombros), que lleva, a partir de una determinada edad, a sustituirlas por prótesis.

Se ha demostrado que, en ciertos casos, las células tumorales utilizan los factores de crecimiento, como el EGF o el FGFb que producen las células del estroma (tejido que rodea a las células cancerosas), y que, a su vez, ellas mismas generan una serie de factores, como el TGFß, que inhiben parcialmente las respuestas inmunitarias frente al tumor.

Riesgo de cáncer de mama, útero y próstata

En la actualidad se considera que una elevada concentración de IGF-1 en los humanos constituye un factor de riesgo de cáncer de mama y de próstata. En 1998, un estudio llevado a cabo con mujeres en fase de premenopausia demostró que aquellas que presentaban un alto nivel de IGF-1 en la sangre tenían una probabilidad tres veces mayor de sufrir un tumor de mama que las que presentaban un nivel bajo. Entre las mujeres menores de cincuenta años, ¡el riesgo se multiplicaba por siete!

En el caso de los hombres afectados por cáncer de próstata, el volumen prostático es un 32 por ciento mayor que en los individuos normales y un 23 por ciento si se compara con los pacientes con sobrepeso.

Resulta interesante subrayar que los esfuerzos que se están realizando desde hace poco por aumentar la producción de leche conllevan un incremento del IGF-1 en la vaca. ¿Es posible que el IGF-1 que contienen la leche y la carne de vacuno se acumulen en los seres humanos a medida que pasan los años y que acabe provocando una división anómala de las células? Aun cuando nosotros también produzcamos nuestra propia cantidad de IGF-1, la dosis excesiva que ingerimos con los productos lácteos podría estar detrás del claro incremento de los casos de tumores hormonodependientes y de cáncer de páncreas, de tubo digestivo y de hígado.

El IGF-1 no se destruye con la pasteurización, pero hay quien sostiene que sí se elimina y se desactiva a través de la digestión.

Es posible que la prolactina, que estimula la producción de leche en la vaca, obre un efecto similar en las células mamarias y active un mecanismo en la mujer. De hecho, varias investigaciones han confirmado ya que esta hormona favorece el crecimiento *in vitro* de las células prostáticas cancerosas.

Otra hormona, el estrógeno, que está considerado como uno de los principales factores de riesgo del cáncer de mama, también está presente, en pequeñas cantidades, en la leche. Y las hormonas pueden desencadenar graves daños biológicos incluso cuando se suministran en cantidades minúsculas. No en vano, las dosis microscópicas de estrógeno que aparecen en nuestros ríos bastan para que los peces macho muden de sexo. Y, aun cuando el estrógeno de la leche no constituyera una amenaza directa para nuestras células, sí que puede favorecer la expresión del IGF-1, que, a la larga, provocará la aparición de un tumor.

En un estudio realizado con 117 000 danesas, se ha demostrado el vínculo que existe entre crecimiento y cáncer de mama.[31]

– Un crecimiento rápido entre los ocho y los catorce años aumenta el riesgo de sufrir cáncer de mama, independientemente de la estatura final que alcance la mujer.

– Un consumo elevado de leche de vaca aumenta los niveles del factor de crecimiento insulínico tipo 1 (IGF-1) en la sangre y está relacionado con una mayor estatura.
– Entre los años 1950 y 2000 se observó entre las mujeres un aumento del volumen mamario de entre un diez y un veinte por ciento, así como un incremento de la estatura de casi diez centímetros y una ganancia de peso de diez kilos.

Por tanto, el factor IGF-1 influye en los cánceres de próstata y mama en los humanos, ya que favorece el crecimiento celular. También un estudio de la Universidad de Harvard ha puesto de manifiesto que existe un vínculo entre el nivel de IGF-1 en la sangre y el cáncer de próstata. Si se consumen productos lácteos en exceso, es posible que se esté expuesto a lo largo de toda la vida a estos factores de crecimiento.

Los antifactores de crecimiento empleados como tratamiento contra los cánceres agresivos

Recientemente se han publicado multitud de trabajos en torno a la neoangiogénesis, es decir, el proceso por el que las células tumorales potencian, a través de una serie de factores de crecimiento, como el VEGF (*Vascular Endothelial Growth Factor* o factor de crecimiento endotelial vascular, que actúa sobre las células endoteliales vasculares), la proliferación de nuevos vasos sanguíneos, que contribuyen al riego del tumor y a su desarrollo.

Las terapias antitumorales están abriendo una nueva vía: el desarrollo de moléculas dirigidas, que inhiben los factores de crecimiento, sus receptores o las señales de transducción intracelular que favorecen las interacciones entre células y, especialmente, la neoangiogénesis. Los tumores que dependen de la angiogénesis se desarrollan en dos fases: la preangiogénica latente y la angiogénica agresiva.

Algunos de los nuevos antifactores de crecimiento o antiangiogénicos ya han demostrado su potencial eficacia terapéutica en el tratamiento de los cánceres en el ser humano.

En ocasiones, estos nuevos medicamentos con efecto particularmente específico y dirigido acaban convirtiéndose, incluso, en herramientas para realizar nuevos descubrimientos. Un ejemplo revelador: la identificación de un nuevo tipo de células inmunitarias asesinas, generadas a partir de las células dendríticas y activadas por la combinación de los tratamientos con imatinib e interleukina-2. Estas células, denominadas IKDC (*Interferon gamma producing Killer Dendritic Cells* o células dendríticas asesinas productoras de interferón gamma), desarrollan de forma espontánea una importante actividad antitumoral y son capaces de provocar en cuarenta y ocho horas la apoptosis de numerosos tipos de células de tumores, tanto *in vitro* como *in vivo*.

La manipulación inteligente de estas interacciones entre las células tumorales y su entorno (en el que hay que tener en cuenta los efectos más periféricos de la alimentación para prevenir metástasis y recidivas) ha abierto nuevas vías para las terapias contra el cáncer.

¿CÓMO EL GLUTEN, CON SU COMPONENTE FUNDAMENTAL (LA GLIADINA), AUMENTA EL RIESGO DE SUFRIR UN CÁNCER RENAL SI SE CONSUME EN EXCESO A TRAVÉS DEL PAN BLANCO?

El gluten (y, por tanto, la gliadina) está presente en grandes cantidades en el pan, la *pizza* y la pasta. El organismo lo considera como un antígeno o un alérgeno y reacciona ante él, tanto en el aparato digestivo (en las zonas de absorción del intestino delgado) como en el área de filtración renal de los desechos. Además, pueden aparecer patologías de carácter inflamatorio, en forma de la enfermedad celíaca, con una deficiente absorción intestinal que genera diarrea y grave desnutrición, o de patología renal, cuando el alérgeno ataca el tejido del riñón (nefropatía glomerular, es decir, una anomalía en el filtrado que lleva a cabo este órgano).

Recientemente se ha demostrado que un consumo excesivo de gluten, sobre todo a través del pan blanco, multiplica el riesgo de padecer cáncer renal. En octubre del año 2006, un equipo de investigadores de Milán publicó en *International Journal of Cancer* un estudio realizado con 2301 personas adultas entre 1992 y 2004: 767 de ellas presentaban un cáncer de riñón y 1534, que eran el grupo de control, estaban sanas.

Además de los datos sociodemográficos clásicos, se analizaron otros antropométricos y también relativos al estilo de vida y a los antecedentes médicos, y todos los participantes cumplimentaron un cuestionario de 78 preguntas sobre su alimentación. Se descubrió entonces que el consumo de pan se encuentra directamente relacionado con la probabilidad de sufrir un cáncer renal (OR —*odds ratio* o ración de momios—: 1,94); en el caso de la pasta y el arroz, la OR era de 1,29. Con el consumo de aves de corral, frutas y verduras, el riesgo disminuía.

La relación entre la enfermedad y la ingesta de productos de elevado índice glucémico podría deberse a que estos alimentos contienen factores de crecimiento insulínico, que favorecen la multiplicación de las células y los tejidos.

En cambio, la relación entre el menor riesgo y el consumo de frutas y verduras podría explicarse por el alto contenido en micronutrientes de tales productos: carotenoides, flavonoides y fitosteroles, todos ellos antioxidantes que protegen frente a los tumores y las enfermedades autoinmunes.

¿CUÁL ES EL MEJOR MÉTODO PARA COCINAR? ¿POR QUÉ OPTAR POR EL VAPOR SUAVE[32] Y LA BARBACOA VERTICAL?

Desde el punto de vista científico, la cocina al vapor suave es la mejor, ya que permite mantener la temperatura por debajo de los 95 grados centígrados y evitar así la pérdida de calidad nutricional de los alimentos, conservando, por tanto, sus vitaminas, oligoelementos y fitohormonas sin deteriorar la fibra y los azúcares.

La superioridad probada de la cocina al vapor suave con respecto a la cocina a alta temperatura[33]

Mi compañero J.-M. Lecerf, del Instituto Pasteur de Lille, en colaboración con el Hospital Universitario de Toulouse y con el Centro Hospitalario de Beauvais, ha realizado un estudio con personas jóvenes y sanas.[34]

En total, participaron 62 voluntarios en buen estado de salud, no fumadores, a los que se sometió al azar y de forma consecutiva a dos dietas con diferente nivel de contaminación durante cuatro semanas. El primero era un menú estándar, con productos asados y fritos, ricos en componentes neoformados no deseables. El segundo era el «régimen al vapor», con el mismo aporte nutricional, pero con alimentos cocinados al vapor suave para limitar la aparición de elementos neoformados. El nivel de ingestión de cada alimento se midió con precisión, mediante un doble pesado, y el contenido en nutrientes y contaminantes neoformados se determinó a través de una papilla constituida por todos los productos consumidos a lo largo de la jornada y de algunos alimentos diana.

Al finalizar ambos regímenes, se midieron los contaminantes neoformados en los medios biológicos: indicadores del estrés oxidativo, del metabolismo de los azúcares, de los lípidos y del estado de inflamación.

Los investigadores observaron que, en el caso de la cocina al vapor, se produce un descenso significativo (de entre un diez y un cuarenta por ciento) de la contaminación de los medios biológicos, así como un nivel medio de aportación de contaminantes tres veces menor (en realidad, entre 1,6 y 45 veces menor, según el contaminante en cuestión). En este sentido, tiene especial importancia la carboximetil-lisina (CML), que constituye un buen indicador de la reacción de Maillard y que presenta una menor concentración (un cuarenta por ciento inferior) en la orina de los individuos que se sometieron al régimen al vapor. Además, el vapor suave provoca, al cabo de un mes, un descenso muy significativo del índice de resistencia a la insulina (–17 por ciento); también se reducen los triglicéridos en sangre (un diez por ciento) y el colesterol LDL, y ello pese a que el perfil lipídico de ambas dietas es idéntico. Por último, cabe destacar que el nivel de omega-3 en la sangre aumenta entre un diez y un veinticinco por ciento, y algo similar ocurre con las vitaminas antioxidantes, es decir, la C y la E (que suben un diez por ciento).

Los aceites solo se deben utilizar al final de la cocción. El aceite que mejor soporta la cocción es el de oliva

Las acroleínas mutagénicas y reactivas son peores que el benzopireno. Se las puede encontrar en el humo del tabaco (entre diez y quinientos microgramos por cigarrillo), con una presencia mil veces mayor que la de los hidrocarburos aromáticos policíclicos (HAP), y desempeñan un papel más importante que estos en la génesis de los cánceres de pulmón.

Cuando se superan los doscientos o doscientos cincuenta grados centígrados se forman los ácidos grasos trans, nocivos para la salud.[35]

> Los peligros de los ácidos grasos trans se concentran, sobre todo, en los aceites empleados para la cocina. Nosotros consumimos una media de 2,7 gramos al día, frente a los entre 8 y 10 gramos que consumen los estadounidenses. Estos elementos son nocivos cuando representan más de un dos por ciento del aporte energético total, que es lo que ocurre en el caso del cinco por ciento de la población francesa en general y del diez por ciento de los chicos de entre doce y catorce años. Están presentes en las patatas fritas, pero también en las galletas (entre 0,1 y 0,5 gramos por cada 100 gramos) e, incluso, de forma natural, en la carne y en los productos lácteos. Aparecen cuando los aceites líquidos se convierten en grasas sólidas por hidrogenación parcial, proceso que permite mejorar su conservación y su textura: por eso las patatas fritas y las galletas resultan más crujientes. También los encontramos en los productos fritos, en general, y en la bollería, en el pan, en las barritas de cereales, en los pasteles salados que se sirven como aperitivo o en las masas de las tartas… En mayo de 2007, McDonald's y Quick (su competidor en Francia) decidieron cambiar los aceites que utilizan para cocinar. Evidentemente, el nuevo aceite costará entre un quince y un veinte por ciento más…

¿Por qué utilizar la barbacoa vertical?

En los países mediterráneos se utiliza con mucha frecuencia la barbacoa. Sin embargo, hay que tener en cuenta que, cuando el fuego se coloca horizontalmente bajo el alimento que se va a cocinar, se generan productos cancerígenos, como los benzopirenos. Por eso lo ideal es recurrir a la barbacoa vertical, en la que el fuego se coloca verticalmente y los alimentos se disponen a los lados, distribuidos de forma paralela. Como hemos demostrado,[36] en este proceso no se crean benzopirenos.

¿CÓMO MULTIPLICAN LAS CARNES ROJAS LOS RIESGOS Y LAS RECIDIVAS DE LOS CÁNCERES DE MAMA Y DE COLON?

El peligro de padecer un cáncer de mama por el consumo de carnes rojas

Estos riesgos están calculados: según *Archives of Internal Medicine*,[37] «un consumo elevado de carnes rojas favorece la aparición de un cáncer de mama positivo para receptores de estrógeno y progesterona (ER+/PR+) en las mujeres que aún no han concluido la fase de la menopausia. Esta es la conclusión a la que ha llegado el estudio Nurse's Health Study II, realizado en Estados Unidos con casi cien mil agricultoras. Con un consumo de entre tres y cinco veces por semana, el riesgo relativo pasa a 1,14; con un consumo de entre más de cinco veces por semana y una vez al día, a 1,42; con entre 1 y 1,5 raciones de carne al día, a 1,2, y por encima de 1,5 raciones al día, a 1,97».

Los riesgos de padecer un cáncer de colon y sufrir recidivas por el consumo de carnes rojas

El consumo de carnes rojas y grasas saturadas triplica el riesgo de recaídas en pacientes que han pasado previamente por un cáncer de colon.

Ya se sabía que el consumo de este tipo de alimentos está ligado a una mayor tendencia a padecer la enfermedad, pero ¿qué ocurre con aquellas personas que se han recuperado de ella? Pues parece que estos pacientes deberían tener aún más cuidado con lo que ponen en su plato: un nuevo estudio estadounidense acaba de demostrar que una alimentación con demasiadas carnes rojas y grasas saturadas multiplica por tres el riesgo de recaídas y de mortalidad relacionadas con el cáncer de colon.

Para llegar a estas conclusiones, el doctor Jeffrey Meyerhardt y sus compañeros del Instituto del Cáncer Dana-Farber, de Boston (Massachusetts),[38] analizaron a más de mil pacientes que habían superado un cáncer de colon gracias a la quimioterapia y a una intervención quirúrgica. A todos ellos les pidieron que respondieran a un cuestionario sobre sus hábitos alimentarios.

De este modo, los investigadores identificaron dos tipos de dietas en sus pacientes: la «occidental», que incluía carnes rojas, grasas, cereales refinados y golosinas, por una parte, y la que denominaron *prudente,* rica en pescado, frutas y verduras (cercana, en realidad, a la dieta mediterránea), por otra.[39]

Los pacientes de este estudio se sometieron a un seguimiento durante 5,3 años para analizar su nivel de recidiva con respecto al cáncer de colon. Una vez finalizado ese período, 324 de ellos sufrieron una recaída en su enfermedad y 223 fallecieron. Al cotejar estas cifras con los hábitos alimentarios que habían descrito, los científicos se dieron cuenta de que la dieta había sido determinante: ¡los pacientes que siguieron un régimen «occidental» presentaban tres veces más riesgo de sufrir una recidiva!

«Estos resultados son importantes, porque se corresponden con un aspecto que suele preocupar a los enfermos —destaca el doctor Jeffrey Meyerhardt—: a menudo se preguntan qué deberían comer para aumentar sus posibilidades de curarse.» Este estudio les brinda la respuesta: se trata de abandonar las carnes rojas y las golosinas para sustituirlas por pescado, frutas y verduras lo más frescas posible.

¿CÓMO EL RIESGO DE PADECER UN CÁNCER DE PÁNCREAS ESTÁ PARCIALMENTE LIGADO A UNA MASTICACIÓN DEFICIENTE Y A UN EXCESO DE ALCOHOL, CARNES ROJAS O LECHE DE VACA?

El cáncer de páncreas, una dolencia cada vez más frecuente

Cada vez se conocen mejor las causas de este tipo de cáncer. Pero para tratar de comprender qué ocurre cuando surgen anomalías en la glándula pancreática, hay que conocer bien su forma, su localización en el cuerpo y su función. El páncreas es una glándula oculta en el fondo del vientre, formada por tres partes, que son, de derecha a izquierda, la cabeza, el cuerpo y, por último, la cola, situada ya muy cerca del bazo.

En esas tres partes pueden desarrollarse tumores. Por la cabeza del páncreas pasa el conducto biliar, que a menudo se comprime cuando el cáncer se desarrolla alrededor de él y se convierte en un obstáculo para que circule la bilis, lo que explica la ictericia por retención: la bilis se queda bloqueada en el hígado, los pigmentos biliares pasan a la sangre y todo el cuerpo adquiere un tono amarillento.

La glándula pancreática cumple dos funciones fundamentales para nuestro equilibrio nutricional

– La función del páncreas «endocrino»: responsable de equilibrar el azúcar en la sangre, de modo que se mantenga un nivel de un gramo por litro. Las células especializadas en esta función se reúnen en islotes (conocidos como los *islotes de Langerhans*) y fabrican la insulina, que es la hormona encargada de asegurar el equilibrio del índice de azúcar en la sangre. Si nuestra alimentación contiene demasiado azúcar, el páncreas se ve obligado a trabajar más de la cuenta, regulando y enviando a la sangre la insulina que nuestro organismo necesita. Forzar al páncreas con un exceso de bebidas o alimentos azucarados supone aumentar el riesgo de sufrir desarreglos pancreáticos, entre los que el más conocido es la diabetes. El nivel de azúcar, es decir, la glucemia, sobrepasará el nivel de un gramo por litro de sangre, lo cual tendrá efectos nocivos sobre numerosos órganos, empezando por el páncreas y siguiendo por los riñones, la retina y los vasos sanguíneos periféricos. Primero se producirá una prediabetes y más tarde se llegará a la diabetes. Las personas obesas que consumen cantidades demasiado elevadas de azúcares son las que más riesgo tienen de padecer esta dolencia.

– La función del páncreas «exocrino»: permite que digiramos las grasas alimentarias. Las células especializadas en esta función fabrican el jugo pancreático según las necesidades (por lo general, un litro al día). Este jugo participa activamente en la digestión de las grasas. No es difícil comprender que, si forzamos el páncreas con una alimentación demasiado rica en grasas, especialmente grasas quemadas (benzopirenos, nitrosaminas…), corremos el riesgo de que esta glándula se deteriore y sufra una inflamación más o menos constante, conocida como *pancreatitis crónica*.

Forzar todo el páncreas (endocrino y exocrino) con una mezcla de alcohol, grasas y azúcares, y añadir a todo ello (como he tenido ocasión de observar recientemente) drogas, desde las más blandas hasta las más duras, no puede ser bueno. Los tres últimos casos de cáncer de páncreas que he visto en jóvenes (de menos de cuarenta años) que han acudido a mi consulta me han confirmado las terribles consecuencias que tienen las drogas sobre nuestro sistema inmunitario, a lo que hay que sumar el tabaquismo y, entre las personas de más edad, los peligros de un consumo excesivo de factores de crecimiento (IGF + EGF + TGF) a través de los productos lácteos.

La masticación es el primer paso para una alimentación y una digestión correctas

La masticación facilita la absorción de los alimentos y, de este modo, mejora el equilibrio nutricional. Cuanto más mastiquemos los alimentos, más conseguiremos mezclarlos con la saliva y prepararlos para someterse, sin necesidad de grandes esfuerzos, a la digestión en el estómago (donde producimos un litro diario de jugo gástrico) y en el páncreas (con un litro de jugo pancreático cada veinticuatro horas). Por eso es lógico que la masticación tenga un efecto protector sobre el páncreas.

De hecho, un estudio epidemiológico ha constatado que una masticación deficiente está asociada a un aumento del riesgo de padecer cáncer en este punto.

Contamos con seis glándulas salivales, atravesadas por minúsculos canales por los que la saliva llega a la boca y se distribuye adecuadamente por todas las zonas situadas por encima, por debajo y alrededor de los dientes: en total, dos parótidas, dos submaxilares y dos sublinguales. Por lo general, estas glándulas fabrican cada día, como mínimo, un litro de saliva, que contiene enzimas digestivas, lo cual significa que la digestión comienza ya en la boca. La saliva impregna los alimentos triturados gracias a la masticación, que es obra de los dientes (16 en el maxilar, 16 en la mandíbula), las mejillas y la lengua. Los molares y los premolares pueden ejercer una presión de hasta 25 kilogramos por centímetro cuadrado. De este modo, se forma el bolo alimenticio. Al mismo tiempo que ese bolo se va ablandando, las enzimas de la saliva desempeñan su papel de iniciadoras de la digestión.

Para masticar, es imprescindible mordisquear los alimentos: lo necesitamos para producir saliva. Un consumo excesivo de productos lácteos líquidos o semilíquidos y de quesos de pasta blanda no facilita en modo alguno la masticación, por lo que se convierte en un problema para la digestión. Las consecuencias de una mala digestión gástrica y pancreática son visibles a lo largo de toda la evolución del bolo alimenticio, en la deficiente absorción de los nutrientes y en su incorrecta eliminación.

Fuera de las comidas, también tragamos saliva, en concreto entre mil quinientas y dos mil veces cada día. Este líquido contiene al menos una enzima antibacteriana, la lisozima, con propiedades antisépticas que permiten una primera esterilización de los alimentos. La otra enzima es la tialina, también conocida como amilasa, que transforma el almidón en maltosa e isomaltosa. La saliva de los bebés incluye también la lipasa, que les ayuda a digerir los lípidos de la leche materna.

Se ha comprobado que existe una relación entre una inflamación gingival denominada *periodontitis* y el riesgo de padecer cáncer de páncreas. De hecho, esta inflamación está ligada a un elevado nivel de bacterias en la boca, que es signo de una masticación incorrecta e insuficiente. La consecuencia: una mala digestión.

En un estudio con 51 500 profesionales de la salud, de los que se realizó un seguimiento entre 1986 y 2002, se contabilizaron 216 casos de cáncer de páncreas. Pues bien, 67 de esos pacientes presentaban periodontitis. Después de reajustar los resultados cotejándolos con los datos relativos a la edad, al tabaquismo, a la diabetes, al IMC (índice de masa corporal) y a muchos otros factores, se llegó a la conclusión de que este tipo de inflamación de las encías aumenta en un 63 por ciento el riesgo de sufrir cáncer de páncreas y que el peligro entre los no fumadores es del doble, pese a la probada responsabilidad del tábaco en este tipo de tumores.[40]

¿EN QUÉ SE PARECEN EL PROCESO DE CANCERIZACIÓN Y EL PROCESO DE ENVEJECIMIENTO?

La alimentación puede ser oxidante, responsable de la inmunodepresión, del envejecimiento y de todo tipo de cánceres en cualquier órgano, o bien, por el contrario, actuar como antioxidante, es decir, como protectora, impulsora de la inmunidad y medio de prevención tanto del cáncer como del envejecimiento prematuro.

Las células normales, al igual que las cancerosas, se muestran sensibles ante los cambios en el entorno provocados por estímulos o agresiones externos. Todas las células cuentan con sistemas de defensa frente al estrés metabólico interno y el ocasionado por agentes físicos y químicos. La actividad celular entraña riesgos constantes de daños, especialmente por el metabolismo oxidativo que produce los radicales libres oxigenados. Además, las células están sometidas a múltiples fuentes de estrés genotóxico, procedente de diversos tipos de radiaciones ionizantes y no ionizantes, así como de origen químico medioambiental, industrial o médico. La suma de todo ello es lo que se conoce como *epigenética.*

Por eso es fundamental contar con sistemas de defensa para mantener una estabilidad genética y un funcionamiento celular normal.

Nuestro sistema de defensa es el sistema inmunitario,[41] formado por diversas familias de glóbulos blancos, los denominados *leucocitos.* Entre ellos están los polinucleares neutrófilos, que se encargan de luchar cuerpo a cuerpo contra la infección. Por ejemplo, durante una apendicitis o un panadizo, estos glóbulos blancos se multiplican hasta alcanzar un nivel en la sangre superior a diez mil milímetros cúbicos. De hecho, la hiperleucocitosis es el principal signo biológico de que se está produciendo una apendicitis, que a menudo requiere una operación urgente. La segunda familia de glóbulos blancos que desempeña un papel fundamental en el sistema inmunitario son los linfocitos, divididos a su vez en quince «subfamilias», cada una de las cuales tiene su propia función.

Toda la red linfática pertenece al sistema de defensa, formado por finos conductos de entre uno y tres milímetros de diámetro, que siguen el trayecto de los vasos sanguíneos y confluyen en los ganglios linfáticos, distribuidos por todo el organismo: en el cuello, en las axilas, en las regiones inguinales, a cada lado del sexo y también en el abdomen y en el tórax, alrededor del corazón y de los pulmones.

Detrás del proceso de envejecimiento prematuro y/o de cáncer, que, en las últimas etapas de la vida, se mezcla con el envejecimiento, hay un fallo del sistema inmunitario. Los estudios moleculares recientes acerca de los mecanismos que vinculan los daños en el ADN con la disfunción celular y el desarrollo de tumores muestran con claridad que la carcinogénesis es un proceso que comprende múltiples etapas, entre ellas la iniciación, la promoción, la progresión y el desarrollo del cáncer.

Todo ello entraña un daño en el ADN de tal o cual célula somática, la falta o la deficiencia de reparación y, como consecuencia, la aparición de mutaciones que activan un oncogén o desactivan genes supresores de tumores, a través de una alteración, una pérdida o una ampliación del material genético, seguida de una inestabilidad genómica, de una selección clonal y de la aparición de células que se han convertido en malignas.

La descripción de las lesiones que provoca el estrés genotóxico ha permitido comprender mejor la importancia del tipo de daño ocasionado y la aplicación de los correspondientes sistemas de defensa: (1) los sistemas antirradicales y antioxidantes; (2) los sistemas de reparación del ADN; (3) la eliminación de las células dañadas por apoptosis (muerte natural, y no «suicidio», de la célula).

La expresión de determinados genes también se encuentra bajo control epigenético. La epigenética, de hecho, estudia la posibilidad de que un gen asociado al cáncer se exprese como consecuencia de la acción de uno o varios factores estimulantes, conocidos como *genotóxicos,* y que pueden ser de carácter físico o químico (como los factores de crecimiento y las hormonas o los pesticidas presentes en nuestro entorno alimentario, respiratorio o cutáneo).

La señalización intracelular e intercelular de los daños es un elemento fundamental de la respuesta de las células ante los agentes genotóxicos.

Algunos fallos durante la reparación (por ejemplo, en el caso de las roturas bicatenarias) afectan al sistema inmunitario y generan una predisposición a los linfomas o a las leucemias, ya que suponen un daño directo para los glóbulos blancos, especialmente los linfocitos.

Los mecanismos celulares de defensa, que se van modulando en función de los diferentes niveles de daño, constituyen un eficaz escudo contra el cáncer, así como dianas terapéuticas de primer orden.

Es el sistema inmunitario quien debería prevenir las metástasis a través de la eliminación de las células tumorales circulantes o de las células de la micrometástasis. El crecimiento de los focos tumorales es una señal de que la vigilancia inmunitaria está fallando.

Para estimular esa inmunidad, la dieta hipotóxica, tal y como la define el método Seignalet, tiene un gran futuro. Al contrario de lo que ocurre con las causas genéticas del cáncer, que afectan a la secuencia del ADN, las modificaciones epigenéticas constituyen el resultado de las actividades enzimáticas y son reversibles, lo que abre unas prometedoras perspectivas para la terapia gracias al descubrimiento de una serie de inhibidores específicos.

Estos inhibidores se encuentran en los alimentos frescos, especialmente en las frutas y las verduras, y también en aquellos que se cocinan de un modo que permite conservar sus mejores componentes. La cocina al vapor suave no supera nunca los 95 grados centígrados. Cualquier método de cocción persigue un doble objetivo: destruir los gérmenes peligrosos del alimento y facilitar la digestión. Sin embargo, cuando un alimento se cocina en exceso para esterilizarlo, pierde la mayoría de sus propiedades gustativas y nutricionales, es decir, beneficiosas para la salud.

¿POR QUÉ LA FRUTA FRESCA[42] ES EL MEJOR ALIMENTO CONTRA EL CÁNCER Y EL ENVEJECIMIENTO?

La Liga Francesa contra el Cáncer, que está dedicando enormes esfuerzos a difundir las conclusiones que yo llevo veinte años defendiendo, recomienda por fin comer cada día cuatrocientos gramos de frutas y verduras para limitar el riesgo de padecer tumores malignos.[43] Antes, sin embargo, prefería alimentar las esperanzas de los pacientes afectados por cáncer de mama o de ovario con quimioterapias o trasplantes de médula inútiles y peligrosos, tanto por el sufrimiento innecesario que han provocado como por todo el dinero que han hecho malgastar.

Esta institución también se ha sumado a la idea que lancé en su momento en relación con la campaña «una pieza de fruta fresca en cada recreo» o «recreos con fruta» para los centros de educación primaria, que ahora empieza también a introducirse en los de secundaria, y también asegura (aunque sin dar ni una sola explicación al respecto) que estos alimentos, combinados con la actividad física, pueden reducir entre un treinta y un cuarenta por ciento los casos de cáncer.

Lo que es seguro, desde luego, es que las frutas y las verduras, por su composición, son fundamentales para la salud y la prevención de los tumores. Además de agua, fructosa, vitaminas y minerales, aportan fibra, esencial para absorber los nutrientes tras la digestión de los alimentos. Es precisamente la absorción intestinal la que permite que estos nutrientes imprescindibles para la vida pasen al torrente sanguíneo. Y todo aquello que no se absorba volverá a tratarse en las secciones del colon (ascendente, transverso, descendente y sigmoideo), antes de que se evacuen los desechos almacenados en el recto.

Así, la fibra alimentaria desempeña una doble función: mecánica (actuando a modo de rastrillo limpiador) y biológica (equilibrando la flora intestinal, es decir, las diferentes colonias de miles de millones de gérmenes, como colibacilos, enterococos y muchos más).

Es la flora intestinal la que nos permite fabricar la vitamina K (necesaria para la coagulación de la sangre) y la fuente energética primigenia de las células del colon: los ácidos grasos de cadena corta (ácidos acético, propiónico y butírico). Así pues, la fibra es la pieza esencial de ese «cepillo» que ayuda a arrastrar y evacuar los desechos. Evidentemente, para hacerlo avanzar y evitar de ese modo el estreñimiento, la musculatura abdominal tiene que funcionar. Uno de los componentes del vino —del tinto, en particular— participa en la contracción del colon y, por tanto, en el avance de la materia antes de su expulsión. ¡De hecho, el cardenal Richelieu tomaba esta bebida como si fuese una tisana!

Todas las frutas FRESCAS contienen abundante vitamina C, que desempeña un papel fundamental para mantener y estimular la inmunidad. Hoy en día sabemos que los lípidos invierten el efecto protector del ácido ascórbico.[44]

Un exceso de grasas en el estómago reduce los beneficios que la vitamina C aporta a nuestra salud. Por otra parte, las frutas contienen una serie de componentes anticancerígenos que la mayoría de los oncólogos ignoran.

Los cítricos —el pomelo, la naranja, el limón, la mandarina— son ricos en polifenoles, las flavanonas, que contribuyen a la acción antiescorbuto[45] que caracteriza a estas frutas. La hesperidina, en el pasado también conocida como *vitamina P*, actúa contra la inflamación y contra el cáncer.

Estos compuestos impiden el crecimiento de los tumores, ya que merman la capacidad reproductiva de las células y modulan los sistemas de desintoxicación de las sustancias cancerígenas. La naranja contiene unos doscientos componentes distintos, de los que aproximadamente sesenta están formados por polifenoles y por diversos miembros de una familia de moléculas muy perfumadas, los terpenos.

El pomelo, por su parte, incluye una molécula, la desoxi-bergamotina, que bloquea una enzima del hígado responsable del aumento en la sangre de las concentraciones de los componentes anticancerosos.

Lo más lógico desde el punto de vista de la salud es que consumamos la fruta entera: «una pieza de fruta fresca en cada recreo» desde los primeros ciclos en la escuela.

Las frutas del bosque (frambuesas, fresas, arándanos) tienen un verdadero potencial anticancerígeno, gracias a sus siguientes componentes:

– El ácido elágico, una molécula que representa una potente arma contra el cáncer: evita que las sustancias cancerígenas se activen convirtiéndose en elementos tóxicos para las células y, además, inhibe de forma sumamente eficaz dos proteínas (el VEGF y el PGDF[46]) cruciales para el desarrollo de los tumores. Está presente en las semillas de las frambuesas (90 por ciento) y en la pulpa de las fresas (95 por ciento), sobre todo de una variedad autóctona de Canadá, conocida como «la auténtica de Orleans». Pero el ácido elágico no solo se encuentra en las frambuesas[47] y en las fresas, sino también en los arándanos de diverso tipo, entre ellos el azul y el rojo, las nueces pecanas, las cerezas, las peras, las manzanas, los kiwis...[48]
– Las antocianidinas, un tipo de polifenoles que dan a las flores y a las frutas una coloración roja, rosa, malva, naranja o azul y que ejercen una importante actividad antioxidativa.[49] Son capaces de detener la síntesis del ADN y, en consecuencia, el crecimiento de las células, pero también de inhibir la angiogénesis gracias a la delfinidina, que, a su vez, bloquea la actividad del receptor del VEGF, asociado a un incremento de la angiogénesis a concentra-

ciones cercanas a las que se alcanzan a través de la alimentación. Además, está la malvidina de los arándanos (la variedad azul puede contener hasta quinientos miligramos de este componente por cada cien gramos de fruta), también muy antioxidante. Los grandes consumidores de fruta pueden tomar hasta doscientos miligramos diarios.

– Las proantocianidinas,[50] polifenoles complejos, un ensamblado de varias unidades de una misma célula: la catequina, con un importante poder antioxidante.[51] Esta molécula inhibe el crecimiento de diferentes células cancerosas, especialmente en el colon, y podría contribuir a mantener los microtumores en un estado latente, impidiéndoles hacerse con los vasos sanguíneos que necesitan para proliferar. También reduciría la síntesis de los estrógenos y contrarrestaría así los terribles efectos de un nivel excesivo de estas hormonas sobre las mamas y el útero.

Por otra parte, un estudio llevado a cabo con 257 000 personas, a las que se realizó un seguimiento a lo largo de trece años, permitió demostrar que, si se consumen cinco piezas de fruta diarias, el riesgo de sufrir un accidente cerebrovascular o hemorragias disminuye en un 26 por ciento (Comité del Grupo de Investigación sobre el Estudio de la Salud de los Médicos).

De hecho, todas las investigaciones coinciden en la importancia de tomar frutas y verduras frescas, preferiblemente cinco al día de cada, para prevenir dolencias.

¿POR QUÉ EXISTE UN REGLAMENTO EUROPEO RELATIVO A LAS DECLARACIONES NUTRICIONALES Y DE PROPIEDADES SALUDABLES EN LOS ALIMENTOS?

En mayo de 2006 el Parlamento Europeo votó un proyecto para un reglamento relativo a las declaraciones nutricionales y de propiedades saludables en los alimentos, que finalmente entró en vigor en 2007.

El texto establece límites a esas afirmaciones y define los requisitos que deben cumplir los productos para que puedan ir acompañados de ellas. Por ejemplo, solo se podrá declarar que un alimento tiene bajo valor energético si el producto no contiene más de cuarenta kilocalorías por cada cien gramos en el caso de los sólidos (o más de 20 kcal por 100 ml en el caso de los líquidos). Además, los productos deben respetar perfiles nutricionales, teniendo en cuenta su composición nutricional global. El texto del reglamento preveía que estos perfiles serían definidos por la Comisión Europea, previo acuerdo con los fabricantes industriales y las asociaciones de consumidores, y contando con el dictamen científico de la Autoridad Europea de Seguridad Alimentaria (AESA), dieciocho meses después de su entrada en vigor.

Además, se elaboraría una lista de declaraciones funcionales genéricas sobre el papel que desempeñan los diferentes nutrientes en relación con las funciones orgánicas, contando para ello con la evaluación científica de la AESA. También se prohibiría realizar declaraciones relativas a los beneficios de productos concretos para la salud si no se contaba previamente con la autorización específica de esta autoridad. Según el texto, las declaraciones nutricionales y de propiedades saludables tienen que respetar dos principios fundamentales: que el alimento no entre en la categoría de productos «desequilibrados» (demasiado grasos, azucarados o salados) y que esté avalado por estudios científicos. Este reglamento, en vigor desde enero del año 2007, prevé una serie de medidas transitorias que permitirán a los fabricantes industriales contar con el plazo suficiente para adaptarse a la nueva legislación.

Ahora les toca a las familias y a sus representantes, en calidad de consumidores, permanecer atentos y hacer todo cuanto esté en sus manos para que esta norma europea se cumpla escrupulosamente.

¿POR QUÉ LAS HORMONAS DE LA PÍLDORA Y DE LA TERAPIA HORMONAL SUSTITUTIVA (THS)[52] SON, JUNTO A LOS MALOS HÁBITOS ALIMENTARIOS, LA PRINCIPAL CAUSA DE LOS TUMORES HORMONODEPENDIENTES (DE MAMA, ÚTERO, OVARIO...)?

En la sesión conjunta de la Academia de las Ciencias y de la Academia Nacional de Medicina de Francia que se celebró el 25 de abril de 2006, mi compañero, el profesor Henri Rochefort, miembro de ambas instituciones y antiguo director de la Unidad 540 del Instituto Nacional de Salud e Investigación Médica de Montpellier, tuvo ocasión, al fin, de asegurar que los tumores hormonodependientes son, principalmente, los cánceres que afectan a los órganos destinatarios de las hormonas esteroides sexuales estrógenos y progesterona (mamas, útero y ovarios), en el caso de la mujer, y andrógenos (próstata), en el caso del hombre. Es más que evidente.

No en vano, está demostrado que los estrógenos estimulan (y que los antiestrógenos[53] inhiben) el crecimiento y la división de las células cancerosas que están estrechamente ligadas a los factores de crecimiento, los cuales, a su vez, y a través de los receptores membranales, estimulan la actividad de una cascada de proteínas quinasas.

La clonación de los receptores hormonales, la definición de funciones y su análisis estructural en tres dimensiones han contribuido a hacer de los antiestrógenos, entre ellos el tamoxifeno, la principal terapia contra el cáncer, centrada en los receptores de los estrógenos (RE) y aplicada de forma rutinaria después de extirpar la mama.

> **La actividad mitógena de los estrógenos es la principal responsable** de la estimulación del crecimiento de los cánceres hormonodependientes en la mujer y de su papel como promotores tumorales. Los estrógenos no solo activan los factores de crecimiento y proteasas como la catepsina D —que se secretan y tienen una acción autocrina en las mismas células o bien una acción paracrina en las células veci-

> nas—, sino también factores intracrinos, como fos, jun, c-myc y ciclinas D1 y E, que aceleran la transición G1-S del ciclo celular. Algunas enzimas, inducidas por los estrógenos, como la catepsina D, o bien por los progestágenos, como el ácido graso sintetasa (AGS), permiten a las células cancerosas sobrevivir tras su migración metastásica y multiplicarse de forma autónoma en un entorno extraño.
>
> Estas enzimas también se sobreexpresan en los cánceres RE (negativos para receptores de estrógeno) y constituyen nuevas dianas terapéuticas potenciales. Los principales estudios que se han aplicado con éxito en clínica, con antiestrógenos y antiaromatasas,[54] coinciden en buena medida en lo que se refiere a los estrógenos, pero aún no en lo concerniente a los progestágenos.

De hecho, los antiprogestágenos no suelen usarse para tratar los cánceres de mama. El más eficaz de todos ellos es la mifepristona, más conocida con el nombre de *RU-486.* Se suele utilizar como medicamento abortivo, así como en las terapias para tumores benignos de las meninges —los meningiomas—, ya que este tipo de tumores contienen receptores hormonales.

Importantes estudios epidemiológicos de observación y ensayos controlados para evitar el efecto placebo han demostrado que cuando se combinan estrógenos y progestágenos aumenta el riesgo, entre las mujeres que ya han pasado la menopausia, de sufrir un cáncer de mama, pese a que estos progestágenos contrarrestan el efecto mitogénico de los estrógenos en los cultivos celulares. Las etapas iniciales de la carcinogénesis mamaria siguen siendo todo un misterio: resultan mucho más difíciles de estudiar porque no se dispone de un modelo adecuado y también porque entre estas primeras fases y la evidencia clínica del cáncer pasa mucho tiempo (entre diez y quince años, e incluso más).

El estudio *in vivo* de las lesiones precancerosas, por comparación con las glándulas normales de la misma mujer, y el análisis de las células madre, algunas de las cuales contienen receptores hormonales, podrían ayudarnos a comprender qué ocurre. Los cánceres de mama que no expresan RE (receptores de estrógenos) desde el primer momento estarían relacionados con precursores celulares diferentes, para los que sería necesario encontrar otras dianas terapéuticas y preventivas.

Coincido con Henri Rochefort cuando asegura que **«no podemos aceptar como una fatalidad, sin reaccionar siquiera,** el aumento regular de la incidencia del cáncer de mama en el mundo occidental (una mujer de cada ocho y, en el futuro, una de cada siete, sufrirá esta enfermedad a lo largo de su vida). En Francia, su número se ha multiplicado por dos en veinte años. A pesar de los avances de las terapias y de las campañas de detección que se han puesto en marcha, en nuestro país este tipo de cáncer sigue siendo la primera causa de mortalidad por tumor entre las mujeres. Se han comenzado a realizar intentos de prevención en todo el mundo. En Francia, debemos redoblar nuestros esfuerzos en este sentido, basándonos en una adecuada investigación fundamental que trate de comprender cuáles son los mecanismos desencadenantes para prevenirlos mejor. También en este punto sería necesario abrir un diálogo constructivo y bidireccional entre médicos y científicos, con el fin de idear, a partir de evidencias científicas demostradas en relación con este tipo de cáncer, iniciativas de prevención factibles».

Curiosamente, mi compañero Rochefort no menciona el titular que apareció en los grandes medios de comunicación en pleno mes de agosto del año 2005, cuando toda Francia estaba de vacaciones: «La píldora es un cancerígeno de tipo 1, al igual que la terapia hormonal que se aplica durante la menopausia».[55] Unos días más tarde, mientras yo también me encontraba de vacaciones, recibí un correo de uno de mis antiguos profesores, con el que llevaba más de treinta años discrepando en torno a este tema: «A/A profesor H. J.: Eras tú quien tenía razón. Doy fe». Sin embargo, este compañero no hizo ni un comentario al respecto en los medios. Y eso que contaba con un gabinete de comunicación monumental en la Liga Francesa contra el Cáncer.

En Estados Unidos, un informe del Instituto Nacional del Cáncer que se presentó el 14 de diciembre de 2006 en el Simposio sobre el Cáncer de Mama celebrado en San Antonio (Texas) reveló que en el año

2003 se había registrado una reducción del número de tumores mamarios del siete por ciento. Este descenso estaría relacionado con el hecho de que, tras la publicación, en 2002, de los resultados de la investigación sobre la relación entre hormonas y cáncer, numerosas estadounidenses decidieron abandonar la terapia hormonal sustitutiva. Con todo, el informe no se atreve a afirmar con rotundidad que exista un vínculo entre el abandono de la THS que muchas mujeres estaban tomando (o preveían tomar) y la reducción del cáncer de mama, pero sí lo sugiere con claridad. No en vano, el número de casos descendió especialmente entre las pacientes de cincuenta y más años, y fue aún más acusado en aquellos tipos de tumores sensibles a los estrógenos, es decir, que se ven más afectados por el consumo de un tratamiento hormonal.

Estos resultados resultan sumamente importantes para explicar la «fabricación del cáncer de mama» que se da en estas edades. Si apenas se requieren dos años para que el número de mujeres menopáusicas enfermas de cáncer de mama se reduzca, esto significa que también se requieren apenas dos años antes o después de la menopausia para inducir un tumor de este tipo a través de hormonas exógenas que el cuerpo no necesita. En cambio, en las mujeres jóvenes hace falta un período más largo de intoxicación hormonal, porque las glándulas mamarias reciben en la pubertad (la etapa que va desde los doce hasta los dieciséis años, aproximadamente) factores de crecimiento y hormonas para que puedan formarse y, además, cada mes se someten a las secreciones hormonales de los ovarios.

Sin embargo, las dosis excesivas que representa la píldora (de diez a cincuenta veces más de estrógenos y de diez a cien veces más de progesterona)[56] acaban por tomar la delantera con respecto a las fabricaciones hormonales fisiológicas de los ovarios, que pasan al modo reposo. De esta forma, las mamas quedan sujetas prioritariamente a la acción de las hormonas exógenas, artificiales, que son peligrosas para ellas, ya que siempre llegan en cantidades superiores a las de las secreciones naturales.

Hoy en día, por desgracia, vemos cómo, después de haber tomado la píldora a partir de los catorce o quince años de edad, cada vez son más las mujeres que desarrollan cáncer de mama con tan solo veinticinco años. Pero ¿quién se atreve a decirlo en el sistema educativo nacional o en los grandes medios de comunicación? La información sobre este tema suele suministrarse con cuentagotas y en discursos difícilmente descifrables.

En 2003, los investigadores estadounidenses esperaban encontrarse con doscientos mil nuevos casos de tumores, pero en realidad contabilizaron catorce mil menos. Todos los registros del cáncer evidenciaron un descenso en el conjunto del país. La tasa pasó de 134 casos por cada 100 000 mujeres en 2002 a 124 casos por cada 100 000 mujeres en 2003. Dentro de poco, una revista médica publicará un estudio específico, supervisado por la American Cancer Society (Sociedad Estadounidense del Cáncer). En él, se confirmarán estas cifras. Entre 1990 y 1998 la incidencia del cáncer de mama aumentó un veinte por ciento en Estados Unidos, pero comenzó a disminuir ligeramente a partir del año 2000: justo cuando las THS que se solían prescribir en la menopausia se redujeron estrictamente al mínimo.

En julio de 2002, hubo que parar prematuramente el estudio WHI (Women's Health Initiative) sobre la salud femenina porque se comprobó que en el grupo que estaba siguiendo una terapia hormonal sustitutiva se estaban desarrollando más cánceres de mama y problemas cardiovasculares. Aquella investigación supuso un verdadero cambio de rumbo, tanto entre los médicos que hasta entonces habían animado a sus pacientes a consumir hormonas como entre las propias mujeres. En apenas un año, el número de estadounidenses que seguían una THS se redujo a la mitad. También en Francia aquel estudio tuvo efectos sobre los hábitos. Hoy en día, la THS se aplica con las dosis más bajas posibles y durante períodos mínimos, pero aún son demasiados los ginecólogos que proponen tratamientos sustitutivos «personalizados» (¿por necesidades del negocio o porque les cuesta asumir que el peligro es real?).

Los laboratorios continúan tranquilizando a los ginecólogos con el argumento de que las terapias hormonales sustitutivas son inocuas en Francia, alegando que nuestros medicamentos son más seguros que los que se utilizan en Estados Unidos. Los médicos de familia y los oncólogos saben que todo esto es mentira y se pasan el día reduciendo los tratamientos que prescriben sus compañeros. Aunque no se atrevan a reconocerlo abiertamente.

El hecho de que cada año se celebre, en octubre, el mes contra este tumor haciendo hincapié en su carácter benigno a través de eslóganes del tipo «Hay vida después del cáncer de mama» no debe hacernos pensar que la enfermedad no es grave. En realidad, anualmente afecta a casi cincuenta mil nuevas mujeres y acaba con la vida de once mil de todas las diagnosticadas en los últimos años. Además, las enfermas son cada vez más jóvenes.

Los laboratorios (y, con ellos, muchos especialistas) luchan para mantener a las mujeres bajo su tutela terapéutica, asegurándoles que sienten una enorme compasión ante los trastornos de su menopausia, que ellos mismos exageran constantemente. Desde luego, este comportamiento no es en absoluto desinteresado: las mujeres en proceso de menopausia suponen un mercado enorme.

El doctor Peter Radvin, del centro oncológico MD Anderson Cancer Center de Houston (Texas), que ha presentado nuevas cifras, considera que el descenso actual del número de casos «es tan rápido que lleva a pensar que los cánceres ya estaban ahí, pero han dejado de crecer, hasta tal punto que ya no es posible detectarlos. Sabemos, de hecho, que lo que ocurre no es tanto que la THS provoque cánceres de mama, sino que, más bien, los ayuda a desarrollarse. Abandonar las hormonas puede hacer que un tumor disminuya. También ha podido desempeñar un papel importante en este sentido la reducción de las dosis de hormonas».

En esencia, las hormonas que se suministran en Estados Unidos son bastante diferentes de las que se prescriben en Francia. Durante mucho tiempo, las estadounidenses han tomado estrógenos equinos, extraídos de la orina de las yeguas, y progesterona sintética.

En Francia, los laboratorios, con el fin de evitar el riesgo de verse sentados en el banquillo, pero seguir manteniendo el consumo de hormonas entre las mujeres alrededor de la menopausia (que representan un mercado gigantesco), intentan por todos los medios convencer a sus pacientes de que existen «hormonas inocuas», que ya no son, como se afirmó durante mucho tiempo, los estrógenos y la progesterona sintética, sino otras hormonas biomiméticas, idénticas a las naturales.

Además, aconsejan a los especialistas dar a la mujer la posibilidad de decidir. Evidentemente, no tienen ninguna gana de verse implicados en un procedimiento judicial en caso de que surjan complicaciones. Consideran que es la paciente la que debe elegir un tratamiento que, en realidad, no es inocuo, aunque evitan prevenirla de los riesgos. Así, si hay algún problema, por cáncer o por trastorno cardiovascular o cerebral, siempre podrán decir que la mujer es la única responsable, ya que es ella quien ha querido seguir esa terapia.

Esta concepción de la medicina es incoherente y peligrosa.

En realidad, las diferencias entre América y Europa son mínimas y no existe ninguna razón para pensar que las THS sean menos cancerígenas aquí. Las únicas hormonas naturales que existen son las que fabrican los ovarios y, en menor cantidad, las glándulas suprarrenales de la mujer. Según el estudio prospectivo E3N, estas hormonas no incrementan el riesgo de padecer cáncer. Con todo, aún no ha pasado suficiente tiempo para saberlo con seguridad, y los laboratorios no se sienten incómodos en absoluto por utilizar a las mujeres como conejillos de Indias. En el futuro tendremos las respuestas que esperamos, porque no hay motivo alguno para pensar que las nuevas hormonas no naturales no acabarán provocando los mismos efectos que las anteriores.

Basta con conocer el impacto que las hormonas generan en los órganos destinatarios, es decir, las mamas, el útero y los ovarios, para prever que tales tratamientos conllevarán un aumento del riesgo de sufrir tumores hormonodependientes.

Cuando se toma una THS o un tratamiento estroprogestativo en forma de píldora, sea de la forma que sea, los ovarios y las glándulas suprarrenales tienden a reducir a cero su capacidad para fabricar hormonas (estrógeno y progesterona) y acaban atrofiándose. La primera consecuencia, en el caso de los ovarios, es la desaparición de la ovulación. Cuando una mujer mantiene estas terapias durante años,[57] y después desea iniciar un embarazo, puede encontrarse con enormes dificultades, porque los ovarios, hasta entonces en reposo, han dejado de funcionar.

Todo esto suena a música celestial para los especialistas en reproducción asistida, ya que en esos casos se hace necesario recurrir a la estimulación ovárica, que conduce a embarazos múltiples no siempre deseados, con embriones excedentes.

Cada vez me siento menos solo cuando afirmo algo que ya era perfectamente previsible hace treinta años, pero que hasta ahora se ha ocultado a las pacientes por motivos económicos, recurriendo al gran argumento de la liberación de la mujer. ¡No es una contradicción menor para los ideólogos de la lucha contra el gran capital! Y son las mujeres las que pagan muy caro estas incoherencias.

Con todo, sigo confiando en los medios de comunicación, porque, al igual que Teilhard de Chardin, estoy convencido de que «una verdad científica es como el agua: al final siempre consigue abrirse paso».

¿POR QUÉ LAS FITOHORMONAS DE LAS FRUTAS, LAS VERDURAS Y LAS LEGUMBRES PROTEGEN NO SOLO DE LOS CÁNCERES DIGESTIVOS, SINO TAMBIÉN DE LOS TUMORES HORMONODEPENDIENTES E INCLUSO DE LA OSTEOPOROSIS?

La prevención de los cánceres digestivos

Un cóctel de frutas y verduras frescas es garantía de protección gracias a sus isoflavonas.[58]

Un estudio realizado con 183 518 personas de California y Hawái demostró que una dieta rica en flavonoles[59] reduce el riesgo de padecer cáncer de páncreas entre los fumadores. Estos flavonoles están presentes en las cebollas, las manzanas, las bayas, la col rizada, el brócoli… En concreto, el riesgo disminuyó en un factor de 23 entre aquellos individuos que consumían este tipo de alimentos en gran cantidad frente a aquellos que apenas los tomaban, y en un factor de 59 en el caso de los fumadores.

Un alimento «funcional»: el brócoli

Esta verdura es rica en componentes que contienen azufre, como la glucorafanina, que es un glucosinolato capaz de proteger frente al cáncer de próstata, efecto que se multiplica si añadimos selenio, un oligoelemento sumamente antioxidante. Por eso es tan interesante cultivar esta planta en terrenos ricos en tal elemento. Hay que tener en cuenta, no obstante, la lucha que puede darse entre el azufre y el selenio en la absorción de las raíces. Lo ideal sería aportar el azufre a través de estas y el selenio a través de las hojas.

¿Cómo actúan?

Las fitohormonas son nutrientes hormonales de origen vegetal. De hecho, se parecen a las hormonas naturales, pueden fijarse a los receptores hormonales —de estrógenos (RE), de progesterona (RP) y de testosterona (RT)— de las células y los tejidos diana (hormonodependientes) y son agonistas o antagonistas de los estrógenos y la progesterona, en el caso de la mujer, o de la testosterona, en el caso del hombre.

Las fitohormonas son precursoras de los estrógenos, los andrógenos y la progesterona, es decir, de todas las hormonas sexuales de ambos géneros. Así pues, existen fitoestrógenos y fitoprogesteronas, pero también fitotestosteronas. El organismo masculino es capaz de transformar, a través de sus enzimas específicas, los fitoestrógenos y las fitoprogesteronas en fitotestosterona. Sin embargo, estos elementos no pudieron aislarse en el laboratorio hasta los años ochenta.

En los cultivos celulares, las fitohormonas tienen siete efectos sobre la salud:

1. Antioxidante: acción contra la oxidación de la célula y el envejecimiento.
2. Antiangiogénico: inhiben la microvascularización que necesita el tumor.

3. Apoptótico:[60] mata la célula cancerosa que se esté multiplicando de forma anómala.
4. Inhibidor de la aromatasa: enzima que convierte los estrógenos en cancerígenos.
5. Inhibidor de la topoisomerasa de tipo I y II, de la tirosina quinasa y de otras enzimas implicadas en la carcinogénesis.
6. Inhibidor del colesterol 7-alfa-hidroxilasa: lo que explica su acción hipocolesterolemiante.
7. Anticarcinógeno.

De todas formas, hay que tener en cuenta que, aplicadas en dosis suprafisiológicas (claramente superiores a la cantidad habitual) el efecto que se obtiene es el inverso, es decir, que se estimula el crecimiento tumoral, en lugar de proteger la célula. Por eso las fitohormonas (especialmente la soja, en cualquiera de sus formas) no se deben prescribir o consumir en exceso cuando se sufre un cáncer o un precáncer de mama (hiperplasia atípica o cáncer *in situ* en estadio 0).

Efectos beneficiosos para el sistema óseo y la reducción de los inconvenientes de la menopausia

Durante la menopausia, las fitohormonas cumplen dos funciones específicas: por una parte, en la vagina mejoran en un 19 por ciento los resultados de la citología (dato obtenido al administrar a las pacientes un suplemento de soja), en concreto en lo referente a la sequedad vaginal; por otra parte, gracias a una acción inhibidora de la tirosina quinasa, que disminuye la actividad de los osteoclastos, limitan la destrucción ósea y evitan la osteoporosis, reduciendo la excreción moderada del calcio. Así pues, resultan muy útiles para prevenir la osteoporosis.

Además de fitohormonas, las frutas, verduras y legumbres aportan el mejor calcio, es decir, el vegetal, que se absorbe mucho más (entre el 50 y el 74 por ciento) que el calcio de las leches de origen animal (que presentan, en cambio, una absorción de entre el 30 y el 35 por ciento).

Así pues, las fitohormonas no solo tienen efectos en las glándulas hormonales, sino también en el tubo digestivo, en el sistema cardiovascular, en el sistema óseo y en la inmunidad, en general.

Ya en 1992 la FDA (Administración de Alimentos y Medicamentos) de Estados Unidos consideraba que el BBI (*Bowman-Birk Inhibitor*, inhibidor de Bowman-Birk), aislado a partir de la soja, inhibe las proteasas. Se trata, pues, de un agente de quimioterapia anticancerosa, que funciona tanto *in vitro* como *in vivo*, y de él se destacaba su posible acción preventiva con respecto al cáncer y las enfermedades cardiovasculares.

Por otra parte, consumir durante seis semanas cuarenta gramos diarios de semillas de lino molidas podría reducir hasta la mitad los sofocos de las mujeres menopáusicas. No obstante, en 2005, un equipo del Hospital Universitario de Quebec (adscrito a la Universidad Laval) dirigido por la doctora Sylvie Dodin publicó los resultados de un ensayo clínico realizado con 199 mujeres en plena menopausia y comparando los resultados con un placebo.[61] Las participantes tuvieron que consumir durante un año cuarenta gramos diarios de semillas de lino molidas o bien un placebo (en concreto, germen de trigo). A diferencia de lo que ocurrió con el placebo, el lino permitió reducir los niveles de colesterol en la sangre, pero, eso sí, no se observaron diferencias en cuanto a los sofocos, que en ambos grupos disminuyeron en torno a un treinta por ciento.

En los ensayos clínicos que estudian los sofocos, el efecto placebo está siempre en torno a un treinta por ciento, explica la doctora Dodin, que sostiene que es posible que las semillas de lino reduzcan la cantidad y la intensidad de estos ataques de calor característicos de la menopausia. Sin embargo, añade, resulta difícil medir el alcance de este efecto.

> Tal vez nuestros resultados habrían sido más esclarecedores si hubiésemos realizado el ensayo con mujeres que sufrieran sofocos más frecuentes e intensos... Desde luego, es interesante intervenir en la dieta, porque las semillas de lino también tienen otros efectos positivos para la salud de las mujeres, especialmente en lo que respecta a su perfil lipídico.

En las semillas de lino y, de forma particular, en los aceites de lino, de cáñamo y de onagra se dan altas concentraciones, en cantidades similares, de ácidos grasos esenciales, los omega-6 y omega-3 (en una ratio de 1/1): ácido linoleico, ácido alfalinolénico y ácido gamma-linolénico.

Los investigadores atribuyen los efectos de las semillas de lino a los lignanos que contienen: se trata de unos fitoestrógenos que tendrían una acción antiestrogénica y que, en consecuencia, podrían proteger frente al cáncer de mama.

Cómo contribuyen a evitar o reducir el sobrepeso

Sus propiedades natriuréticas (es decir, que estimulan la eliminación de la sal a través de la orina) permiten contrarrestar los nocivos efectos de los elementos estroprogestativos artificiales de la píldora y de las terapias hormonales sustitutivas para la menopausia, que son precisamente efectos de carácter antinatriurético. Las mujeres lo saben porque a menudo, cuando toman estos productos, engordan y observan un aumento de la celulitis, lo cual se debe a una nueva distribución en sus organismos del agua que no consiguen eliminar.

Cómo contribuyen a prevenir los cánceres genitales y favorecer el equilibrio hormonal

Las fitohormonas tienen consecuencias muy positivas para la salud de la mujer y del hombre:

– En las mujeres que consumen soja y que presentan un bajo índice de cánceres genitales y de mama, se observa una elevada concentración de metabolitos de las isoflavonas en su orina. En cuanto a la cantidad de isoflavonas en la sangre, los resultados, en cambio, son discordantes.
– En el caso de los hombres, existen pocos estudios al respecto, pero una leyenda asegura que «un príncipe que solo se alimentaba de garbanzos consiguió desflorar a varias vírgenes en una sola noche». ¡Esto sí que es una publicidad eficaz, y no la de la Viagra!
– Los recién nacidos que se alimentan con leche de soja presentan una elevada concentración de genisteína en la sangre, diez veces superior a la que provocan en los adultos las hormonas. Este ali-

mento puede desembocar, más adelante, en una pubertad precoz, tanto en las niñas como en los niños. Por suerte, en el primer mes de vida de un bebé, el tubo digestivo absorbe las isoflavonas, que se mantienen inactivas y se eliminan sin más a través de la orina. Así pues, no sirven de nada. No perdamos de vista, en cualquier caso, que no hay alimento comparable a la leche materna.

– En los cánceres de páncreas se ha constatado un efecto protector en cultivos celulares de tumores pancreáticos, mayor en el caso de las células procedentes de tumores femeninos que en el de las células de tumores masculinos.

Hay que tener en cuenta que no se recomienda consumir grandes dosis de fitohormonas en comprimidos: es imprescindible saber con exactitud qué cantidad de fitohormonas contienen los medicamentos o pseudomedicamentos que están al alcance de los ciudadanos.

¿POR QUÉ UNA ACTIVIDAD FÍSICA REGULAR AYUDA A COMBATIR EL CÁNCER Y EL ENVEJECIMIENTO Y PERMITE ELIMINAR LOS PRODUCTOS TÓXICOS DE NUESTRO ENTORNO?

¡Muévete y suda! Una hormona del sistema óseo actúa sobre las células grasas

En septiembre de 2007, un compañero francés que trabajaba en Nueva York, Gérard Karsenty, demostró que, en el ratón, el esqueleto desempeña un papel similar al de un órgano hormonal, ya que fabrica, como mínimo, la hormona osteocalcina, que ejerce una función única en el metabolismo energético: reduce las reservas de grasa y regula la glucemia. Esta es la confirmación científica de la utilidad de practicar en serio una actividad física para reducir tanto la obesidad como el riesgo de padecer diabetes. Según parece, la osteocalcina actúa directamente sobre las células del páncreas y sobre las células grasas, conocidas como *adipocitos*.

Además, la actividad física regular ayuda a combatir el cáncer y el envejecimiento y permite eliminar los productos tóxicos de nuestro entorno

Practicar algún ejercicio con frecuencia es un excelente modo de evitar todo tipo de cánceres: previene el tabaquismo, reduce el exceso de tejido adiposo, mejora el funcionamiento del hígado al reducir la esteatosis (es decir, la cantidad de azúcar que se almacena, en forma de grasa, en este órgano), aumenta la masa muscular, permite eliminar total o parcialmente, mediante el sudor, los pesticidas que inhalamos, que comemos o que entran en contacto con nuestra piel, y, por último, favorece un sueño reparador.

Los pesticidas más peligrosos: una «pandemia silenciosa» responsable de numerosas patologías, especialmente en los niños

El Reglamento REACH, que el Parlamento Europeo aprobó en diciembre de 2006 y que entró en vigor en junio de 2007, establece un procedimiento para autorizar las sustancias «muy preocupantes», en total mil quinientas, que pueden provocar cáncer, descenso de la fertilidad o malformaciones congénitas. Pero mientras los fabricantes industriales no hayan sustituido esas sustancias por otras, sudar será la única forma de eliminar todos estos productos tóxicos del ambiente que acaban entrando en nuestro organismo.

El lindano es un insecticida que puede provocar trastornos neurológicos, como **temblores, ataxias** (dificultades para coordinar los movimientos) o polineuritis. Al igual que el DDT, se trata de un organoclorado prohibido desde 1998, pero que se utilizó durante casi sesenta años para combatir las plagas de insectos parásitos en las plantas y los piojos en animales y humanos.

Otros organoclorados, como el difocol o el endosulfán, se han identificado como posibles factores de aumento de los **riesgos de autismo** en los niños cuyas madres han estado expuestas a estos productos. Un grupo de científicos del Instituto de Salud Pública de Oakland (California), del Departamento de Servicios Sanitarios de California de

Richmond y de la Escuela de Salud Pública de la Universidad de Berkeley trataron de averiguar si la exposición ambiental a este tipo de pesticidas en mujeres en las primeras semanas de la gestación que vivían en los alrededores (a menos de quinientos metros) de áreas agrícolas podría incrementar las probabilidades de que los futuros niños presentasen patologías como el autismo. Y, de hecho, se determinó que las embarazadas más expuestas al difocol y al endosulfán tenían un riesgo seis veces mayor de dar a luz a bebés autistas que aquellas que no vivían cerca de las zonas agrícolas.

El estudio demuestra que el peligro aumenta en función de las cantidades de pesticida que se empleen y de la proximidad de la vivienda con respecto al área en la que se utilice el producto en cuestión. Esta investigación[62] también prueba que el período de exposición del feto es fundamental, ya que entre las semanas primera y octava del embarazo (que es cuando se desarrolla el sistema nervioso del niño) el riesgo es mayor.

Otro estudio[63] demuestra la relación entre los organoclorados y la diabetes de tipo 2, y señala que puede existir una conexión entre la cantidad de este tipo de pesticidas presente en la sangre y la resistencia frente a la insulina, factor precursor de la diabetes no insulinodependiente. Además, hay un vínculo entre los niveles en la sangre y el contorno de la cintura de los pacientes, lo que lleva a pensar, como es lógico, que los pesticidas y la **obesidad** están asociados de alguna manera, ya que estos productos químicos se almacenan precisamente en el tejido adiposo.

El profesor Robert Bellé, presidente de la Sociedad Francesa de Biología, lleva varios años estudiando las células de los erizos de mar y ha llegado a la conclusión de que el herbicida más extendido en Occidente, el Roundup, es sumamente cancerígeno: sostiene que tendría una acción tóxica sobre las células embrionarias, ya que alteraría la síntesis de estrógenos, lo cual provocaría abortos y **malformaciones sexuales** en los bebés.

Este producto contiene, como principio activo, glifosato. Pero no se trata de su único componente tóxico. En realidad, lo que hace que el conjunto sea tan peligroso para la salud son sus coformulantes. Para ser verdaderamente eficaz, el glifosato tiene que penetrar en las células de las plantas. Este producto es **cancerígeno** porque provoca una disfunción del mecanismo de vigilancia del ADN. El genoma del erizo de mar es extraordinariamente parecido al del ser humano. Pues bien, el efecto de este herbicida sobre los embriones de los erizos es devastador: sus componentes (el glifosato y los coformulantes) afectan al ADN hasta tal punto que desactivan su sistema de vigilancia. Algunas células consiguen escapar al control y acaban generando tumores y cánceres (a veces, entre treinta y cuarenta años después de este episodio inicial de estrés). En el ser humano, el proceso y sus consecuencias son idénticos.

En nuestra especie los principales riesgos son los **cánceres de las vías respiratorias**, ya que el producto pulverizado contiene concentraciones muy superiores (entre quinientas y dos mil quinientas veces) a las que se necesitan para inducir la disfunción del mecanismo de vigilancia del ADN.

Luego están los «aditivos alimentarios», sobre todo colorantes artificiales y conservantes, entre ellos el famoso E 102 y los que le siguen. Se sospecha que aumentan la **hiperactividad infantil**, especialmente en el caso del ácido benzoico[64] (E 211). Estos productos, de cuya presencia se advierte en el etiquetado de las golosinas, pueden provocar que los niños, sobre todo los menores de tres años, se vuelvan impulsivos, excesivamente activos y con escasa capacidad de atención, de acuerdo con un estudio británico.[65] El caso se ha llevado ante la Autoridad Europea de Seguridad Alimentaria (EFSA).

Relación entre sueño y sobrepeso

Se cree que existe una relación entre la falta de sueño y el riesgo, en niños y adultos, de ganar peso en exceso.

Relación entre actividad física y reducción del riesgo de cáncer de mama

Los riesgos de padecer un cáncer de mama se reducen con la actividad física. De acuerdo con el estudio Women's Health Initiative, las mujeres que caminan a buen ritmo entre una hora y cuarto y dos horas y media por semana presentan un riesgo de padecer cáncer de mama un 18 por ciento inferior al de las sedentarias. La reducción del riesgo es más acusada si la actividad deportiva se practica durante la adolescencia y la edad adulta y si se mantiene durante muchos años. El estudio E3N de Françoise Claver-Chapelom, del Instituto Nacional de la Salud y la Investigación Médica francés (Inserm) y del Instituto Gustave-Roussy (IGR) acerca de los factores de riesgo del cáncer de mama, realizado con cien mil pacientes sometidas a un seguimiento desde 1990, demuestra que cinco horas semanales o más de actividad de una intensidad elevada reducen en un 38 por ciento este riesgo, incluso en el caso de aquellas mujeres que presentan antecedentes familiares u otros factores de peligro. Así pues, chicas, ¡moveos! ¡Nunca es tarde para empezar a hacerlo!

Las mujeres que dedican catorce o más horas semanales a las tareas domésticas ligeras presentan un 18 por ciento menos de riesgo de desarrollar cáncer de mama que las mujeres que no realizan ningún ejercicio físico, y las que practican cinco horas o más por semana de actividades de ocio de intensidad alta tienen un 38 por ciento menos de probabilidades de padecer esta enfermedad.

Esta fórmula también es válida en el caso de las pacientes que presentan factores de riesgo: antecedentes familiares, sobrepeso, carencia de hijos o consumo de terapias hormonales sustitutivas durante la menopausia (a las que les aconsejo que las abandonen de inmediato).

Además, la actividad física facilita el control del peso, de la ingesta de alimentos, de la tensión arterial y de la frecuencia cardíaca. Disminuye el riesgo de padecer hiperglucemia, es decir, diabetes, y también reduce el riesgo de hipoglucemia si se gestiona adecuadamente.

En un estudio científico, se realizó un seguimiento, a lo largo de un período medio de cinco años, de unas setenta y cuatro mil mujeres de entre cincuenta y setenta y nueve años. En ese tiempo se registraron entre ellas 1780 casos de cáncer de mama. Pues bien, los análisis revelaron que las mujeres que habían comenzado a practicar una actividad moderada al menos tres veces por semana hacia los treinta y cinco años de edad presentaban un riesgo un catorce por ciento inferior a las menos activas.

En el caso de las jóvenes, nunca es demasiado pronto para adquirir un buen hábito. Puede ser a través de los deportes de equipo: voleibol, baloncesto, fútbol... O también de los deportes individuales: *running*, patinaje, equitación, natación, ciclismo... Una práctica sana del deporte retrasa la pubertad, ya que reduce el flujo de estrógenos, y, con ello, disminuye la vulnerabilidad frente al cáncer de mama.

Las mujeres que ganan más de quince kilos de peso entre los veinte y los cincuenta años presentan un cincuenta por ciento más de riesgo de sufrir esta enfermedad.

Cuando hablamos de actividad de alta intensidad nos referimos a aquella que supone un gasto de energía seis veces superior al que se tiene en reposo. En el caso del *running*, este gasto de energía sería ocho veces superior al de situación de reposo; en la natación, entre cuatro y once veces superior; en el ciclismo, entre cuatro y diez veces superior; en las artes marciales, diez veces superior; en el *squash*, doce veces superior. Como decía, para las jóvenes nunca es demasiado pronto para adquirir un buen hábito y evitar así el sobrepeso y todas las consecuencias que este conlleva.

La Agencia Internacional para la Investigación del Cáncer sostiene que, independientemente de la alimentación y de la corpulencia, las personas con mayor actividad deportiva (dos o tres horas diarias de práctica) presentan un veinte por ciento menos de probabilidades de sufrir cáncer de colon, y las moderadamente activas, un catorce por ciento menos.

El cerebro también regula la formación ósea

La leptina, hormona anorexígena que fabrican los adipocitos, es un potentísimo regulador de la masa ósea, a través de una transmisión cerebral que permite la fijación de esta hormona en las neuronas del hipotálamo. Las células nerviosas del intestino delgado y las del hipotálamo fabrican una neuromedina U, también anorexígena. Esta hormona, que actúa en una fase posterior a la de la leptina, inhibe la formación ósea.

Es necesario fomentar la actividad física en todos los grupos de edad.

¿DE DÓNDE VIENE LA FOBIA A LA OSTEOPOROSIS? ¿CÓMO PREVENIR ESTA DOLENCIA SIN RECURRIR A UN CONSUMO EXCESIVO DE LECHES DE ORIGEN ANIMAL?

Una fobia fomentada

Para los laboratorios farmacéuticos, la osteoporosis representa un mercado gigantesco. Por eso es lógico que inunden la prensa femenina con mensajes en torno a este tema: el objetivo es que el mayor número posible de mujeres pasen por consulta e inicien un tratamiento para «prevenir la osteoporosis y el envejecimiento»...

Y como la THS ha demostrado ser peligrosa, cancerígena y trombogénica, había que encontrar otra cosa.

Las mujeres están muy preocupadas por el envejecimiento, por su aspecto de la cabeza a los pies, y los hombres empiezan a sumarse ahora a esta inquietud, dado que ya se está hablando igualmente de la osteoporosis masculina. El fenómeno es idéntico entre ellos, aunque es cierto que, de momento, siguen mostrándose más interesados por la Viagra, el Cialis y otros medicamentos destinados a garantizar la erección... Lo primero es lo primero.

La menopausia no es una enfermedad. Es algo que debemos repetir a todas esas mujeres a las que se las ha bombardeado con información aterradora, básicamente para incitarlas a empezar a consumir fármacos lo antes posible. Se les habla de la premenopausia para prepararlas, se les dice incluso que tendrán que tratarse como mínimo durante diez años, o incluso «de por vida». Imagina el maná que representan para los laboratorios farmacéuticos (y la ruina que suponen para las arcas de la Seguridad Social) los millones de mujeres en edades cercanas a la menopausia.

Por eso, a las mujeres se las ha asustado con la menopausia, con el propósito de inducirlas a seguir una THS (terapia hormonal sustitutiva) para mantenerse jóvenes y evitar los sofocos, la sequedad vaginal, la osteoporosis, los problemas cardíacos, las pérdidas de memoria... Sin embargo, los estudios epidemiológicos que se han llevado a cabo en todo el mundo han demostrado justo lo contrario de lo que se esperaba y de lo que tanto se ha difundido en los medios de comunicación: estas terapias multiplican el riesgo de desarrollar cánceres, enfermedades cardiovasculares y hasta «demencia».

Los laboratorios hacen todo cuando está en su mano para minimizar la importancia de los peligros y utilizan a nuestros compañeros ginecólogos y a las revistas femeninas para fomentar las THS. Proponen a las mujeres tratamientos a la carta, asegurándoles que las vigilarán regularmente para prevenir el cáncer. Todo ello solo persigue un objetivo, que no es otro que el *marketing* para un enorme público potencial: el que representan los millones de mujeres que se encuentran en la fase de la menopausia.

Dentro de poco, los hombres también se sumarán a él. Los medios de comunicación anuncian ya el número creciente de hombres que sufren de osteoporosis a partir de los cincuenta años, y que una cuarta parte de las mujeres a las que afecta esta enfermedad son mayores de cincuenta. Además, cifran un índice aproximado de mortalidad en los hombres de entre un diez y un catorce por ciento, y de un cinco por ciento entre las mujeres.

El único objetivo: asustar a los hombres para convertirlos en consumidores de medicamentos —cuyos gastos sufragará en su mayor parte la Seguridad Social— desde los cincuenta hasta los ciento diez años.

Un gran estudio epidemiológico denominado Strambo, que se está llevando a cabo con hombres de veinte a noventa años, insistirá en esta idea. Por suerte, otro estudio, publicado en octubre de 2006 en *New England Journal of Medicine,* ha dejado claro que el arsenal terapéutico de calcio y vitamina D tan solo garantiza una protección limitada. La mejor defensa es la práctica diaria de actividad física desde la adolescencia, combinada con una alimentación equilibrada.

Ante la fobia de la osteoporosis, ha sido necesario encontrar un examen complementario —la osteodensitometría— para evaluar los riesgos de desarrollar esta enfermedad y hacer todo lo posible para que el máximo número de mujeres acepten someterse a él. Esta prueba indolora pretende «medir la densidad ósea, factor determinante de la solidez del hueso, y calcular el riesgo de fractura, lo cual permite realizar un diagnóstico precoz de la osteoporosis».

Lo habitual es que los resultados reflejen una densidad al límite de los valores normales (ligera osteopenia), que debe mantenerse bajo control. De ahí que se multipliquen los análisis, en la mayoría de los casos inútiles, pero de los que se saca mucho partido.[66]

El miedo ante la osteoporosis ha beneficiado enormemente a los grupos de presión del sector lácteo, que han repetido a diario de forma machacona (y lo siguen haciendo) las virtudes de sus productos en todas sus formas, hasta hacernos creer que son los únicos que contienen calcio. En estas circunstancias, cada vez resulta más difícil aconsejar a las mujeres en plena menopausia (aterrorizadas por la osteoporosis), a las jóvenes que presentan acné y sobrepeso (y que también sienten temor por sus huesos) y a las madres que se preocupan por el crecimiento de sus hijos que abandonen los lácteos. Y, sin embargo, el consumo que se recomienda hacer de estos productos (tres o cuatro raciones al día) no beneficia en nada a la salud. Más bien lo contrario.

Hoy en día se habla de yogures destinados a suavizar la piel, a reducir los niveles de colesterol o a limitar el envejecimiento, y de mantequillas contra el colesterol. También los seguros privados de salud, deseosos de aumentar sus clientes, han entrado en este juego, corriendo con los gastos de la compra y favoreciendo así el consumo. Las promesas de salud, la mayoría de ellas no demostradas, y por muy fantasiosas que sean, siempre persiguen un objetivo: el *marketing*.

¡Es difícil hacer comprender que atiborrarse de lácteos no reduce la osteoporosis! Y, sin embargo, los países con mayor número de mujeres osteoporóticas son los escandinavos..., ¡precisamente los que más leche de vaca consumen!

¿Cómo evitar la osteoporosis? Consumiendo más calcio vegetal, fibra y potasio a través de alimentos alcalinizantes

El mejor calcio es el de origen vegetal. No obstante, son pocas las personas (incluidos los médicos) que lo saben y lo dicen.

La carne, los cereales y los productos lácteos son acidificantes, esto es, provocan que el ion calcio se escape. Están asociados a una carga ácida elevada, a diferencia de los alimentos alcalinizantes, como las frutas y las verduras, que ayudan a fijar el calcio en el hueso.

De hecho, las proteínas animales de la carne y de los productos lácteos, cuando se degradan por la acción de las enzimas del estómago y del tubo digestivo, generan sobre todo aminoácidos, que tienden a acidificar la sangre y, en consecuencia, la orina, encargada de eliminar después el excedente de iones ácidos.

Alimentos ácidos y alcalinos: desde la carne y los productos lácteos hasta las frutas y las verduras

Para conocer la carga ácida renal potencial de un alimento, se utiliza el índice PRAL (*Potential Renal Acid Level*). De este modo, se puede saber si se está ante un producto acidificante o alcalinizante. La carga de iones ácidos o alcalinos se mide en la orina y se expresa en miliequivalentes (mEq). Si se obtienen valores por encima de 0, significa que existe un exceso de ácido.

Los cereales (unos 10 mEq/100 g) y los alimentos ricos en proteínas, como la carne y ciertos quesos (25 mEq/100 g, en algunos casos), son sumamente ácidos. Los dos únicos grupos de alimentos alcalinizantes que existen son las frutas y las verduras (alrededor de –3 mEq/100 g, de media). El espárrago presenta un valor de –0,4; la patata, de –4; las espinacas, de –14; el arroz, de +4,6; la pasta, de +7,14; el pan, de +4,3; la uva, de –21. En el caso de la leche y los yogures, el PRAL es de entre +1 y –1,5, y en el de los quesos, de entre +8 y +34.

De media, la leche y sus derivados presentan una acidez de 1 mEq/100 g (el parmesano llega incluso a +30 mEq); la carne (incluida la de las aves de corral), el pescado y los cereales tienen un valor medio de 7 mEq/100 g. Las verduras, por ejemplo, combinan un elevado contenido en calcio, magnesio, sodio y potasio (minerales alcalinos) con una escasa cantidad de cloro, azufre y fósforo (minerales ácidos). Se sabe que al disminuir el ácido de la orina se favorece la calcificación de los huesos, especialmente en el caso de las mujeres que han pasado ya la menopausia y practican deporte regularmente.

En general, la dieta occidental y moderna[67] contiene demasiados alimentos ácidos y muy pocos alcalinos. Para recuperar el equilibrio, bastaría consumir más verduras y frutas en cada comida y reducir al mínimo la ingesta de carne y productos lácteos (no superando los sesenta gramos de proteínas por comida) y la de pan y productos elaborados con cereales (no más de una o dos porciones por comida). De este modo, un elevado consumo de frutas y verduras, ricas en sales de potasio, puede contribuir a mantener el tejido óseo.

El papel del sistema óseo en el equilibrio cálcico: el calcio de la sangre y el calcio de la orina

Los minerales óseos alcalinos contribuyen a equilibrar el pH de la sangre de nuestro organismo. El esqueleto actúa como un amortiguador, liberando el calcio de los huesos, que al final del proceso se elimina a través de la orina. Una alimentación rica en frutas y verduras reduciría esta necesidad de ir a buscar recursos en las reservas de calcio esquelético. En un estudio,[68] se demostró que pasando de 3,6 a 9,5 raciones de frutas y verduras al día se puede reducir la calciuria de 157 miligramos al día a 110 miligramos al día.

La osteocalcina,[69] proteína del tejido óseo, desempeña un papel importante en la calcificación de los huesos, pero para actuar necesita un aporte de vitamina K. Las verduras de hoja verde son la principal fuente de esta vitamina. Los estudios sobre la población han probado que un bajo contenido alimentario o sanguíneo de vitamina K[70] está relacionado con una escasa densidad ósea. Los adolescentes que consumen como mínimo tres frutas o verduras diarias presentan una superficie de hueso y un contenido mineral óseo más elevado que aquellos que ingieren menos de tres raciones de estos alimentos al día.[71]

El calcio de los productos lácteos no es tan bueno como el calcio vegetal

La asimilación del calcio lácteo alcanza un nivel máximo del 30-35 por ciento del total.[72] Ese es el calcio de referencia para los productos animales.

Las mediciones realizadas con isótopos estables han demostrado que, en el caso de un niño de ocho años que tome 900 miligramos de calcio al día a través de la ingesta de productos lácteos, solo se absorberá el 28 por ciento de ese calcio, es decir, 246 miligramos.

Las mismas técnicas ponen de manifiesto que, si el niño apenas recibe 360 miligramos de calcio al día, absorberá el 63 por ciento de ese calcio, o sea, 226 miligramos. Cuanto más calcio de origen animal hay en la alimentación, menos se absorbe.[73]

Hay que quedarse con la idea de que un aumento de calcio de origen animal en la dieta no incrementa el calcio del hueso. Más bien al contrario.

La asimilación del calcio de origen vegetal es mucho mejor si se consumen muchas verduras (entre un 50 y un 74 por ciento), siempre y cuando no se capte a través de los fitatos y oxalatos, que también están presentes en los vegetales e impiden la absorción digestiva.

Cuando las espinacas se cocinan, solo se absorbe un cinco por ciento de su calcio, es decir, seis miligramos, y eso a pesar de que este alimento contiene cien miligramos de calcio por cada cien gramos. Lo ideal es consumir crudas las hojas tiernas de las espinacas, en forma de ensalada. Si se hace así, se pueden absorber más de cincuenta miligramos.

Algunos ejemplos de niveles de absorción del calcio de las verduras (superiores al de los lácteos de origen animal) que se consumen crudas o cocinadas al vapor suave: 74 por ciento en el caso del rábano; 67 por ciento en el del berro; 64 por ciento en el de las coles de Bruselas; 61 por ciento en el del colinabo; 59 por ciento en el de la berza; 53 por ciento en el del brócoli; 52 por ciento en el del nabo. Evidentemente, para obtener el calcio de estas verduras hay que tomar cantidades superiores a una ración (un cuarto de litro) de leche, que aporta 315 miligramos de calcio, de los que se absorbe un 32 por ciento (es decir, 101 miligramos). Las raciones recomendadas, siguiendo el orden de las verduras mencionadas, serían las siguientes: 9; 6,6; 5,3; 3,9; 1,8; 4 y 1,8.

Así pues, basta y sobra con consumir un producto lácteo al día. De hecho, el exceso de calcio es peligroso para la salud. La cantidad de mil doscientos miligramos diarios (recomendada durante la adolescencia, el embarazo o en edades avanzadas) es excesiva. Cada día eliminamos aproximadamente quinientos miligramos de calcio, por lo que debemos aportar como mínimo otros quinientos miligramos para mantener el equilibrio cálcico, y mil miligramos son suficientes en fases del crecimiento, durante el embarazo o la lactancia y en el envejecimiento. El calcio se deposita en un 99 por ciento en los huesos y en un 1 por ciento en la sangre.

Para que se fije bien en el hueso de niños y ancianos, deben combinarse varios elementos

- La vitamina D, necesaria para que el calcio pase desde el interior del intestino hasta la sangre (absorción intestinal) y que nuestra piel fabrica gracias a la exposición al sol.[74] Se almacena en el hígado, en los músculos y en el tejido adiposo. Su semivida en el organismo es de entre cuatro y seis meses, lo que permite que nuestro cuerpo aguante hasta que vuelvan los días de sol. Al consumir un huevo de gallina podemos cubrir el diez por ciento de nuestras necesidades diarias de vitamina D y también de vitamina E, así como un veinte por ciento de esta última, en caso de que seamos niños.

  Por cada 100 gramos de alimento, consumimos 1,4 microgramos de esta vitamina en el caso de la mantequilla, y 1,3 microgramos en el de los huevos de gallina. El atún rojo contiene 23 microgramos por cada 100 gramos.

  Nuestras necesidades diarias varían con la edad: hasta los cincuenta años, precisamos cinco microgramos; entre los cincuenta y los setenta años, diez microgramos, y a partir de los setenta años, quince microgramos. En general, una exposición normal al sol y una alimentación equilibrada bastan para responder a estas necesidades. El exceso de vitamina D es nocivo y puede dar lugar a trastornos diversos: dolor de cabeza, náuseas, vómitos, pérdida de peso, fatiga intensa... Además, no se recomienda ingerir esta vitamina en caso de hipercalcemia (es decir, de exceso de calcio en el organismo).

- El magnesio (Mg), imprescindible para la absorción del calcio (Ca). En líneas generales, lo ideal es ingerir una cantidad de calcio cuatro veces superior a la de magnesio. Así pues, la relación Ca-Mg debe ser, en principio, de cuatro.
- La fibra y la vitamina C, igualmente necesarias para absorber el calcio. Esto demuestra claramente la coherencia de nuestro organismo, que requiere frutas, verduras y legumbres, todos ellos alimentos presentes en la dieta mediterránea.
- El aceite de oliva, que contiene ácido oleico, el mejor transportador del calcio en el hueso.[75]

Practicar alguna actividad física al menos dos veces por semana durante treinta minutos

Tomemos un ejemplo fácil de comprender: si te fracturas la tibia haciendo esquí, te tocará llevar una escayola durante un mes. Al cabo de ese mes, te retirarán la escayola y te sentirás sorprendido al ver lo atrofiada que está la pantorrilla de la pierna rota en comparación con la de la otra pierna. Y, sin embargo, ambas han recibido la misma alimentación durante el tiempo de recuperación. Además, la zona fracturada se ha consolidado bien, aunque, en parte, a costa de los extremos del hueso inmovilizado. Se ha producido una «prioridad biológica de consolidación».

En materia de prevención de la osteoporosis, hay dos escuelas opuestas: el enfoque convencional, que recomienda el consumo de lácteos más la aportación de suplementos de calcio y vitamina D, y el que propone una alimentación rica en frutas y verduras frescas, legumbres y pescado con pocos lácteos, ya que el calcio que se encuentra más biodisponible para el organismo adulto —vuelvo a insistir en ello— es el de origen vegetal, y no animal.

La «biodisponibilidad» es la cantidad de un elemento nutritivo procedente de una fuente alimentaria que es **absorbida** y **utilizada** por nuestro organismo. Por ejemplo, nuestro cuerpo emplea la vitamina E de los alimentos (aceite de oliva, pongamos por caso) al cien por cien, mientras que la biodisponibilidad de la vitamina sintética oscila entre un diez y un cuarenta por ciento. Por eso los fabricantes del sector farmacéutico ofrecen fórmulas con cantidades altísimas, confiando en compensar esta pérdida de asimilación.

¿Cómo consumir calcio sin tomar productos lácteos en exceso?

100 g de sardinas frescas: 290 mg de Ca.
100 g de almendras: 250 mg de Ca.
100 g de semillas de soja: 255 mg de Ca.
100 g de perejil fresco: 200 mg de Ca.
100 g de gambas: 200 mg de Ca.
100 g de nueces y avellanas: 175 mg de Ca.
100 g de achicoria: 165 mg de Ca.
100 g de berros: 160 mg de Ca.
100 g de higos secos: 160 mg de Ca.
100 g de yema de huevo: 140 mg de Ca.
100 g de espinacas: 104 mg de Ca.
100 g de aceitunas verdes: 100 mg de Ca.
100 g de endibias: 100 mg de Ca.
100 g de higos frescos: 60 mg de Ca.
100 g de albaricoques secos: 55 mg de Ca.
100 g de brócoli fresco: 50 mg de Ca.
100 g de naranjas: 40 mg de Ca.
100 g de pomelos: 19 mg de Ca.
100 g de albaricoques: 16 mg de Ca.
100 g de membrillos: 14 mg de Ca.
100 g de manzanas: 4 mg de Ca.

Los mejores productos lácteos no son los que se obtienen de la vaca, sino de la cabra o de la oveja, ya que contienen menos calcio.

- Vaca: 1000 mg de Ca por cada 100 g de queso gruyer, 300 mg de Ca por cada 250 ml de leche, por cada 300 g de queso blanco o por cada dos yogures.
- Oveja: 700 mg de Ca por cada 100 g de queso roquefort.
- Cabra: 190 mg de Ca por cada 100 g de queso.

Evidentemente, los quesos y los lácteos en general contienen más calcio, pero este se encuentra menos biodisponible que el calcio de origen vegetal.

En nuestras investigaciones,[76] hemos podido demostrar que el roquefort (queso de oveja por excelencia en Francia) de categoría AE,* es decir, procedente de leche de ovejas de ganadería ecológica, tiene casi el doble de calcio que el que se elabora con leche de ovejas criadas de forma convencional (categoría AC, según el sistema de clasificación galo).

Los quesos de cabra de categoría AE contienen, de media, dos veces más ácido graso esencial (alfalinolénico) que los quesos de cabra procedentes de la ganadería convencional.

Tabla 1. Composición de la leche de diferentes especies animales, en comparación con la de la leche humana. En el caso de los quesos, la concentración de calcio varía según la densidad de la pasta

100 g de leche	Mujer	Vaca	Cabra	Oveja
Proteínas (en g)	1,2	3,3	3,7	5,3
Grasa (en g)	3,7	3,8	3,9	6,3
Sodio (en mg)	15	48	42	30
Potasio (en mg)	53	157	177	182
Calcio (en mg)	31	120	123	183
Fósforo (en mg)	15	92	103	115
Magnesio (en mg)	4	12	13	11
Vitamina C (en mg)	4	2	2	4

* Adaptamos la sigla para facilitar la lectura del texto en castellano. En realidad, la categoría en Francia es «AB», abreviación de *agriculture biologique*. (*N. de la t.*)

Tabla 2. Composición de leches vegetales (por 100 g o 100 ml)

Leche	Castaña	Almendra	Avellana	Nuez	Soja	Arroz	Quinoa
Proteínas	7 g	13 g	12 g	11 g	16 g	0,2 g	8 g
Glúcidos	79 g	62 g	67 g	68 g	58 g	0	79 g
Lípidos	4 g	1 g	0,7 g	12 g	1,6 g	1 g	8 g
Ácidos grasos monoinsaturados	3 g	9 g	9 g	4 g	4 g	5 g	
Ácidos grasos poliinsaturados	1 g	4 g	4 g	7 g	5,3 g	2 g	
Sodio	0,2 g	0,2 g	0,02 g	0,1 g	0,2 g	0,12 g	
Calcio	40 mg	200 mg	160 mg	70 mg	(Supl. 120 mg)	21 mg	75 mg
Valor calórico	391	550	410	426	371	360	423

Leches de origen vegetal: cómo diluirlas (por cada cien gramos o cien mililitros):

– Disolver una o dos cucharadas soperas en cien mililitros de agua.
– En el caso de los bebés: disolver tres cucharaditas de café en cien mililitros de agua.

Si sufres hipotiroidismo, evita consumir soja, ya que contiene goitrina, una enzima que inhibe la absorción del yodo en el tiroides.

Estos preparados de origen exclusivamente vegetal no contienen ni lactosa ni gluten ni colesterol, y constituyen una alternativa nutricional muy interesante para aquellas personas que padecen alguna intolerancia (digestiva, intestinal, articular, dermatológica u otorrinolaringológica) frente a los lácteos animales.

¿CÓMO DAR A LA PSICOLOGÍA Y AL ESTRÉS EL LUGAR QUE LES CORRESPONDE EN LA GÉNESIS DE LOS TUMORES? EL ESTRÉS INCREMENTA LOS EFECTOS DE LA OBESIDAD

La psicoendocrinología constituye una nueva disciplina. El estrés, la angustia y el miedo tienen efectos hormonales sobradamente conocidos, que, a nivel biológico, se traducen en las clásicas secreciones de adrenalina en primer lugar, seguidas por las de corticosteroides. Estas dos hormonas se fabrican en la parte central (medulosuprarrenal) o periférica (corticosuprarrenal) de las glándulas suprarrenales, respectivamente. Los cambios bruscos en los niveles de adrenalina originan, a su vez, cambios bruscos en la tensión arterial, y un exceso de corticosteroides puede provocar una inmunodepresión más o menos grave. Las enfermedades mentales constituyen uno de los principales retos de nuestra sociedad. Se calcula que el 27 por ciento de la población europea ha padecido o padecerá problemas mentales a lo largo de su vida, especialmente ansiedad y depresión.

Es cierto que una actitud positiva es muy útil para sobrellevar los duros tratamientos que, en ocasiones, es necesario aplicar en determinadas enfermedades, así como para evitar la tentación de interrumpirlos. Todo ello multiplica al máximo la probabilidad de curación.

Como escribió tan acertadamente la excelente periodista Agnès Diricq,[77]

> Cuando se detecta un cáncer, la gente lo asocia a algún drama que el enfermo ha vivido en el pasado. Sin embargo, los estudios actuales no señalan formalmente ningún vínculo entre estado psíquico y cáncer. Aun así, es cierto que un episodio de estrés emocional importante, como la pérdida de una pareja, debilita el sistema inmunitario, y, a la inversa, que quienes experimentan un verdadero bienestar (que se mide mediante pruebas psiquiátricas) disfrutan de un sistema de defensas más eficaz. En las mujeres que se han sometido a una operación por un cáncer de mama, el apoyo psicológico incrementa el número de linfocitos T4, fundamentales en la lucha contra las células cancero-

sas, aunque también es verdad que este incremento es limitado (+5 por ciento, frente a -5 por ciento, en caso de que no se cuente con ayuda psicológica).

Un trauma psicológico o el estrés,[78] por sí mismos, no ocasionan cáncer, salvo que estén detrás de un retraso en el diagnóstico, de una ingesta de medicamentos con efectos indirectos sobre las hormonas (antidepresivos, ansiolíticos, hipnóticos...), de una negativa a seguir un tratamiento, de un abandono de la medicación... Así pues, se puede distinguir entre las causas personales y las causas ligadas al entorno, esto es, a aquello que respiramos o comemos o a aquello que el organismo recibe, pero no necesita (consumo excesivo de fármacos).

No caeré en culpar a la contaminación de todo, como hacen algunos de mis compañeros, pero es cierto que se trata de un elemento que debemos tener en cuenta. Francia, en concreto, le está pidiendo a Europa que reconozca el carácter cancerígeno del formaldehído, sustancia presente en todas partes. Tendremos que resolver la contradicción entre aislamiento y ventilación para evitar las concentraciones de sustancias contaminantes (que, según se calcula, están presentes en cantidades elevadas en uno de cada diez hogares).

Todo estrés provoca una secreción más o menos importante de la hormona corticosteroide, que se encuentra en la sangre en forma de cortisol. Ese cortisol que fabrican las glándulas suprarrenales debido a un episodio estresante provoca un incremento de los niveles de azúcar (hiperglucemia) en la sangre, que, de repente, necesita un aporte mayor de calorías glucídicas para hacer frente a la agresión. Muchas personas estresadas son grandes consumidores de golosinas y presentan sobrepeso u obesidad, factores cancerígenos.

Las bebidas azucaradas, los helados, las cremas de todos los sabores, la bollería o las barritas de chocolate de todo tipo son un placer para el paladar. Por eso, neutralizan una serie de traumas psicológicos. Son lo que yo denomino una verdadera *caricia gástrica.*

El nivel mínimo de colesterol que necesitamos ingerir a diario para fabricar hormonas esteroides (las sexuales y también aquellas que permiten regular el estrés y el metabolismo de los azúcares) equivale a una yema de huevo al día, cinco días por semana.[79] El cortisol, hormona esteroidea fabricada por las glándulas suprarrenales en caso de estrés, se ha medido en enfermos de depresión, que presentan una tasa tan elevada de esta sustancia que podría provocar efectos negativos en los órganos sensibles. Existe una relación entre un nivel alto de cortisol y el riesgo de padecer diabetes, úlcera estomacal, hipertensión arterial y, posiblemente, cáncer.[80]

La psicoendocrinología se ha convertido en una nueva disciplina que nos enseña que el estrés crónico es responsable de las altas concentraciones de cortisona y adrenalina, que reducen las defensas del organismo. Además, la brutal secreción de prolactina que tiene lugar en momentos de estrés es uno de los factores responsables de los ciclos anovulatorios (es decir, de períodos en los que no se da ovulación), que pueden provocar esterilidad en la mujer.

En cuanto a los traumas psicológicos, he analizado dos estudios australianos sobre casos de «estrés grave», como el fallecimiento de un ser querido, la pérdida del empleo o un divorcio.

En ellos se ha determinado que las mujeres que, menos de dos años antes de que se les diagnosticara un cáncer de mama, han contado con apoyo emocional tienen un pronóstico diez veces mejor que aquellas que no han disfrutado de ese apoyo. En 1996, la incidencia de esta dolencia era doce veces mayor entre las mujeres que habían pasado por un duelo, una pérdida de trabajo o un divorcio en los cinco años anteriores al diagnóstico. Por desgracia, en esos estudios no se tiene en cuenta cuál era su consumo de medicamentos como ansiolíticos, antidepresivos o somníferos, por lo que las conclusiones resultan poco fiables. En efecto, se sabe que estos fármacos provocan una secreción excesiva y prolongada de prolactina, que, combinada con los estrógenos, puede causar cáncer de mama.

En cuanto a las recaídas de esta enfermedad, el estrés no desempeña ningún papel. Es lo que afirma el doctor Jill Graham, que entre mayo de 1991 y julio de 1994 realizó un seguimiento de 222 mujeres de menos de sesenta años que se estaban tratando por este tipo de cáncer.

La psicoendocrinología asocia las evoluciones y reacciones hormonales del organismo con los problemas psicológicos. Y, sin embargo, resulta inevitable relacionar un consumo prolongado de esteroides a través de los estrógenos y los progestágenos (de media durante once años), que están presentes en casi todos los tipos de píldoras, con la multiplicación de los casos de cáncer de mama entre mujeres cada vez más jóvenes.

En cuanto a las causas de carácter exclusivamente psíquico, mi compañero el profesor David Khayat respondió de forma rotunda en una entrevista para una revista sobre salud que concedió en marzo de 2004:

> Esta mitología popular en torno a la psicogénesis del cáncer es una de las más dañinas. Ya es bastante horrible que alguien descubra que padece esta enfermedad como para que encima lo hagamos sentirse culpable. El primer signo de respeto que debemos mostrar a los enfermos es dejarles la posibilidad de movilizar su energía en la lucha contra el mal, en lugar de debilitarlos mediante una inútil introspección en torno a su propia responsabilidad.

La función que han de cumplir los psicólogos especializados en pacientes de cáncer dentro de nuestras instituciones es ayudarlos a poner palabras a su natural angustia y, más aún, a aceptar los tratamientos imprescindibles, por muy duros que sean. A todos ellos les recomiendo leer la excelente obra de mi colega de Toronto el doctor Yvon Saint-Arnaud: *La curación a través del placer*.[81]

¿POR QUÉ LA INSTINTOTERAPIA O EL VEGANISMO SON ENORMES ERRORES NUTRICIONALES?

La instintoterapia, a la que llevo calificando desde 1985 de «régimen no deseable, por su peligrosidad», carece de base científica real. Algunos compañeros me han reprochado que haya escrito la introducción del libro de Jean Seignalet en el que defiende la eliminación de la cocción de los alimentos, método al que él mismo se refiere como la «dieta ancestral». Algunas páginas web sin autoría reconocida incluso se han dedicado a atacar mis mensajes sobre salud pública, aunque con el tiempo se ha conseguido identificar a la persona que se escondía «valientemente» tras el anonimato en esas páginas y que ahora se enfrenta a un proceso judicial.

Mi amigo Jean Seignalet estaba convencido de que cocinar en exceso los alimentos es peligroso y, desde el punto de vista científico, tenía razón. Cuando se lanzaron las primeras ediciones de aquella obra, él no conocía la cocina al vapor suave. Más adelante, sin embargo, evolucionó en su posición, guiado en particular por nuestros trabajos científicos y, sobre todo, tras conocer las investigaciones que llevó a cabo en mi propio laboratorio André Cocard, padre del Vitaliseur —una herramienta sobradamente probada e ideal para cocinar al vapor suave, es decir, sin superar los 95 grados centígrados—. Por desgracia, no tuvo tiempo de preparar una nueva versión de su obra, en la que pondría a la instintoterapia en el lugar que le corresponde.

Tanto Jean Seignalet como Catherine Kousmine, a quienes he tenido ocasión de conocer bien, eran unos adelantados a su tiempo desde el punto de vista científico. La genial intuición del primero era fruto de su doble formación médica, como gastroenterólogo y como reumatólogo, y de su faceta de biólogo hematólogo sumamente competente, que le permitieron realizar descubrimientos acerca de los grupos sanguíneos y los glóbulos blancos junto con el premio nobel Jean Dausset.

La obra de Jean Seignalet sigue siendo todo un éxito de ventas, que cada vez interesa más al público en general y que yo no me canso de recomendar. Ya ha traspasado nuestras fronteras, hasta llegar a España, Italia o Canadá, y aún tiene un enorme futuro por delante. Como me confesó hace poco uno de mis compañeros, que acababa de descubrir este libro gracias a uno de sus pacientes, es una obra ideal para regalar a nuestro médico de cabecera. La próxima edición en francés se titulará *Alimentation, première médecine* («La alimentación, la primera medicina») y es el mayor homenaje que se puede rendir a su autor.

Yo suelo referirme a los veganos como los «talibanes de lo vegetal». Estas personas, que no consumen productos animales, incluidas la carne, el pescado, los huevos y los lácteos, presentan una importante carencia de colesterol y de hormonas sexuales y del estrés. Los estudios epidemiológicos han demostrado que su esperanza de vida es inferior a la de los vegetarianos, que basan su alimentación en los productos vegetales, pero toman huevos y lácteos. En realidad, a las personas acostumbradas a atiborrarse de carne roja y leche de origen animal se les puede recomendar que adopten hábitos alimentarios más bien de orientación vegetariana.

¿CUÁL ES LA IMPORTANCIA REAL DE LOS ALIMENTOS TIPO OGM PARA LA SALUD PÚBLICA?

Por desgracia, nuestra sociedad se encuentra dividida entre los defensores y los detractores de los OGM. En teoría, los primeros estarían a favor de la ciencia, y los segundos, en contra del progreso. Tienen razón quienes piden un debate democrático, sereno y tranquilo en torno a este tema. Pero ¿es realmente el pueblo el que debe tomar una decisión al respecto? Entonces, ¿para qué sirven los expertos? Lo desconcertante es que haya expertos serios en ambos bandos. ¿Cómo tener una visión objetiva de este asunto?

Represento a la Unión Nacional de Asociaciones de Familias de Francia en las Grenelle de l'environnement.* En nombre de esas familias, me interesa saber, en primer lugar, qué han aportado o aportan los OGM al ser humano en términos de salud pública. Es posible que sean interesantes desde el punto de vista económico, pero ya sabemos que la economía no siempre va de la mano de la salud.

Como declaró el ministro Michel Barnier,** «este debate es legítimo y debe celebrarse sin tabúes y con la mayor transparencia posible, dado

* Reuniones sobre medio ambiente celebradas por iniciativa del Gobierno en la calle parisina de Grenelle, donde se encuentra el Ministerio de Empleo. (*N. de la t.*)

** Ministro francés de Agricultura y Pesca entre 2007 y 2009. (*N. de la t.*)

que afecta a nuestro futuro y a nuestras funciones vitales —nutrirnos, cuidarnos—». Sin duda, la investigación en torno a los OGM es necesaria, pero ¿es también lo suficientemente definitiva como para que se permita la comercialización de estos alimentos? Sabemos de sobra que ni los estadounidenses ni los chinos se molestan en plantearse cuestiones éticas o sanitarias. Para ellos, lo único que cuenta es el negocio.

Pero las meras esperanzas o promesas no pueden bastarnos. Se confía en que los OGM presentarán una mayor resistencia frente a los parásitos y las sequías, lo que mejorará su rendimiento y permitirá avanzar en materia de nutrición animal y humana. También se anuncian aplicaciones industriales, como la de un «álamo con menos lignina, que reducirá la contaminación de las aguas en el caso del sector de la fabricación del papel». En cuanto a las nuevas terapias contra, por ejemplo, la mucoviscidosis, siguen siendo meras fantasías; si de verdad fuesen realizables, los estudios ya habrían dado algún resultado.

En lo que se refiere a la comercialización, el único OGM que se cultiva en Francia, en concreto desde 1998, es el maíz MON810, al que se destina el 0,75 por ciento de la superficie total empleada para el maíz. Es una cantidad escasa, nos dicen. Pero ¿cuál es el beneficio que aporta a la salud humana o al medio ambiente? Nos amenazan con que Estados Unidos y China nos tomarán la delantera en el ámbito de la investigación y con que nos encontraremos en una situación de dependencia. Pero es posible que en el futuro ocurra justo lo contrario, aun cuando 180 millones de hectáreas de OGM se estén cultivando ya en veintiocho países, entre ellos cinco europeos que representan más de cien mil hectáreas de ese total. Los alemanes han conseguido una moratoria en el caso del maíz transgénico, especialmente para los cultivos en campo abierto antes de la polinización.

En Francia, los OGM están permitidos, pero solo «si superan un estricto procedimiento de evaluación que demuestre que no suponen un riesgo para la salud». Legalmente, todas aquellas personas que deseen plantar maíz transgénico están obligadas a informar a los agricultores de los terrenos cercanos, así como a mantener una distancia de al menos cincuenta metros entre los cultivos genéticamente modificados y los demás. Pero ¿cómo pueden los cuatrocientos inspectores que tienen que recorrer el país de punta a punta prever o evitar la polinización a merced del viento?

Tengamos en cuenta que MON863, un OGM actualmente autorizado para la alimentación humana, ha llegado a provocar, en ratas alimentadas con este producto durante tres meses, una serie de disfunciones hepáticas y renales,[82] en concreto la disminución del volumen de los riñones y el aumento del peso del hígado. La empresa Monsanto,[83] sin embargo, asegura que estas anomalías no son significativas, aunque, según sostienen algunos científicos, ha ocultado datos fundamentales de los exámenes de orina. En julio de 2007, un estudio pericial de control publicado por la Autoridad Europea de Seguridad Alimentaria cuestionó los resultados anteriores y aseguró que el maíz MON863 es tan seguro como el maíz convencional, y que las anomalías que se venían observando desde octubre de 2003 no eran sino fruto del azar. Pero la Comisión Francesa de Ingeniería Biomolecular no ha rectificado su primera evaluación.

La colza GT73 de Monsanto provocó también una toxicidad renal y hepática en ratas que la consumieron durante veintiocho días. Nos hablan de plátanos que servirán de vacuna, de plantas del tabaco que producirán hemoglobina humana y hasta de un arroz transgénico que permitirá prevenir las alergias al polen del cedro japonés... ¡Meras fantasías!

También se dice que se utilizarán nanopartículas para crear OGM, en los que se implantará al mismo tiempo un gen y el producto químico que servirá para activarlo. La célula vegetal, a diferencia de la animal, posee varios genomas, pero solo el del núcleo participa en la fabricación del polen, lo que permitiría centrarse en los genes de genomas no nucleares y crear así plantas OGM cuyo polen no sea transgénico, para evitar que las plantas genéticamente modificadas se diseminen.

La investigación en laboratorio no ha dejado de evolucionar y seguirá haciéndolo, a la espera de que las pruebas serias realizadas con los animales arrojen resultados positivos para la salud animal y humana.

El nivel de contaminación calculado para los OGM es superior al 0,9 por ciento —aunque, a decir verdad, no se sabe de dónde ha salido esta cifra—, así que ese nivel del 0,9 por ciento constituye el umbral establecido para, una vez que se supere, advertir al consumidor a través del etiquetado.[84] Lo que es seguro es que aún no se sabe cómo evaluar la toxicidad a largo plazo de los alimentos OGM.

Se han llegado a estudiar 69 muestras de alimentos, en su mayoría a base de soja, de las que 17 presentaban trazas de OGM. Ninguna de ellas superaba el 0,9 por ciento establecido y todos los OGM detectados eran aptos para la comercialización. En cinco casos, productos en cuyas etiquetas se aseguraba que no contenían OGM sí que los incluían en su composición, en realidad.

La contaminación es mayor en la alimentación destinada a los animales. El 70 por ciento de las 102 muestras analizadas en ese caso incluía OGM autorizados, un tercio de los cuales se encontraba en niveles de entre el 0,9 y el 20 por ciento. Así pues, las etiquetas del tipo «sin OGM» se han empleado a menudo de forma abusiva. En el verano de 2006 incluso se detectaron ya productos transgénicos en nuestros platos, en concreto arroz genéticamente modificado e importado de Estados Unidos. Fue el caso de 11 de las 39 muestras que tomó en Francia la Dirección de Fraudes (DGCCRF).

En el sector de la agricultura, las cifras de contaminación con OGM están calculadas de forma precisa: en los terrenos situados a 15 metros del campo de transgénicos, la contaminación llega al 0,3 por ciento, y en los que se ubican a 95 metros, el nivel es del 0,1 por ciento. A 305 metros, las trazas de OGM son detectables, pero no cuantificables. En cuanto a las colmenas que se encuentran en un perímetro de 1200 metros alrededor del campo de OGM, presentan tasas de contaminación de entre un 40 y un 50 por ciento. Todos estos datos resultan imprescindibles para legislar en el futuro acerca de los OGM y, sobre todo, de su diseminación en el medio ambiente.[85]

Como dice Carlo Petrini, fundador del movimiento internacional Slow Food, «comer es un acto agrícola, y producir, un acto gastronómico». Y debemos estar atentos, porque este autor vaticina que «los OGM pueden ser el arma más sutil y más potente de una estrategia comercial destinada a hacerse con el sector productivo».

¿POR QUÉ EN TORNO A LA MENOPAUSIA Y LA ANDROPAUSIA SE DAN TANTAS PAREJAS EN LAS QUE LOS DOS MIEMBROS ESTÁN AFECTADOS POR EL CÁNCER? TODAS LAS GENERACIONES DE LA FAMILIA ESTÁN EN RIESGO...

Hoy en día, en las consultas de oncología, cada vez vemos a más parejas cuyos dos miembros padecen cáncer. En el caso de la mujer, se trata de tumores hormonodependientes (mama, útero u ovario); en el del hombre, de próstata. No tardará en publicarse una estadística al respecto.

Lo más frecuente es que la mujer desarrolle la enfermedad antes que el hombre, porque, además de mantener malos hábitos alimentarios, consume o ha consumido hormonas, bien a través de la THS, bien a través de los anticonceptivos estroprogestativos, productos que provocan efectos inmunosupresores y que, en determinadas dosis, se consideran ya cancerígenos.

El hombre ve afectada su próstata entre tres y cinco años más tarde. Evidentemente, sus hábitos alimentarios son idénticos y causan las mismas consecuencias nocivas. Por eso es útil medir el nivel de PSA (*Prostatic Specific Antigen* o antígeno prostático específico) en la sangre una vez al año en el caso de todos aquellos hombres cuya compañera esté siguiendo un tratamiento por cáncer de mama, útero u ovario.

En el ámbito de la alimentación, los responsables de estas enfermedades son el exceso de grasas y un elevado índice glucémico, factores que deberán eliminarse en aras de la prevención.

Hoy en día, en las consultas de oncología cada vez es más frecuente que tratemos a varios miembros de una misma familia que padecen cáncer, pero no necesariamente por causas genéticas, ya que los exámenes en este sentido arrojan resultados negativos, sino por malos hábitos alimentarios, que son los mismos para todos, a lo que hay que añadir, en el caso de los más jóvenes, el consumo de drogas (en absoluto inocuo), unido al de bebidas alcohólicas de alta graduación. El sobrepeso en este sector de la población resulta cada vez más inquietante. Detrás de él hay un exceso de bebidas azucaradas con o sin alcohol, lácteos azucarados y comida precocinada, productos que a menudo son hipercalóricos.

En el caso de las jóvenes se suma, desde edades muy tempranas, la toma de hormonas estroprogestativas (por razones anticonceptivas o estéticas, como el acné o la piel grasa), que reducen las defensas del organismo y generan un aumento de peso por la retención de líquidos que provocan.

Subrayaré, por último, que estoy observando patologías cancerosas incluso en los niños, inducidas seguramente en la etapa embrionaria (hasta el tercer mes de embarazo) o fetal (hasta el sexto mes de la gestación). Recuerdo casos de cánceres de las vías genitales o de los riñones en niños cuya madre tomó dietilestilbestrol en el primer trimestre del embarazo. Hoy en día seguimos sin conocer todos los factores que causan cáncer en los niños, como ocurre también en el caso de las enfermedades congénitas. Sin embargo, no hay duda de que las investigaciones que se realicen en los próximos diez años permitirán encontrar rápidamente una respuesta para todos estos interrogantes.

¿CUÁLES SON LOS EFECTOS DE LA DIETA MEDITERRÁNEA EN LA MEJORA DE LA INMUNIDAD DE LOS ENFERMOS DE CÁNCER O SIDA?

Las frutas y las verduras frescas

Cinco piezas de fruta o verdura es la cantidad mínima que deberíamos tomar cada día. Equivale a cuatrocientos gramos, una cifra a la que todos podemos llegar. De hecho, se pueden consumir sin gran esfuerzo setecientos gramos diarios. Estos alimentos aportan agua, azúcares (especialmente fructosa), vitaminas, minerales, oligoelementos y fibra, y, además, tienen un efecto saciante, lo que evita que comamos en exceso.

Pescados y mariscos, entre dos y cuatro veces por semana

Se piensa que tomar pescado azul una vez por semana **reduce el riesgo de padecer cáncer renal**. La sueca Alicja Wolk y sus compañeros publicaron los resultados de una encuesta realizada entre 1987 y 1990 a 61 433 mujeres de entre cuarenta y setenta y seis años que no presentaban antecedentes de cáncer.[86] Durante un seguimiento de 15,3 años, entre 1987 y 2004, se observó entre ellas la aparición de 150 casos de tumor en el riñón. Tras corregir los factores que podían inducir a confusión, los investigadores detectaron una correlación inversa entre el consumo de pescado azul y el riesgo de padecer esta enfermedad ($p = 0,02$). En general, y en comparación con quienes no tomaban pescado en absoluto, la RR (*rate ratio* o relación de incidencia) en el caso de quienes sí consumían pescado al menos una vez por semana era de 0,56.[87]

Los alimentos ricos en ácidos grasos omega-3 podrían **reducir el riesgo de cáncer de próstata** en individuos con predisposición genética a desarrollar esta enfermedad. En los ratones, estos ácidos inhiben el desarrollo de los tumores prostáticos, ya que favorecen la destrucción de las células anómalas.[88] La relación entre ácidos grasos omega-6 y omega-3 es demasiado elevada en la alimentación de tipo europeo o norteamericano: la media está en torno a treinta, aunque, entre las personas que peor se alimentan, llega incluso a cincuenta, aproximadamente. En realidad, debería ser inferior a cinco. La asociación entre los malos hábitos alimentarios y el cáncer de próstata está sobradamente confirmada.

Los ácidos grasos esenciales son beneficiosos para las funciones cognitivas. Unidos a la protección que aportan los antioxidantes, los omega-3 disminuyen el riesgo de demencia, de acuerdo con un estudio llevado a cabo con nueve mil personas de tres ciudades francesas (Burdeos, Dijon y Montpellier). En las formas menos graves del alzhéimer, se han demostrado los beneficios de suministrar un suplemento de ácidos EPA y DHA.

En enero de 2004, la revista estadounidense *Science* hablaba de la presencia de cantidades más elevadas de PCB (policlorobifenilo), dioxinas y dos pesticidas (dieldrina y toxafeno) en el salmón de piscicultura que en el marino.

Por eso se aconseja no tomar salmón de piscifactoría más de una vez al mes e, incluso, consumir solo media ración. Las especies de pescado más grasos son las principales destinatarias de estas sustancias tóxicas. En la cría del salmón se pasó de cincuenta mil toneladas, a mediados de los años noventa, a más de un millón de toneladas, en 2004. La producción de acuicultura superó a la pesca en 1999. Sin embargo, la principal ventaja de los salmones de piscifactoría es su frescura: el salmón pescado en alta mar, en cambio, puede pasar largos períodos en la bodega del barco.

El aceite de oliva, ideal para la salud

Entre 2006 y 2007 se observó un aumento del cuatro por ciento en el consumo de este producto.[89] El aceite de oliva contiene hidroxitirosol, un antioxidante de primer orden. Se trata de un polifenol que protege a la vitamina E del efecto de la oxidación.

Además, el ácido oleico de este alimento resulta sumamente útil para transportar el calcio y fijarlo a los huesos, así que desempeña un papel fundamental en la prevención de la osteoporosis.

El aceite de oliva, tan rico en ácido oleico, constituye la principal grasa de la dieta mediterránea. Su elevado contenido en ácidos grasos monoinsaturados explica su éxito dietético.

Por otra parte, el consumo de polifenoles está relacionado con una menor incidencia del cáncer y con una mortalidad por enfermedades coronarias más baja. Los fenoles, más presentes incluso en el aceite de oliva virgen que en el refinado, desempeñan una importante función en el perfil «terapéutico» de este producto. De hecho, los polifenoles alimentarios presentan propiedades antioxidantes y antiinflamatorias y pueden mejorar la disfunción celular y el perfil lipídico.

El número de *Nature* de septiembre de 2005 confirmó el efecto antiinflamatorio del aceite de oliva, al que comparó con el ibuprofeno. Cincuenta gramos de aceite de oliva virgen recién prensado equivalen a aproximadamente un diez por ciento de la dosis de ibuprofeno que se recomienda para aliviar el dolor en los adultos.

Las ventajas de la dieta mediterránea se explican por la sinergia que se crea entre los agentes fitoquímicos y los ácidos grasos.

En un estudio aleatorizado[90] de tipo cruzado se incluyó a doscientos hombres sanos voluntarios, que consumieron sucesiva y alternativamente, durante tres semanas consecutivas, tres tipos de aceite de oliva que solo se diferenciaban entre sí por su contenido en fenoles: 1) bajo (2,7 mg/kg de aceite de oliva); 2) medio (164 mg/kg); 3) alto (366 mg/kg). Las fases de intervención se separaron mediante períodos de *washout* (lavado o reposo farmacológico), es decir, mediante fases en las que no se consumió nada de aceite de oliva, en concreto de dos semanas cada uno.

> La concentración de colesterol HDL aumentó de manera lineal en función del contenido en polifenoles de los aceites de oliva anteriores. La variación fue, en cada caso, de 0,025; 0,032 y 0,045 mmol/l. Además, la proporción colesterol total-colesterol HDL se redujo linealmente en función del contenido en fenoles de los aceites, mientras que los niveles de triglicéridos disminuyeron de media 0,05 mmol/l en todos los tipos de aceite.

Los marcadores del estrés oxidativo también bajaron cuando aumentó el contenido en fenoles. La variación media de los índices de lipoproteínas de baja densidad oxidadas fueron de -1,21, -1,48 y -3,21 u/l en cada tipo de aceite. Este estudio aleatorizado sugiere que el aceite de oliva es algo más que una grasa monoinsaturada: su contenido en fenoles lo hace beneficioso también en el plano terapéutico, por su doble efecto sobre los lípidos plasmáticos y el estrés oxidativo.

Además, el aceite de oliva tiene efectos específicos en el tratamiento del cáncer de mama y muy probablemente desempeña un papel en su prevención.

Una investigación llevada a cabo *in vitro* en Chicago sobre las líneas celulares del cáncer de mama demostró, en enero de 2005, que el ácido oleico, principal ácido graso monoinsaturado del aceite de oliva, tiende a normalizar la sobreexpresión de un oncogén, el HER-2/neu, promotor de una forma muy agresiva (en una de cada cinco pacientes) del cáncer de mama.

Los investigadores de Chicago[91] encontraron, por tanto, un mecanismo molecular que explica la acción protectora del aceite de oliva frente al cáncer de mama en las mujeres que consumen este alimento. Por otra parte, el ácido oleico estimula la actividad del trastuzumab, tratamiento específico para el gen HER-2/neu: el ácido oleico reduce en un 46 por ciento el oncogén, mientras que el trastuzumab lo hace en un 48 por ciento, pero si ambos se combinan, se logra una sinergia que permite lograr una disminución del 70 por ciento.

El vino tinto

Una copa de vino en cada comida: esa es la dosis adecuada para nuestra salud. Para Louis Pasteur, el vino, consumido con moderación, es «la mejor y más higiénica de todas las bebidas». Una serie de estudios sobre el comportamiento realizados en Dinamarca han demostrado que los bebedores de vino[92] tienen unos hábitos de vida más saludables que los consumidores de cerveza: los investigadores daneses[93] se dedicaron durante seis meses a analizar el contenido de la cesta de la compra de sus conciudadanos, gracias a la colaboración de 96 establecimientos comerciales, que les suministraron 3,5 millones de tiques de caja, que ellos estudiaron meticulosamente. Observaron que los bebedores de vino suelen comprar con más frecuencia «productos sanos», como las aceitunas, las frutas, las verduras, la carne de aves de corral, los aceites de cocina, los productos con bajo contenido en materia grasa y, en general, los alimentos propios de la dieta mediterránea.

En cambio, los bebedores de cerveza se sienten más atraídos por los platos ya cocinados, los embutidos, las golosinas, las carnes con alto contenido en grasa, las patatas fritas y los refrescos. Así, una parte significativa de los efectos benéficos para el sistema cardiovascular que se atribuyen al vino tinto sería el resultado de una alimentación mucho más sana que aquella que siguen los consumidores de cerveza.

Sea como fuere, está demostrado que el vino tinto tiene efectos positivos frente al cáncer de próstata y el de mama en los ratones. En los ejemplares masculinos, reduce el riesgo de aparición de cáncer de próstata. De hecho, un equipo de Birmingham (Alabama) probó a administrar diariamente a roedores con predisposición genética a este tipo de tumor, a partir de su quinta semana de vida, resveratrol,[94] un polifenol presente en la piel de las uvas.

En los animales que no recibieron el tratamiento, la incidencia del cáncer de próstata fue 7,7 veces mayor. La protección máxima se consiguió al cabo de siete meses de administración de vino tinto. Entre los animales que ya habían desarrollado la enfermedad, el tratamiento permitió reducir o incluso detener, en el 48 por ciento de los casos, el crecimiento tumoral. El mismo equipo de científicos publicó en 2006 en *Carcinogenesis* los resultados de una investigación que demostraba que esta bebida también reduce considerablemente el riesgo de padecer un cáncer de mama.

Las tres religiones monoteístas están de acuerdo en este punto:

> Las tres religiones monoteístas sitúan al vino en un lugar de honor. En el Antiguo Testamento, el vino se ofrece en primer lugar a Noé, para que se recupere de las emociones vividas con el Diluvio; Cristo transforma el agua en un delicioso vino y nos deja la parábola del vino nuevo; y seis siglos más tarde, el Profeta contempló los arroyos de vino que corrían por el Paraíso de Alá: «[…] arroyos de leche cuyo gusto no se alterará jamás, arroyos de vino, delicia de los que lo beban / Arroyos de miel pura […]» (Corán, Sura XLVII, aleyas 16 y 17).* […] «El vino fluye en el Cielo y en la Tierra; en la Ley, los Salmos (80, 9) y en los textos de los profetas (Isaías 5), la viña simboliza al pueblo de Israel, elegido, plantado, cuidado y protegido por Dios; y el Señor, dueño de la viña, se alegra cuando el vino es abundante» (Mateo 21-37 y Juan 15, 1). […] Una nueva beatitud: «Dichoso aquel que bebe una copa de vino en cada comida…»,[95] alimento tónico, eupéptico, regulador del tránsito intestinal, diurético, bactericida y antialérgico. Con razón escribió san Pablo (Primera Epístola a Timoteo 5, 23): «No

* *El Corán*, traducción de J. García Bravo, Ediciones Brontes, Santa Perpètua de Mogoda, 2009. En el original se da como referencia la aleya 16, pero «Arroyos de miel pura» corresponde ya a la aleya 17. (*N. de la t.*)

bebas agua sola, toma un poco de vino, debido a tu estómago y a tus frecuentes indisposiciones».*

Tabla 3

	Vino tinto de 12º	Sangre humana
Treonina	16,4	9-36
Valina	21,7	19-42
Metionina	6,2	2-10
Triptófano	14,6	4-30
Fenilalanina	25,5	7-40
Isoleucina	12,4	7-42
Leucina	32,2	10-52
Lisina	51,7	14-58

Asociar vino y alcohol, además, constituye un error. El vino contiene dos tipos de elementos antialcohol: los que participan en la metabolización del alcohol (tiamina, esto es, vitamina B1) y el resto de las vitaminas del grupo B, que modulan los efectos de esta sustancia.

También debemos tener en cuenta su aporte en aminoácidos esenciales, con niveles muy cercanos a los que se observan en la sangre humana. De los cuatro elementos C, H, O y N, el nitrógeno, símbolo de vida para nuestra especie, está presente en el aminoácido esencial específico de los humanos, en la base misma de sus proteínas vitales.

«Dios no pudo encontrar materia más noble para transformarla en su sangre», escribía Huysmans en *L'oblat*.

A esto cabe añadir que el vino tinto contiene más calcio (8 mg por cada 100 ml) y menos calorías (56,2) que el vino blanco (con 7 mg de calcio y 71 calorías por cada 100 ml), así como el mismo nivel de aminoácidos esenciales que la sangre humana.

* *La Biblia. Edición popular*, bajo la dirección de S. Guijarro y M. Salvador, La Casa de la Biblia, Salamanca, 1993. (*N. de la t.*)

No en vano, ya Hipócrates dijo en su momento:

> El vino es algo fabulosamente adecuado para el hombre si, tanto en la salud como en la enfermedad, se le administra de un modo oportuno y en su justa medida, según su constitución individual.

No solo la miel: todo lo que fabrican las abejas es excelente para nuestra salud

He tenido la fortuna de conocer al mayor especialista europeo en todo lo que las abejas aportan al ser humano. Se trata de Patrice Percie du Sert, un ingeniero agrónomo que ha sabido reconocer el valor de las propiedades nutricionales de lo que las abejas fabrican en nuestro beneficio. Los datos que siguen proceden directamente de él o de su excelente obra *Los pólenes que curan*.[96]

- La jalea real: conocida también como *leche de abeja*. Se trata de una sustancia que secretan estos insectos para alimentar a las larvas en la primera etapa de su desarrollo y también a la reina, que solo se nutre de este producto durante toda su existencia. En la antigua China, se utilizaba para alargar la vida y potenciar el vigor sexual. Contiene aminoácidos, minerales, oligoelementos y vitaminas del grupo B, imprescindibles para el sistema nervioso. Es eficaz cuando se toma en dosis diarias de entre 0,5 y 1 gramo. Puede consumirse durante todo el año, especialmente en las épocas de epidemia de gripe o cuando se siente menos vitalidad.
- El polen: producido por la flor. El polen es un alimento frágil, rico en sustancias antioxidantes. Puede actuar como un probiótico, protegiendo nuestro tubo digestivo de la flora patógena. Cada gramo de polen contiene entre uno y diez millones de fermentos lácticos, flora bacteriana que resiste perfectamente a la congelación, pero no al secado del polen, y que impide que en él se instalen gérmenes que puedan dar lugar a la putrefacción. La sede en Toulouse del INRA (Instituto Nacional de Investigación Agronómica francés) ha demostrado que el polen inhibe siete gérmenes patógenos, entre ellos los *Proteus vulgaris* y *mirabilis*, responsa-

bles de muchas infecciones urinarias; el *Staphylococcus aureus*, causante de intoxicaciones alimentarias que pueden desembocar en septicemia; la *Yersinia enterocolitica*, que provoca gastroenteritis, y las *Salmonella*, que están detrás de la fiebre tifoidea y otras salmonelosis.

El polen de sauce es rico en luteína y zeaxantina, carotenoides que protegen la retina y el cristalino; el de castaño posee numerosos y potentes antioxidantes; el de jara (a los niños les encanta) es rico en fibra, fermentos lácticos, carotenoides y vitamina E, y el de brezo contiene abundante vitamina E y rutina, un flavonoide que refuerza la pared de los vasos sanguíneos y favorece la contracción intestinal.

– El propóleo: se trata de la resina que las abejas recogen de las yemas de los árboles y otras fuentes vegetales, y con el que recubren todo el interior de su colmena para mantener en ella un ambiente absolutamente aséptico, digno de un quirófano. Esta sustancia estimula la actividad de las células que intervienen en nuestra inmunidad natural. Ya cuatrocientos años antes de Cristo Hipócrates lo prescribía para combatir todo tipo de dolores de garganta e incluso úlceras. El propóleo está formado por trescientos componentes, sobre todo bioflavonoides, ácidos aromáticos y sus ésteres. Es conocido por sus propiedades antisépticas, especialmente antifúngicas, y por ser un potente modulador de la inmunidad. Resulta más eficaz cuando se recolecta fresco, colocando rejillas en el interior de las colmenas.

Las propiedades del propóleo en la lucha contra el cáncer

En los animales de pequeño tamaño en los que se introducen tumores malignos de origen humano, el propóleo actúa activando la inmunidad y aumentando la eficacia de la quimioterapia para la eliminación del cáncer.[97] Dentro de su sistema sanitario, los japoneses consumen quinientas toneladas anuales de este producto.[98]

También se ha demostrado la eficacia del polen de colza y de castaño en la prevención de las metástasis del cáncer de mama en los ratones: en el primer caso, las metástasis inducidas se reducen en un 38,66 por ciento, y en el segundo, en un 23,52 por ciento.[99] Si el propóleo mejora la inmunidad de los ratones, también debería de servir para mejorar en el organismo humano la eficacia de la quimioterapia y reducir sus efectos negativos. En cualquier caso, esta sustancia es inocua.

Los resultados indicados llevan a pensar que sería útil realizar un estudio clínico doble ciego con pacientes que siguen una quimioterapia con fines curativos o paliativos.

¿POR QUÉ LOS ALIMENTOS PROCEDENTES DE LA AGRICULTURA ECOLÓGICA SON MÁS SANOS? RESULTADOS DEL PROGRAMA ABARAC Y CONFIRMACIONES INTERNACIONALES

El programa de investigación Abarac se inició en el año 2000.

A instancias de los consumidores, tanto enfermos como sanos, decidí lanzar, junto con la doctora Mariette Gerber, del Grupo de Epidemiología Metabólica del Centro de Investigación sobre Oncología y del Instituto Nacional de la Salud y la Investigación Médica (Inserm) de Montpellier, un estudio para comparar el valor nutricional de diversos alimentos habituales, procedentes de tres tipos de agricultura (ecológica, con sello AE;* sostenible,[100] con sello AS,** y convencional o AC***): de sus siglas en francés procede el nombre del estudio (Abarac).

De hecho, cuando estamos en el ámbito de la prevención a través de la nutrición, lo que debemos tener en cuenta es el aporte alimentario en su conjunto, y no el de un solo alimento aislado.

Sentíamos una gran curiosidad porque habíamos observado ya empíricamente la eficacia —en cuanto a la mejora objetiva y subjetiva de la

* En el original, «AB», de *agriculture biologique*. Traducimos esta sigla para facilitar la comprensión del texto que sigue. (*N. de la t.*)

** En el original, «AR», de *agriculture raisonnée*. Traducimos esta sigla para facilitar la comprensión del texto que sigue. (*N. de la t.*)

*** En francés, *agriculture conventionnelle*. (*N. de la t.*)

salud— del cambio de hábitos alimentarios en casos muy concretos de enfermedades graves, cancerosas o no.

Por otra parte, nosotros, al igual que cualquier otra persona, estábamos condicionados por los medios de comunicación para pensar que no existía ninguna diferencia en cuanto a la calidad nutricional de los alimentos procedentes de estos tres procedimientos agrícolas. Por eso era importante —y, no en vano, ese era uno de los objetivos que perseguíamos inconscientemente— demostrar, a todos aquellos que nos preguntaban al respecto, que la producción bío no aporta nada. Debo aclarar que rechazamos todo tipo de ayudas o patrocinios del sector de la agricultura ecológica. De ese modo podíamos estar seguros de mantener total libertad a la hora de analizar y publicar los resultados.

Los diferentes informes que las agencias de varios países europeos habían presentado coincidían en subrayar que no existe diferencia en cuanto a los xenobióticos o los nutrientes entre los productos ecológicos y los demás (o que, si existe, en todo caso es pequeña, y a favor de los primeros). El riesgo de contaminación a través de micotoxinas, bacterias o parásitos parecía ser similar entre la agricultura AE y la AC. Sin embargo, la organización Soil Association, basándose en una rigurosa selección de los estudios publicados hasta entonces, apuntaba que sí existe una ventaja nutricional de los productos ecológicos frente a los demás.

En Francia, la Agencia Francesa de Seguridad Sanitaria de los Alimentos había presentado también un informe en el que se resumía lo publicado al respecto desde 1980. En él se señalaba la superioridad de la agricultura ecológica en cuanto a restos de pesticidas y nitratos, pero también la ausencia de diferencias con respecto a otros cultivos en materia de riesgo micotóxico y microbiológico. Sin embargo, no se aportaban conclusiones sobre el valor nutricional, dada la escasez de resultados estadísticamente significativos obtenidos hasta la fecha.

Los alimentos estudiados

Se analizaron 22 alimentos procedentes de la agricultura ecológica (AE), 7 de la agricultura sostenible (AS) y 22 de la agricultura convencional (AC). Entre todos ellos, 9 eran de origen animal (pollo, huevos, leche, yogures, queso de cabra tipo *pélardon*, queso roquefort, buey, cordero y ternera), y 13, de origen vegetal (patatas, espelta, pan blanco y pan integral, lentejas, lechugas, tomates, cebollas, melocotones, aceite de oliva de dos variedades y vino de dos variedades de uva).

La Cámara de Agricultura de la región nos ayudó a conseguir muestras de la mayor parte de los productos animales. Las de carne de buey, cordero y ternera y las de leche y yogures nos llegaron después de que negociáramos directamente con los productores.

Las muestras de la mayoría de los productos vegetales las conseguimos a través de un mayorista (Bioprim, de Perpiñán), a partir de una serie de productores identificados en las mismas zonas del departamento de Pirineos Orientales.

Todas las muestras de origen vegetal procedentes de la agricultura sostenible nos llegaron de explotaciones que formaban parte de la red Farre (Foro de Agricultura Sostenible Respetuosa con el Medio Ambiente francés, www.farre.org). Además, comparamos los mismos cultivares (excepto en el caso del tomate) y conseguimos los aceites de oliva y los vinos por contacto directo con los productores. De los 22 productos, 20 procedían de la misma zona. Por último, dejamos constancia tanto del cultivar como del momento de maduración de todas las frutas y verduras.

Unos análisis químicos complejos y costosos

El laboratorio Lara, reconocido por el Cofrac (Comité Francés de Acreditaciones), analizó todos los productos, salvo los fitoestrógenos, de los que se encargó el Laboratorio de Agrofisiología de la Escuela Superior de Agricultura de Purpan, en Toulouse. Las muestras se transportaron a una temperatura de +4 °C y, antes de su análisis, se mantuvieron a –18 °C. Las diferentes unidades de cada producto se mezclaron y homogeneizaron, y, acto seguido, se procedió a la extracción o al secado en el horno a 80 °C durante cuarenta y ocho horas antes de realizar las mediciones solicitadas.

Los xenobióticos (es decir, los restos de productos fitosanitarios) que se deseaban localizar eran los siguientes:

– Componentes organofosforados: se buscaron 51 componentes de este tipo en el pan blanco y en el integral y en el aceite de oliva, empleando para ello la cromatografía de gases de detección termoiónica.
– Componentes organoclorados: se identificaron hasta 19 en los productos lácteos, los huevos, las patatas y el aceite de oliva, a través de la cromatografía de gases por captura de electrones. En los productos lácteos, la dioxina se midió mediante cromatografía de gases acoplada a espectrometría de masas de alta resolución (método de la Agencia de Protección Medioambiental de Estados Unidos).
– Piretroides sintéticos: se buscaron 10 diferentes en el pan blanco y en el integral y en el aceite de oliva, empleando para ello la cromatografía de gases con columnas capilares y con detección por captura de electrones.
– Carbamatos: se trató de localizar 10 diferentes en las patatas, los melocotones, las cebollas y el aceite de oliva, utilizando la cromatografía de líquidos de alto rendimiento (HPLC) con detección fluorimétrica.
– Metales pesados: se midieron los niveles de cadmio y plomo en la carne de pollo y en los huevos, empleando para ello la absorción atómica electrotérmica (AAE). En los mismos productos se buscó también mercurio mediante la generación de vapor frío acoplada a la AAE.
– Las micotoxinas: se buscó ocratoxina A en el pan y en el vino, empleando para ello HPLC con detección fluorimétrica. En los mismos productos se midió el deoxinivalenol (DON) mediante la técnica ELISA.
– Esteroides: se buscaron en los tres tipos de carne mediante cromatografía de gases acoplada a espectrometría de masas.
– Nitratos y nitritos: se midieron en los tres tipos de carne, así como en las patatas y en las lechugas, por cromatografía iónica de alto rendimiento tras extracción acuosa.
– Materia seca: se midió en la leche, en las lentejas y en las cebollas tras su secado en el horno.
– Lípidos totales: se buscaron en la carne de pollo, buey, cordero y ternera, después de realizar una extracción con hexano.

- Ácidos grasos: se midieron en la carne, los productos lácteos, la espelta y el aceite de oliva, mediante cromatografía de gases de ésteres metílicos, tras realizar una extracción con hexano.
- Aminoácidos: se localizaron en el pan, por reacción con ninhidrina, tras separación mediante HPLC.
- Fibras alimentarias: se midieron en el pan, los melocotones, las lentejas y el almidón resistente de las patatas, mediante el método enzimático-gravimétrico AOAC, y se expresaron en porcentaje del peso fresco.
- Minerales: se cuantificaron a través de absorción atómica tras mineralización, salvo en el caso del fósforo (en el que se recurrió a la detección colorimétrica, de acuerdo con el método de vanadio-molibdeno).
  Se empleó la absorción atómica por llama o electrotérmica, según la concentración mineral que se esperaba que presentara la muestra. En los productos lácteos se midieron el calcio y el fósforo; en la carne y las lentejas, el hierro; en los huevos, el cobre y el zinc; en los vinos, el cobre, el hierro y el calcio; en la espelta y el pan, el selenio, el zinc, el calcio y el hierro; en las verduras y el melocotón, el calcio, el potasio, el hierro, el azufre, el magnesio y el selenio.
- Vitaminas: en el pan, se determinó la cantidad de vitaminas B1 y B6 mediante HPLC, y de vitamina B5 por método microbiológico. En todas las verduras y en el melocotón se midió la vitamina C a través de HPLC.
- En el tomate, la lechuga y el melocotón se buscaron carotenoides por HPLC.
- En los vinos se detectaron compuestos fenólicos mediante el índice de Folin, y en el aceite de oliva, mediante HPLC con detección por ultravioleta. En las lentejas se midieron las isoflavonas con actividad fitoestrogénica a través de HPLC.

Resultados obtenidos en cuanto a la calidad nutricional

Xenobióticos de origen ambiental: se encontró dioxina en las leches AE y AC (AE: 0,388; AC: 0,265 equivalentes tóxicos) y en los yogures

AE y AC (AE: 0,0008; AC: 0,002 equivalentes tóxicos). Además, se observó una pequeña cantidad de PCB (policlorobifenilo) en los huevos AC (0,003 mg/kg).

Pesticidas: se encontró tiabendazol (0,02 mg/kg) en las patatas AE, así como 0,02 mg/kg de clorotalonil en las patatas AC, pero solo los melocotones AC presentaban contaminación por ditiocarbamato (0,037 mg/kg). Mientras que el pan AE (harina de tipo T85) tenía trazas de tetraconazol, los tres panes AC (harina de tipo T150) se encontraban contaminados por dos clases de organoclorados: pirimifos metil (0,150; 0,130 y 0,090 mg/kg) y malatión (0,100; 0,055 y 0,030 mg/kg).

Metales pesados: en un grupo de huevos AE y en el correspondiente AC se halló un nivel más alto de cadmio (AE: 0,017 mg/kg; AC: 0,009 mg/kg), y en tres grupos de huevos AE y AC se detectó una cantidad comparable de plomo (AE: 0,03; 0,04 y 0,04 mg/kg; AC: 0,02; 0,03 y 0,03 mg/kg). Sin embargo, solo se halló mercurio en un grupo de huevos AC (0,03 mg/kg).

Micotoxinas: en un pan AE y en uno AC (harina de tipo T85) se encontraron niveles comparables de DON (deoxinivalenol), en concreto 0,11 y 0,13 mg/kg, respectivamente. Sin embargo, también se encontró en los tres panes AC (de harina de tipo T150), con niveles de 0,13; 0,12 y 0,11 mg/kg, aunque no en los panes AE (con harina de tipo 150). Se detectó ocratoxina A en niveles similares en los vinos de uvas merlot y cabernet-sauvignon AE (52,0 y 53,9 µg/l, respectivamente) y AC de uvas merlot y cabernet-sauvignon (54,2 y 56,9 µg/l, respectivamente).

Nitratos: se midieron en las patatas y las lechugas. Su nivel era más elevado en los productos AC que en los AE y AS: de hecho, en las patatas AE se obtuvo una cantidad un 88 por ciento inferior a la de las AC; en el caso de las lechugas AE, su nivel era un 22 por ciento inferior al de las AC, y las AS, por su parte, estaban un 38 por ciento por debajo de las AC; entre las lechugas AE y AS no se detectaron diferencias, pero sí entre las AS y las AE, ya que las primeras presentaban un nivel un 60 por ciento superior.

Resultados en el caso de los productos animales: no se apreciaron diferencias de materia seca entre las leches AE y AC. La relación magro-graso evaluada en la carne es significativamente mayor en las muestras de pollo AE que en las de pollos con certificado Duc (que se consideran AS) y en las de pollos de tipo AC. Tampoco se observan diferencias significativas entre productos AE y productos con el sello francés de calidad Label rouge. Eso sí, este último está algo por encima del pollo Duc y es claramente superior al pollo AC. El pollo Duc es comparable al pollo AC. No hay distinciones en cuanto a la relación magro-graso entre la carne de buey AE y la AC, pero el cordero AE presenta una relación un 60 por ciento superior a la del cordero AC, y la ternera AE, un 67 por ciento superior a la de la ternera AC. La concentración de calcio es mayor en los productos lácteos AC que en los AE, pero en una proporción de menos de un 20 por ciento, excepto en el caso del queso de cabra tipo *pélardon* (30 por ciento).

El perfil de ácidos grasos demuestra que existen más ácidos grasos poliinsaturados (AGPI) en los productos AE que en los AC, con excepción del pollo AC, que presenta un nivel de ácido graso omega-3 mayor que el del pollo AE (la diferencia, en concreto, es del 42 por ciento). No se apreciaron distancias entre los quesos roquefort AE y los AC, ni tampoco entre los aceites de oliva AE y los AC.

Resultados en el caso de los productos vegetales: solo se detectaron diferencias en la materia seca en el caso de las cebollas. AE: 152 g/kg; AC: 107 g/kg (diferencia del 30 por ciento).

La cantidad de fibra de las lentejas AE y AC es comparable. También lo es la del almidón resistente en los tres tipos de patatas. Sí se observa una ligera diferencia entre los panes elaborados con harina de tipo T150, pero no es significativa. AE: 8,94 ± 1,5 por ciento; AC: 8,00 ± 1,2 por ciento.

En los panes, también son comparables **la lisina y la suma de aminoácidos esenciales** (AE: 24,35 ± 2,81 g/kg; AC: 22,87 ± 0,5 g/kg), pero sus niveles tampoco son significativos.

El índice de minerales es, en general, similar en los productos AE y AC. Las lentejas AC tienen una tasa de hierro (medida en mg/kg) significativamente superior a la de las lentejas AE (AE 79,33 ± 8,5; AC: 101,33 ± 13,05).

El magnesio está más presente en el pan elaborado con harina de tipo T150 AE que en el AC (AE: 825 ± 138 mg/kg; AC: 560 ± 199 mg/kg), pero se trata de una diferencia escasamente significativa. Los vinos AC poseen algo más de hierro (diferencia: 23 por ciento) que los vinos AE, pero estos últimos contienen más calcio (diferencia: 79 por ciento) y menos cobre (diferencia: 74 por ciento) que los vinos AC.

En las cebollas AE, el calcio, el azufre y el potasio son entre dos y tres veces más elevados que en las cebollas AC.

En cuanto a las vitaminas y los fitomicroconstituyentes, la vitamina B1 era significativamente más abundante en los panes AE con harina de tipo T150 que en los panes AC con harina del mismo tipo (AE: 0,130 ± 0,007 mg/100 g; AC: 0,096 ± 0,008 mg/100 g).

Los alimentos de origen vegetal AE presentan un nivel de vitamina C mayor que el de los productos AC (tomates: 27 por ciento; lechugas: 35 por ciento; patatas: 20 por ciento). El contenido en vitamina C de los productos AE y AS es similar en el caso de los tomates y las patatas, y muy parecido en el de las lechugas: 23 por ciento. Esta vitamina está más presente en los tomates AS que en los AC (34 por ciento), pero no hay diferencias en las lechugas. En las patatas no ha sido posible comparar niveles.

El nivel de vitamina E es más importante en los yogures (AE: 0,29 mg/100 g; AC: menos de 0,05 mg/100 g) y en los tomates (los AE presentan una cantidad un 47 por ciento superior a los AC y los AS, y estos últimos, a su vez, están un 42 por ciento por encima de los AC). Este nivel también es ligeramente mayor en el aceite de oliva elaborado con la aceituna francesa picholine (AE: 27,0 mg/100 g; AC: 21,0 mg/100 g; diferencia: 22 por ciento).

En cuanto a los carotenoides, se ha detectado sistemáticamente que los productos AE presentan unas tasas superiores a las de los productos AS y AC, aunque las diferencias son más evidentes en las lechugas que en los tomates (betacaroteno de los tomates: los AE tienen una cantidad un 25 por ciento superior a los AC y los AS, y estos últimos, a su vez, están un 21 por ciento por encima de los AC; en las lechugas: las AE contienen una cantidad un 66 por ciento superior a las AC y un 27 por ciento superior a las AS, y estas últimas, a su vez, adelantan en un 57 por ciento a las AC; melocotones: los AE poseen un nivel un 60 por ciento superior a los AC y los AS).

La luteína también está más presente en las lechugas AE que en las AC (diferencia: 45 por ciento) y que en las AS (diferencia: 38 por ciento). En cambio, no existen diferencias en cuanto a la luteína entre las lechugas AS y las lechugas AC.[101]

La concentración de licopeno es algo mayor en los tomates AE que en los tomates AC (diferencia: 25 por ciento), mientras que los tomates AS no se distinguen en este sentido ni de los AE ni de los AC.

En cuanto al contenido en compuestos fenólicos, es similar en los vinos AE y AC de las dos variedades analizadas. Por su parte, la oleuropeína está más presente en el aceite de oliva (elaborado con la aceituna de variedad francesa bouteillan) que en el aceite de oliva AC correspondiente (AE: 1067 mg/kg; AC: 707 mg/kg; diferencia: 34 por ciento). La distancia es menor en el caso del aceite de oliva elaborado con la aceituna francesa picholine (AE: 1038 mg/kg; AC: 837 mg/kg; diferencia: 19 por ciento).

Alimentos procedentes de la agricultura ecológica: una mejor calidad nutricional

Cuando los productos ecológicos presentan alguna contaminación, se debe al entorno agrícola convencional que los rodea y que deberíamos eliminar de inmediato. Los resultados del estudio confirman la superioridad del perfil nutricional de los alimentos procedentes de la AE, aunque esa superioridad no se aprecie en todos los casos.

Las conclusiones de nuestra investigación van en la misma línea que las de otros análisis. En los productos AE se detectan menos **xenobióticos** que en los productos AC (en una proporción de 2 restos a 5 en los 16 grupos de alimentos de origen animal o vegetal estudiados). Resulta interesante constatar que estos xenobióticos se concentran en el salvado de trigo, lo que lleva a concluir que la habitual recomendación de consumir pan integral debería completarse especificando que ese pan debe ser de tipo ecológico.

Con todo, los productos procedentes de la agricultura bío no están libres de contaminantes medioambientales, como la **dioxina**. Por eso es aún más necesario acabar con este tipo de polución. Traag y otros demostraron que los pollos criados en batería presentan menos probabilidades de contaminarse con dioxina que aquellos que pueden moverse con libertad. Pero esa dioxina también puede llegar por vía alimentaria.

La presencia de **PCB** en un grupo de huevos podría explicarse por una nutrición en la que están presentes harinas de origen animal. Se podría pensar que el nivel de metales pesados es potencialmente mayor en los huevos y en los pollos procedentes de la agricultura ecológica, dado que cuando los animales se encuentran al aire libre tienen la posibilidad de picotear el suelo. Sin embargo, no existe ninguna publicación científica que confirme esta hipótesis. En cualquier caso, en los seis grupos de productos analizados por cada tipo de origen, detectamos dos metales pesados entre los alimentos AE y tres en los AC, lo que podría deberse al hecho de que en la agricultura ecológica no se utilizan lodos procedentes de aguas residuales.

En un principio pensamos que los productos bío presentarían una mayor concentración de **micotoxinas** debido a que en su cultivo no se emplean fungicidas, pero, en realidad, la agricultura ecológica da prioridad a prácticas que favorecen la ausencia de contaminación a través de hongos *Fusarium* (conocidos por su capacidad para sintetizar determinadas micotoxinas) en los campos, lo que determina una menor contaminación de los cereales por fumonisinas y tricotecenos en las épocas de plantación y cosecha.

No en vano, en nuestro estudio encontramos DON (un tricoteceno, precisamente) en cuatro panes AC y en un pan AE. Si bien esta micotoxina no es cancerígena, puede dar lugar a problemas neurotóxicos, hematopoyéticos o inmunotóxicos. Las micotoxinas, como la ocratoxina, aparecen durante la recolección y también en fases posteriores (almacenamiento, vinificación, etc.). En este caso, las condiciones meteorológicas (humedad y alta temperatura), así como las normas de higiene aplicadas en el momento del almacenamiento (que son similares en la agricultura ecológica y en la convencional), producen los mismos efectos.

En nuestro estudio detectamos ocratoxina —que la Agencia Internacional para la Investigación del Cáncer, con sede en Lyon, ha incluido en el grupo 2 de carcinógenos— tanto en los vinos AE como en los AC, en cantidades relativamente elevadas, aun cuando el correspondiente reglamento comunitario[102] aún no haya establecido el límite máximo que resulta aceptable en esta bebida. Otros informes llegan a resultados similares, tanto en lo que se refiere a la concentración como al porcentaje de los productos estudiados.

La ingestión de **nitratos** está relacionada con dos problemas de salud: la metahemoglobinemia, que puede provocar muerte súbita en los lactantes, y diversos cánceres (de estómago y colon) a través de la transformación de nitratos en nitritos y, posteriormente, en nitrosaminas. Las verduras son las principales fuentes de estas sustancias, seguidas de los productos de charcutería y del agua. Como era de esperar —y como hemos señalado a menudo—, encontramos más nitratos en los productos AC que en los AE.

En cuanto a la calidad nutricional, nuestro estudio sugiere que es mayor en los alimentos procedentes de la agricultura ecológica: no en vano, constatamos esta superioridad en siete de los nueve productos animales AE (los AC solo los aventajaron en un caso) y en ocho de los trece productos vegetales (con dos excepciones en los productos AC).

Por lo general, las investigaciones coinciden en señalar que los productos agrícolas bío son más densos, con una relación magro-graso mayor que en los productos convencionales. De los siete estudios que hemos analizado en este sentido, cuatro detectan un nivel mayor de materia seca: dos de tres, en el caso de las lechugas, y dos de cuatro, en el de las coles.

La mayoría de los estudios (en concreto, ocho de diez) indican que los cereales procedentes de la agricultura ecológica contienen menos proteínas por grano que los convencionales, pero también destacan que pueden presentar más lisina, algo que hemos observado en nuestro estudio, aunque no con diferencias estadísticamente significativas.

Los resultados de la investigación de Gundersen y otros acerca de los minerales de las cebollas difieren de los nuestros, ya que muestran niveles menores de calcio en los productos agrícolas bío, así como tasas similares de potasio. Esta discrepancia puede explicarse por la mayor cantidad de materia seca con la que contábamos para nuestro estudio, o bien por las diferencias en el tipo de suelo.

En cuanto a los **minerales**, puede decirse que, por lo general, apenas existen variaciones entre los productos procedentes de la agricultura ecológica y los proporcionados por la convencional. En los primeros, suele darse un mayor nivel de magnesio, mientras que los segundos destacan por su contenido en hierro (de acuerdo con nuestro estudio).

En realidad, la principal diferencia entre AE y AC tiene que ver con **los ácidos grasos, los fitonutrientes** y los constituyentes. Los ácidos grasos poliinsaturados, fundamentalmente de la serie omega-3, las vitaminas antioxidantes y los microconstituyentes contribuyen a la prevención de las enfermedades cardiovasculares y, tal vez, también a la del cáncer. Por eso desempeñan una importante función en la reducción de los casos de enfermedades crónicas degenerativas y de la mortalidad por cualquier tipo de causa.

Los ácidos grasos poliinsaturados (AGPI) se encuentran en una proporción superior en la mayoría de los productos animales, como han observado Lund y otros, Dufey y otros, y Patishenko y otros. Esta mayor cantidad de AGPI podría explicarse por una actividad más intensa de las bacterias en el rumen de los animales o por el enriquecimiento de los alimentos con semillas de lino, en el caso del ácido alfalinolénico, más presente en los productos AE, salvo en el caso del roquefort (que contiene cantidades similares en todas las categorías) o en el del pollo (donde el AC aventajaría al AE), resultado este que no nos esperábamos, ya que anteriormente se había señalado que los lípidos de las aves criadas en libertad se caracterizaban por una mayor proporción del ácido alfalinolénico frente a las aves en batería.

Una posible explicación es que estos pollos se alimentan con tortas de soja contaminadas con lípidos. También se detectó una mayor proporción de ácido alfalinolénico en la espelta, dato este que, por lo que sabemos, nunca antes se había señalado.

La literatura sobre el tema aporta poca información comparativa sobre el contenido en **vitaminas B** de los productos procedentes de la agricultura ecológica frente a los de la agricultura convencional.

Con todo, algunos resultados de investigaciones sobre los cereales apuntan, como nuestro estudio, a diferencias bastante modestas. En la mitad de los ocho análisis considerados que se han ocupado de medir la **vitamina C** en las patatas, se confirma una mayor concentración, lo que coincide en buena medida con nuestras conclusiones. Borel y otros (comunicación personal) hallaron una concentración más elevada de **betacaroteno** en los tomates ecológicos que en los convencionales, pero no identificaron diferencias en cuanto al licopeno.

En su investigación, también identificaron un contenido superior en **vitamina C**, pero Pither y otros no obtuvieron el mismo resultado en este sentido. Esta diferencia en cuanto al contenido en micronutrientes del tomate podría deberse, dentro de las mismas variedades, al mayor o menor grado de maduración de las muestras, ya que a medida que el fruto madura, la vitamina C disminuye, mientras que los carotenoides aumentan.

Sin embargo, en el caso de nuestro estudio no cabe esgrimir este argumento a la hora de explicar la distancia entre AE y AC, ya que los tomates AE presentaban mayor cantidad de vitamina C y también de carotenoides que los AC.

Las investigaciones realizadas en torno a alimentos como las patatas, el maíz dulce, las coles y las manzanas no evidencian variaciones en el contenido de **vitamina E**.

Gutiérrez y otros demostraron que el aceite de oliva ecológico presenta un contenido más alto en vitamina E que el aceite convencional, algo que va en línea con nuestros resultados. Martin y otros, por su parte, afirmaron que los animales que pastan al aire libre producen una leche más rica en vitamina E y carotenoides, es decir, con un mayor poder antioxidante.

Los dos estudios sobre las manzanas, uno de los tres sobre las fresas, el único que analiza las peras, uno de los tres sobre los tomates, uno de los dos sobre las patatas y el único sobre las cebollas han revelado que en los productos procedentes de la agricultura ecológica se dan índices más elevados de **compuestos fenólicos** que en los productos convencionales, salvo en el caso de la grosella negra (dos estudios) y el del calabacín (un estudio). Contrariamente a nuestros resultados, Levite y otros hallaron un nivel más alto de resveratrol en el vino ecológico que en el convencional, mientras que Gutiérrez y otros demostraron que existía una mayor concentración de compuestos fenólicos en el aceite de oliva, algo que sí coincide con nuestros hallazgos.

En conclusión: estudiamos 22 alimentos con el fin de tener una visión global de la nutrición, ya que, cuando se trata de prevenir, lo que importa es el perfil alimentario y, sobre todo, la cantidad de alimentos «sanos» que se consumen regularmente. La mayoría de los productos AE (18 de 22, frente a 3 de 22 en el caso de los AC) presenta una ventaja en materia de seguridad sanitaria (contienen menos xenobióticos, metales pesados, micotoxinas y nitratos) y/o una ventaja nutricional (en ácidos grasos, vitaminas y microconstituyentes). Además, algunos alimentos presentan un mayor índice de micronutrientes o constituyentes, como ocurre con los tomates en relación con las vitaminas C y E, el betacaroteno y el licopeno.

Hoy en día resulta imposible afirmar científicamente que una dieta basada en alimentos ecológicos tiene beneficios para la salud

Nuestro estudio no puede determinar si las diferencias observadas favorecen una mayor concentración de estos nutrientes en el organismo y una consecuente mejora del estado físico. Para llegar a una conclusión similar, sería necesario llevar a cabo otro tipo de investigación: en concreto, un estudio de intervención a corto plazo, evaluado con marcadores biológicos pertinentes de acuerdo con un protocolo de ensayo cruzado, y/o estudios de observación de las personas que consumen o han consumido regularmente productos ecológicos.

Ya existe un protocolo de investigación en este sentido, pero aplicarlo de acuerdo con las normas científicas básicas requerirá tiempo y dinero. Para ello, se deberán seleccionar dos grupos de población y *randomizarlos* (es decir, distribuirlos aleatoriamente), de modo que ambos coman exactamente los mismos menús, pero uno de ellos reciba alimentos AE y el otro, alimentos AC. Cuando la agricultura sostenible (AS) se haya organizado científicamente y cuente con los certificados oportunos, se podrá añadir un tercer grupo, que consumirá alimentos procedentes de esta modalidad de cultivo. ¿Cuánto tiempo debería durar ese estudio? ¿Acaso quince días o un mes serán suficientes para observar diferencias significativas?

Aún hay que resolver una cuestión ética: si las personas de esos dos o tres grupos están bien informadas, algo a lo que tienen derecho, ¿aceptarán consumir alimentos AC sin saberlo, pero siendo conscientes de que con ellos pueden ingerir productos tóxicos, aunque sea a unos niveles que no superen la IDA (ingesta diaria admisible)?

En tanto en cuanto los científicos no respondan a esta pregunta, no podremos desaconsejar el consumo de productos procedentes de la AE. Más allá de criterios subjetivos (color, olor, sabor), los resultados científicos obtenidos en la comparación de la calidad nutricional de los alimentos AE, AS y AC confirman que quienes optan por comer mejor, eligiendo la dieta mediterránea y aumentando lo máximo posible los productos AE, aciertan.

Las confirmaciones nacionales e internacionales

Una serie de estudios realizados en California y publicados entre 2004 y 2007 confirman que los tomates procedentes de la agricultura ecológica contienen más flavonoides antioxidantes que los de la agricultura convencional. En estas investigaciones, fruto de un trabajo de diez años,[103] se buscaban las concentraciones de quercetina y canferol de tomates secos AE y AC. Ambas sustancias tienen un efecto protector frente a dolencias cardiovasculares, cánceres de próstata y, probablemente, también de mama, así como frente a la demencia senil. Según sus hallazgos, los tomates AE contienen casi un 80 por ciento más de quercetina que los AC y hasta un 97 por ciento más de canferol. En el caso del licopeno, en cambio, todos los tomates presentan, una vez secos, la misma proporción.

En Francia, las investigaciones que la Dirección de Fraudes (DGCCRF) ha llevado a cabo sobre los restos de pesticidas en las frutas y en las verduras han hallado trazas en la mitad de las muestras, y en menos del cinco por ciento de los casos han detectado niveles superiores al LMR (límite máximo de residuos).

La idea de que la generalización de la agricultura ecológica no es ni posible ni deseable forma parte del discurso de los antiguos ingenieros del INRA (Instituto Nacional de Investigación Agronómica francés), grandes usuarios y promotores de la agricultura productivista, en la que lo único que se busca es el aumento de los beneficios y con la que, además, se ha hecho creer a los agricultores que esta es la única vía para alimentar a toda la humanidad.

Albert Jacquard explica que «hace seis o siete años la ONU publicó un extraordinario informe, realizado bajo la dirección de Gro Harlem Bruntland, actual primera ministra de Noruega, en el que se intentaba dar respuesta a la siguiente pregunta: ¿hasta qué punto puede nuestro planeta alimentar a los seres humanos? Pues bien, en las condiciones actuales sería posible nutrir sin dificultad a quince mil millones de personas y, con ciertos avances, se llegaría a hasta treinta mil o treinta y cinco mil millones. ¡Y por ahora solo somos seis mil millones!».

En mayo de 2007, la FAO llegó incluso a afirmar que la agricultura ecológica podría alimentar ya a diez mil millones de seres humanos.

En las reuniones Grenelle de l'environnement, celebradas entre agosto y septiembre de 2007, a las que acudí en representación de la Unión Nacional de Asociaciones Familiares de Francia (UNAF), presenté dos propuestas concretas para las familias:

1. Crear dos regiones piloto en Francia como centros de agricultura ecológica, en las que, a lo largo de cinco años, se aumente la superficie cultivable un cinco por ciento anual para resolver nuestro retraso con respecto al resto de Europa (no hay que perder de vista que vamos a la cola). Estas regiones serían:[104]
   – Alsacia, por motivos económicos locales y por su facilidad de exportación a Alemania, Austria y los países escandinavos, todos ellos grandes consumidores de este tipo de productos.
   – Provenza-Costa Azul, dado que esta zona se extiende desde el mar a la montaña y permite desarrollar toda la agricultura y la ganadería necesarias para la salud (de acuerdo con la dieta mediterránea).
2. Imponer a la Oficina de Control de la Publicidad francesa un código ético y de salud, ya que en la actualidad (y sin exagerar) nos vemos obligados a aconsejar a las familias que no compren aquello que proponen los anuncios de productos alimentarios: hasta ese nivel tan negativo en términos de salud pública ha llegado ya la publicidad.

Hoy en día, cada agricultor francés alimenta a casi ochenta personas, setenta de ellas dentro del territorio nacional, mientras que un empleado del sector agroalimentario provee productos a ciento veinticinco consumidores, cien de ellos en Francia.

En cuanto a los costes de los alimentos AE, mientras nos limitemos a elegir puntualmente tal o cual producto bío, podemos estar seguros de que pagaremos más (ya que son entre un 20 y un 25 por ciento más caros). En cambio, si nos orientamos hacia una alimentación basada de forma generalizada en la agricultura ecológica, no nos veremos obligados a afrontar costes adicionales.[105]

¿EN QUÉ MEDIDA LA NUTRICIÓN FRENA O ELIMINA LOS SÍNTOMAS DE LAS ENFERMEDADES AUTOINMUNES? LOS CÁNCERES Y LAS DOLENCIAS AUTOINMUNES, DESDE LAS POLIARTRITIS Y LA ESCLEROSIS MÚLTIPLE HASTA EL ALZHÉIMER

¿Por qué una mala alimentación puede provocar trastornos inmunitarios, desde el cáncer hasta las enfermedades autoinmunes?

Una alimentación incorrecta da lugar a una digestión incorrecta, ya que los alimentos acaban provocando una sensación de pesadez en el estómago y las enzimas del jugo gástrico pueden desbordarse. Más allá de la digestión en sí, también habrá, como es lógico, problemas en la absorción intestinal.

No en vano, es a través de la digestión como, por efecto de enzimas específicas, los alimentos se transforman en nutrientes, que, simplificados ya en forma de pequeñas moléculas, atraviesan la barrera intestinal para diluirse en el torrente sanguíneo, que se dirige al hígado, primero, al corazón, después, y desde allí, al resto de los órganos. Las moléculas de mayor tamaño (lipoproteínas) pasan a través de la linfa y llegan al corazón por el sistema linfático y, más adelante, por la sangre venosa.

Si los alimentos o nutrientes agreden la barrera intestinal, las moléculas «anormales o tóxicas» pueden atravesarla y llegar hasta algún órgano de nuestro cuerpo, donde actuarán como antígenos, a los que ese órgano responderá localmente mediante la creación de anticuerpos. Este par antígeno-anticuerpo provocará una inflamación local, después una reacción inmunitaria local y, más adelante, una reacción inmunitaria general, que a su vez generará anomalías orgánicas que pueden acabar en enfermedades crónicas, sobre todo si la intoxicación se mantiene constantemente.

La enfermedad cancerosa es la más grave de todas ellas, ya que, tras atacar a un órgano con el fin de crear el tumor primario, se extenderá en forma de metástasis (tumores secundarios) hacia otros órganos: los ganglios, los huesos, el hígado, los pulmones, las glándulas suprarrenales, el cerebro, la piel...

Hoy en día sabemos que casi un cuarenta y cinco por ciento de los cánceres están asociados a unos malos hábitos alimentarios. Pero hay que manejar con prudencia esta información científica, ya que resultaría peligroso difundir el mensaje de que una alimentación sana cura sin más la enfermedad. Cuando el cáncer ya está en marcha, solo los tratamientos oncológicos pueden eliminarlo.[106] Sin embargo, es evidente que si el paciente mantiene sus malos hábitos alimentarios aumentará el riesgo de sufrir recidivas. Un fumador tratado y curado de un cáncer de pulmón o de vejiga correrá el máximo riesgo de recaída si persiste en el tabaquismo o vuelve a él, aun cuando solo sea en pequeñas dosis. Es algo que he tenido ocasión de ver en multitud de pacientes. Lo mismo ocurre en el caso de la alimentación.

Estoy de acuerdo con mi compañero David Servan-Schreiber cuando asegura en su obra[107] que la epidemia de cáncer que sufre el mundo occidental está ligada, sobre todo, al espectacular cambio que han experimentado nuestros estilos de vida desde 1940, principalmente por tres factores: (1) la alimentación, con el aumento del consumo de azúcares; (2) nuestra exposición a numerosos productos químicos, y (3) el estrés y el sedentarismo.

En efecto, como escribe mi compañero, es posible crear una «biología anticáncer», y me permito añadir que esto vale tanto para los pacientes afectados y tratados por un tumor —que deben evitar las recidivas— como para las personas que no desean pasar por esta enfermedad.

Ejemplos de tejidos u órganos que pueden verse afectados por enfermedades autoinmunes:

- **Las articulaciones, en el caso de la poliartritis crónica más o menos evolutiva.**
- **El sistema nervioso, en el caso de la esclerosis múltiple o el alzhéimer.**

La poliartritis crónica evolutiva (PCE)

Conocida también como *poliartritis reumatoide,* se trata de una inflamación que afecta simultáneamente a varias articulaciones. Se da más en las mujeres, a partir de los cuarenta años, aproximadamente, y en ella estarían implicados los cromosomas 6 y 3, que desempeñan un importante papel en la regulación del sistema inmunitario. Los primeros síntomas se manifiestan en las manos y, más adelante, en las muñecas, los pies y las rodillas. En estas articulaciones se siente entumecimiento, calor, dolor o rigidez, especialmente por las mañanas, en el momento de despertarse. Poco a poco van apareciendo deformaciones, que acaban desembocando en anquilosis.

En las radiografías de pies se observa la presencia de erosiones, un criterio diagnóstico sumamente importante. También se aprecia una desmineralización en bandas de las articulaciones de los pies, en la zona metatarsofalángica. Con mucha frecuencia, estas lesiones son simétricas. Cuando los signos son más claros, el horario del dolor es mixto: las sensaciones pueden aparecer durante el día, cuando se realizan movimientos, y también por la noche, impidiendo así el sueño. La rigidez se acentúa, la inflamación articular aumenta y la sensación de impotencia se agrava.

Hay un nuevo marcador biológico específico que permite detectar concretamente las poliartritis reumatoides incipientes: se trata de los anticuerpos antifilagrina/anticitrulina, con una especificidad de entre el 95 y el 98 por ciento y una sensibilidad de entre un 60 y un 70 por ciento en las primeras etapas de la enfermedad. Estos autoanticuerpos también son muy valiosos para realizar pronósticos, ya que, estadísticamente, su presencia se asocia a una evolución grave.

La progresión de la dolencia tiene lugar a través de brotes intercalados con episodios de remisión. Pero la anquilosis siempre avanza, inevitablemente. Los factores que empeoran el pronóstico son los siguientes:

- Un inicio poliarticular.
- Un síndrome inflamatorio importante.
- La presencia de erosiones articulares en una fase precoz.
- Un título del factor reumatoide elevado.
- La existencia de anticuerpos antiqueratina.

En el caso de las mujeres en edad fértil que se traten con metotrexato, hay que evitar el embarazo. De hecho, si la paciente se está planteando una gestación, es preferible interrumpir la medicación al menos seis meses antes de que empiece a intentar quedarse embarazada. No en vano, el metotrexato presenta un elevado riesgo de malformaciones fetales. Además, este tratamiento provoca una carencia de ácido fólico que puede generar casos de espina bífida, retraso mental, hidrocefalia o anomalías cardíacas. En caso de que se produzca el embarazo mientras se está tomando la medicación, habrá que interrumpir la terapia de inmediato y administrar, si aún no se ha hecho, un suplemento de ácido fólico (vitamina B9). También se desaconseja la lactancia si no hay posibilidad de abandonar el metotrexato.

Es precisamente en la PCE[108] donde mi compañero Jean Seignalet midió con mayor rapidez la eficacia de su «dieta libre de lácteos y gluten y basada en el consumo de los productos más frescos y menos cocinados», combinada con «complementos alimenticios». Sus efectos en la reducción del dolor y la inflamación son espectaculares, lo que demuestra muy bien la relación que existe entre nutrición y sistema articular. Además, en general, es posible reducir progresivamente los corticoides y el metotrexato, hasta abandonarlos por completo, aunque, evidentemente, la deformación de manos y pies es irreversible.

Es obvio que en esta enfermedad intervienen los factores de crecimiento y las proteínas de los productos lácteos, así como las moléculas originadas por la degradación del gluten, ya que, al suprimirlos radicalmente, la mayoría de los pacientes sienten una mejoría.

La esclerosis múltiple (EM) y la relación entre alimentos/nutrientes y el sistema nervioso central

La esclerosis múltiple es una enfermedad inflamatoria del sistema nervioso central que afecta especialmente a la médula espinal.

Existe una propensión de origen genético, pero no basta por sí sola para desencadenar esta dolencia, que se da más en la población femenina (aproximadamente tres mujeres por cada dos hombres). El análisis de las edades de los pacientes revela que el inicio clínico de esta esclerosis se sitúa, en un setenta por ciento de los casos, entre los veinte y los cuarenta años.

Dentro de las patologías inflamatorias autoinmunes, la EM es la principal enfermedad no tumoral del sistema nervioso entre los adultos jóvenes. Puede evolucionar durante decenas de años, generando déficits cada vez más discapacitantes a medida que pasa el tiempo.

Ácidos grasos libres y saciedad

Hoy en día sabemos que las neuronas pueden utilizar los ácidos grasos no ya como sustrato de energía, sino como mensajeros celulares para recibir información sobre el estado energético del organismo. Las neuronas especializadas, especialmente en el hipotálamo y el tronco cerebral, que es el tallo que une al cerebro con la médula espinal, pueden detectar las variaciones periféricas de concentración de los ácidos grasos libres (AGL).

Así, a través de su efecto central, estos ácidos regulan con precisión el comportamiento ante la alimentación, la producción de glucosa por parte del hígado y la secreción de insulina por parte del páncreas. Obici y otros han demostrado que si se administra por perfusión AGL a una rata en la cavidad de los ventrículos cerebrales durante seis horas, su producción hepática de glucosa y su ingesta de alimentos disminuirán.[109] Este experimento reproduce, según sus autores, la aportación de ácidos grasos que tiene lugar en el organismo después de una comida y que sirve como señal saciógena (es decir, reguladora del apetito). Cada vez hay más evidencias de que las neuronas del hipotálamo y del tronco cerebral son transmisores sensibles a los AGL y fundamentales para el equilibrio de energía.

Las vitaminas del grupo B (B3, B1, B6, B9 y B12)

El ejemplo más característico es el de la **vitamina B3**, cuyo déficit provoca pelagra, una enfermedad con un componente neurológico que se asocia a síntomas variables, como la irritabilidad, la pérdida de memoria, la ansiedad, el insomnio y, a largo plazo, la demencia. Sin embargo, si la carencia se detecta pronto y se toma un suplemento de vitamina B3 (nicotinamida y ácido nicotínico), es posible atajar rápidamente la enfermedad. Así pues, esta vitamina tiene efectos neuroprotectores.

El déficit de **vitamina B1** está detrás del beriberi, una dolencia que afecta sobre todo a la población cuyo único alimento es el arroz pulido altamente refinado. Tras apenas unos días de carencia de esta vitamina, pueden observarse ya signos de fatiga, cambios de humor y reducción de las capacidades cognitivas e intelectuales.

La falta de vitamina **B6 (piridoxina)** es responsable de trastornos psiquiátricos, que cursan con irritabilidad y depresión, pero hay que tener en cuenta que este déficit suele ir acompañado del de otras vitaminas del grupo B, como la **B9 o ácido fólico.** Una carencia de ácido fólico en la mujer embarazada puede dar lugar a malformaciones congénitas, especialmente a anomalías en el cierre del tubo neural (espina bífida), cuadro que puede reducirse entre un 40 y un 75 por ciento si se toman suplementos vitamínicos. En las personas mayores, la falta de ácido fólico ocasiona anemia, trastornos de la memoria, del sueño y del comportamiento, alteraciones en el cerebelo y pérdida cognitiva.

La deficiencia de vitamina **B12**, que puede dar lugar a problemas cerebelosos e, incluso, psiquiátricos (labilidad afectiva, depresión y trastornos de la memoria), se observa en el diez por ciento de los ancianos.

Anomalías en el sistema nervioso

La desmielinización o destrucción de la mielina presente en la sustancia blanca del encéfalo y de la médula espinal, aunque se mantengan los axones (disociación mielino-axonal, al menos relativa), es una enfermedad inflamatoria, como se observa en lesiones recientes en las que el edema y el infiltrado inflamatorio acompañan a la desintegración activa de las capas de mielina. Las lesiones antiguas son el foco de la esclerosis del tejido nervioso, como Jean-Martin Charcot describió, ya en 1868: la fase cicatricial de las lesiones es la fase de la esclerosis.

Las lesiones desmielinizantes presentan una distribución y una topografía muy particulares: se manifiestan en múltiples placas diseminadas por el sistema nervioso central (encéfalo, nervio óptico, médula espinal) y pueden afectar a cualquier área de la sustancia blanca, aunque suelen centrarse en el tronco cerebral y en las zonas situadas alrededor de los ventrículos cerebrales.

La esclerosis múltiple (EM) se distribuye geográficamente de forma desigual: se han identificado regiones de alta prevalencia (con unos cien casos por cada cien mil habitantes) en Escandinavia, Escocia, el norte de Europa, Canadá y el norte de Estados Unidos; regiones de prevalencia media (con aproximadamente cincuenta casos) en Europa Central y Occidental y en el sur de Estados Unidos, y regiones de prevalencia baja (con menos de veinte casos) en la cuenca mediterránea y México. En África, entre la población negra, esta enfermedad constituye una excepción.

Su diagnóstico se basa en la identificación, a través del diálogo con el paciente, de los síntomas clínicos y electrofisiológicos en más de un foco de lesión, con varias localizaciones y una evolución que se extiende o se reaviva durante meses. Lo más habitual (65 por ciento de los casos) es que la enfermedad avance por brotes sucesivos, que remiten al cabo de varias semanas y pueden dejar o no secuelas. Tras ellos, sigue un período de calma o estabilidad hasta el siguiente brote. En ocasiones, después de una evolución de varios años, se produce un agravamiento continuo y progresivo. Se calcula que en un trece por ciento de los casos la EM es continua y progresiva desde el primer momento, y presenta entonces un perfil muy diferente, así como un pronóstico muy negativo.

Es posible deducir en qué estadio evolutivo se encuentra el paciente teniendo en cuenta una serie de sencillos criterios:

– El tiempo que transcurre entre el primer y el segundo brote.
– El número de brotes durante los dos primeros años.
– La fecha en la que comienza la progresión continua.
– El nivel de invalidez al cabo de cinco y de diez años.

Sin embargo, esta determinación no expresará más que una probabilidad: la evolución de la enfermedad puede desmentir cualquier previsión. Existen también EM que no causan problemas en el paciente. A eso es a lo que hay que aspirar. Para ello, es necesario modificar radicalmente sus hábitos alimentarios.

El único método que permite conocer las lesiones que ha sufrido el sistema nervioso central es la IRM (imagen por resonancia magnética), pero no se trata de una técnica específica para esta dolencia.

Es el cambio progresivo, aunque radical, de los hábitos alimentarios el factor que permitirá reducir los tratamientos duros y escasamente eficaces a los que se recurre hoy en día para abordar esta enfermedad: en primer lugar, los corticoides, que no impiden que vuelvan a darse brotes y, además, conllevan todas las complicaciones de esta terapia (como la amiotrofia, el sobrepeso y la osteoporosis), por lo que no son aconsejables y se deben reducir de forma progresiva para sustituirlos por una modificación de la dieta; en segundo lugar, los inmunosupresores: la azatioprina y la ciclofosfamida, con sus negativos efectos para el sistema digestivo y la vejiga; la mitoxantrona, tóxica para el corazón, o el interferón beta, que, si se aplica durante tres años, puede reducir en un treinta por ciento la frecuencia de los brotes y el avance de las lesiones constatadas en la IRM, pero que, entre sus efectos secundarios, incluye, sobre todo, un cuadro pseudogripal en las horas posteriores a su administración por inyección; en cualquier caso, este último es el único medicamento que ha obtenido autorización para comercializarse específicamente para la EM. Su coste es elevado: unos mil doscientos euros al mes.

Una vez diagnosticada la EM, además de modificar la dieta, es posible que resulte necesario añadir complementos nutricionales.

El alzhéimer

Según datos de la OMS, en la actualidad hay cuarenta y siete millones de personas que padecen demencia; de estos casos, entre un 60 y un 70 por cierto son enfermos de alzhéimer.

Como sostiene mi compañero neurólogo Jacques Touchon, decano de la Facultad de Medicina de Montpellier, se trata de una «epidemia silenciosa». Es cierto que en la actualidad ya es posible identificar a aquellas personas que más riesgo corren de sufrirla, pero aún no hemos conseguido crear medicamentos que detengan su avance.

No olvidemos que el cerebro es «plástico», es decir, que cuanto más lo estimulemos más conexiones fabricaremos en él, que servirán como una especie de reserva. Es imprescindible que entendamos este concepto de reserva cerebral, porque, si estimulamos nuestra mente desde la más tierna infancia y mantenemos esa estimulación a lo largo de la vida, el cerebro se hará más resistente frente a las agresiones.

Así pues, activando nuestro cerebro nos mantendremos protegidos. Pero tampoco hay que olvidar que el cerebro necesita permanentemente que le suministremos energía de calidad, a través de los alimentos. La glucosa es su fuente energética primigenia, que el hígado va liberando a medida que el organismo, en general, y el cerebro, en particular, lo necesitan.

En opinión de mi compañero Jean-Marie Bourre,[110] existe una relación directa entre la forma de alimentarnos y nuestro estado psíquico. Una dieta de calidad permite producir más serotonina, que se fabrica en el estómago y actúa como antidepresivo. Boris Cyrulnik[111] asegura que se debe distinguir entre las personas que son pequeños portadores de serotonina, que se esfuerzan por llevar una vida segura y evitar episodios de estrés importantes, y los grandes portadores de serotonina, capaces de soportar grandes niveles de estrés y que, de hecho, sienten la necesidad de experimentar el riesgo.

Una vez diagnosticado el alzhéimer, además de modificar la dieta, es posible que resulte necesario añadir complementos nutricionales.

Otras enfermedades autoinmunes

Resulta evidente que las enfermedades autoinmunes pueden afectar, dependiendo de la sensibilidad de cada paciente, a la protección cutánea, a tendones y músculos, al tubo digestivo o al sistema vascular.

Trastornos de la piel que dan lugar a esclerodermia o a lupus eritematoso y trastornos de las mucosas que provocan síndrome de Sjögren (SS)

El síndrome de Sjögren o síndrome de Gougerot-Sjögren se caracteriza por una sequedad ocular y bucal, por lo que esta dolencia también se conoce como *síndrome seco.* Al microscopio, el síndrome se reconoce por una infiltración de glóbulos blancos linfocitos y plasmocitos de las glándulas salivales. La enfermedad puede ser primaria, es decir, aislada, o secundaria, es decir, ligada a una afección sistémica, como la poliartritis reumatoide, la esclerodermia o la polimiositis. La peor complicación del SS es la aparición del síndrome linfoproliferativo, esto es, de un linfoma que pueda evolucionar hasta convertirse en una forma de leucemia.

Otras disfunciones inmunitarias que pueden estar ligadas a un SS

– Poliartritis reumatoide.
– Lupus eritematoso diseminado.
– Esclerodermia.
– Conectivitis mixta (síndrome de Sharp).
– Cirrosis biliar primaria.
– Polimiositis.
– Vasculitis (enfermedad de Horton).
– Tiroiditis autoinmune.
– Hepatitis crónica activa.
– Tendones y músculos afectados por la fibromialgia, con los que los médicos de familia y los reumatólogos se encuentran con frecuencia.
– Trastornos del tubo digestivo, especialmente del intestino delgado, desencadenantes de la enfermedad de Crohn, que puede afectar al colon y a la zona anorrectal.

En todas estas enfermedades se debe probar en primer lugar a cambiar la dieta. La coherencia del organismo humano y el carácter único de cada individuo determinan que una persona reaccione de un modo diferente a otra, aun cuando ambas mantengan exactamente los mismos malos hábitos alimentarios.

En algunos pacientes, el tubo digestivo es el punto flaco, por lo que su reacción se dará en esa zona, en forma de enfermedades inflamatorias que, a la larga —tras uno o varios decenios de evolución de la dolencia—, se transformarán en cáncer. En otros, más sensibles en el plano cutáneo o articular, se desarrollarán enfermedades en esas regiones del cuerpo. Otras personas (las menos), cuyo punto débil sea el sistema nervioso, padecerán síntomas neurológicos.

Dado que estas enfermedades tienen su origen, en parte, en nuestro estilo de vida y, más concretamente, en nuestros malos hábitos alimentarios —que se suman a la propensión personal, incluidos los factores genéticos—, no deberíamos tardar en modificar la dieta y comer mejor cuando se constate una evolución de la enfermedad. En general, si se sigue este método, los síntomas más molestos remitirán en un plazo de tres meses.

¿POR QUÉ LA PREVENCIÓN DEBE SER LA PRIORIDAD EN EL ÁMBITO DE LA SALUD?

Primera área de prevención: promover la lactancia materna

Los padres deben saber que la prevención en materia de salud comienza en los primeros momentos de la vida de su bebé. Hoy en día se sabe ya que los malos hábitos alimentarios de los padres pueden transmitirse a sus hijos. Incluso durante el embarazo se deben seguir una serie de recomendaciones: más allá de las condiciones físicas propias de la gestación, hay que tener muy en cuenta la importancia de la prevención para el embrión y el posterior feto, de modo que el nuevo ser se desarrolle del mejor modo posible en el útero y se eviten así las anomalías congénitas, también conocidas como *defectos de nacimiento.*

Si es necesario, hay que plantearse suministrar hierro, porque el embrión, primero, y el feto, después, puede convertirse en una fuente de anemia para la madre, ya que absorbe el hierro de esta.

También hay que plantearse la administración de ácido fólico o vitamina B9, para prevenir las anomalías del cierre del tubo nervioso en la parte inferior de la médula espinal, es decir, para evitar la espina bífida.

De acuerdo con la OMS, lo ideal es que la lactancia materna exclusiva se mantenga durante seis meses. El destete se realizará progresivamente, dando al niño inmediatamente frutas y verduras frescas de temporada, legumbres, pescado, carnes blancas..., todo ello triturado.

En cuanto a los lácteos, si el niño no tolera la leche de vaca (por alergia o por carencia de la lactasa necesaria para digerirla), se sustituirá por leche de cabra u oveja, o bien por leche de origen vegetal, salvo la leche de soja, que aporta demasiadas fitohormonas para estas edades.

Durante toda la infancia, hay que administrar una alimentación lo más natural posible, evitando esos potitos sin color, olor ni sabor que promociona la publicidad, pero que carecen de interés nutricional, ya que contienen alimentos de menor valor.

Segunda área de prevención: en la edad escolar

Desde la educación primaria hasta la secundaria hay que fomentar el consumo de frutas y verduras y corregir la ingesta excesiva de productos lácteos en cualquiera de sus formas. Hemos conseguido que el Ministerio de Educación francés imponga la fórmula «una pieza de fruta fresca en cada recreo» o «recreos con fruta», que habría que extender por toda Europa. Para generalizar esta iniciativa se necesitará tiempo, pero solo a través de ella conseguiremos mejorar la salud de los más jóvenes.

De acuerdo con un estudio de la Afssa (Agencia Francesa de Seguridad Sanitaria de los Alimentos), solo el 34 por ciento de los centros de educación secundaria incluyen el equilibrio alimentario entre los temas de su programa formativo. Es necesario proporcionar información sobre la prevención nutricional en los comedores.

Tercera área de prevención: unos medios de comunicación bien empleados, con una ética de salud pública

Es necesario difundir entre los ciudadanos mensajes audiovisuales sencillos y correctos desde el punto de vista científico. No necesitamos patrocinadores que busquen constantemente (como es de esperar en ellos) sacar provecho de los fondos que invierten en publicidad. Los mensajes de salud pública tienen que venir de la mano de los especialistas en materia de prevención, y su eficacia debe ponerse a prueba previamente entre las familias, según la generación a la que nos dirijamos. Además, estos mensajes destinados a los ciudadanos en general deben difundirse en horarios gratuitos, contemplados en la legislación aplicable a la radiotelevisión pública francesa.

Cuarta área de prevención: médicos y compañías de seguros

Se deben oficializar e imponer regularmente consultas médicas de prevención, adaptadas a las edades de los pacientes y a sus riesgos profesionales. Evidentemente, para ello será necesario formar a los médicos de familia, de modo que sean capaces de aplicar este nuevo enfoque. En realidad, son ellos mismos los que lo están solicitando, ya que se sienten saturados ante la educación postuniversitaria que han recibido hasta ahora, patrocinada y organizada por los laboratorios que buscan dar a conocer sus productos.

En una consulta de prevención no se deben administrar medicamentos, sino consejos, que se anotarán en una «receta preventiva», entregada al enfermo y firmada por él mismo cuando la reciba. Además, se tendrá que volver a citar al paciente con la frecuencia que sea necesaria para comprobar si sigue las recomendaciones facilitadas. En cada consulta, se le hará entrega de una receta preventiva, que el enfermo firmará, junto con el médico que lo esté tratando. Si un paciente no sigue los consejos que se le hayan dado, se anotará esta circunstancia en su historial médico, para hacerle responsable de su estado de salud.

En caso de que se niegue a aplicar esas recomendaciones de prevención, se le advertirá —pasado un determinado número de consultas en las que se haya confirmado que no ha integrado los consejos en su estilo de vida— de que entrará en un sistema de tarificación similar al bonus-malus (o bonificación-penalización) que aplican los seguros de automóviles. Como es lógico, todas estas ideas, tan lógicas desde el punto de vista del sentido común, han de adaptarse a cada persona, según su historial y su capacidad para asimilar y aplicar los consejos que se le den.

La Declaración del Milenio de las Naciones Unidas, aprobada en septiembre de 2000, reconocía que el crecimiento económico se ve frenado si la población no goza de buena salud. Por otra parte, en la Estrategia Mundial sobre Régimen Alimentario, Actividad Física y Salud de la OMS, 57.ª Asamblea Mundial de la Salud, celebrada el 17 de abril de 2004, se afirma lo siguiente: «Por consiguiente, los programas de promoción de la alimentación sana y la actividad física deben considerarse como una necesidad para el desarrollo y deben recibir apoyo financiero y político de los planes nacionales de desarrollo».

COMER EN FAMILIA, COMO FUENTE DE EQUILIBRIO Y SALUD: CENTENARIOS SANOS DESDE EL PUNTO DE VISTA FÍSICO Y PSÍQUICO

A veces hay que recordar lo evidente: dado que los ciudadanos cada vez son más conscientes de las consecuencias negativas que entrañan los malos hábitos alimentarios, ahora contamos con nuevas oportunidades para orientar su dieta en la dirección correcta.

Donde más opciones hay de cosechar éxito con esta estrategia es en el seno familiar. Al menos una comida diaria debe hacerse en familia. Ese es el mejor escudo protector contra una alimentación inadecuada.[112] En el frigorífico familiar pueden encontrarse tanto buenos como malos alimentos. Hoy en día, deberíamos eliminar de él casi todos los lácteos, tan presentes en la publicidad que recibimos.

El aprendizaje de la nutrición ha de ser un placer, un juego, porque los más jóvenes son los agentes más importantes de la alimentación.

En Okinawa, un archipiélago situado frente a la costa de Japón, hay cuatro veces más centenarios que en cualquier otro lugar del mundo. Para descubrir el secreto de su extraordinaria longevidad, se puso en marcha, hace más de veinticinco años, el estudio sobre centenarios más importante y prestigioso de todos los realizados en esta materia. Sus directores: el doctor Bradley Willcox, su hermano Craig y el doctor Makoto Suzuki.[113]

Los dos primeros autores ya habían realizado una investigación sobre la dieta de los japoneses, su grasa corporal y sus problemas de próstata durante su etapa como estudiantes en Toronto, a principios de los años noventa. La persona más anciana que había participado en aquel estudio era un hombre de ciento cinco años, natural de Okinawa, que gozaba de una excelente salud... Más tarde, los investigadores descubrieron que los habitantes de este archipiélago eran precisamente los que menos problemas de próstata sufrían de todo Japón, un país que, a su vez, presenta la menor prevalencia de dolencias de próstata del mundo...

En Okinawa conocieron al doctor Makoto Suzuki, principal autor del estudio sobre centenarios de aquellas islas. Desde entonces, han descubierto las claves de la salud, la delgadez y la longevidad de sus habitantes. En su investigación, defienden la hipótesis de que los vecinos de Okinawa envejecen más lentamente y que es probable que ello se deba a su dieta, baja en calorías, y a su estilo de vida, activo.

Esta investigación continuará mientras el Ministerio de Salud japonés y los Institutos Nacionales de la Salud de Estados Unidos sigan financiándola.

Además, sus autores prevén realizar otro estudio para determinar si las herramientas de internet pueden ayudar a perder peso y a no recuperarlo. Los participantes en esta investigación tendrán que seguir la dieta de Okinawa, ayudándose para ello de internet, así como vigilar su peso y su cantidad de grasa, acceder a menús diarios sabrosos y bajos en calorías, hablar con personas que estén viviendo la misma experiencia... Con ello, se espera ayudarlos a alcanzar un peso adecuado y a mantenerlo a lo largo de toda su vida, así como a acceder a información sobre cómo envejecer con buena salud.

También prevén llevar a cabo muchas otras investigaciones para comparar el estilo de vida de los habitantes de Okinawa con el de sus compatriotas emigrados a Hawái. De este modo, esperan definir el papel que desempeña la genética en esta población.

De hecho, los genes tienen una gran importancia en la esperanza de vida. Cambiando sencillamente un gen en una rata, se puede alargar su existencia en un cincuenta por ciento. Sin embargo, también es posible obtener el mismo resultado restringiendo la cantidad de calorías: si se disminuye a la mitad la ración calórica que toma ese animal, se conseguirá que viva un cincuenta por ciento más. Si cuentas con una buena genética, no hay duda de que tienes más posibilidades de vivir más tiempo. El estudio que estamos analizando ahora demuestra que, en general, los centenarios de Okinawa disponen de genes adecuados, pero no en todos los casos. Una buena alimentación y un buen estilo de vida pueden hacer de un individuo que no presente necesariamente la mejor genética un centenario. Siempre se trata de jugar con los dos factores.

Es lo que defiende mi compañero y amigo Walter Willett, profesor de la Escuela de Salud Pública de Harvard, que, de hecho, recomienda dar prioridad a los alimentos de bajo índice glucémico, a los ácidos grasos monoinsaturados (aceite de oliva) y a los omega-3, frente a los ácidos grasos saturados, así como a las proteínas vegetales, frente a las animales.

De los hábitos alimentarios de Okinawa se pueden destacar tres muy recomendables:

- El hábito denominado *hara hachi bu*, que consiste en dejar de comer antes de sentirse saciado.
- El consumo de verduras crujientes, es decir, al dente, para preservar sus nutrientes beneficiosos para la salud.
- El consumo de pescado tres veces por semana (atún, salmón y caballa, ricos en ácidos grasos omega-3) y algas (muy ricas en yodo y calcio). Un adulto puede ingerir ciento cincuenta miligramos diarios de yodo sencillamente tomando unos gramos de algas secas, especialmente si son laminarias o pardas. Una de las más interesantes desde el punto de vista de la salud es la espirulina, una microalga azul de agua dulce, utilizada tradicionalmente por los aztecas y por varias tribus del Chad, y que debe su nombre a su forma en espiral.[114]

La Asociación Estadounidense del Corazón recomienda comer al menos dos raciones de pescado azul por semana, lo que demuestra la coherencia de nuestro organismo: en efecto, una alimentación sana es beneficiosa tanto para el corazón como para los riñones, el hígado y los pulmones, y permite mantener una buena salud durante el máximo tiempo posible; en definitiva, la solución ideal para llegar a los cien años con la cabeza en su sitio y las piernas bien fuertes.

CAPÍTULO II

RELACIÓN ENTRE ALIMENTACIÓN Y CÁNCER. LA IMPORTANCIA DE LA AGRICULTURA ECOLÓGICA EN LA ALIMENTACIÓN

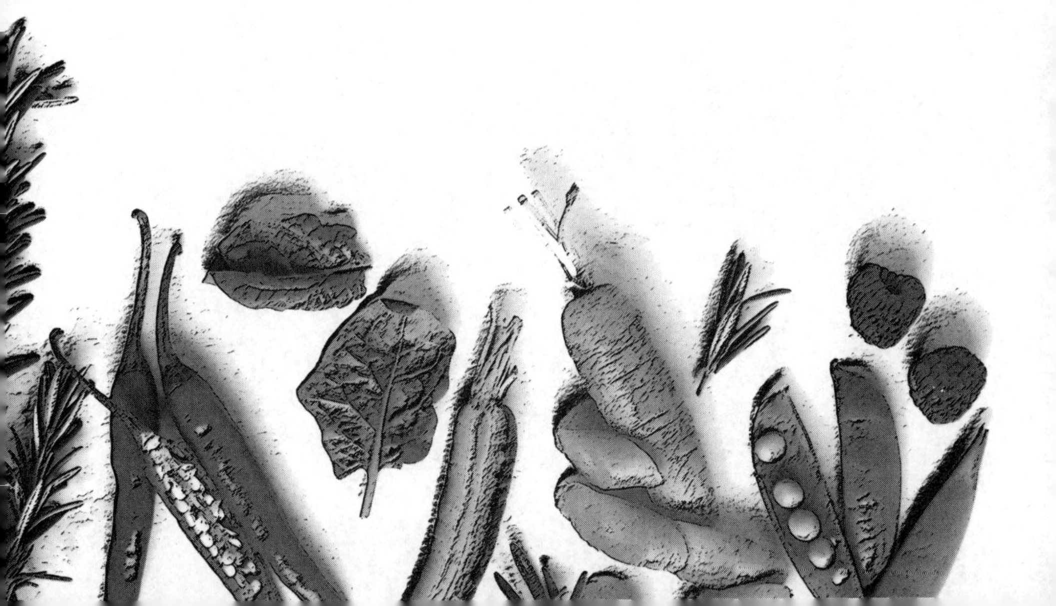

ALIMENTACIÓN Y CÁNCER: LO QUE YA SE SABE

La relación entre los malos hábitos alimentarios y el cáncer: un sinfín de pruebas

Los diez últimos años no han hecho sino confirmar que los malos hábitos alimentarios están detrás de muchas enfermedades, desde las más sencillas (sobrepeso y prediabetes) hasta las más graves (cánceres en numerosos focos, pero también enfermedades sistémicas o inmunitarias). Otras pruebas más recientes han desencadenado una auténtica avalancha de publicaciones. Por desgracia, los libros o revistas destinados al público en general a menudo se contradicen entre sí, así que resulta difícil hacerse una idea clara de este tema. Ocurre especialmente que, por una parte, estas obras han disuadido a muchos lectores de cambiar realmente su dieta y, por otra parte, los han orientado hacia regímenes tan extravagantes como ineficaces. Además, algunas de ellas, sobre todo las que están escritas por personas que no tienen ni la más mínima formación en nutrición y que desean que no cambies tus costumbres —para que la medicina se ocupe de ti—, te dirán: «Se necesita una vida entera para modificar nuestros hábitos». Y no es cierto: apenas basta comer bien unos meses para orientar tu salud en la dirección correcta.

Algo que es seguro y se conoce cada vez con más precisión: comer mal puede provocar cáncer

La conferencia Alimentación y Salud que se celebró en Londres en el otoño de 2001, y a la que acudieron seiscientos participantes, confirmó cuáles son los principales factores de riesgo de las enfermedades cardiovasculares, los cánceres y la diabetes: el sobrepeso y la obesidad, así como un consumo insuficiente de frutas, verduras y cereales integrales. A su vez, los factores más importantes para la obesidad son la falta de ejercicio físico y una ingesta excesiva de azúcares simples (con un índice glucémico elevado).[1]

Evidentemente, la alimentación no es el único factor desencadenante de estas enfermedades. El éxito (relativo) de las campañas antitabaco[2] ha obrado por el momento más efecto en la reducción de las recidivas de las dolencias cardiovasculares que en la disminución del riesgo de cáncer. En general, se necesita menos tiempo para sufrir un infarto de miocardio (entre cuatro y cinco años) que para desarrollar un tumor en el pulmón (de diez a veinte años).

Un estilo de vida sedentario e inactivo favorece sobre todo la diabetes, incluso más que las enfermedades cardiovasculares o el cáncer. Y para que una actividad física cumpla una función preventiva y protectora con respecto a estas dolencias, debe practicarse como mínimo entre dos y tres horas por semana, a un ritmo intenso, según los cálculos actuales. Esa intensidad hará necesario ducharse tras la práctica para eliminar el sudor corporal, incluso después de pasar una hora en la piscina.

El estrés lleva a comer mal y a sentirse mal

¿Y el estrés? Son muchos los que piensan que se trata de un elemento no evaluable, mientras que otros sostienen que tras cada cáncer hay siempre un «gran estrés». En los centros oncológicos cada vez son más numerosos los psicólogos especializados en pacientes de cáncer, lo cual es positivo. Sin embargo, hay que tener cuidado de no desviarse, como ellos hacen demasiado a menudo, hacia una desinformación inconsciente, que consiste en sostener que la responsabilidad del cáncer recae exclusivamente en el individuo.

Evidentemente, un paciente con tabaquismo y alcoholismo tiene su parte de responsabilidad. El enfermo lo sabe muy bien, así que no es necesario insistir en esta idea. En cambio, cuando las causas de la enfermedad coinciden con aquellas que aún no son reconocidas por los grandes especialistas que tienen miedo de los grupos de presión —como ocurre en el caso del cáncer de mama[3]—, se buscan explicaciones en un trauma psicológico, en un conflicto con la madre, la pareja o la vecina… En la actualidad, la mayoría de los psicólogos no están informados acerca de estas cuestiones, eminentemente científicas. Todos los días se les repite lo mismo: «*Todavía* no se conocen las causas del cáncer de mama…». Y, sin embargo, no se duda en diagnosticar en cualquier individuo un «superestrés» como «causa principal de esta desgracia que el paciente no ha podido superar». Este tipo de informaciones aparecen en las portadas de las revistas e incluso empiezan a verse ya también en las novelas.

Los grupos de presión de la industria farmacéutica se lavan las manos y se dedican a influir tanto sobre los médicos como sobre el público en general. Se quitan de encima fácilmente cualquier sospecha que exista sobre ellos proclamando que, puesto que los psicólogos han identificado el mecanismo causa-consecuencia, ellos no tienen culpa de nada.

No niego que el estrés tenga consecuencias negativas, sobre todo cuando conduce a un exceso de prescripción de medicamentos de todo tipo, reconocidos y mantenidos por todos, que impiden al enfermo tomar las riendas de su propio problema, como si no fuera capaz de hacerlo. Lo único que se consigue con esto es retrasar su solución y añadir a la enfermedad física, ya de por sí difícil de gestionar, una enfermedad psíquica y espiritual que muchas medicinas —peligrosas si se consumen durante varios años— van a tratar de neutralizar. De este modo, se mantiene el círculo vicioso estrés-fármacos-estrés.

Todos estos datos sobre el papel de la alimentación, del estrés y de las hormonas deberían divulgarse a través de la prensa, la radio, internet y, sobre todo, la televisión, en canales especializados en los que la ética prime sobre la economía. Pero todavía estamos lejos de conseguir que esto sea una realidad.

En la actualidad, el médico de familia es quien se encuentra en una posición más adecuada para guiar y aconsejar. Y, sin embargo, su formación sigue siendo insuficiente.

Desde esta perspectiva, preveo proponer a las autoridades competentes en la materia la creación de una consulta anual de prevención familiar (CAPF), en la que cada familia en su conjunto y cada uno de sus miembros recibirían un asesoramiento sanitario específico, centrado en lo que respiramos y comemos, en nuestra práctica regular de deporte, en nuestra vida social… El objetivo sería fomentar la salud tal y como la define la Organización Mundial de la Salud: un bienestar físico, mental y social.

Aquello de lo que no hay dudas: los objetivos

Hoy en día se podrían establecer objetivos de alcance europeo, como lo está haciendo ya la Organización Europea de Prevención del Cáncer (ECPO).

Una serie de estudios científicos epidemiológicos y de laboratorio han demostrado aquello que, en el pasado, parecía probable y sobre lo que hoy en día contamos ya con numerosas pruebas:

- El consumo excesivo de carnes rojas aumenta el riesgo de padecer cáncer de colon, recto o próstata.
- El sobrepeso y el sedentarismo están detrás de, como mínimo, entre una cuarta y una tercera parte de los casos de cáncer de colon, mama, útero (en concreto, de cuerpo uterino), riñón y esófago. El exceso de tejido adiposo es perjudicial.
- Se ha demostrado que, si se ingieren aproximadamente quinientos gramos de fruta (por ejemplo, dos manzanas grandes) y verduras frescas al día, se reduce en un cincuenta por ciento la incidencia (es decir, el número de nuevos casos) de los cánceres de colon y del tubo digestivo alto (esófago, unión gastroesofágica y estómago).

  Cualquiera puede consumir esta cantidad. Yo recomiendo ingerir al menos cuatro piezas de fruta fresca[4] al día: una en el desayuno, una en el almuerzo, una en la cena y una justo antes de acostarse.
- El porcentaje de riesgos de padecer un cáncer de colon o de recto asociado a las carnes procesadas es el mismo porcentaje en el que esos riesgos se reducen cuando se consume una cantidad equivalente de pescado. El consumo de aves de corral parece tener el mismo efecto que el de pescado. No obstante, en estos análisis no

se ha tenido en cuenta el método aplicado en la cocina ni, en concreto, el consumo de aminas heterocíclicas generadas en hornos, barbacoas y demás.

– La combinación de tabaco y alcohol incrementa el riesgo de sufrir un cáncer de las vías aerodigestivas superiores (un paquete diario de cigarrillos multiplica el peligro por ocho con respecto al que corre un no fumador; un consumo de alcohol superior a sesenta gramos al día multiplica el peligro por nueve; los dos factores combinados multiplican el peligro por cincuenta).

En cuanto a la prevención del cáncer:

– Las fitohormonas tienen efectos positivos, pero hasta ahora no se ha empezado a estudiar los mecanismos que ponen en marcha.[5]
– El ajo y el romero (que contiene polifenoles inhibidores del proceso de formación de los tumores) pueden contribuir a la prevención en las fases precoces del cáncer. El ajo es rico en elementos con azufre, como el disulfuro de dialilo, que impide la activación de las sustancias cancerígenas.
– Entre las frutas, la granada (con 32 calorías y 613 semillas por cada 100 gramos) parece poseer una serie de virtudes inesperadas: en efecto, se piensa que esta fruta y también su zumo actúan contra el colesterol y, tal vez, también contra el cáncer y el sida, ya que estimulan la inmunidad gracias a su potente efecto antioxidante. Además, sus fitohormonas serían muy útiles para combatir los sofocos durante la menopausia. El vino de granada y el aceite que se extrae de sus semillas también frenarían las células cancerosas, estimulando la apoptosis o muerte natural de la célula.

La relación entre los malos hábitos alimentarios y el cáncer: derivas peligrosas

Aquello sobre lo que existen dudas y que está a la orden del día

Cada año, en cuanto la temporada primavera-verano se acerca, aparecen miles de dietas, a cual más ridícula, pero siempre con el certificado de algún nuevo especialista en nutrición que trabaja en su laboratorio con cultivos de células o con pequeñas cobayas.

Este fenómeno, muy alejado de nuestra salud y de nuestra gastronomía, permite comprender las derivas que han ido tomando la instintoterapia, las dietas disociadas, el veganismo, la macrobiótica y esos a los que los estadounidenses denominan los *fundamentalismos de la alimentación*: métodos que ayudan a perder, en un tiempo récord, entre diez y veinte kilos... y a recuperarlos después con la misma rapidez; o también los productos que eliminan el apetito[6] (anorexígenos), conocidos sobre todo por sus peligros; o bien el producto opuesto, las barritas con chocolate, que inundan los anuncios y las máquinas distribuidoras en el metro y fomentan, con total impunidad, la obesidad entre los más jóvenes, sin que esto importe lo más mínimo a quienes las introducen en el mercado, ya que para ellos lo fundamental es «fomentar el *marketing*».

A priori, debes desconfiar de todo aquello que te cuenten, publicidad mediante, las revistas calificadas de «femeninas», que, en la mayoría de los casos, viven de los anuncios de cremas de belleza, bálsamos y champús calificados de «nutritivos». Cuenta el número de páginas o folletos que dedica una revista a la publicidad y sabrás a qué atenerte. La verdad es que puedes prescindir perfectamente de este tipo de productos.

Por desgracia, algunos compañeros (ya jubilados) utilizan su autoridad, a menudo ya muy superada desde el punto de vista científico, para dar el visto bueno a este tipo de publicaciones. Y si, animado por algún periodista joven y aún ingenuo, uno le propone a la dirección de alguna revista hablar de novedades que no van en el mismo sentido que los anunciantes,[7] el director del medio, de repente, se pone enfermo o le envía en su lugar a un asistente cuya misión es tranquilizarle con estas hermosas palabras: «¡Tendremos muy en cuenta su propuesta!». Pero después los meses pasan y nada de lo que se le ha contado se publica. O, como mucho, aparece en un rincón de la revista, pero en un recuadro con letra tan pequeña que se necesita una lupa para leerla.

Algunos se han dado cuenta del negocio que pueden hacer con todas estas extravagantes dietas. Tales derivas se han dado tanto dentro de sectas, con un sentido casi religioso, como en laboratorios pseudofarmacéuticos, la mayoría de ellos no sujetos a ningún tipo de control, que ofrecen extractos de concentrados de productos con virtudes fundamentalmente «anti»: antienvejecimiento, anticáncer, antioxidantes, antisida... Es lo que se conoce como *suplementos alimenticios*. Los hay de todo tipo y para todos los bolsillos. Cada vez son más los farmacéuticos que recomiendan a sus clientes tomarlos, incluso sin pasar por ningún control médico. Y se equivocan al actuar así.

Todas estas supuestas propiedades no solo resultan caras, sino que, en ocasiones, también representan un peligro, porque pueden llevar a los enfermos a abandonar los tratamientos adecuados y de eficacia probada que les propone la medicina actual. Desgraciadamente, no hay semana en la que no atienda en mi consulta a pacientes que han seguido a gurús pseudomédicos, que se van haciendo más numerosos a medida que la medicina tradicional se excede en la prescripción de terapias agotadoras y totalmente inútiles para los enfermos: con esto me refiero concretamente a las quimioterapias de tercera y cuarta línea que se aplican en protocolos terapéuticos a menudo aleatorios (*randomizados*) en los que el paciente se convierte en una cobaya y que permiten al laboratorio proveedor del medicamento suministrado como última oportunidad poner a prueba sus resultados a un coste reducido. Son estos excesos los que acaban haciendo que el enfermo se dirija hacia las terapias suaves o alternativas o hacia suplementos alimenticios tomados de cualquier manera y no del modo en que podrían ayudarlo realmente a sobrellevar mejor los duros tratamientos de quimioterapia o radioterapia, o las secuelas prolongadas de las intervenciones quirúrgicas.

Por eso hay que ser prudentes y buscar un buen asesoramiento.

Cuidado con los consejos sospechosos, incluidos los de la medicina oficial

Seguro que alguna vez oirás esto (o tal vez incluso ya hayas tenido ocasión de oírlo): «Cambiar los hábitos alimentarios no sirve de nada: en realidad, en nuestros países la esperanza de vida nunca había sido tan alta, lo que demuestra que la salud de nuestros compatriotas es excelente... Se necesita mucho tiempo para que los cambios en la alimentación hagan efecto... Es mejor que te tomes un medicamento que actúe de inmediato, que te tranquilice... Has superado el cáncer, te mantendremos vigilado y, si sufres alguna recaída, te curaremos. No te preocupes. No tienes que modificar tus hábitos... No sirve de nada».

Todos estos consejos reflejan, en primer lugar, los escasos conocimientos sobre nutrición que tienen la mayoría de los médicos, sobre todo los especialistas: dermatólogos, neurólogos, ginecólogos, reumatólogos, cardiólogos... que durante sus estudios solo se han formado en regímenes para los enfermos de diabetes o gota o para los pacientes obesos, a los que van a presionar para que se operen simplemente porque está de moda hacerlo, en una intervención que consistirá en colocarles en el estómago un anillo para reducir la capacidad de este órgano de la digestión e impedir así que el operado se atiborre de comida. Estos consejos también reflejan una preocupante carencia de educación postuniversitaria: la poca que existe suele estar patrocinada por laboratorios farmacéuticos y se centra, por lo general, en los medicamentos más novedosos. Evidentemente, el consumo de frutas y verduras frescas, la alimentación sana, no representa ninguna ganancia para los laboratorios ni tampoco está cubierto por la Seguridad Social.

Con estas reflexiones solo persigo un objetivo: ayudarte a discernir en medio de este laberinto de consejos sobre salud, a menudo contradictorios entre sí, que los medios de comunicación difunden, a veces sin darse cuenta de que se los está manipulando.

COMER MEJOR PARA PREVENIR NUMEROSOS TIPOS DE CÁNCER

Algunos conceptos recientes: relación entre hierro, calcio y vitaminas D y C

El exceso de calcio dificulta la absorción del hierro

Es importante recordar la relación que existe entre el calcio, tan necesario para la osificación (y la prevención de la osteoporosis), y el hierro, mineral imprescindible para que los glóbulos rojos puedan funcionar con normalidad y cumplir su función como transportadores del oxígeno (evitando así la anemia). Diversos estudios realizados con seres humanos han demostrado una clara correlación inversa entre el aporte de calcio y el nivel de ferritina en la sangre, que, cuando es bajo, constituye un signo precoz de insuficiencia de hierro. Dicho de otro modo: cuando hay demasiado calcio, puede generarse una anemia por falta de hierro.

Un ejemplo de cálculo de la relación de absorción: si se pasa de consumir 700 miligramos de calcio al día a 1000 miligramos y, al mismo tiempo, la ingesta de hierro se mantiene constante, en 13 miligramos al día, y, además, la concentración del resto de los inhibidores de la absorción del hierro sigue estable, la absorción relativa de hierro tras el aumento del calcio caería hasta situarse en el 84 por ciento de su nivel anterior.

Si se pasa de consumir 700 miligramos de calcio al día a 1310 miligramos, la concentración de ferritina sérica reveladora de una escasez de hierro (entre 13 µg/l y 16 µg/l) se situaría en un nuevo punto de equilibrio que se correspondería con un déficit de hierro ($\leq$ 12 µg/l).

Una ingesta excesiva de calcio, especialmente a través de suplementos alimenticios, puede ser peligrosa. De hecho, está detrás del síndrome de leche y alcalinos (en lo sucesivo, SLA), enfermedad que se caracteriza por presentar la siguiente tríada: hipercalcemia (o sea, demasiado calcio en la sangre), alcalosis (demasiado bicarbonato en la sangre) e insuficiencia renal. En los casos más graves, se acompaña de un daño profundo de los riñones y de una calcificación irreversible de los tejidos blandos.

Para prevenir el SLA, se recomienda no tomar más de 2,9 gramos al día de calcio. Evidentemente, el exceso de su ingesta puede estar ligado al consumo de productos lácteos, especialmente elevado por la influencia de los anuncios de la televisión, que se repiten una y otra vez en los horarios de las comidas.

En principio, se podría pensar que los vegetarianos tendrían que presentar una carencia de hierro, ya que no consumen carne. Sin embargo, esto no es algo que debamos dar por sentado. De hecho, en su estudio sobre el vegetarianismo, la Oficina Federal de Salud de Alemania, con sede en Berlín, asegura lo siguiente: «Nuestras investigaciones han demostrado que las mujeres vegetarianas presentan un nivel más bajo de hierro y hemoglobina. Sin embargo, no existen evidencias de que esto provoque consecuencias clínicas. Recientemente han aparecido otras teorías sobre las necesidades de hierro: algunos científicos consideran que es más sano tener un nivel menor de este elemento en la sangre». Así pues, la necesidad de tomar suplementos de hierro resulta muy discutible.

Y el estudio de Berlín no es el único que aborda este asunto. Todas las investigaciones serias llegan a la misma conclusión (como era de esperar, los análisis financiados por la industria de la leche o de la carne llegan a resultados contrarios a los que acabo de exponer). Un estudio del Instituto de Ciencias de la Alimentación de la Universidad de Justus Liebig, de Giessen, subraya que «los vegetarianos suelen presentar un nivel de hierro inferior a la media. Sin embargo, como el valor estándar se basa en el de los consumidores de carne, cabe preguntarse si esta norma general también es válida para otras personas. Este planteamiento se basa en la comprobación de que un nivel de hierro por debajo del promedio garantiza una mayor protección frente a las enfermedades infecciosas y el infarto». Algunas investigaciones van incluso más allá y aseguran que existe una relación entre las enfermedades de la civilización y un consumo excesivo de hierro. Es el caso, por ejemplo, del alzhéimer: quienes lo sufren presentan un contenido de hierro muy elevado en sus cerebros.

También es sumamente importante alimentar a los bebés con leche materna y no sustituirla por la leche de vaca, ya que de lo contrario se reduciría la capacidad de absorción del hierro en los niños (efecto que no se compensa por la mera adición de este mineral a los lácteos vacunos).

Una persona omnívora absorbe, de media, entre un 25 y un 30 por ciento de su hierro a través de alimentos de origen animal (carne, pescado, huevos, leche...). Esto significa que también los consumidores de carne obtienen la mayor parte del hierro de los alimentos de origen vegetal. No es cierto que la carne sea la única fuente alimentaria de este elemento. Es importante destacar que aquellos vegetarianos que han seguido a lo largo de toda su vida una dieta equilibrada basada en el consumo de vegetales no presentan carencia de hierro. ¿Tal vez se debe a que el organismo de los vegetarianos asimila mejor este mineral que el de los consumidores de carne? Parece que una hormona descubierta recientemente en los mamíferos, la hepcidina, desempeña un papel fundamental en el metabolismo del hierro: supuestamente, sería para el hierro lo mismo que la insulina para la glucosa.

La vitamina C, imprescindible para absorber el hierro, especialmente el de origen vegetal

Es importante consumir grandes cantidades de alimentos con un alto contenido en vitamina C, ya que esta ayuda a asimilar el hierro. Esa enorme necesidad de tomar bebidas con cafeína (café, té negro, cacao, refrescos de cola) que suelen sentir los consumidores de carne se debe precisamente a que estos productos provocan una reducción del hierro (aumentado en exceso por la ingesta de carne) en el organismo. Por lo general, dichas personas no ingieren suficiente vitamina C.

Los vegetales que contienen mayor cantidad de hierro (expresada en mg/100 g) son los siguientes: ortiga (41), levadura de cerveza (17,5), jengibre (17), semillas de sésamo (10), harina de soja (10), mijo (9), centeno (9), semillas de soja (8,6), perejil crudo (8), granos de trigo (7,5), pistachos (7,3), lentejas (6,9), setas rebozuelo (6,5), avena (5,8; compárese con el paté de hígado: 5,4), almendras (4,7), avellanas (3,8), trigo blando (3,3; compárese con la carne de ternera: 3), arroz (2,6), maíz (1,5; compárese con el huevo: 1,4, o con la trucha: 0,7). Para tener una referencia general con la que comparar estas cantidades: el hígado de cerdo presenta 22 mg.

El sol: imprescindible para la fabricación de la vitamina D en el ser humano y de la vitamina C en las plantas

Es cierto que el calcio y la vitamina D están íntimamente ligados entre sí: la vitamina D es fundamental para absorber el calcio y mantenerlo a unos niveles normales en la sangre. No olvidemos que esta vitamina se sintetiza bajo la piel gracias a la acción de los rayos solares, así que la exposición al sol es indispensable para nosotros (nuestra piel la necesita para fabricar la vitamina D), pero también lo es para las frutas y las verduras (que la requieren para su maduración). Esto nos permite comprender con mayor facilidad la importancia de la dieta mediterránea. No nos debe extrañar, por tanto, que los científicos hayan demostrado que el riesgo de sufrir un cáncer colorrectal es inversamente proporcional a la cantidad de vitamina D y de calcio alimentario de origen vegetal de la que dispone nuestro organismo.

Comer mejor para conseguir una buena salud, ahora y en el futuro

Menos enfermedades cardiovasculares entre la población de riesgo y menos recaídas

Mis compañeros cardiólogos y especialistas en prevención se preocupan mucho por dar a sus pacientes de riesgo consejos sobre nutrición cada vez más precisos, aunque todos ellos pueden resumirse en estas dos palabras: *dieta mediterránea.* Hoy en día existen ya al respecto pruebas irrefutables y un consenso médico en todos los continentes. Tanto es así que los centros de rehabilitación cardíaca incluyen en sus programas estrictas medidas de higiene alimentaria y formación para los enfermos y sus familias. Además de los tratamientos específicos para los infartos de miocardio o de lo que se conoce como *angina de pecho,* se habla de los cambios en los hábitos alimentarios. Y está demostrado (gracias al equipo francés dirigido por Serge Renaud) que estos cambios reducen de forma muy significativa el riesgo de recidiva en el caso de las dolencias cardíacas.

Menos cánceres entre los pacientes en riesgo para los próximos cinco-diez años

En cualquier consulta de oncología, el especialista debería averiguar cuáles son los hábitos alimentarios del paciente y, en función de ello, darle consejos específicos sobre nutrición. Estos consejos pueden resumirse y presentarse de un modo atractivo: no se trata de imponer una dieta en el sentido médico del término, sino de enseñar a comer mejor.

Aún no disponemos de marcadores nutricionales que nos permitan saber con exactitud qué le falta o qué le sobra a cada enfermo. Sin embargo, dentro de uno o dos años contaremos con algo que se podría denominar el *estado hormonal nutricional* (EHN): con un solo mililitro de sangre, se podrán medir con precisión los niveles hemáticos de las principales fitohormonas de nuestra alimentación, que, en el caso de la mujer, tienen efectos homeopáticos estrógeno-progesterónicos, y, en el del hombre, testosterónicos. Este EHN permitirá conocer con exactitud si el consumo de frutas y verduras frescas es suficiente y revelará si la cantidad de fibra en la alimentación es adecuada o inadecuada[8] y si resulta eficaz para la absorción de las fitohormonas. Además, indicará la absorción de calcio, magnesio y fósforo, minerales indispensables para evitar la osteoporosis, estimular la fibra intestinal —lo cual evitará el estreñimiento—, evitar la hipocalcemia y la hipomagnesemia, que causan fatiga, espasmofilia y tetania,[9] y restablecer el equilibrio inmunitario.

Así pues, los exámenes biológicos se ampliarán y serán más precisos, para incorporar datos más allá de los niveles de azúcar (glucemia, con el fin de detectar prediabetes), ácido úrico (uricemia, en caso de un consumo excesivo de carnes rojas o de caza), colesterol[10] (colesterolemia, si hay un exceso de mantequilla, huevos y carnes rojas en la dieta), creatinina (insuficiencia renal) y enzimas hepáticas (transaminasas, fosfatasas y gamma glutamil transferasa, en caso de alcoholismo crónico o secuelas de la hepatitis).

Estos marcadores biológicos, unidos a un peso excesivo, seguirán siendo indicadores importantes para modificar los hábitos alimentarios cotidianos, desde el desayuno hasta la última fruta que se tome antes de irse a la cama.

Vamos a intentar resumir las nuevas pautas de alimentación que deberíamos adoptar:

– Reducción de la ingesta de productos de origen animal, que se deberán sustituir por productos de origen vegetal:
  - Menos carnes rojas[11] y más carnes blancas procedentes de animales de dos patas.
  - Más pescado y marisco fresco, preferentemente capturados en mar abierto.
  - Cuatro piezas de fruta fresca y de temporada al día, como mínimo.[12]
  - Cuatro piezas de verdura, frescas o cocinadas al vapor, al día, como mínimo.[13]

– Un buen trozo de queso de cabra u oveja con cada comida, ya que esta variedad es sabrosa y sacia más que los quesos frescos y los yogures, incluso aquellos que tienen un cero por ciento de materia grasa.

– Aceite de oliva y zumo de limón para aliñar cualquier ensalada.

– Una ración de cereal integral y una de legumbres dos veces por semana, como mínimo.

– En cuanto a la bebida, una copa de un buen vino (mejor, tinto, ya que es menos calórico y contiene un miligramo más de calcio que el blanco) en cada comida, entre dos y cuatro vasos de agua al día y una taza de quinientos mililitros de té verde en el desayuno (y dos más a lo largo del día).

Todos estos consejos pueden parecer sencillos y fáciles de aplicar, pero a la hora de la verdad la cosa es más difícil: los malos hábitos vuelven rápidamente. Los estudios sobre el comportamiento alimentario han demostrado con claridad que se ha ido reduciendo el consumo de carne, pero para sustituirlo por el de queso elaborado con leche de vaca, lo cual no representa ninguna mejora. Si queremos limitar la incidencia del cáncer, tendremos que esforzarnos, empezando por poner en marcha una comunicación adecuada, transmitir los mensajes correctos y comprobar que se comprenden y se aplican. Todo lo que sembremos hoy no dará sus frutos inmediatamente. Será necesario esperar a que llegue una nueva generación, es decir, a que transcurran entre veinte y veinticinco años, para asistir a una clara disminución del número de nuevos casos de cáncer de mama y detener esta espiral infernal. Y lo mismo cabe decir en el caso de los cánceres de tubo digestivo, de próstata, de pulmón...

Hoy en día, en nuestros países, los consumidores tienen a su alcance todo aquello que necesitan. En Europa se tiende hacia un etiquetado más preciso de los alimentos, en el que se mencionen todos los ingredientes que constituyan más de un veinticinco por ciento del producto final, pero también los productos que puedan dar lugar a alergias (algo que ocurre entre el ocho por ciento de los niños y el tres por ciento de los adultos). A pesar de eso, los consumidores siguen planteándose preguntas pertinentes.

Tras las crisis de las vacas locas, de las terneras hormonadas, de la manteca con *Listeria* o de los pollos con dioxina, los ciudadanos son más exigentes en cuanto a la calidad de los alimentos que se les ofrecen. Además, la agricultura ya no solo permite elegir entre una enorme variedad de productos, sino también seleccionarlos en función de su procedencia. Cada vez es más frecuente encontrar en los mercados alimentos originarios de la agricultura ecológica, aparte de los de la agricultura sostenible y los de la convencional. Por eso los enfermos, de cáncer o de cualquier otra dolencia, nos plantean cada vez en mayor medida una temible pregunta: «Doctor, ¿puedo comer productos bío?».

Empezar lo antes posible para obtener, en apenas unas semanas, salud y bienestar

A estas alturas, ¿quién no se ha dado cuenta ya de que algunos de sus hábitos alimentarios son incorrectos? ¿Quién no sueña con disponer del tiempo suficiente para disfrutar de una comida entre amigos o en familia? ¿Quién no anhela recargar sus pilas con la energía adecuada, porque, en el fondo, siente que algo no va bien? Puede ser el sobrepeso o la obesidad, que intentamos reducir en cuanto nos tomamos unas vacaciones; o las dificultades que sentimos para acudir regularmente a un gimnasio al que nos hemos apuntado; o la hinchazón, los ardores en el bajo vientre, las hemorroides, el estreñimiento o la diarrea... Y todos esos temores sobre nuestra salud que experimentamos hoy en día: miedo al cáncer, a las alergias, al reúma crónico... Nada de esto es baladí, porque sienta las bases de enfermedades más graves, que se van desarrollando poco a poco.

Cambiar los hábitos alimentarios tendrá un efecto positivo sobre tu salud antes de lo que crees. En menos de una semana, desaparecerá la sensación de hinchazón, pesadez y adormecimiento después de las comidas. Muy pronto te sentirás mejor y recuperarás el buen humor y hasta la memoria. Verás que tu piel se encuentra más hidratada, que tu orina es más clara y de mejor olor y que tu tránsito intestinal se facilita. Este bienestar no es un espejismo. Hablarás de él a las personas que te rodean porque estarás deseando que ellos, tu familia y tus amigos, también sigan estas recomendaciones. Y en la fase de premenopausia llevarás mejor los primeros sofocos. Además, una vez que hayas comprendido lo que ocurre en tu organismo, adoptarás de forma natural nuevas costumbres.

Comer bien puede evitar cánceres y, probablemente, también recaídas

El cambio de hábitos alimentarios también tendrá, como es lógico, efectos a largo plazo. Del mismo modo que si se deja por completo el tabaco se requieren al menos siete años para hacer desaparecer los riesgos más importantes del tabaquismo, si se renuncia a los productos más o menos tóxicos que, a través de la alimentación, se han instalado en el organismo, se necesita cierto tiempo para eliminar su rastro. Limpiar nuestro cuerpo lleva tiempo. Nuestro metabolismo está acostumbrado a funcionar en un determinado sentido y hay que rehabituarlo a girar hacia el sentido correcto. Sé que estas explicaciones son muy esquemáticas, pero, en general, también son acertadas.

En el terreno de la oncología, muchos de mis compañeros no se atreven a pensar (ni, por tanto, a decir) que modificar los hábitos alimentarios no puede sino tener efectos positivos para la salud. Sin embargo, está demostrado que una alimentación sana y rica en inmunoestimuladores tiene consecuencias para la salud, que son justo las contrarias de las que provocan el alcoholismo o la intoxicación alimentaria crónica asociada al consumo de drogas más o menos blandas.

Es cierto que faltan estudios que prueben cuál es el papel que desempeña exactamente la alimentación en la reducción de los riesgos de recidiva en el cáncer. Pero si la alimentación está detrás de muchos casos de esta enfermedad, parece lógico deducir que el mantenimiento de los malos hábitos no puede favorecer una curación definitiva. Antes al contrario, puede incluso ser la responsable de la recaída. El ejemplo de la evolución del cáncer de mama es muy revelador y podemos tomarlo como modelo. Sabemos que, en cualquier paciente, los riesgos de recidiva se mantienen durante los veintisiete años posteriores al primer tratamiento y que no es infrecuente que el cáncer reaparezca tras siete, doce o diecisiete años. Evidentemente, resultará difícil demostrar que una buena alimentación disminuye estadísticamente, por sí sola, el peligro de la recaída. Pero ¿qué riesgo se corre si se opta por seguir los mejores hábitos alimentarios? ¿Aceptarías participar en un sorteo y que te eligiesen, al azar, para que formases parte del grupo que va a mantener los malos hábitos? Hasta el Comité Nacional de Ética te desaconsejaría hacerlo.

«DOCTOR, ¿PUEDO Y DEBO COMER PRODUCTOS BÍO?»

Resultados científicos preliminares e indicadores

Esta es la pregunta a la que decidí responder, en colaboración con la doctora Mariette Gerber, directora del Grupo de Epidemiología Metabólica del Instituto Nacional de la Salud y la Investigación Médica (Inserm) del Centro Regional de Lucha contra el Cáncer de Montpellier.

Cinco argumentos para responder a una sencilla pregunta

1. A pesar de las advertencias de la OMS, a los productores agrícolas se les están imponiendo las prácticas modernas de cultivo para que se adapten a las leyes de la competencia: producir cada vez más a un coste cada vez menor. El resultado: una calidad nutricional a veces dudosa, que hoy en día ya se puede evaluar científicamente.

2. El consumidor es cada vez más vulnerable frente a las infecciones, las alergias e incluso los cánceres.[14] La incidencia de todos los tumores está aumentando, y no solo por el envejecimiento de la población. Algunas nuevas enfermedades relacionadas con la alimentación, como la encefalopatía espongiforme de las «vacas locas» o enfermedad de Creutzfeldt-Jakob, han hecho que la ciudadanía preste mucha atención a la calidad de los alimentos que se le ofrecen y también a la de los alimentos que consumen los animales que encontrará después en su plato. Las harinas de origen animal contienen un 55 por ciento de proteínas; las tortas de soja (su mejor sustituto), un 47 por ciento. Así, sería posible reemplazar las 430 000 toneladas de harina animal que necesita actualmente el sector ganadero en Francia por 600 000 toneladas de tortas de soja. Pero para ello no habría más remedio que recurrir a la importación, dado que la Política Agrícola Común (PAC) lleva veinte años apostando por la reducción de las superficies de cultivo de oleoproteaginosas y dejando miles y miles de hectáreas en barbecho... Por eso, la soja transgénica de ultramar (el sesenta por ciento de la soja que crece en Estados Unidos se ha modificado genéticamente) es, por curioso que suene, la única solución en este caso. Para sustituir todas las harinas de origen cárnico, Europa tendría que aumentar en un treinta por ciento el terreno que destina a la colza, el girasol y los guisantes.
El ciudadano espera de los científicos respuestas precisas y argumentadas.
No basta con legislar en materia de control sanitario y seguridad de los productos destinados al consumo humano. Tampoco es suficiente con crear agencias o instituciones, como las que se organizaron en Francia, por vía urgente, en 1998 (Instituto de Vigilancia Sanitaria, Agencia del Medicamento de Francia, Agencia Francesa de la Seguridad Sanitaria de los Alimentos), la futura Agencia de Salud y Medio Ambiente francesa o la Autoridad Europea de Seguridad Alimentaria, aunque, desde luego, estos organismos serán útiles para sustituir al Consejo Superior

de Higiene Pública de Francia (CSHPF), que «en ocasiones ha dado un lugar fundamental a expertos vinculados a determinadas corporaciones en asuntos que podrían perjudicar sus intereses», como afirma André Aschieri.

3. En los alimentos se cuestionan no solo los productos más o menos tóxicos que se generan cuando se aplican determinadas técnicas de cocina, sino también los restos de los insumos agrícolas: fertilizantes químicos, pesticidas (herbicidas, insecticidas, fungicidas, rodenticidas —es decir, productos contra los roedores—, nematicidas —o sea, productos contra los gusanos del suelo—, antibióticos...). Esta química deja en los alimentos residuos más o menos tóxicos para la salud humana. Solo el cinco por ciento de los pesticidas que se pulverizan llegan realmente a las plantas; el resto se dispersa por la atmósfera. Los agricultores son las primeras víctimas de los pesticidas agrícolas, aunque parecen no conocer el peligro al que están expuestos.

   Los cánceres profesionales constituyen una realidad entre los trabajadores del campo, y deberían ser objeto de una investigación rigurosa, porque es evidente que no pueden estar ligados al tabaco: no todos los agricultores fuman... Del mismo modo que podemos identificar y seguir cada alimento desde su origen, podríamos también seguir a los agricultores de las explotaciones ecológicas y comparar su salud con la de quienes practican los otros dos procedimientos de cultivo.

   Así pues, los nutrientes pueden verse alterados por las formas intensivas de cultivo y ganadería. Además, corren el riesgo de perder parte de sus propiedades debido a los tratamientos a los que se someten después, a la conservación y al almacenamiento, al refinado... En cuanto a las biotecnologías aplicadas a los organismos genéticamente modificados (OGM), aún no se ha demostrado que sirvan para mantener o mejorar las cualidades nutricionales y gustativas de los alimentos.

   Por ahora, lo único que se hace en este terreno es soñar con que algún día será posible crear alimentos con acción antibiótica o anticancerosa que puedan ser útiles para la prevención. Sin embargo, creo que aún debemos tener mucho cuidado, ya que todavía no se ha presentado ninguna prueba formal de que estos alimentos genéticamente modificados (AGM) tengan algún interés real. De momento, de hecho, es más bien lo contrario.[15] Con todo, sigo abierto a analizar los avances de la ciencia y espero que algún día se aporten pruebas indiscutibles. Mientras tanto, lo importante es que el consumidor esté bien informado, porque resulta evidente que se están utilizando OGM sin alertar de su existencia. Por ejemplo, en enero de 2002, y de acuerdo con los análisis que llevó a cabo la revista *60 millions de consommateurs*, de 103 alimentos de consumo muy habitual que contenían maíz y soja, 36 incluían OGM. De hecho, las superficies de cultivo que se destinan ya a los OGM son importantes: 52,6 millones de hectáreas en todo el mundo,[16] de las que 35,7 millones se encuentran en Estados Unidos, 11,8 millones en Argentina, 3,2 millones en Canadá y 1,5 millones en China. La soja ocupa el 63 por ciento de estas superficies, seguida del maíz, el algodón y la colza.

4. En Europa, los consumidores están exigiendo alimentos sanos y naturales: el 48 por ciento de los franceses consumen «regular o puntualmente productos procedentes de la agricultura ecológica», de acuerdo con la encuesta que el Instituto Louis Harris llevó a cabo el 27 y el 28 de febrero de 1998. En abril de 2001, el 73 por ciento de la población aseguraba que el principal factor por el que compraba productos bío era la salud; el 40 por ciento mencionó la seguridad alimentaria; las dos terceras partes de los encuestados consideraban que la calidad y el sabor de estos alimentos es realmente superior al de los demás, y el 57 por ciento estaba dispuesto a pagar más por ellos.

   La agricultura ecológica, reconocida como una garantía oficial de calidad, se fomenta a través de la legislación de la Unión Europea relativa a la producción de vegetales. En el caso de la producción de animales, se está intentando armonizar la normativa a nivel europeo.

Las superficies dedicadas a la agricultura bío están aumentando a un ritmo de, como mínimo, un cinco por ciento anual. En 2001, las explotaciones ecológicas francesas solo representaban un uno por ciento del total de la agricultura, lo que nos obligaba a importar el setenta por ciento de lo que consumíamos, fundamentalmente desde Alemania e Italia. En Francia, se han puesto en marcha una serie de ayudas para favorecer la conversión del sector agrícola-medioambiental a la agricultura bío. El volumen de facturación de esta última era de tres mil millones de francos (unos cuatrocientos cincuenta millones de euros) en 1994, mientras que en el año 2000 ascendió a los quince mil millones (unos dos mil trescientos millones de euros). En Alemania, el ministro de Agricultura se planteaba convertir, antes del año 2010, el veinte por ciento de las explotaciones agrícolas en superficies ecológicas (en 2002, las explotaciones bío en aquel país solo representaban un 2,6 por ciento).

5. En la actualidad, los criterios que se aplican para seleccionar los productos de la agricultura ecológica dependen única y exclusivamente de las formas de cultivo y de conservación, del procedimiento agrícola que permite producir un alimento, pero no de la calidad final intrínseca de los alimentos que llegan a los consumidores.

Algunos resultados que podrían tener consecuencias sorprendentes para los especialistas

El estudio Abarac pretendía dar respuesta a dos preguntas que preocupan actualmente a los especialistas y a una que plantea la ciudadanía en general:

1. En la dieta mediterránea, los alimentos de la agricultura ecológica (AE) seleccionados ¿son nutricionalmente superiores a los que se obtienen con otros procedimientos agrícolas actuales, esto es, con la agricultura sostenible[17] (AS) y con la agricultura convencional (AC), que, en francés, forman el nombre de este proyecto (Abarac)?

2. Para garantizar que los consumidores puedan disponer de una oferta adecuada, ¿deberían los estándares oficiales que se aplican a los alimentos procedentes de la AE, la AS y la AC incluir también criterios cualitativos específicos para cada tipo de alimento?
3. ¿Qué forma de preparación y cocción deteriora menos las propiedades nutricionales y organolépticas (color, olor y sabor) de cada alimento?

La primera etapa: el protocolo de comparación entre AE, AS y AC

Aplicando como mínimo tres criterios que los ciudadanos alegaban tener en cuenta en su consumo, se eligieron veinte tipos de alimentos. En cada uno de ellos se midieron dos o tres micronutrientes que los especialistas consideraban positivos para la salud y otros dos o tres que calificaban de negativos, por ser tóxicos (o, como se suele decir, *xenobióticos*) cuando se consumen de forma habitual.

Para cada producto tóxico, buscamos en la literatura internacional cuáles eran los límites máximos de residuos (LMR) o, en su defecto, los contenidos indicativos (CI), el nivel sin efecto observable (NOEL, por sus siglas en inglés), la ingesta diaria admisible (IDA) y la concentración máxima admisible (CMA), expresada en peso de sustancia por unidad de peso corporal.

Los doce contaminantes orgánicos persistentes (COP)

Estas sustancias favorecen, aunque de un modo diferente, la aparición de cánceres, el debilitamiento del sistema inmunitario y una reducción de la fertilidad en el caso del hombre. Son resistentes a la degradación, se acumulan en los tejidos adiposos de los peces y los mamíferos marinos y afectan a la población cuya dieta se basa en el pescado.

Por eso es tan necesario que los especialistas consigan destruirlos sin provocar la aparición de nuevos COP (en África, por ejemplo, cien mil toneladas de estas sustancias se encuentran almacenadas en condiciones nada seguras).

· Los ocho pesticidas

1. La aldrina, empleada contra las termitas y los parásitos del maíz, la patata y el algodón.
2. El clordano, que protege los cultivos y controla la población de termitas.
3. El DDT, contra los mosquitos que transmiten el paludismo. Aún se usa en algunos países pobres para combatir la malaria.
4. y 5. La dieldrina y el heptacloro, contra las termitas y los insectos del suelo.
6. La endrina, para proteger las semillas de algodón frente a los insectos, los roedores y los pájaros.
7. El mirex, empleado contra las hormigas y también en la fabricación de plásticos, ya que impide que estos salgan ardiendo.
8. El toxafeno, contra las garrapatas y los ácaros del ganado.

· Dos productos químicos de uso industrial y dos productos fruto de la combustión

1. Los PCB (policlorobifenilos), compuestos orgánicos clorados que se utilizan como refrigerantes en los transformadores de alta tensión y en los condensadores. Se cree que el uno por ciento de los tres mil osos polares que viven en las islas del Ártico son hermafroditas precisamente por la alta concentración de PCB que presentan en su tejido adiposo. Este mismo fenómeno se está observando también entre las gaviotas.
2. El hexaclorobenceno, empleado en los tratamientos de la madera y las pieles.
3. y 4. Subproductos de la combustión y los procesos industriales: las dioxinas y los furanos.

Todos estos contaminantes orgánicos se prohibieron, a escala planetaria, en mayo de 2001. Según Klaus Töpfer, director ejecutivo del Programa de las Naciones Unidas para el Medio Ambiente, «estos productos están en el aire[18] y en el suelo, y también pueden encontrarse en el organismo humano como consecuencia de la bioacumulación».

La lluvia que cae sobre París no solo está contaminada con HAP[19] (hidrocarburos aromáticos policíclicos) y PCB[20] (policlorobifenilos), sino que, además, contiene pesticidas como la atrazina, un herbicida que se emplea en las ciudades o en los márgenes de las autopistas, donde las superficies están vacías y se produce una evaporación importante. En el caso de este herbicida, se pasó de dos kilogramos por hectárea en 1980 a un kilogramo por hectárea en 2000. En cualquier caso, se ha demostrado que altera la maduración sexual de las ranas. En Francia, tanto la atrazina como las triazinas están prohibidas en la actualidad.

Y los metales pesados peligrosos: mercurio, plomo, cadmio...

Al contrario de lo que ocurre con los oligoelementos, como el hierro, el zinc, el selenio o el cobre, que son beneficiosos para la salud, los metales pesados resultan nocivos cuando se ingieren en cantidades excesivas o con demasiada frecuencia. La contaminación atmosférica acaba llegando al suelo y a las aguas. En 1998, se calculó que, solo en Francia, existían 3336 toneladas de residuos metálicos peligrosos.

El *mercurio* (Hg) se expande, arrastrado por la lluvia, en el medio acuático, lo que explica que esté presente en los peces (de hecho, como estos lo van acumulando a lo largo de toda su vida, lo mejor es comer pescado joven y evitar los ejemplares de mayor tamaño; hay que tener en cuenta, además, que los peces del mar del Norte, del Báltico y del Mediterráneo presentan mayores concentraciones de mercurio y cadmio que los del Atlántico). Es peligroso para el sistema nervioso, los riñones y la piel. Para detectar si alguien está contaminado por este elemento, basta con analizar su cabello. En cualquier caso, el mercurio ya no está en nuestros termómetros y mucho menos en nuestras pilas...

El *plomo* se difunde por vía aérea a partir de las escamas de la pintura elaborada con él (como las hojas de las plantas quedan expuestas a este metal, hay que limpiar cuidadosamente la fruta y la verdura antes de consumirla). Se transmite de madre a hijo a través de la leche materna. Provoca saturnismo, una intoxicación que reduce la actividad motora y provoca irritabilidad, trastornos del sueño y una disminución del coeficiente intelectual de entre cuatro y quince puntos. Ya no hay plomo en la gasolina y la pintura…

El *cadmio* penetra en las plantas a través del suelo y de las raíces, lo que explica su concentración en el arroz y las setas. También se encuentra en los cereales y en las plantas de hoja verde, a los que llega fundamentalmente a través de los pesticidas. Parece ser cancerígeno y tóxico para el riñón y los huesos. Los fumadores consumen dos veces más cadmio que los no fumadores.

Una buena noticia: una copa de vino tinto por comida reduce la «biodisponibilidad» de los metales pesados

El objetivo inicial de nuestro proyecto era comparar los alimentos AE y AC. Para encontrar a productores con los que trabajar, nos pusimos en contacto con las cámaras de agricultura. Más tarde, decidimos añadir los productos AS, siguiendo las sugerencias de los organismos de representación del sector y del Consejo Regional de Languedoc-Rosellón, que nos dirigieron hacia agricultores que ya practicaban estos métodos en nuestra región y que probablemente serán determinantes a la hora de establecer las condiciones en las que debe desarrollarse la práctica de esta agricultura. Quiero darles las gracias desde aquí a todos ellos.

También agradezco personalmente la ayuda que nos prestaron los responsables de la asociación de ganaderos Languedoc-Roussillon Élevage, especialmente Éric Fargeas, ingeniero especialista en avicultura y diversificación, que se encargó de seleccionar las muestras de huevos y carne de pollo y nos orientó a la hora de determinar qué productos debíamos medir, en colaboración con los ganaderos. Gracias igualmente a Vincent Joly, responsable de comercio y desarrollo de Bioprim Import, empresa exportadora de productos procedentes de la agricultura ecológica, que nos brindó un inestimable apoyo para elegir las muestras de alimentos de origen vegetal y los productos que debíamos cuantificar, en colaboración con los propios agricultores.

Por último, quiero mencionar a Daniel Perez, de Nimes, que nos ayudó a seleccionar las muestras de aceite de oliva y de aceitunas, junto con los agricultores y los especialistas del Comité Económico del Olivar.

Los veinte alimentos AE, AS y AC que pusimos a prueba

Examinamos veinte productos por cada una de las tres prácticas de cultivo (en la medida en que fue posible) para determinar su contenido en los nutrientes y xenobióticos que nos interesaban.

1. *Quesos:* roquefort (oveja), cabra, queso tipo comté (vaca). Relación de calcio-fósforo, perfil de ácidos grasos, dienos conjugados organoclorados (con el método HPLC).
2. *Aves de corral:* pollo AE, pollo de granja no AE, pollo criado en batería. Porcentaje de masa magra y de masa grasa, perfil de ácidos grasos, antibióticos y coccidiostáticos.
3. *Cerdo:* jamón de York AE, AS y AC. Hierro y otros posibles metales pesados (mercurio, plomo, cadmio), perfil de ácidos grasos, porcentaje de masa magra y masa grasa, hidrocarburos policíclicos, nitratos y nitritos, ocratoxinas, antibióticos y polifosfatos, ascorbato sódico, cloruro de sodio, sacarosa y lactosa.
4. *Carnes rojas:* vacuno (corazón de la cadera o *rumsteak*) AE, AS y AC. Hierro, plomo, cadmio, dioxinas; perfil de ácidos grasos; masa magra; nitratos y nitritos (NO_3, NO_2); ocratoxinas; nivel de grasas saturadas; activadores del crecimiento, especialmente esteroides; vitaminas del grupo B, en concreto B12 y PP; vitamina E.
5. *Cordero* AE, AS y AC (de entre 16 y 22 kg; esqueleto de una media de 14 kg): hierro, perfil de ácidos grasos, porcentaje de masa magra y masa grasa, nitratos y nitritos (NO_3, NO_2), ocratoxinas, nivel de grasas saturadas, activadores del crecimiento, especialmente esteroides, oxitetraciclina.
6. *Leche:* pasteurizada y UHT. Relación de calcio-fósforo, organoclorados (entre ellos el lindano) y dioxinas (umbral mínimo: 5 pg/g).
7. *Huevos frescos:* colesterol, vitamina A, perfil de ácidos grasos, organoclorados, metales pesados (plomo, cadmio, mercurio) y coccidiostáticos.
8. *Patatas:* almidón resistente; fibra; magnesio; vitamina C (en correlación inversa con respecto al nivel de NO_3); organoclorados; fungicidas: ditiocarbamatos (el más utilizado: mancozeb), bencénicos (clorotalonil); contra los gérmenes (sustancias de crecimiento):

clorprofam (CIPC, metabolito 3-cloroanilina) y profam (IPC, 3-cloroanilina); hidrazina; NO_3 y NO_2 (nitratos y nitritos).

9. *Tomates:* minerales: zinc, potasio, hierro; vitamina C; carotenoides, licopeno, compuestos fenólicos, ácido fólico; procimidona (contenido máximo: 2 mg/kg); fungicidas.
10. *Lechugas y endivias:* las lechugas, procedentes exclusivamente de invernadero. Vitamina C; minerales; luteína (carotenoides); glucosinolato; isotiocianato; insecticidas: organofosfatos + piretroides; fungicidas en lechugas y/o endivias: ditiocarbamatos; herbicidas: NO_3 y NO_2 en lechugas exclusivamente (dada su escasa presencia en las endivias). En endivias: asulam (contenido máximo: 0,05 mg/kg), tecnazeno (contenido máximo: 0,3 mg/kg; producto no homologado en Francia), vinclozolina (contenido máximo: 2 mg/kg, incluyendo 3,5 dicloroanilina como metabolito final).
11. *Zanahorias:* todas ellas, cultivadas al aire libre. Carotenoides, betacaroteno y alfacaroteno; magnesio; zinc; organoclorados y organofosforados en bloque; herbicidas: ureas sustituidas, entre ellas linuron y metoxuron.
12. *Soja:* leche de soja y tofu AE y AC. Isoflavonoides; organofosforados, en caso de que el producto se haya sometido a un tratamiento para su conservación (en silos); piretroides sintéticos (lambdacialotrina: LMR = 0,02 mg/kg); herbicida alacloro (amida), muy empleado en las sojas de la agricultura convencional.
13. *Manzanas:* dos variedades (reineta y golden). Magnesio, potasio, zinc, selenio; polifenoles; vitamina C; fibras (pectina); patulina; fungicidas: ditiocarbamatos, triazoles.
14. *Aceite de oliva y aceitunas* (en la época del estudio no existían aceitunas AE): perfil de ácidos grasos, polifenoles + vitamina E, organoclorados y organofosforados, piretroides, carbamatos.
15. *Pan:* blanco y semiintegral (harina con similar nivel de cernido en ambos casos). Vitaminas del grupo B, fibra, selenio, fitoestrógenos, organoclorados, organofosforados (pirimifos-metil, metil-clorpirifos, malatión, diclorvos, etc.); insecticida empleado en el almacenamiento del trigo o de la harina: fenoxiácidos.

16. *Melocotones:* dos variedades. Minerales (potasio, magnesio, calcio, fósforo, azufre, zinc, selenio, yodo); vitamina C; fibras carotenoides; ditiocarbamatos (ziram); carbamatos de acción fungicida BMC; insecticidas fosforados + piretroides sintéticos.
17. *Lentejas y guisantes:* de tres orígenes diferentes. Fitoestrógenos; hierro; fibra; insecticidas: carbofurano (de la familia de los carbamatos; muy tóxico); fungicidas: carbamatos fungicidas BMC, entre ellos carbendazima; imidas cíclicas: iprodiona + procimidona; herbicidas: aclonifen (molécula cloro-fenoxi-nitro-anilina), diuron (de la familia de las ureas sustituidas muy remanentes y que pueden generar residuos).
18. *Cebollas:* de tres orígenes diferentes. Flavonoides; selenio, potasio, azufre, fósforo y calcio; glucosinolatos; materia seca; insecticidas: organofosfatos + piretroides sintéticos; fungicidas: ditiocarbamatos; imidas cíclicas: iprodiona + procimidona, antigérmenes (sustancias de crecimiento); hidrazina maleica. Elementos cuya detección es imprescindible (por ser mutágenos y cancerígenos): herbicidas clorprofam CIPR + metabolito 3-cloroanilina; pendimetalina; ioxinil (sustancia teratogénica, atención en el embarazo).

19-20. *Vinos tintos y blancos:* de tres orígenes diferentes, AE, AS y AC. Micronutrientes positivos: nivel de polifenoles, hierro, aminoácidos esenciales, cobre y zinc. Micronutrientes negativos: búsqueda de OTA (ocratoxina A) en una tercera parte de los vinos rosados y en la mitad de los tintos, con 1,24 µg por litro en un vino italiano y una media de entre 0,06 y 0,34 µg por litro en los demás, en particular de la zona de Languedoc-Rosellón.

En este estudio, optamos por el método de los grupos de muestras para incluir una cierta variedad sin que el presupuesto subiera demasiado.

Además, prestamos especial atención a garantizar que los productos procedentes de las tres prácticas de cultivo (AE, AS y AC) fuesen comparables, por su lugar de procedencia, su variedad, su grado de maduración, el momento en el que se cosecharon y las condiciones de su almacenamiento y transporte.

Las mediciones, que llevó a cabo el laboratorio Lara, reconocido en todo el mundo, son las que se suelen realizar en la rutina de control de los productos, más las mediciones de los nutrientes especiales, cuya técnica conoce a la perfección ese laboratorio. Cada producto tenía que tratarse en cadenas diferentes para evitar cualquier contaminación. Por eso se descartó optar por un estudio ciego.

Los nutrientes medidos se seleccionaron en función de sus propiedades probadas o probables desde el punto de vista de la fisiopatología humana.

Los mismos criterios relativos a la importancia de la diferencia entre las tres prácticas de cultivo sirvieron de guía a la hora de elegir los nutrientes cuya biodisponibilidad (es decir, su posibilidad de ser empleados o metabolizados por el organismo) se deseaba determinar.

De hecho, esperamos probar en el futuro los efectos de una alimentación exclusivamente AE en comparación con una alimentación idéntica, pero con productos AS o AC.

En ese estudio, con un *cross-over design* (o diseño cruzado, por el que cada individuo se convierte en el elemento de referencia que permite controlar su evolución a lo largo de varios tratamientos), los voluntarios humanos ingerirán sucesivamente los alimentos procedentes de las tres prácticas de cultivo. Se seguirá, a través de las mediciones pertinentes, la variación de los índices plasmáticos y la excreción urinaria de los nutrientes seleccionados. La potencia de cada muestra se calculará en función de las diferencias observadas en los ejemplares de los diferentes tipos de cultivo.

Resultados preliminares del estudio Abarac

Los resultados se expresan en miligramos por kilogramo o en porcentaje, según el tipo de nutriente.

Lechugas

Por cada procedimiento de cultivo (AE, AS o AC) se seleccionaron dos productores.

Elementos medidos: nitratos, vitamina C, betacaroteno, luteína, varios productos tóxicos.

En el caso de los productos tóxicos, no hallamos diferencias significativas entre AE, AS y AC. Sin embargo, encontramos una diferencia determinante en el caso de los siguientes elementos:

- Vitamina C: AC: 17 mg/kg; AS: 20; AE: 26.
- Betacaroteno: AC: 2,48; AS: 5,35; AE: 7,31.
- Luteína: AC: 8,07; AS: 9,05; AE: 14,6.

En estas dos vitaminas fundamentales y en la luteína, destacado antioxidante, el producto bío va a la cabeza.

En el caso de los nitratos, son las lechugas AS las que presentan un nivel menor. AC: 1782; AS: 1104; AE: 1312.

Tomates

El licopeno es una sustancia antioxidante importante para la prevención del cáncer. Cuando comas tomates, tómalos con piel, dado que es ahí, y no tanto en la pulpa, donde se concentra el licopeno.

- Licopeno en los grupos de tomates AE: 41,8; AS: 34,7; AC: 31,3.
- Betacaroteno: AE: 6,1; AS: 5,8; AC: 4,6.
- Vitamina C: existe una diferencia en favor de la agricultura sostenible. El motivo hay que buscarlo en el tipo de muestra estudiada: los productos de la AS presentaban un grado de maduración ligeramente distinto. AC: 10,5; AE: 13,5; AS: 16.
- Vitamina E: AE: 0,81; AS: 0,74; AC: 0,43.
- Zinc: AE: 1,99; AS: 1,67; AC: 1,47.
- Potasio: AE: 2353; AC: 2102; AS: 1892.
- Hierro: demasiado en la AC (3,9); AS: 3; AE: 3,2.

En general, en los tomates AE encontramos niveles superiores de licopeno, betacaroteno, vitamina E, zinc y potasio. En los tomates AS, detectamos cantidades mayores de vitamina C, pero menores de carotenoides. El motivo podría ser un grado más bajo de maduración, ya que, a medida que el fruto va desarrollándose, la vitamina C disminuye, mientras que los carotenoides aumentan. En los tomates AC, los niveles de micronutrientes que varían en función de la maduración son en todos los casos más bajos, por lo que su menor presencia puede considerarse un fenómeno independiente de lo maduro que esté el fruto.

En cuanto a los productos tóxicos, no se detectan ni en AE ni en AS ni en AC.

Patatas

En las patatas AC los niveles de nitratos son excesivos. AE: 14; AC: 126.

– Vitamina C: AC: 45; AE: 63.

En lo que concierne a los productos tóxicos, se detectó tiabendazol en las patatas AC.

Cebollas amarillas

AE: una variedad y un productor; cebollas cosechadas en un terreno al aire libre el 29 de julio de 1999; AS: sin productores; AC: una variedad y dos productores (uno del departamento de Drôme y el otro del departamento de Côte-d'Or).

- Materia seca: AE: 152; AC: 107.
- Calcio: AE: 415; AC: 230.
- Potasio: AE: 3440; AC: 1130.
- Fósforo (muy beneficioso para el cerebro): AE: 309; AC: 171.
- Azufre (sulfuros de alilo): AE: 5010, esto es, tres veces más que AC: 1776.

Pollos (julio de 2000)

Fue difícil seleccionar los pollos (se identificaron razas híbridas).

Al final, tres productores de cada tipo de cría nos proporcionaron muestras.

- AE: pollos bío (criados al aire libre), sacrificados con una edad de noventa y un días, procedentes de tres productores del departamento de Lozère (1).
- AS +: pollos con el sello francés de calidad Label rouge fermier (Etiqueta Roja de Granja; criados al aire libre), sacrificados con una edad de ochenta y un días, procedentes de tres productores del departamento de Gard (2).

– AS - -: pollos enjaulados, con el certificado de calidad francés Duc (régimen invariable a lo largo del año), sacrificados con una edad de cincuenta y seis días, procedentes de tres productores del departamento de Gard (3).
– AC: pollos enjaulados, de nivel estándar, sacrificados con una edad de cuarenta y dos días, procedentes de tres productores del departamento de Gard (4).

Tabla 4. Muestras: muslo + pechuga de dos pollos por cada productor

	Magro-graso	AG oleico	AG linoleico	AG linolénico	Plomo	Cadmio
AB(1)	8,9	39,5	14,0	0,6	< 0,005	< 0,02
	11,3	40,0	15,7	0,7	< 0,005	< 0,02
	10,1	41,3	16,4	0,6	< 0,005	< 0,02
AR(2)	8,3	40,4	10,8	0,5	< 0,005	< 0,005
	10,0	38,7	12,1	0,7	< 0,005	< 0,02
	6,6	38,6	8,9	0,3	< 0,005	< 0,02
AR(3)	3,4	49,7	1,3	1,1	< 0,005	< 0,02
	6,2	39,8	10,6	0,9	< 0,005	< 0,02
	4,8	43,9	7,1	0,3	< 0,005	< 0,02
AC(4)	3,9	47,9	13,0	1,6	< 0,005	< 0,02
	2,2	45,8	12,8	1,8	< 0,005	< 0,02
	3,1	48,7	10,8	1,1	< 0,005	< 0,02

(1) 91 días; (2) 56 días; (3) 81 días; (4) 42 días. AG: ácido graso.

En ninguna de las muestras se detectaron trazas de antibióticos. Interpretación provisional:

1. AE: mejor relación carne-grasa (factor 3, a favor de AE). Mejor aporte de ácido graso esencial linoleico.
2. AS: no se encuentra una homogeneidad comparable a la de los productos AE.
3. AC: el mayor nivel de ácido linolénico en este tipo de pollos se debe, probablemente, a su alimentación a base de tortas de soja.

Melocotones amarillos

AE: dos melocotones de la variedad Gladys, procedentes de dos productores; lotes de un kilogramo, cosechados el 30 de agosto. AS: dos melocotones de la variedad Gladys, procedentes de dos productores; lotes de un kilogramo, cosechados el 1 de septiembre. AC: dos melocotones de la variedad Gladys, procedentes de dos productores; lotes de un kilogramo, cosechados el 1 de septiembre.

Tabla 5

	AE	AS	AC
Betacaroteno	0,09 0,07	< 0,03 < 0,03	< 0,03 < 0,03
Fibra	2,10 2,00	2,00 1,70	2,20 2,80
Licopeno	< 0,03 < 0,03	< 0,03 < 0,03	< 0,03 < 0,03
Vit.	38 39	41 34	34 39
Ca	76 64	49 76	84 68
P	154 154	183 193	245 212
S	41 41	29 55	55 5,6
Se	< 0,01 < 0,01	< 0,01 < 0,01	< 0,01 < 0,01
Mg	85 85	86 100	105 115
K	2210 2210	1890 1890	2350 2480
Zn	1,4 1,5	1,2 1,4	1,2 1,4
Ditiocarbamatos	N. d. N. d.	N. d. N. d.	0,037 N. d.
(Todo expresado en miligramos por kilogramo) (N. d.: no detectado.)			

Interpretación provisional:

1. AE: entre dos y tres veces más de betacaroteno que en el caso de AS y AC.

2. AC: presencia de productos tóxicos en una de cada dos muestras.

Escanda menor de la Alta Provenza (EMAP) cocinada al vapor suave

Dos muestras comparadas:

- EMAP AE escaldada y cocida al vapor suave durante treinta minutos (dos muestras).
- EMAP AC escaldada y cocida al vapor suave durante treinta minutos (cinco muestras).

Tabla 6

	AE escaldada	AC escaldada
Zinc (mg/kg)	18,5	15,9
Vitamina C (mg/kg)	< 10	<10
B12 (mg/100 g)	Íd.	Íd.
B6 (mg/100 g)	0,098	0,072
B9 (mg/100 g)	0,007	0,006
Ácido oleico (%)	33,4	39,2
Ácido linoleico (%)	39,8	14,9
Ácido linolénico (%)	2,7	0,9

Interpretación provisional:

En la EMAP AE se encuentra más zinc, más vitaminas B6 y B9 y muchos más (en concreto, más del doble) ácidos grasos esenciales (linoleico, alfalinolénico).

Huevos

Por cada grupo estudiado, se seleccionaron seis huevos. En los convencionales, se detectaron pesticidas organoclorados, sobre todo lindano (que indica que se ha optado por una alimentación basada en las harinas de origen animal) y metales pesados[21] como el cadmio, el mercurio o el plomo.

Tabla 7. Elementos positivos en los huevos AE: el colesterol, con niveles homogéneos, la vitamina A y el perfil de ácidos grasos

	AE I	AE II	AE III	AC I	AC II	AC III
Col. (g/kg)	4,1	5,0	5,1	6,1	2,9	3,5
Vit. A (mg/kg)	1,22	1,03	0,86	1,05	1,07	0,84
Ácido oleico (%)	35,5	33,4	30,7	33,6	36,1	37
Ácido linoleico (%)	22,3	24,3	24,9	23,7	19,9	19,8
Ars. (mg/kg)	< 0,02	Íd.	Íd.	Íd.	Íd.	Íd.
Cd	< 0,005	< 0,005	0,017	0,009	< 0,005	< 0,005
Hg	< 0,02	Íd.	Íd.	Íd.	Íd.	0,03
Pb	0,03	0,04	0,04	0,02	0,03	0,03
Cu	< 1	Íd.	Íd.	Íd.	Íd.	Íd.
Zn	11	13	14	13	13	12
PCB	N. d.	N. d.	N. d.	0,003	N. d.	N. d.

El nivel de ácido linoleico (ácido graso esencial) es ligeramente superior en los huevos bío.

Tres tipos de aceite de oliva

Una botella por cada método, todas ellas de la región de Languedoc-Rosellón.

Tabla 8

	Vitamina E (mg/100 g)	Ácido oleico (%)	Polifenoles
AE	3,8	70,4	155 mm^2
AS	20,6	58,9	90 mm^2
AC	17,3	65,7	231 mm^2

Interpretación provisional:

La mayor cantidad de ácido oleico en el aceite AE solo puede considerarse significativa si las variedades de aceitunas son idénticas. El bajo nivel de vitamina E en el aceite AE puede ser el resultado de una oxidación de los frutos o bien del propio aceite. El mayor contenido en polifenoles del aceite AC solo puede considerarse significativo si los frutos han alcanzado el mismo grado de maduración. Asimismo, el alto nivel de vitamina E puede deberse a una adición (ilegal) en los lotes.

***Quesos de cabra* (tipo *pélardon*, noviembre de 2000)**

- AE: tres ganaderos que aportan cinco quesos cada uno.
- AS: tres ganaderos que aportan cinco quesos cada uno, cría al aire libre (en cumplimiento de los estándares establecidos para los productos con denominación de origen).
- AC: dos ganaderos que aportan cinco quesos cada uno, cría intensiva.

Tabla 9

	AE I	AE II	AE III	AS 4	AS 5	AS 6	AC 7	AC 8
Ácido oleico (%)	24,6	26,3	24,9	30,4	24,7	24,8	26,0	26,0
Ácido linoleico (%)	3,4	3,0	3,2	3,4	2,7	2,8	3,4	3,2
Ácido linolénico (%)	1,3	1,2	1,2	0,7	0,8	0,7	0,9	0,9
Ácido esteárico (%)	8,7	15,1	8,3	11,3	7,8	12,8	7,9	10,6
Ácido palmítico (%)	28,8	23,4	27,9	25,8	27,6	26,7	26,9	26,6
Ácido mirístico (%)	12,0	10,3	12,6	10,5	13,9	11,7	12,8	11,5
Dienos conjugados	0,99	1,10	0,29	1,05	0,55	0,84	0,88	1,12

Tabla 10

	AE I	AE II	AE III	AS 4	AS 5	AS 6	AC 7	AC 8
Calcio	1650	921	1265	1150	1510	1300	2110	1490
Fósforo	2800	1985	2130	1150	1510	1300	2695	2495
Organo-clorados	N. d.	N. d.	N. d.	N. d.	N. d.	DDE: 0,001 mg/kg	N. d.	N. d.

Interpretación provisional:

En los quesos AE hay más ácido alfalinolénico (ácido graso esencial), y en los quesos AS, menos fósforo, así como presencia de organoclorados en una de las muestras.

***Quesos de oveja* (roquefort, enero de 2001)**

Se seleccionaron dos muestras de tres producciones diferentes:

1. Roquefort elaborado con leche AE.
2. Roquefort elaborado con leche AC.

Tabla 11

	AE	AC
Ácido oleico (%)	25,8	26,0
Ácido linoleico (%)	2,9	2,8
Ácido linolénico (%)	1,2	1,0
Ácido esteárico (%)	12,3	12,2
Ácido palmítico (%)	24,8	24,7
Ácido mirístico (%)	11,8	12,2
Dienos conjugados	0,97	1,10

Tabla 12

	AE	AC
Calcio	5840	3420
Fósforo	3870	4080
Organoclorados	N. d.	N. d.

Interpretación provisional:

Se observa un porcentaje de ácidos grasos esenciales ligeramente superior en el queso AE, que contiene más calcio que el roquefort AC.

Panes

Fue difícil seleccionar los panes. De hecho, el ochenta por ciento de aquellos etiquetados como productos AE se habían elaborado con harinas procedentes de muelas de piedra de tipo T85 o T150. Las harinas T150 son las que permiten fabricar pan integral.

En un primer análisis, seleccionamos panes de tipo De Lauza, con harina elaborada mediante muela de piedra T85 y T150, tanto AE como AC. Algunos panes que se presentan como productos de la agricultura sostenible se hacen con una harina T65 obtenida mediante molinos de cilindros, pero ningún pan AE se elabora con esta clase de harina. Por eso, no tendría sentido, científicamente, comparar panes cuyas harinas se hayan obtenido con procesos diferentes.

En la segunda fase de nuestro estudio, utilizamos panes de harinas elaboradas con muelas de piedra T85, en concreto tres clases de panes AE y AC.

El análisis se centró en los siguientes elementos:

A) Micronutrientes beneficiosos para la salud:

1. Minerales: calcio, fósforo y magnesio.
2. Vitaminas B1, B6 y ácido pantoténico.
3. Tocoferoles.
4. Compuestos fenólicos: ácidos ferúlico, vanílico, cafeico y p-cumárico.
5. Lignanos.
6. Fibra.

B) Micronutrientes peligrosos para la salud:

1. Insecticidas:
   - Organoclorados: lindano, etcétera.
   - Organofosforados: pirimifos metil, metil-clorpirifos, malatión, diclorvos, etcétera.
2. Herbicidas:
   - Fenoxiácidos: con una toxicidad directa de un nivel entre medio y bajo; carcinógenos. Análisis de todos los fenoxiácidos.
   - Toluidina (pendimetalina): estructura química, dinitroanilina
3. Fitatos.
4. Un fungicida, la atrazina, ya que la ausencia de tratamientos contra los hongos aumenta la vulnerabilidad con respecto a las micotoxinas.
5. La OTA (ocratoxina A):[22] micotoxina procedente de los hongos, fundamentalmente de los cereales (sobre todo, del trigo y del maíz).

Resultados de las comparaciones

Comparación entre los panes AE y AC T85 y los panes «integrales» AE y AC T150 (mayo de 2011):

– Los panes AE no contienen organofosforados (pirimifos metil y malatión), a diferencia de los panes AC, que presentan índices bajos, pero detectables (inferiores a 0,01 miligramos por kilo).
– Los panes AE y AC presentan todos los triazoles, especialmente tetraconazol, en cantidades que varían entre 0,015 y 0,038 miligramos por kilo.
– Los niveles de fitatos son claramente inferiores en los panes AE.
– Los índices de magnesio son superiores (en entre 15 y 95 miligramos) en los panes AE, mientras que los índices de calcio son muy parecidos. Los de fósforo son superiores (en entre 100 y 200 miligramos por kilo) en los panes AC. La cantidad de vitaminas B1, B5 y B6 apenas varía entre los panes.
– Los niveles de compuestos fenólicos son ligeramente superiores (en entre uno y dos miligramos por kilo) en los panes AC.
– Las cantidades de fibra son idénticas en los dos tipos de panes.

Ninguno de los productos analizados contiene piretroides ni ocratoxina A.

Comparación entre los tres panes AE y los tres panes AC T85, así como entre los tres panes «integrales» AE y los tres panes AC T150 (diciembre de 2011):

– Los panes AE, tanto T85 como T150, no contienen organofosforados (pirimifos metil y malatión), a diferencia de todos los panes AC 150, que presentan índices significativos de estas sustancias.
– Los panes AE y AC no presentan triazoles, salvo en el caso de un pan AE T85, en el que se detectaron trazas de tetraconazoles inferiores a 0,10 miligramos por kilo.
– Los índices de magnesio son superiores (en entre quince y trescientos miligramos) en cinco de los seis panes AE, mientras que los índices de calcio son superiores (en entre veinte y noventa miligramos) en cuatro de los seis panes AE.
– Los niveles de fósforo son superiores (en entre setenta y mil doscientos miligramos por kilo) en los seis panes AE.

– En cuanto a las vitaminas del grupo B, hay algo más (en concreto, 1,5 veces más) de vitamina B1 en los panes bío (T150); los niveles de B5 son idénticos en todos los casos.
– Los niveles de compuestos fenólicos son similares en todos los panes.
– Las diferencias entre las cantidades de tocoferoles de los distintos panes no son significativas.
– Los niveles de fibra son superiores (en entre un 0,9 por ciento y un 4 por ciento) en los seis panes AE.
– Los índices de los diecinueve aminoácidos son superiores en entre tres y quince de ellos en los panes AE T85, y en entre once y diecisiete de ellos en los panes AE T150.
– En cuanto a los once aminoácidos esenciales, entre dos y nueve de ellos presentan niveles superiores en los panes AE T85, y entre seis y diez en los panes AE T150.
– No hay diferencias en las fitohormonas entre los distintos tipos de panes: en todos ellos, están presentes a niveles inferiores a 0,01 mg/kg.

Este estudio sobre los panes permite deducir que los integrales AE son mejores, ya que la mayoría de AC analizados en nuestro estudio contiene sustancias tóxicas.

Conclusión provisional (con la colaboración de la doctora Mariette Gerber, del Instituto Nacional de la Salud y la Investigación Médica francés)

1. La rigurosa metodología (con selección anónima, amplios grupos de muestras, mismos lugares de procedencia, mismas variedades, mismos grados de maduración), aplicada con la ayuda de los profesionales de cada uno de los procedimientos de cultivo, nos ha permitido obtener resultados de calidad.
2. Los datos recopilados demuestran la importancia de nuestro estudio comparativo y, sobre todo, la necesidad de buscar en cada alimento no solo las sustancias potencialmente nocivas, sino también los micronutrientes beneficiosos para la salud del consumidor.

3. Los resultados sugieren que los alimentos procedentes de la agricultura ecológica son mejores, desde el punto de vista cualitativo, que los de la agricultura convencional.
   Las diferencias se aprecian en varios ámbitos:
   a. En nueve de once alimentos (81 por ciento de los casos), los productos AE presentan una mayor cantidad de micronutrientes de gran calidad.
   b. Al medir los nitratos se ha comprobado que estos están siempre más presentes en los alimentos AC.
   c. Una de las diecinueve muestras (cinco por ciento) AE analizadas contiene xenobióticos, frente a cuatro de las dieciséis muestras (veinticinco por ciento) AC. Una de las diecinueve muestras (cinco por ciento) AE analizadas contiene cadmio, frente a una de las dieciséis muestras (seis por ciento) AC.
4. A veces, los alimentos procedentes de la agricultura sostenible contienen más micronutrientes que los alimentos de la agricultura convencional (en tres de los nueve productos que se podían comparar). Con todo, el hecho de que en este punto se hayan obtenido resultados más heterogéneos que en la AE parece indicar que la agricultura sostenible no dispone de estándares realmente rigurosos, a diferencia de la agricultura ecológica.

Somos perfectamente conscientes de que quedan muchos problemas por resolver: en la viticultura, la flavescencia dorada (una enfermedad causada por un hongo que transmite un insecto); en arboricultura, la imposibilidad de controlar los parásitos mediante la rotación anual de cultivos… La legislación europea está obligando a reducir el uso del cobre como fungicida para evitar la contaminación de los suelos, a pesar de que los agricultores ecológicos son importantes consumidores de este elemento. Otra dificultad añadida es la prohibición de los antibióticos para la prevención de la mastitis en el ganado empleado para la producción lechera.

El concepto de «agricultura sostenible», como técnica más respetuosa con el medio ambiente y el equilibrio natural, se está abriendo camino en un contexto de preocupación por la salud humana del presente y, en mayor medida, del futuro.

Es cierto que este estudio, el primero en su clase, solo abarca un ámbito limitado: veinte alimentos producidos en una misma región, en concreto Languedoc-Rosellón. Sin embargo, nuestras conclusiones preliminares nos permiten ya afirmar que hay que avanzar más en la producción bío. Podría introducirse un etiquetado AE del producto acabado, de forma que la agricultura ecológica no se certifique únicamente a nivel del proceso agrícola en sí, sino también, e incluso en mayor grado, del resultado obtenido con él. En cuanto a los enfermos, que tienen siempre expectativas en relación con los estudios, podemos facilitarles ya algunas respuestas. A la pregunta «¿puedo comer productos bío?», hoy en día podemos responder «sí». A la pregunta «¿debo comer productos bío?», aún no sabemos qué contestar.

Antes de dejar el Ministerio de Sanidad de Francia, Bernard Kouchner presentó el Programa Nacional de Nutrición y Salud para 2001-2005, cuyo objetivo era fomentar la prevención y la detección precoz de los trastornos nutricionales. En aquel programa figuraban los siguientes principios:

- Un estado nutricional satisfactorio protege la salud.
- Las personas mayores pagan un costoso peaje en forma de fracturas de fémur, cuya génesis nutricional comienza en la infancia.

El programa definía los grandes ejes estratégicos que iban a dar coherencia a la acción, incluyendo desde los servicios de comedores hasta una guía alimentaria para orientar a los ciudadanos adecuadamente hacia una alimentación sana. Preveía el fomento del consumo de frutas y verduras frescas, que yo mismo impulsé en su momento[23] en los centros de educación primaria, con la creación de los «bares frutales», destinados a que los alumnos adquirieran buenos hábitos lo antes posible con «una pieza de fruta fresca en cada recreo».

En junio de 2002, la Sociedad Estadounidense de Química informó de que el zumo de naranja ecológico contiene un treinta por ciento más de vitamina C que el zumo de naranja procedente de la agricultura convencional. Hasta en Estados Unidos la agricultura bío tiene un gran futuro por delante.

CAPÍTULO III

RELACIÓN ENTRE ALIMENTOS Y CÁNCER: CONCEPTOS CIENTÍFICOS

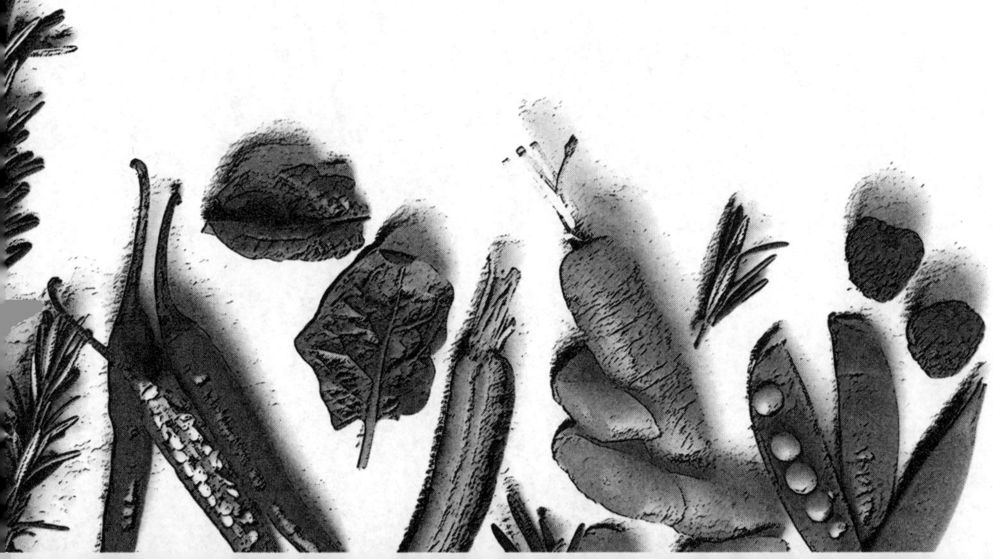

«El concepto de "alimento funcional" nació fundamentalmente en Japón. Con él, el alimento se convierte en tratamiento.»
(15.º Congreso Internacional de Nutrición, Adelaida, Australia)

¿CÓMO PUEDEN EL ENTORNO Y LOS ALIMENTOS DESENCADENAR EL CÁNCER?

«El entorno, entendido en sentido amplio, es un factor fundamental en la carcinogénesis. El ochenta por ciento de los cánceres podrían estar relacionados con él.»
(W. A. Creasey, en *Diet and Cancer*, 1985)

Un poco de historia

En 1700, Bernardino Ramazzini, médico italiano, observó que el cáncer de mama era más frecuente entre las monjas, de lo que dedujo que el embarazo y la lactancia podían proteger frente a esta enfermedad.

En 1775, Percival Pott se dio cuenta de que los cánceres de escroto y de la cavidad nasal se daban más entre los deshollinadores británicos y pensó que estas enfermedades se debían a una exposición excesiva al hollín. Años más tarde, se demostró mediante experimentos de laboratorio que determinados hidrocarburos policíclicos, fruto de la combustión, son cancerígenos para los animales. Un tiempo después se identificaron también otros productos químicos, algunos virus y ciertos agentes físicos (los rayos X) como causa de tumores en los animales.

En 1940, Isaac Berenblum y sus colaboradores demostraron que el proceso de cancerización comprende, como mínimo, dos fases: la de iniciación y la de promoción.

Lo que sabemos hoy

La fase de iniciación es el resultado de una interacción breve e irreversible entre un agente cancerígeno y el núcleo de la célula en el que se encuentra el ADN: se dice entonces que el genoma de la célula se modifica…, es decir, que se modifica su identidad genética. La célula está ya «iniciada», lo cual significa que puede convertirse en cancerosa, pero, en cierto modo, permanece en un estado de reposo. Para que se produzca su multiplicación y se desarrolle un tumor, será necesario que intervengan otros agentes cancerígenos, conocidos como *promotores.*

La fase de promoción. El o los agentes promotores tienen la capacidad de desencadenar la proliferación de las células iniciadas, pero para ello necesitan ejercer una acción de forma repetida, crónica, a lo largo de un extenso período.

La fase de latencia que transcurre entre la iniciación cancerosa de una célula y la aparición de un tumor puede ser larga:[1] de hecho, es posible que dure entre diez y treinta años. Un cáncer de mama puede tardar de cinco a treinta años en aparecer. Lo mismo ocurre con muchos otros cánceres del adulto.

Esta larga latencia se corresponde con el período «oculto» de la historia natural del cáncer.

Los factores de origen alimentario pueden actuar como agentes iniciadores o promotores, o bien, por el contrario, como protectores.

La activación de los carcinógenos. Algunos carcinógenos requieren que se los active previamente para ejercer su acción nociva. Ciertos virus o compuestos químicos pueden ser responsables de esta activación y favorecen así el crecimiento de los tumores. Por lo general, la alimentación desempeña un papel indirecto en este sentido, facilitando o impidiendo la carcinogénesis.

Lo que se sabrá mañana

La ciencia no deja de avanzar en este ámbito tan extenso de las relaciones entre alimentación y cáncer. Hay dos ejes en torno a los que se está trabajando:

1. La búsqueda de los agentes promotores que forman parte de la alimentación, así como la investigación sobre el modo en que estos agentes pueden, directa o indirectamente, interactuar con el material genético de nuestras células y, en particular, con los oncogenes.
   El profesor D. Stéhelin, del Instituto Pasteur de Lille, que descubrió en San Francisco el primer gen[2] del cáncer, explica que «cada una de nuestras células contiene unos cincuenta mil genes imprescindibles para su correcto funcionamiento. Algunos de ellos pueden, en caso de que se produzcan determinadas anomalías, activar el proceso de cancerización de la célula... Si bien conocemos más de veinte genes susceptibles de convertirse en oncogenes, es probable que solo exista un número limitado de combinaciones entre ellos que puedan poner en marcha el cáncer. A nosotros nos corresponde ahora realizar la gigantesca labor de descodificación para conocer qué asociación de genes da lugar a qué tumor».
2. La búsqueda en paralelo de agentes antipromotores en el entorno; por ejemplo, Walter Troll, de la Universidad de Nueva York, ha estudiado varios elementos alimentarios que considera «potenciales antipromotores». Esos elementos, presentes en las judías y en las semillas de las plantas, son inhibidores de las enzimas que, como las proteasas, permiten que el tumor invada los tejidos cercanos. Estos inhibidores naturales con efectos anticancerígenos se van a registrar en una lista, se van a aislar y a poner a prueba..., porque es urgente saber más sobre ellos. «Los alimentos y la nutrición podrían estar detrás del sesenta por cien-

to de todos los cánceres que sufren las mujeres y de más del cuarenta por ciento de los que padecen los hombres» (E. L. Wynder, 1983).

COMPARACIÓN ENTRE POBLACIONES CON HÁBITOS ALIMENTARIOS DIFERENTES

Una serie de estudios epidemiológicos compararon, en un mismo país de la cuenca del mar Báltico y dentro de la misma etnia, a diversas familias de pescadores que consumían cantidades importantes de pescado ahumado con familias de campesinos que vivían lejos de la costa y tomaban muy poco pescado.

En el caso de las primeras, la frecuencia de los cánceres estomacales y colorrectales era de 120 por cada 100 000 habitantes, mientras que en las segundas era de 38 por cada 100 000. La prevalencia[3] de estos cánceres, por tanto, era 32 veces superior en el grupo de quienes consumían mucho pescado ahumado.

Estos resultados permiten concluir que el entorno y/o los hábitos alimentarios de ambos grupos podrían ser las causas del aumento o la disminución del riesgo de cáncer estomacal o colorrectal que se ha observado en la población de pescadores de la cuenca del Báltico. Hoy en día, de hecho, es posible afirmar que existe una relación de causalidad directa entre el pescado ahumado —y, por tanto, el consumo de benzopirenos— y el riesgo de padecer uno de estos cánceres.

En el Reino Unido, Hill señaló en su momento que la incidencia de los cánceres de hígado y de estómago era mayor en la ciudad de Workshop que en la mayoría de las demás ciudades británicas. De hecho, comparó esa localidad con otras nueve, que utilizó como referencia, y comprobó que el riesgo relativo entre los habitantes de Workshop era, con respecto a los vecinos de las ciudades de control (a las que asignó el coeficiente 1), muy elevado en el caso del cáncer de hígado, ligeramente mayor en los de esófago y estómago, y similar en los otros dos órganos estudiados (vejiga y mama). En las otras nueve ciudades, el contenido de nitratos del agua corriente era de 15 ppm, frente a las 93 ppm que se registraban en Workshop.

Tabla 13. Riesgo relativo de padecer un cáncer, según el sexo, entre los habitantes de Workshop, en comparación con los vecinos de las ciudades de control, a las que se asigna el coeficiente 1

Localización del cáncer	Hombres	Mujeres
Estómago	1,31	1,93
Esófago	1,34	1,25
Hígado	5,56	5,72
Vejiga	0,95	1,00
Mama		0,91

– En otros países, como Colombia, se ha constatado que existe una correlación claramente positiva entre el aporte de nitratos a través del agua y la incidencia del cáncer de estómago.
– En Estados Unidos, los investigadores han podido comparar la población norteamericana «clásica» con las comunidades que mantienen hábitos alimentarios diferentes:
  • En Texas, los habitantes (tanto hombres como mujeres) de origen latino (es decir, que tienen un apellido español) presentan menos cánceres de pulmón y colon que los estadounidenses (de raza blanca o negra). Las mujeres de origen latino también padecen menos cáncer de mama que las norteamericanas (blancas o negras). Las diferencias tienen que ver con las dietas, completamente diferentes, que mantienen estos grupos étnicos.
  • Los adventistas del séptimo día que viven en California y se alimentan fundamentalmente a base de frutas, verduras, huevos y productos lácteos.
  • Los mormones de Utah, que no consumen alcohol, tabaco, café ni té, ingieren carne solo en pequeñas cantidades (una vez por semana) y mantienen una dieta equilibrada.

En el caso de los adventistas,[4] el riesgo de sufrir un cáncer colorrectal o de mama es considerablemente menor que en el resto de la población californiana cuyos hábitos alimentarios son los propios de los estadounidenses «clásicos».

Tabla 14. Mortalidad anual según la edad por cada cien mil personas en California

Causas del fallecimiento	Vegetarianos	No vegetarianos	Ratio
Todos los cánceres no relacionados con el tabaco	211	260	1,23
Cánceres colorrectales	28	57	2,03
Todas las causas	1067	1692	1,59

Entre los mormones, los cánceres de estómago y de colon se dan con menos frecuencia que entre los demás estadounidenses, con diferencias que son estadísticamente significativas.

– En la India, la incidencia de los tumores de mama, colon y recto es mucho mayor entre los parsis que entre los hindúes, de religión brahmánica. En Bombay, estas dos comunidades viven juntas, pero cada una con sus propias creencias, y también con hábitos alimentarios muy distintos. Los hindúes prácticamente no toman carne.
– Las comparaciones entre Japón y Estados Unidos son especialmente interesantes: si bien en ambos países existe un nivel similar de industrialización, educación, salud y esperanza de vida, así como una misma mortalidad por cáncer, en Estados Unidos son frecuentes los tumores de mama, colon y próstata, mientras que en Japón resultan escasos;[5] en cambio, el cáncer de estómago, poco frecuente en Estados Unidos, está muy extendido en Japón. Esta situación podría explicarse aludiendo a factores genéticos, pero los estudios epidemiológicos realizados con migrantes descartan tal hipótesis. En efecto, después de dos generaciones, la frecuencia del cáncer de mama entre las hawaianas o californianas de origen

japonés es parecida a la de la población blanca de su país de adopción y, por tanto, claramente superior a la de las mujeres que viven en Japón. Y también se da el caso inverso: los japoneses emigrados a Estados Unidos presentan una menor frecuencia de cáncer de estómago y una mayor probabilidad de cáncer de colon que aquellos que se han quedado en su país de origen. El hecho de que estos fenómenos afecten sobre todo a la segunda generación refuerza la tesis que encuentra la causa en el ambiente, ya que esta generación suele adoptar los estilos de vida de su tierra de acogida.

Doll comprobó que, entre los emigrados recientes, más del setenta por ciento mantiene la dieta japonesa, pero pasados veinte años ese porcentaje desciende hasta quedarse por debajo del cincuenta por ciento. Los miembros de la segunda generación siguen una alimentación prácticamente similar a la de los estadounidenses.

Tabla 15. Mortalidad debida al cáncer de estómago por cada cien mil personas

79,2	entre los japoneses que residen en Japón
77,9	entre los emigrados a Estados Unidos hace menos de diez años
45,0	entre los japoneses emigrados hace más de veinte años
20,0	entre los japoneses de la segunda generación
8,2	entre la población de raza blanca

COMPOSICIÓN DE LA RACIÓN ALIMENTARIA E INFLUENCIA SOBRE DETERMINADOS CÁNCERES

Carnes y grasas animales

En la mayoría de los países pobres, gran parte de la población se alimenta a base de gachas y cereales con verduras, y apenas toma carne y materias grasas. En grupos bien estudiados de esa población se ha observado que la frecuencia de determinados cánceres es menor que en Estados Unidos, uno de los lugares con mayor consumo de carne y grasas de origen animal.

Tabla 16. Consumo total de proteínas (con indicación del porcentaje de proteínas animales) por habitante en 1973

País/Continente	Número total de gramos por día	Porcentaje de proteínas animales
Norteamérica	98,2	72,0 %
Oceanía	94,4	67,2 %
Europa Occidental	88,2	55,0 %
Europa del Este	90,9	39,4 %
Centroamérica	58,0	39,3 %
África	61,0	19,8 %
Oriente Próximo	65,9	18,5 %
Sur de Asia	48,3	13,0 %
China	56,5	15,5 %

J. A. Scharfenberg, profesor de Nutrición Aplicada en Estados Unidos y autor de la obra *The Problems with Meat*,[6] aseguró ante la Asociación Estadounidense para el Avance de la Ciencia que **la carne contiene varios factores cancerígenos:**

- Carcinógenos químicos: benzopirenos de los filetes cocinados con carbón vegetal, metilcolantreno de la grasa de la carne cocinada, nitritos del jamón y de la panceta, etcétera.
- Virus cancerosos que están presentes en animales afectados por tumores malignos y que pueden transmitirse de un individuo a otro y, tal vez, incluso saltar de especie en especie (en 1974, de hecho,[7] se demostró que los chimpancés alimentados desde su nacimiento con leche de vacas enfermas de leucemia mueren a causa de esta dolencia en su primer año de vida).
- Falta de fibra: la leche y los huevos no contienen fibra.

Un estudio realizado en China, concretamente en Hong Kong, comparó dos grupos socioeconómicos que se diferenciaban por su nivel de riesgo ante el cáncer de colon. En el grupo que ingería 3900 kilocalorías diarias, la tasa de mortalidad debida a este cáncer era dos veces superior a la del grupo que tomaba 1000 kilocalorías menos por día.

Las investigaciones de Lea[8] y De Waard demostraron, ya en 1965, que existe una correlación positiva y sumamente significativa entre el índice de mortalidad por cáncer de mama que se da en diferentes países y el consumo medio de lípidos alimentarios que se registra en ellos. Después de dos generaciones, las familias japonesas emigradas a Estados Unidos presentan un nivel de cáncer de mama similar al de la población local. Carroll y sus colaboradores calcularon que, en Japón, la mortalidad debida a esta dolencia era de cuatro por cada cien mil habitantes, y el consumo de lípidos, inferior a cincuenta gramos diarios. En cambio, en Europa Occidental y en Estados Unidos, la mortalidad por este cáncer es de entre quince y veinticinco por cada cien mil habitantes, es decir, entre cuatro y cinco veces mayor que en Japón, ¡y el consumo de lípidos alcanza entre ciento veinte y ciento sesenta gramos al día!

Así pues, no hay duda de que existe una correlación positiva entre un aporte alimentario elevado de lípidos y una alta incidencia del cáncer de mama.

Tabla 17. Modificación de la mortalidad entre 1955 y 1974 en el caso de determinados cánceres. Evolución de los índices anuales de mortalidad por cada cien mil habitantes, ajustados según la edad (según Tuyns, 1980)

	Cáncer estomacal		Cáncer colorrectal	
	Hombres	Mujeres	Hombres	Mujeres
Francia	-43	-52	+19	-11
RFA	-38	-48	+112	+124
Italia	-28	-36	+96	+60
Reino Unido	-29	-40	-7	-12
Estados Unidos: blancos	-35	-42	+9	-12
negros	-26	-37	+44	+34
Japón	-15	-19	+114	+78

En casi todos los países industrializados, la mortalidad y la morbilidad en el caso de los cánceres de colon y recto han aumentado en los últimos veinte o treinta años, mientras que la mortalidad y la morbilidad del cáncer de estómago han disminuido. Los primeros representan en torno al quince por ciento de todos los cánceres de los países industrializados. Los estudios epidemiológicos han demostrado que existe una correlación positiva entre un alto consumo de lípidos —sobre todo, lípidos de origen animal— y la prevalencia de estas enfermedades. También se ha observado una correlación positiva entre la prevalencia del cáncer de colon y el consumo de carne. Sin embargo, los estudios de casos y controles, en los que se comparan los resultados obtenidos en años anteriores por parte de pacientes de esta dolencia y los individuos sanos, arrojan resultados discordantes. Lo cierto es que, en cualquier caso, resulta muy difícil realizar investigaciones sobre alimentación.

Sobrepeso y obesidad debido a un exceso de consumo de azúcares de absorción rápida

El azúcar irrita el estómago y provoca fermentación intestinal. Está reconocido como una de las principales causas de la obesidad y el principal desencadenante de la caries. Además, existe una estrecha relación entre una ingesta desproporcionada de azúcar y las infecciones estafilocócicas.

Tabla 18. Consumo anual total de azúcar blanco (en kilos) por persona en varios países

Año	Reino Unido	Dinamarca	Suiza	Estados Unidos	Francia	URSS	China
1700	2						
1800	8						
1900	38						
1933	48	56	47	46	25	7	1,4
1970	54,5			46,4	46		

En 1979, varios investigadores estadounidenses publicaron los resultados de una investigación que habían llevado a cabo, a lo largo de unos diez años, con 750 000 de sus compatriotas (tanto hombres como mujeres). En ese estudio constataron que existe una relación entre un sobrepeso por encima del veinte por ciento del peso ideal (que se establecía en función del tamaño de la persona), la hipercolesterolemia[9] y el cáncer, especialmente en la mujer. Su conclusión era que **la mortalidad por cáncer es significativamente mayor en aquellas personas cuyo peso supera en al menos un cuarenta por ciento el ideal.** La obesidad y el sobrepeso pueden considerarse, sin lugar a dudas, factores de riesgo, sobre todo en el caso del cáncer de mama,[10] como se ha demostrado recientemente en las pacientes tras la menopausia. ¡Desde 1945 se han publicado hasta la fecha, solo en Francia, 537 libros para orientar a los lectores sobre cómo adelgazar!

Tabla 19. Alimentación anual (en kilos) de un estadounidense o de un europeo (occidental) medio

Azúcar blanco	46 kg	Jarabes	6,4 kg
Grasas y aceites	24 kg	Leche	21 kg
Arroz	3,2 kg	Harina blanca	45,5 kg
Huevos	6,4 kg	Fruta	25 kg
Verduras	22,3 kg	Cereales	9,5 kg
Habas y nueces	8,6 kg	Carnes(1)	90 kg
(1) En esta categoría se incluyen la carne roja, las aves de corral y el pescado.			

Sobrepeso y obesidad debido a un exceso de consumo de grasas

En 1977, el Comité Restringido del Senado sobre Nutrición y Necesidades Humanas publicó los Objetivos Alimentarios de Estados Unidos:

> Los estadounidenses comen demasiada grasa —especialmente grasas animales (saturadas)—, demasiado colesterol,[11] demasiada sal y de-

masiado azúcar. Deberían reducir su consumo de estos productos y aumentar la ingesta de frutas, verduras y cereales, sobre todo cereales integrales.[12]

El colesterol

El colesterol sanguíneo es muy diferente del alimentario. Cuantas más grasas saturadas incluya la alimentación, más elevado será el nivel de colesterol en sangre, que se traducirá en un mayor riesgo de padecer enfermedades coronarias y/o cancerosas. El organismo tiene en total ciento cuarenta y cinco gramos de colesterol, de los cuales ocho gramos (es decir, el cinco por ciento de la cantidad total) se encuentran en la sangre. Cada día, nuestra alimentación nos aporta quinientos miligramos de colesterol, pero solo absorbemos doscientos cincuenta miligramos. Además, nuestro organismo, independientemente de nuestra edad, sintetiza diariamente unos setecientos miligramos. Alimentación y síntesis endógena aportan, por tanto, cerca de un gramo al día, del que apenas necesitamos un cuarto (es decir, doscientos cincuenta miligramos) para que nuestro hígado sintetice los ácidos biliares. La mayoría de las personas reacciona relativamente poco al colesterol de los alimentos que toma. De hecho, cuanto más colesterol absorbemos, menos colesterol sintetiza nuestro organismo. Por eso, su nivel en sangre se mantiene más o menos constante.

No obstante, no se recomienda consumir más de trescientos miligramos de colesterol al día,[13] lo que equivale a una yema de un huevo de veinte gramos de peso. Tomar demasiada carne aumenta el aporte de colesterol diario en doscientos cincuenta miligramos, de media. **A partir de la pubertad, todos los menores necesitan tomar trescientos miligramos al día de colesterol a través de su alimentación.**

Necesitamos un mínimo de colesterol para que las glándulas sexuales fabriquen las correspondientes hormonas (estrógenos y progesterona, en el caso de la mujer, y testosterona, en el caso del hombre), pero también para que la piel, bajo la influencia del sol, produzca vitamina D (véanse las pp. 83, 133, 203-204 y 497).

PRODUCTOS TÓXICOS CANCERÍGENOS[14] DE ALTO CONSUMO

El consumo excesivo de alcohol

Todos los estudios epidemiológicos que se han llevado a cabo en diferentes países han demostrado con rotundidad que las personas que beben grandes cantidades de alcohol (vino, cerveza, licores fuertes, cócteles) presentan un riesgo mucho más elevado de padecer un **cáncer de boca, lengua, faringe, laringe, pulmón, esófago o hígado** que quienes no toman nada o casi nada.

Tuyns y Péquignot han evaluado el riesgo relativo de sufrir un tumor de esófago en función del consumo de alcohol y han descubierto que, en comparación con los pequeños consumidores —considerando como tales a quienes no consumen más de veinte gramos diarios—, las personas que beben entre cuarenta y sesenta gramos al día presentan un riesgo casi cuatro veces mayor, y las que consumen más de cien gramos, veinte veces mayor.

Esta investigación tiene en cuenta igualmente el consumo simultáneo de tabaco y alcohol. El análisis estadístico demuestra que **ambos factores, alcohol y tabaco, presentan por separado sus propios riesgos**, pero que, **combinados, multiplican su peligrosidad.**

Tabla 20. Riesgo relativo de padecer un cáncer de esófago en función del consumo de alcohol, expresado en gramos por día (según Tuyns y Péquignot, 1977)

Consumo diario de alcohol	Riesgo relativo
< 20 g	1,0
De 21 a 40 g	1,4
De 41 a 60 g	3,6
De 61 a 80 g	6,8
De 81 a 100 g	8,1
> 100 g	19,7

Tabla 21. Riesgo de padecer un cáncer en función del consumo de alcohol + tabaco

Consumo diario de alcohol	Consumo diario de tabaco	Riesgo de cáncer multiplicado por...
Menos de 1 litro de vino	10 cigarrillos 20 cigarrillos Más de 20 cigarrillos	2 3 5
1 litro de vino	10 cigarrillos 20 cigarrillos Más de 20 cigarrillos	7 9 12
Más de 1 litro de vino	10 cigarrillos 20 cigarrillos Más de 20 cigarrillos	18 24 44

Si se beben entre 0 y 40 gramos de alcohol, el riesgo de padecer un cáncer de esófago se cifra en 1, siempre y cuando no se fumen más de 10 cigarrillos al día; sin embargo, si el consumo de tabaco es de 20 cigarrillos diarios o más, el riesgo pasa a 3,4 y a 5,1, en cada caso.

En los fumadores que beben, los peligros no se suman, simplemente, sino que se multiplican.

Del mismo modo, si se beben 80 gramos de alcohol o más, el riesgo de desarrollar un cáncer de esófago se cifra en 18, siempre y cuando no se fumen más de 10 cigarrillos al día; en cambio, si el consumo de tabaco es de más de 20 cigarrillos diarios, el riesgo pasa a 44,4.[15]

Aún no se conocen lo suficiente los mecanismos de actuación del alcohol en la carcinogénesis. Algunas bebidas, como la cerveza, la sidra o los alcoholes destilados, pueden contener sustancias cuyo efecto cancerígeno ya está demostrado: nitrosaminas, ciertos hidrocarburos policíclicos, alcoholes de cadena hidrocarbonada más larga que la del alcohol etílico…

Algunos toxicólogos consideran que el alcohol, por sí mismo, apenas influye en la aparición de cánceres, sino que, en realidad, empieza a ser peligroso cuando se combina con otras sustancias presentes en la alimentación, cuyo efecto potencia.

Tabla 22. Riesgo relativo para el esófago y la cavidad bucal en función del consumo diario de alcohol y tabaco.

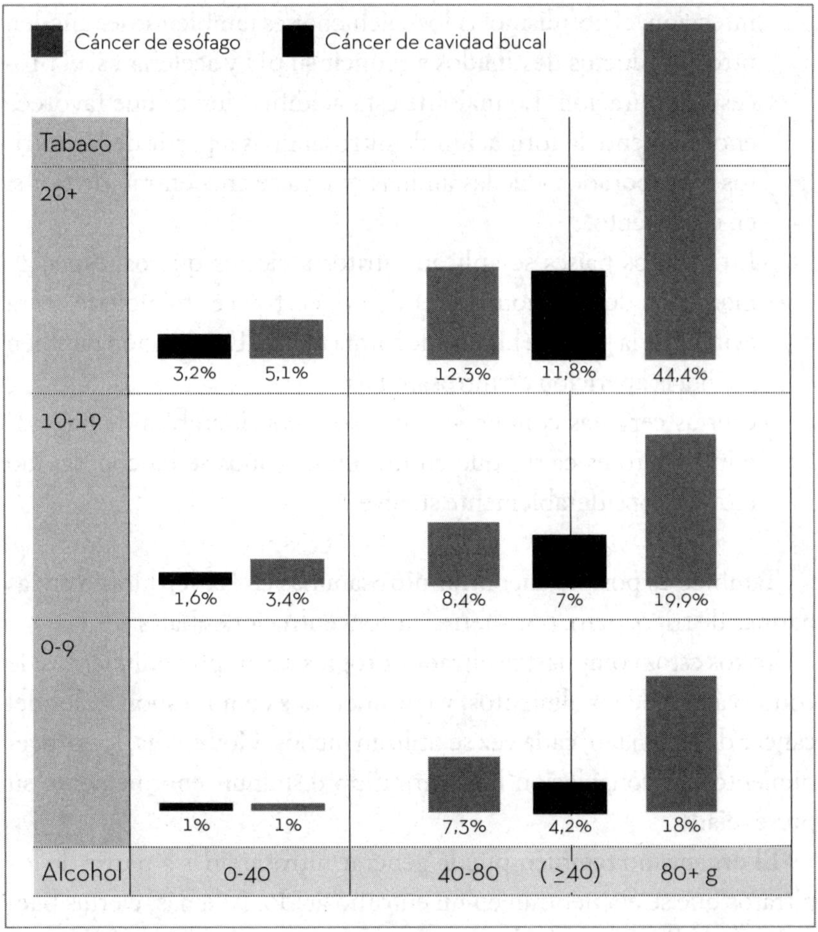

El consumo excesivo de nitrosaminas como conservantes o de hidrocarburos halogenados

En 1956, Magee y Barnes demostraron los efectos cancerígenos de la dimetilnitrosamina en modelos biológicos animales. Las nitrosaminas están presentes en algunos alimentos y bebidas:

- En los jamones en los que se busca especialmente conseguir un color rosado mediante la nitrosomioglobina o en los salchichones, a los que se añaden nitritos para impedir el desarrollo del germen *Clostridium botulinum*, responsable de una temida toxiinfección: el botulismo. A los salchichones también se les añaden otros productos destinados a reducir su pH y acelerar así el proceso de curación. Lo malo de esta acidificación es que favorece enormemente la formación de nitrosaminas a partir de los nitritos incorporados y de las aminas que ya se encuentran de por sí en el alimento.

– En algunos países se aplican nitritos a ciertos quesos, especialmente los de tipo gouda o el de origen francés mimolette, para evitar que la pasta se hinche de forma tardía. Esta adición también facilita la aparición de nitrosaminas.
– Ciertas cervezas contienen cantidades considerables de nitrosaminas, pero es cierto que en los últimos años se ha conseguido reducir considerablemente su nivel.

También es posible encontrar nitrosaminas en las verduras o en las harinas de trigo, pero, por suerte, en concentraciones bajas.

Todos estos compuestos nitrados propios de los procedimientos de conservación de los alimentos, y considerados como responsables del cáncer de estómago, cada vez se utilizan menos. Hoy en día, los procedimientos de congelación han permitido disminuir enormemente su presencia.

El organismo también puede generar nitrosaminas a partir de los nitratos que se encuentran en un entorno ácido. Además, ciertas bacterias de la flora intestinal son capaces de transformar los nitratos en nitritos.

Es posible hallar nitratos[16] en todos los vegetales, aunque en algunos más que en otros, como en las zanahorias, las espinacas, los rábanos, las lechugas... Un suelo pobre en molibdeno favorece la acumulación de nitratos en las plantas. En la agricultura también se añaden grandes cantidades de nitratos a los terrenos como fertilizantes para aumentar su productividad, lo que incrementa la presencia de estas sustancias en las plantas. Es importante controlar estrictamente tal uso, ya que el empleo intensivo de abonos impide la metabolización completa por parte del vegetal y, en consecuencia, la acumulación del ion correspondiente. Además, los animales herbívoros absorben estas sales al alimentarse de las plantas, lo que explica, por ejemplo, que la leche pueda contener cantidades nada despreciables de nitratos.

Desde el 9 de junio de 1986, se reconoce oficialmente la agricultura ecológica, método de producción que permite reducir en un sesenta por ciento la presencia de nitratos en los alimentos.

Resulta difícil evaluar con precisión y en cifras el nivel de exposición de la población a las nitrosaminas, ya que buena parte de estas se generan en el propio organismo. Sin embargo, se han adoptado medidas legislativas para reducir la presencia de nitritos en los productos de charcutería, las cervezas y el agua corriente.

A pesar de ello, la cantidad de nitratos sigue aumentando de un modo algo inquietante en las reservas de agua superficiales y subterráneas. En 1985, varios estudios demostraron que dos millones y medio de franceses, residentes, sobre todo, en zonas de agricultura y ganadería intensivas, consumían un agua con demasiada cantidad de nitratos: en concreto, más de cincuenta miligramos por litro. El umbral de alerta, en cualquier caso, se encuentra establecido en cien miligramos...

Los nitratos destruyen el caroteno de las plantas.

Los *hidrocarburos halogenados simples* (halocarbonos, HC) son, fundamentalmente, el trihalometano (HTM) y el tetracloruro de carbono, que desempeñan un papel en la iniciación y en la promoción de los cánceres. En Francia, el agua corriente presenta un nivel muy bajo de HC (en torno a 10^{-9} g/ml), pero en las zonas rurales de los países en vías de desarrollo la situación es muy diferente. Los halocarbonos aparecen cuando el agua se trata para alcanzar una calidad bacteriológica excelente.

El consumo excesivo de ahumados: benzopirenos y productos generados durante la pirólisis de los alimentos

En 1954, los checos Dobes, Hopp y Sula detectaron 3,4-benzopireno en las carnes y pescados ahumados. Sus resultados fueron confirmados por otros equipos de investigadores, que localizaron, además, sustancias aromáticas policíclicas adicionales que pueden causar cáncer: el benzofluoranteno, el benzoantraceno... El estudio acerca de los pescadores de las orillas del mar Báltico reforzó aún más la sospecha en relación con los benzopirenos, aunque no aportó la prueba definitiva.

En cualquier caso, hay que tener en cuenta que el ahumado doméstico genera una cantidad de 3,4-benzopireno mucho mayor que la del ahumado industrial. Tampoco es recomendable utilizar la barbacoa horizontal para cocinar la carne. No en vano, en la actualidad se considera que los hidrocarburos policíclicos (o alquitranes) que se forman en los aceites y las grasas alimentarias demasiado calentados, como el benzopireno, son cancerígenos.

El benzopireno aparece en la superficie de cualquier carne o pescado que se ase en la barbacoa,[17] sobre carbón vegetal o directamente sobre la llama, así como en las carnes y pescados ahumados... y en el café tostado. Se forma a partir de las grasas pirolizadas, desnaturalizadas ante temperaturas de cocción superiores a doscientos cincuenta grados centígrados. Tiende a concentrarse en la parte externa de los alimentos y apenas penetra en su interior. Así, la piel del pescado ahumado contiene entre diez y cuarenta veces más benzopirenos que la carne interior.

Retirar la piel o la capa superficial de las carnes y pescados ahumados es una excelente manera de eliminar el benzopireno.

Además, la pirólisis por exposición directa a la llama o a las brasas provoca la formación, a partir de las proteínas o de determinados aminoácidos presentes en ellas, de compuestos con una capacidad para mutar[18] mucho mayor que la del benzopireno. En Japón se ha estudiado este poder mutagénico y el efecto cancerígeno de los derivados de la pirólisis del triptófano: Trp P1 y Trp P2.

Tabla 23. Influencia del tipo de combustible empleado en el nivel de benzopirenos de la carne a la parrilla (en microgramos por kilo)

Tipo de carne	Con fuego mediante carbón vegetal	Con fuego mediante piña de pino	Con fuego mediante papel
Salchichas	15,2	30	26
Lomo de cerdo graso	7	50	55
Lomo de cerdo magro	4,2	140	70
Buey	0,8	18	25

ATENCIÓN

Evita la barbacoa horizontal, en la que las grasas del alimento que se está cocinando caen al fuego y, con su combustión, aumentan la producción de benzopireno. Una barbacoa vertical, en cambio, genera muy poco benzopireno. En Alemania, la dosis máxima diaria que se recomienda es de un microgramo por kilo de alimento. Un filete bien hecho contiene hasta siete microgramos...

Cualquier material carbonado y cualquier materia orgánica llevada a temperaturas de entre trescientos y setecientos grados centígrados —es decir, expuesta a combustiones incompletas— generan numerosos hidrocarburos aromáticos policíclicos (HAP), entre ellos el benzopireno. Por eso, todo humo aporta benzopireno y contribuye a expandirlo a la atmósfera y a la superficie terrestre. El aire, de hecho, es el principal vehículo de esta sustancia. En general, parece que los productos generados en la pirólisis de los alimentos actúan más como iniciadores de tumores que como cancerígenos completos, es decir, como agentes que puedan ejercer una acción tanto iniciadora como promotora. Sea como fuere, aún no se ha establecido de forma universal el contenido máximo en benzopireno de los alimentos.[19]

Tabla 24. Localización y contenido (en microgramos por kilo) del benzopireno en diferentes productos ahumados de origen animal

Productos ahumados de origen animal		Piel o exterior	Interior
Pescado ahumado	Arenque	35	0,94
	Caballa	25	
	Anguila	61	
	Sardina	21	1,7
	Merlán	70	7
	Salmón	3,2	0,45
Carne ahumada	Jamón	2,3	
	Salchichas y otras carnes	5,13	0,23
Queso ahumado		2,0	0,93

Los sulfitos[20]

Los sulfitos, utilizados como conservantes por sus propiedades antioxidantes, antibacterianas y antifúngicas, tienen, sin embargo, un efecto cocancerígeno: parece que potencian la mutagénesis provocada por los rayos ultravioleta y la acción carcinógena del benzopireno.

El consumo excesivo de edulcorantes: los clásicos productos endulzantes[21]

Se ha acusado a dos edulcorantes, la sacarina y el ciclamato, de favorecer la aparición de cánceres.

La sacarina está asociada al cáncer de vejiga y de ganglios (linfomas). De hecho, se ha demostrado que, si se administra sacarina a ratas, en una cantidad equivalente al cinco por ciento del peso de los alimentos que toman (es decir, una cantidad considerable), algunos de estos animales desarrollarán linfosarcomas, esto es, graves cánceres de ganglios. En otros estudios que han utilizado ratas y ratones como modelos biológicos se ha implantado en la vejiga de los animales sacarina suspendida en colesterol. En los ratones así tratados, entre un 47 y un 52 por ciento desarrolla cáncer en ese órgano; en aquellos otros a los que se introduce colesterol, pero sin sacarina, la frecuencia de la enfermedad es de un 12 por ciento, aproximadamente.

Hay que tener en cuenta el método que se emplea para sintetizar la sacarina. La técnica tradicional genera una sacarina con multitud de impurezas, sobre todo o-toluensulfonamida, que se evitan, en cambio, si se recurre a un método de síntesis más reciente.

Los estudios epidemiológicos llevados a cabo con humanos demuestran que las personas que utilizan sacarina para endulzar su té o café no presentan una mayor incidencia de cánceres que el resto de los ciudadanos que viven en su mismo país y en sus mismas condiciones. Sin embargo, el uso de este edulcorante en determinados alimentos o golosinas y, sobre todo, en las bebidas, puede conllevar un consumo relativamente importante y, a la larga, peligroso.

El ciclamato está asociado a anomalías en el embrión. Empezó a utilizarse como edulcorante en 1951, pero en 1969 la FDA (Administración de Alimentos y Medicamentos de Estados Unidos) lo sacó de la lista de sustancias inofensivas empleadas en la alimentación humana.

No en vano, el ciclamato y, sobre todo, sus metabolitos, como la ciclohexilamina, tienen un efecto cancerígeno. Los estudios realizados con animales y con células en cultivo (glóbulos blancos humanos) han demostrado que el ciclamato de sodio o de calcio provoca lesiones en los cromosomas, lo que significa que, efectivamente, esta sustancia es mutagénica. Además, algunos biólogos han observado que en los animales ejerce una acción teratogénica: cuando se administra a hembras embarazadas, provoca malformaciones en el feto.

Por eso se desaconseja totalmente a las mujeres gestantes que consuman bebidas o alimentos que contengan ciclamato.[22] Este edulcorante debería eliminarse de las bebidas calificadas de «refrescos» (limonadas, productos a base de cola…), de los dulces y de las mermeladas.

La FDA ha optado por autorizar la mayor cantidad posible de edulcorantes para que el consumo de cada persona quede siempre por debajo de la ingesta diaria admisible. En Estados Unidos, los edulcorantes se venden en farmacias y supermercados, y se promocionan con una agresiva publicidad. Es probable que en el futuro se incorporen muchos otros edulcorantes, naturales o sintéticos, como la dihidrocalcona o el acesulfamo potásico.

El aspartamo no está asociado a un riesgo de cáncer. Su poder edulcorante es unas ciento ochenta veces superior al del azúcar. Se comercializa desde 1981 y en Estados Unidos ha cosechado un enorme éxito. Su consumo medio, incluso entre los niños, no parece superar el diez por ciento de la ingesta diaria admisible.

El aspartamo es una molécula compuesta por dos aminoácidos: la L-fenilalanina y el ácido L-aspártico. Su valor energético total es el mismo que el del azúcar de mesa, es decir, cuatro calorías por gramo, pero hay que tener en cuenta que también resulta unas ciento ochenta veces más dulce, lo que permite preparar alimentos y bebidas igual de dulces, pero entre un noventa y un noventa y cinco por ciento menos energéticos.

La FDA lo autorizó en 1981 para su venta al público y su uso industrial en determinados productos:

– Cereales para el desayuno listos para consumir.
– Chicles.
– Bebidas instantáneas a base de café y cacao.
– Gelatinas y productos lácteos como yogures y quesos frescos.
– Polvos con aromas para elaborar bebidas frías.
– Púdines, flanes y glaseados para pasteles.

También se comercializa en comprimidos y bolsitas. En 1983, la FDA permitió su uso en las bebidas gaseosas.

El aspartamo resulta muy caro (cuesta sesenta dólares por kilo, frente a los cincuenta centavos del azúcar), pero los consumidores están dispuestos a pagar un treinta por ciento más por él. La publicidad lo vende asegurando que cuesta «menos de un cincuenta por ciento del precio del azúcar, pero tiene el mismo poder edulcorante».

Sin embargo, no puede emplearse en los productos alimentarios que se vayan a someter a temperaturas de cocción superiores a setenta grados centígrados,[23] y las bebidas que se conservan a entre treinta y cuarenta grados pierden su sabor dulce en apenas unas semanas. Por eso, el aspartamo debe reservarse para los productos refrigerados o congelados.

Hoy en día, la FDA concede muy pocas autorizaciones nuevas para el uso de esta sustancia. De hecho, la ingesta máxima admitida es de cincuenta miligramos por kilo al día, y el Centro para la Seguridad Alimentaria y la Nutrición Aplicada, dependiente de la FDA, sostiene que el nivel global de consumo es del veinticinco por ciento de esa cantidad. El aspartamo apenas provoca problemas de toxicidad. Sin embargo, también puede tener efectos sobre el cerebro, en concreto los mismos que el glutamato de sodio. El Centro para el Control de las Enfermedades ha recibido, de hecho, algunas denuncias, aunque no graves, por «dolor de cabeza, cambios de humor, insomnio, alergia...», problemas a los que, no obstante, no hay que restar importancia, aunque no estén ligados totalmente al aspartamo.

En la actualidad, los productos que contienen esta sustancia incluyen un texto en sus etiquetas en el que advierten a los consumidores de los riesgos y alertan especialmente a las personas que padecen fenilcetonuria.[24] ¡Y resulta que la bebida favorita de los estadounidenses (la Coca-Cola) contiene quinientos cincuenta miligramos por litro!

El acesulfamo potásico ha sido aprobado recientemente por la FDA como edulcorante de mesa no calórico y como ingrediente de chicles, bebidas en polvo, gelatinas y postres... Por su estructura, se asemeja a la sacarina, y endulza doscientas veces más que el azúcar en solución al tres por ciento. Se excreta sin sufrir modificación alguna a través de la orina y carece de efecto teratogénico o mutagénico para los animales.[25]

La ingesta máxima admitida que ha establecido la FDA es de quince miligramos por kilo de peso corporal. En opinión de la OMS, la FAO y la UE, en cambio, esta ingesta no debe superar los nueve miligramos por kilo. Combinado con otros edulcorantes, produce un efecto de sinergia que intensifica y mejora aún más su sabor dulce.

El consumo excesivo de colorantes

En los años treinta del siglo pasado, en Japón se empleaba un colorante, el paradimetilaminoazobenceno, para dar a la margarina el mismo color que la mantequilla, lo que determinó que a este compuesto se le empezara a conocer también como el *amarillo mantequilla*, aunque no esté presente en ese producto lácteo.

En la segunda parte de la década de los cuarenta, sin embargo, se descubrió que este colorante provocaba un efecto cancerígeno en varias especies animales empleadas en los laboratorios. Pertenece a la familia química de los colorantes azoicos, algunos de cuyos componentes favorecen también el desarrollo de tumores:

- El rojo Sudán RB.
- El marrón Sudán RR.
- La crisoidina, cuyo uso alimentario está prohibido en Francia desde el 1 de octubre de 1976. También el amaranto está prohibido en el sector de la alimentación desde el 31 de diciembre de 1978.

Existen otros colorantes, de familias químicas diferentes, que son igualmente cancerígenos o cocancerígenos, como los derivados del trifenilmetano y los colorantes del grupo de las ftaleínas.

En general, todos los colorantes, salvo alguna que otra excepción, deberían retirarse de la alimentación: en oncología, una sospecha importante equivale a un factor de riesgo de nocividad, cuando no directamente a nocividad. Si bien estos productos no son peligrosos si se consumen puntualmente, su ingesta regular puede conllevar peligros.

El consumo inconsciente de pesticidas[26]

En las frutas puede haber restos de pesticidas, a veces sumamente tóxicos. Por eso hay que pelarlas o lavarlas cuidadosamente, frotándolas con un trapo húmedo.

Por desgracia, las raíces de las plantas e, incluso, las hojas absorben los insecticidas. El resultado: estos productos se concentran en la pulpa de la fruta. Un trágico ejemplo es el del envenenamiento, en 1957, de varias personas que consumieron arándanos azules en conserva fabricados en Estados Unidos, que contenían cantidades importantes de un herbicida no selectivo, el aminotriazol. Además de ser sumamente tóxico, los experimentos han demostrado que este producto es muy dañino para la tiroides, en la que puede provocar incluso cáncer.

El DDT (dicloro difenil tricloroetano) ha sido muy útil para la humanidad, pero su concentración progresiva en el cuerpo humano ha acabado llevando a Estados Unidos y a Alemania a prohibir todos sus usos, sin excepción.

La Agencia Internacional para la Investigación del Cáncer (CIRC, por sus siglas en francés), con sede en Lyon, ha registrado seiscientos compuestos químicos[27] de nuestro entorno y procedimientos industriales que pueden ser cancerígenos para la especie humana, aunque a partir de dosis que son muy superiores a aquellas a las que estamos expuestos por nuestro estilo de vida y nuestra alimentación. En cualquier caso, las investigaciones en toxicología nutricional y oncología siguen avanzando y no hay duda de que en los próximos años dispondremos de nuevos consejos para luchar contra el cáncer e, incluso, para evitarlo.

PRODUCTOS BENEFICIOSOS DE ALTO O BAJO CONSUMO

Comer más fibra a través de las verduras, los cereales integrales, la fruta fresca...

Desde hace entre veinte y cincuenta años, el aporte alimentario de fibra se ha reducido considerablemente en los países industrializados de Europa o América. Cuando la ingesta de este elemento es escasa, el tránsito digestivo se ralentiza y la flora bacteriana del intestino y del colon se ve afectada.[28] La fibra desempeña un papel protector, ya que fija las sustancias cancerígenas que proceden del metabolismo de los ácidos biliares y, sobre todo, acelera el tránsito intestinal, reduciendo el tiempo en el que estas sustancias permanecen en contacto con las células de la mucosa del colon. Una alimentación demasiado rica en grasas, especialmente de origen animal, provoca que el hígado produzca más ácidos biliares. En efecto, la composición y la concentración de este tipo de ácidos en la bilis varía en función de las grasas ingeridas a través de la nutrición. Algunas bacterias intestinales pueden modificar las sales biliares, volviéndolas irritantes para la mucosa intestinal. Esas bacterias, que se multiplican cuando consumimos un exceso de grasas animales, pueden dar lugar, además, a la aparición de sustancias cancerígenas.

Cuando analizamos la eliminación de determinados derivados del colesterol y de los ácidos biliares a través de las heces, constatamos que, en general —aunque no siempre—, en los enfermos de cáncer o en las personas que presentan un alto riesgo de desarrollar un cáncer de colon esa eliminación es mayor que en el resto de la población.

Comer menos carne y menos grasa

Una alimentación rica en carne, leche y huevos será pobre en fibra. El exceso de proteínas animales se asocia, además, a una pérdida importante de calcio a través de la orina, con la consecuente disminución de la densidad ósea y la posterior osteoporosis.[29]

La dieta vegetariana —rica en fibra— es el mejor antídoto contra la osteoporosis, dolencia que afecta especialmente a las mujeres durante la menopausia y después de ella.

Además, puede prevenir el 97 por ciento de las oclusiones coronarias.[30]

La carne es una fuente importante de ácidos grasos saturados, causa fundamental del **ateroma**, que obstruye tanto las arteriolas como las arterias de gran calibre, así como del **cáncer**, la **obesidad** y la **diabetes**. Un filete de cien gramos contiene trece gramos de grasas saturadas, y un trozo de asado del mismo peso, dieciséis gramos… Además, hay que tener en cuenta que las carnes suelen acompañarse de verduras más o menos fritas,[31] lo que aporta aún más grasas. De media, los franceses ingieren ciento cincuenta gramos de grasas al día, más de un tercio de las cuales son ácidos grasos saturados. El sesenta por ciento de los lípidos se consumen sin ser conscientes de ello.

Comer más azúcares de absorción lenta

Los azúcares complejos o hidratos de carbono naturales se encuentran presentes en las frutas, en las verduras (frescas, de raíz, secas o leguminosas), en las nueces y en las semillas integrales (cereales). Su principal característica es que, además de aportar abundantes glúcidos (azúcares simples, dobles y complejos) al organismo, también proporcionan gran cantidad de vitaminas, minerales, fibra y agua.

El tratamiento básico de la diabetes *mellitus* leve consiste en seguir una dieta rica en hidratos de carbono complejos, cereales integrales, frutas y verduras frescas, es decir, de bajo índice glucémico.

Los hidratos de carbono naturales complejos tardan entre cuatro y diez horas en ser digeridos, por lo que, cuando se toman dos o tres veces al día, brindan al organismo un flujo constante de glucosa en un período de veinticuatro horas. Además, no sobrecargan las glándulas endocrinas y evitan cualquier fase o síntoma de hipoglucemia (véase la tabla 25, p. 264).

Por otra parte, las fibras de los azúcares complejos tienen la capacidad de asociarse con los ácidos biliares que transportan el colesterol y de excretarlos. Con este tipo de alimentación, por tanto, se evita el exceso de colesterol.

Comer menos azúcares de absorción rápida

Se trata de consumir menos azúcar de mesa o común, azúcar moreno, jarabes, fécula de maíz o patata, harina blanca y todos los productos que los tienen entre sus principales ingredientes: caramelos, jaleas, mermeladas, melazas, bebidas gaseosas y otras bebidas sin alcohol, pan blanco, pasta, *pizza*, pasteles, cremas, helados, flanes, galletas, pastas, tartas…

El alcohol, la cebada perlada, el arroz blanco y todos los cereales refinados comerciales (copos de maíz, arroz inflado…) también son hidratos de carbono refinados, rápidamente absorbidos por el tubo digestivo, que provocan hiperglucemias brutales e hipoglucemias reactivas, seguidas de sensación de hambre y trastornos diversos. Estos productos conforman el cuarenta por ciento de los alimentos que consumen los habitantes de Europa Occidental y de Norteamérica. Hay que tener en cuenta las siguientes equivalencias:

– Una manzana = una cucharadita de azúcar.
– Una taza de leche con chocolate = seis cucharaditas de azúcar.
– Una ración de helado = seis cucharaditas de azúcar.
– Un trozo de tarta de manzana = doce cucharaditas de azúcar.
– Un trozo de tarta de chocolate = quince cucharaditas de azúcar.

En definitiva, para consumir, en forma de hidratos de carbono naturales, la cantidad de azúcar que los ciudadanos de Europa Occidental y Norteamérica ingieren cada día, habría que comer más de un kilo de remolacha azucarera o veinte manzanas.

Por ejemplo, 50 gramos de chocolate negro (media tableta) aportan las mismas calorías que 6 terrones de azúcar y 1,2 cucharas soperas de aceite.

Tabla 25. Síntomas más frecuentes de hipoglucemia tras un consumo excesivo de golosinas,[32] o: «Doctor, ¿cómo es posible que siempre sienta hambre si me paso el día comiendo?»

- Sensación inconsciente de hambre
- Nerviosismo, irritabilidad
- Cansancio, debilidad, mareo, vértigos
- Depresión nerviosa
- Jaquecas, trastornos digestivos
- Problemas de memoria, llanto repentino
- Insomnio, adormecimiento, bostezos
- Ansiedad sin motivo aparente
- Dolores musculares, calambres en las piernas
- Fatiga matinal, al despertar
- Indecisión, somnolencia
- Falta de libido, especialmente en las mujeres
- Aumento de la libido en el hombre, hasta llegar incluso a la agresividad sexual
- Pesadillas, fobias, miedos...
- Falta de concentración
- Comportamiento asocial

Comer más vitaminas y oligoelementos

Las vitaminas A y sus derivados (carotenos y retinoides), la vitamina C, la vitamina E y el selenio ejercen una acción protectora, como antioxidantes.[33] Se consideran factores anticancerígenos. Además, el selenio y la vitamina E, combinados, crean un efecto sinérgico.

Ya en 1985 Schrauzer y sus colaboradores señalaron la estrecha relación que existe entre la falta de selenio y la mortalidad en los casos de cáncer de mama y colon. Por otra parte, en los animales, este elemento reduce la incidencia de determinados tumores, ya sean espontáneos o inducidos químicamente.

En general, existe una conexión entre la escasa concentración de selenio en sangre y el riesgo de padecer un cáncer. Las personas que presentan las tasas más bajas (por debajo de 115 µg/l) tienen el doble de posibilidades de desarrollar esta dolencia que las que se caracterizan por una concentración elevada (por encima de 154 µg/l). Esta asociación es especialmente evidente en los cánceres de tubo digestivo y de próstata.

Se ha calculado que el riesgo relativo de mortalidad por algún tumor en los sujetos con menor concentración sérica de selenio (menos de 47 µg/l) es 5,8 veces más alto que el de aquellos con concentraciones más altas. En los pacientes que presentan simultáneamente un bajo nivel sérico de selenio y una escasa concentración de vitamina E, el riesgo relativo sería de 11,4.

La acción del selenio en la prevención de los cánceres humanos se explica por:

- su *poder antioxidante* (constituyente de la enzima glutatión peroxidasa);
- su *poder protector* frente a los carcinógenos químicos (actúa en las enzimas implicadas en la transformación del precarcinógeno en carcinógeno);
- su *capacidad de estimular o activar las enzimas* que intervienen en la detoxificación de los carcinógenos últimos o de reaccionar directamente con ellos e impedirles interaccionar con el ADN;
- su *capacidad de contrarrestar* los metales pesados cancerígenos (arsénico, plomo, etc.);

– su *capacidad de modular* la proliferación celular (en forma de selenio-glutatión peroxidasa, que inhibe la formación de tumores);
– su *acción como estimulante de la respuesta inmunitaria,* que aumenta la resistencia del organismo frente a los tumores.

Cabe subrayar la posibilidad de que la toma de determinados medicamentos modifique el estado vitamínico del paciente, lo que, unido a los efectos de la enfermedad, puede aumentar el riesgo de carencias.

Comer más ácidos grasos esenciales, conocidos como poliinsaturados (vitamina F), a través del pescado y los moluscos

No se ha demostrado que exista una relación directa entre los ácidos grasos esenciales y la prevención del cáncer. Sin embargo, sí que se ha probado que la vitamina F, que reúne las dos familias de ácidos grasos esenciales (la linoleica y la linolénica, con el ácido alfalinolénico), desempeña un importante papel a la hora de evitar las enfermedades cardiovasculares.

MI CONSEJO

Sustituir las proteínas animales de origen bovino u ovino por proteínas animales marinas puede favorecer indirectamente la prevención del cáncer, ya que supone una reducción del consumo excesivo de grasas saturadas u ocultas, presentes sobre todo en la carne.

Tomar más vitaminas A, E y C a través de los alimentos no tiene sino ventajas

En los cultivos celulares, la vitamina A impide la formación de lesiones cancerosas en las células epiteliales. Un déficit de esta vitamina en los animales favorece la multiplicación celular que desencadena la aparición de tumores.

Las frutas son la principal fuente de vitamina C, si se consumen frescas y crudas, pero también contienen vitamina A, en el caso de la naranja, el plátano, el albaricoque, el melón...

El profesor G. Debry escribía en los años noventa:

> Aún hay mucha incertidumbre en lo relativo a la relación existente entre la alimentación y el cáncer. Por eso, Doll y Peto han establecido un vínculo de causalidad entre los factores alimentarios y la muerte por esta enfermedad de entre un diez y un setenta por ciento (probablemente, el nivel sea del treinta y cinco por ciento), mientras que para el Committee on Diet, Nutrition and Cancer la cifra se sitúa en entre un treinta y un cuarenta por ciento, en el caso de los hombres, y un sesenta por ciento, en el de las mujeres. La diferencia entre sexos se debe fundamentalmente a que entre los hombres el número de cánceres debidos al tabaco y al alcohol es mayor. Semejante incertidumbre se explica también por el hecho de que hoy en día solo se ha conseguido evaluar la capacidad mutagénica y cancerígena de cuatrocientos de los tres mil aditivos y doce mil contaminantes que pueden estar presentes en los alimentos.

Veinte años más tarde, la relación entre alimentos y cáncer está probada. De acuerdo con la doctora M. Gerber, del Instituto Nacional de la Salud y la Investigación Médica de Montpellier:

- La alimentación tendría un efecto en la fase de iniciación de los cánceres de boca, faringe, esófago, laringe, estómago y pulmón. Más de cien estudios han demostrado que más del ochenta y cinco por ciento de las personas que consumen grandes cantidades de frutas y verduras presentan un menor riesgo de desarrollar estas enfermedades que aquellas que consumen poca cantidad, y que cuanto mayor es la ingesta, mayor es también la disminución del peligro.

  En la primera etapa de la cancerización de estas dolencias se produce un estrés de carácter oxidativo, ya tenga su origen en el tabaco, en el alcohol o en una inflamación.

– La alimentación también tendría un efecto en la fase de promoción de los cánceres de colon, recto, mama, útero y próstata, por causas fundamentalmente nutricionales y hormonales. Los estrógenos son factores de crecimiento para las células iniciadas (principio de cáncer) de la glándula mamaria. En la mujer que ya ha pasado por la menopausia, el tejido adiposo puede fabricar estrógenos, aun cuando exista ya una insuficiencia ovárica. La obesidad se convierte entonces en una fuente de factores de crecimiento de las células en el tejido mamario o uterino.

CAPÍTULO IV

HÁBITOS ALIMENTARIOS ACONSEJABLES

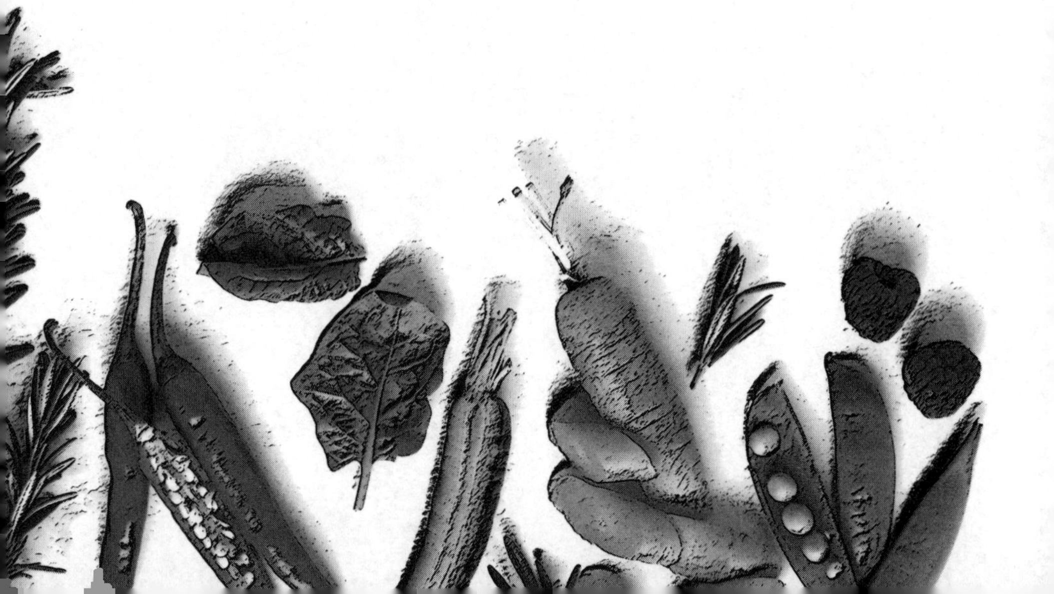

«Si me pidiesen que cambiase una sola cosa en la alimentación occidental, sugeriría que se comiese el triple de pan…»
Denis Burkitt

«Si en todos los colegios hubiese profesores de nutrición, en apenas diez años se reduciría considerablemente el riesgo de padecer cáncer.»
Profesor E. Wynder, Nueva York, 1991

LO PRIMERO: CUBRIR LAS NECESIDADES DE AGUA Y MINERALES

Necesidades de agua

El agua supone aproximadamente el sesenta y cinco por ciento del peso corporal del adulto y el ochenta por ciento del recién nacido. Si se beben abundantes líquidos, se puede estar entre treinta y cuarenta días sin comer: es lo que se conoce como el ayuno *hídrico,* porque en él se mantiene el consumo de agua. En cambio, no es posible sobrevivir si no se toma agua durante más de cuatro días seguidos.

ATENCIÓN

Un adulto necesita en torno a dos litros y medio de agua al día. A través de los alimentos ingerimos ya un litro. Por tanto, el litro y medio restante se debe consumir en forma de bebidas.

Pero ¿qué beber? Primero, agua, que es la única bebida realmente necesaria para la vida. No hay nada mejor que el agua pura, aunque rara vez es pura el agua corriente, por muchos tratamientos a los que se la someta. Su composición varía en cada municipio.

En cuanto al agua embotellada, la hay de varios tipos:

– El agua de mesa, que cumple los criterios establecidos para el agua potable de distribución pública.
– El agua de manantial, con un origen concreto y controlada por el Estado.
– El agua mineral natural, con un control muy estricto por parte del Estado.

Hay que beber cada día entre un litro y un litro y medio de agua, como mínimo. Los bebés deben consumir entre cien y ciento cincuenta mililitros por kilogramo de peso corporal.

Necesidades de minerales

Se trata del sodio (Na), el potasio (K), el calcio (Ca), el fósforo (P) y el magnesio (Mg).

• **El sodio** (presente sobre todo en forma de cloruro de sodio, ClNa): diariamente perdemos cloruro de sodio a través de la orina y el sudor, por lo que debemos incorporarlo a nuestra alimentación (entre seis y ocho gramos al día).

Las principales fuentes de cloruro de sodio son:

– la sal de mesa;
– las aceitunas;
– los pescados y moluscos;
– los quesos fermentados que contengan entre 500 y 1200 miligramos de ClNa por cada 100 gramos;
– los embutidos:
  · jamón: 930 miligramos de ClNa por cada 100 gramos;
  · salchichón: 1300 miligramos de ClNa por cada 100 gramos;
  · salchicha de Fráncfort: 1100 miligramos de ClNa por cada 100 gramos.

Fuentes secundarias:

– la leche: 500 miligramos de ClNa por litro;

– el pan: 500 miligramos de ClNa por cada 100 gramos;

– las conservas, en todos los casos.

Sin embargo, un exceso de ClNa (o sal) en la alimentación aumenta el riesgo de padecer un cáncer de estómago, por la irritación crónica que se genera en este órgano (gastritis crónica), así como hipertensión arterial.

• **El potasio** (presente sobre todo en forma de cloruro de potasio, KCl): el potasio es fundamental para la contracción de los músculos, sobre todo del corazón (ritmo cardíaco).

Las principales fuentes de cloruro de potasio son:

– todas las frutas y las verduras:

- frutos secos y frutas desecadas: albaricoques, higos, dátiles, ciruelas, almendras, castañas desecadas;
- fruta fresca: albaricoques, plátanos, grosellas rojas y negras;
- legumbres: lentejas, judías, guisantes desecados, habas;
- verduras frescas: alcachofas, coles, espinacas, champiñones, zanahorias, perejil, patatas;

– el chocolate..., pero mejor el bajo en grasas.

Tabla 26. Contenido en potasio (expresado en miligramos por cada cien gramos) de la parte comestible de diferentes alimentos

Albaricoques desecados	1650	Dátiles	650
Aceitunas verdes frescas	1500	Setas varias	500
Habas	1200	Patatas	500
Plátanos desecados	1140	Espinacas	430
Alubias	1000	Alcachofas	380
Higos desecados	980	Plátanos	375
Castañas desecadas	960	Coles de Bruselas	375
Ciruelas	950	Kiwis	332
Guisantes desecados	900	Chocolate	330
Almendras desecadas	800	Albaricoques	300
Perejil	800	Zanahorias	300
Aguacates	680	Melones	60

• **El calcio** (presente sobre todo en forma de cloruro de calcio, $CaCl_2$). Se trata del principal constituyente de los huesos (junto con el fósforo y el magnesio). Para que se active, es necesario un aporte de vitamina D. El calcio garantiza el crecimiento, la solidez y el mantenimiento del esqueleto, además de desempeñar un importante papel en la coagulación de la sangre y en la regulación de la contracción del corazón (ritmo cardíaco).

Las principales fuentes de cloruro de calcio son:

– la leche;
– los yogures;
– todos los quesos, pero de forma especial los de tipo gruyer, saint-paulin, cantal y roquefort.

Las fuentes secundarias:

– los frutos secos y las frutas desecadas: higos, ciruelas y nueces;
– las legumbres: garbanzos, alubias;
– las verduras frescas: berros, endivias, remolachas, rábanos, nabos;
– la yema de huevo.

Tabla 27. Contenido en calcio (expresado en miligramos por cada cien gramos) de la parte comestible de diferentes alimentos

Huevos y productos lácteos	Leche desnatada en polvo	1300
	Queso tipo comté	1010
	Queso tipo gruyer	1000
	Queso tipo cantal	730
	Queso de oveja (AE)	580
	Yogur con leche de oveja	185
	Queso de pasta blanda	180
	Queso de cabra	160
	Yema de huevo	140
	Yogur	140
Verduras y legumbres	Berro	210
	Perejil	200
	Garbanzos	150
	Alubias	137
Frutos secos y frutas desecadas	Almendras desecadas	250
	Avellanas desecadas	200
	Higos desecados	170

(Véase también la Tabla 74, p. 432)

• **El fósforo** (presente sobre todo en las proteínas, en forma de fosfoproteínas). Se encuentra en grandes cantidades en las células asociadas a las proteínas. Junto con el calcio y el magnesio, es un constituyente del hueso. Además, favorece el correcto funcionamiento de las células nerviosas, especialmente de las del cerebro.

Las principales fuentes de fósforo son (casi todos los alimentos, en realidad):

– todos los quesos, pero de forma especial los de tipo gruyer, roquefort y camembert;
– la leche;
– los sesos;
– las legumbres;
– el pescado.

Fuentes secundarias:

– las verduras de hoja verde;
– el chocolate con leche;
– los pétalos de las flores (que se consumen, por ejemplo, en forma de mermeladas).

Tabla 28. Contenido en fósforo (expresado en miligramos por cada cien gramos) de la parte comestible de diferentes alimentos

Productos lácteos	Leche desnatada en polvo	950
	Queso tipo gruyer	600
	Queso tipo cantal	400
	Leche entera de vaca	90
Verduras y legumbres	Alubias	400
	Lentejas	400
	Garbanzos	375
	Alcachofas	95
Frutos secos y frutas desecadas	Almendras desecadas	470
	Nueces desecadas	400
	Higos desecados	116
Frutas frescas	Kiwis	80
	Chocolate con leche	280
	Pan integral de trigo	200

(Véase también la Tabla 75, p. 433)

• **El magnesio.** Es imprescindible para el equilibrio nervioso: regula la excitabilidad de los músculos, así como el ritmo del corazón, además de favorecer el sueño. Actúa sobre el crecimiento, ayudando al calcio a fijarse a los huesos.

Las principales fuentes de magnesio son:

– las legumbres: judías, guisantes;
– los cereales;
– los frutos secos, el chocolate, las hojas de abedul, en forma de tisana, y la savia, en primavera, que se debe tomar en pequeñas cantidades.

Fuentes secundarias:

– las verduras de hoja verde: espinacas, acelgas;
– los moluscos;
– el vino tinto.

Tabla 29. Contenido en magnesio (expresado en miligramos por cada cien gramos) de la parte comestible de diferentes alimentos

Verduras y legumbres	Guisantes desecados crudos	180
	Judías blancas crudas	170
	Copos de avena desecados	144
	Acelgas crudas	106
	Lentejas crudas	80
	Pan integral	90
Bebidas	Vino tinto	20
Frutas	Almendras	270
	Dátiles	63
	Aguacates	45
	Castañas en puré	40
	Uvas pasas	35
Crustáceos	Almejas	51
	Vieiras	45
	Ostras	32

(Véase también la Tabla 76, p. 434)

LAS DIFERENTES COMIDAS A LO LARGO DEL DÍA

El desayuno

Se trata de **la comida más importante del día**.

Ese hábito que tienen muchos niños y adultos de ir al colegio o al trabajo sin haber comido nada es nefasto. Fisiológicamente, por las mañanas, el nivel de glucosa en sangre está en mínimos y el estómago se encuentra más vacío que en ningún otro momento, por lo que es más capaz de digerir correctamente una mayor cantidad de alimentos. Desayunar bien es una sana costumbre.

El desayuno de nuestros infatigables antepasados incluía crepes, habas, pan, patatas, huevos, sémola…

Levántate más temprano, prepárate el desayuno la noche antes o pon la mesa antes de acostarte.

Si tienes prisa y toleras bien la leche, toma una taza de leche cruda, previamente hervida, y con chocolate. Evita la leche UHT.

Prepárate una taza bien grande (de quinientos mililitros) de té verde o de infusión de tomillo y romero, con una cucharadita de azúcar no refinada o de miel (si eres diabético, que sea miel de acacia o de castaño).

Los beneficios que aporta el té prácticamente quedan anulados cuando a esta bebida se le añade leche. Una de las propiedades del té verde, por cierto, es que impide la producción de las moléculas responsables de las inflamaciones durante las crisis de artritis y de poliartritis reumatoide, debido a que se compone, en entre un treinta y un cuarenta por ciento, de polifenoles.[1]

Y no olvides añadir **dos rebanadas de pan integral o dos tortas de trigo sarraceno o quinoa**:

– Pan rústico: 2 x 75 calorías = 150 calorías

– Pan tostado: 2 x 50 calorías = 100 calorías

Y **una fruta de temporada**, que son cincuenta calorías más. Si vas a almorzar entre las 13.30 h y las 14.30 h y prevés realizar mucha actividad física por la mañana, puedes tomar, entre las 09.30 h y las 11.00 h, un puñado de frutos secos, en el que incluirás almendras:

50 gramos de uvas pasas = 150 calorías
30 gramos de almendras = 180 calorías
Total = 330 calorías

Un puñado de uvas pasas pesa 30 gramos = 90 calorías
Un puñado de almendras pesa 25 gramos = 160 calorías

Y en el colegio no olvides aquello de «una pieza de fruta fresca en cada recreo», fórmula igualmente válida para los adultos en su trabajo.

El almuerzo

Para esta comida, que se suele tomar unas cinco horas después del desayuno, resérvate el tiempo necesario para sentarte. Si puedes, comparte el almuerzo con tu familia o con tus amigos, e incluye:

– un primer plato: sopa, ensalada, legumbres, huevos, algún queso ligero;
– un segundo plato: cereales + verduras cocidas + pescado, o bien tubérculos + productos lácteos + verduras de hoja verde, o bien carne (dos veces por semana) + verduras;
– el postre: fruta fresca y queso de temporada.

No olvides tomar dos rebanadas de pan durante el almuerzo (pan integral, un día sí y otro no).

La cena

No te llenes demasiado el estómago. Se trata de tomar algo ligero:

– una o dos piezas de fruta;
– una ensalada de verduras de hoja verde aliñada con aceite de oliva;
– dos biscotes;
– unas cuantas almendras.

ATENCIÓN

Si sueles comer carne en cada comida, abandona progresivamente esta costumbre:

- Empieza por tomar carne solo una vez al día.
- Continúa tomándola una vez cada dos días y pasa después a consumirla únicamente dos veces por semana.

Ten cuidado con los quesos elaborados con leche de vaca: solo se deben consumir una vez al día, ya que pueden contener hasta un diez por ciento de grasas saturadas. Por su parte, los quesos frescos, los yogures, etcétera, suelen incluir demasiado azúcar.

Presta atención también a los postres azucarados, pasteles, flanes, yogures, helados... No tomes más de uno al día.

En cualquier caso, el límite máximo diario de ingesta de azúcar son cinco terrones.[2] Los mejores azúcares son los de la fruta fresca y la miel.

UNA ALIMENTACIÓN VARIADA

Si bien aún no existen pruebas científicas de la necesidad y de la importancia para la salud de consumir productos procedentes de la agricultura ecológica,[3] lo cierto es que hoy en día se tiende hacia lo natural en la alimentación.

Los productos agrícolas ecológicos se identifican en su etiquetado mediante un logotipo. Todos ellos se cultivan y se cosechan sin emplear productos químicos sintéticos y respetando una normativa aprobada por una comisión nacional (Decreto francés de 10 de marzo de 1981).

Entre un cinco y un seis por ciento de los franceses manifiestan en la actualidad su interés por comer de forma bío, a los que se sumarían un diez por ciento, según un estudio del Instituto Nacional de Investigación Agronómica de Toulouse, si se pudiese acceder más fácilmente a tales productos, sobre los que nuestra investigación Abarac, ya expuesta en esta obra, aporta nuevas evidencias científicas.

1.º Frutas, miel, verduras, cereales, legumbres y germinados

Las frutas

Al igual que las verduras, las frutas son ricas en celulosa.

Hay que dar prioridad a la fruta fresca. De hecho, no hay mejor postre que este.

Un buen consejo que te puedo dar: toma una pieza en cada comida.

– Las frutas contienen abundantes azúcares:
  - Frutas con un veinte por ciento de glúcidos: uvas y plátanos.
  - Frutas con un quince por ciento de glúcidos: manzanas y peras.
  - Frutas con un diez por ciento de glúcidos: naranjas y mandarinas.
  - Frutas con un siete por ciento de glúcidos: fresas y melones.

– Las frutas son la principal fuente de vitamina C,[4] si se consumen frescas y crudas.

Además, contienen abundante potasio y ácidos orgánicos: málico (frutas de pepita), cítrico (albaricoques, grosellas, arándanos, cítricos), tartárico (cerezas), oxálico (naranjas, fresas, frambuesas) y tánico (membrillos, arándanos).

Hay que tomar frutas de temporada, aun cuando las técnicas actuales de congelación permitan comer todo tipo de fruta en cualquier estación.

– La fruta fresca está compuesta, en entre un 80 y un 95 por ciento, de agua.

Con el paso del tiempo, hemos ido adquiriendo unos malos hábitos alimentarios: el consumo de fruta fresca bajó entre 1910 y 1980 de 76 kilos por persona y año a 25 kilos, mientras que el de fruta en conserva pasó de 4 kilos a 36 kilos por persona y año en el mismo período. Deberíamos darles la vuelta a estas cifras.

– Los frutos oleaginosos (almendras, nueces, avellanas) se caracterizan por su bajo contenido en agua (45 por ciento), su riqueza en lípidos (33 por ciento, de media) y su elevado valor calórico (400 calorías por cada 100 gramos).

Frutas a las que debemos dar prioridad: tendríamos que optar principalmente por frutas no tratadas, cultivadas de forma natural.

La fruta es el mejor postre posible: aporta agua, azúcar, vitaminas, fibra... En cualquier caso, debemos tomar solo fruta fresca y de temporada.

– En invierno:
  - manzana, pera, plátano, kiwi, piña, mandarina, naranja.

– En primavera:
  • fresa, cereza.
– En verano:
  • albaricoque, melón, melocotón, piña, plátano, frambuesa, arándano.
– En otoño:
  • manzana, pera, higo, melón, ciruela.

• **La manzana**

Aporta 57 calorías por cada 100 gramos.

An apple a day keeps the doctor away. («Una manzana al día mantiene lejos al médico.»)

Esta fruta refrescante y revigorizante:

– estimula el apetito, facilita la digestión y actúa como laxante, entre otras propiedades;
– favorece la diuresis y la eliminación de ácido úrico;
– debe consumirse cruda y con piel (después de haberla lavado cuidadosamente), ya que esta contiene numerosos principios activos.

La manzana también incluye flavonoides, sustancias antioxidantes beneficiosas para el corazón (de hecho, aporta el diez por ciento de la cantidad diaria de flavonoides recomendada, que se establece en 25,9 miligramos).

Una manzana de 150 gramos proporciona 18 gramos de azúcar, es decir, 75 calorías, lo cual equivale a tres terrones de azúcar.

Algunas hipercolesterolemias se pueden corregir mediante la ingesta regular de manzanas (reducción media: catorce por ciento). Además, esta fruta contiene pectina, ideal para combatir el colesterol (edición de 1989 del congreso Entretiens de Bichat). Su fibra vegetal limitaría el paso del colesterol a la sangre. La pectina también ayuda a restablecer el equilibrio entre colesterol bueno y malo. De este modo, además de disfrutar de su sabor, podemos reducir nuestro nivel de colesterol en sangre. Así lo demostró, en 1988, un equipo de la ciudad francesa de Angers, que sostiene que consumir tres manzanas al día durante un mes, además de la alimentación habitual, permite disminuir ese nivel general de colesterol en sangre (formado, en cuatro quintas partes, por colesterol malo) en un cinco por ciento.

- **La fresa**

  Aporta 36 calorías por cada 100 gramos. Hay que consumirla muy madura y cruda, en la medida de lo posible al natural (es decir, sin azúcar) y en ayunas. En temporada, se pueden tomar entre ciento cincuenta y trescientos gramos al día.

  – En cien gramos de fresas hay sesenta miligramos de vitamina C.
  – Como esta fruta contiene pocos glúcidos, los diabéticos pueden tomarla sin problemas.
  – Su consumo facilita la eliminación de ácido úrico.
  – No está aconsejada para las personas alérgicas o afectadas por dermatosis.

- **El limón**

  Aporta 35 calorías por cada 100 gramos.

  Le citron sans parcimonie, c'est la santé sans pharmacie. («El limón sin moderación garantiza salud sin medicación.»)

  Aporta cien miligramos de vitamina C por cada cien gramos. Tiene propiedades bactericidas y antisépticas. Además, facilita la digestión, ya que estimula las secreciones gástricas. Debe consumirse muy maduro, preferentemente en forma de zumo puro. Puede sustituir perfectamente al vinagre en los aliños de las ensaladas.

- **La naranja**

  Aporta 54 calorías por cada 100 gramos. En 100 gramos de naranja hay entre 48 miligramos de vitamina C y 200 UI de vitamina A.

Tabla 30. Composición de la manzana (por cien gramos netos de fruta sin piel)(1)

GRANDES NUTRIENTES (g)	Posibles variaciones	MINERALES (mg)	Posibles variaciones	VITAMINAS (mg)	Posibles variaciones
Glúcidos: 12,6	9-15	Potasio: 144	120-200	B1 (tiamina): 0,035	0,02-0,06
		Fósforo: 12	7-17		
Prótidos: 0,3	0,2-0,4	Azufre: 6	1,5-10	B2 (riboflavina): 0,032	0,02-0,05
		Sodio: 3	1,5-10		
Lípidos: 0,4	0,2-0,6	Calcio: 7,1	3,6-10,5	PP (nicotinamida): 0,3	0,10-0,50
		Magnesio: 6,4	2,8-9,0	B5 (ácido pantoténico): 0,1	0,09-0,13
Agua: 85,8	80,4-90,0	Cloro: 2,2	1,5-4,0	B6 (piridoxina): 0,045	0,04-0,06
		Zinc: 0,12	0,04-0,22	Ácido fólico: 0,065	0,05-0,08
Ácidos orgánicos: 0,65	0,37-0,88	Cobre: 0,1	0,05-0,16		
Fibra alimentaria: 2,5	2-2,8	Manganeso: 0,06	0,04-0,10	Provitamina A (caroteno): 0,047	0,03-0,07
Aporte energético: 54 calorías		Flúor: trazas		Vitaminas C: Variable	
		Yodo: trazas			2-12 (2-25 y más)

(1) Datos tomados de Soucie, Fachmann y Kraut (1981-1982), además de otros estudios científicos.
Conception Aprifel, con la colaboración científica de la dietista M.-F. Six.

- **El plátano**
  Aporta 100 calorías por cada 100 gramos (que es el peso que suele tener cada pieza de esta fruta). En 100 gramos, incluye entre 2 y 10 miligramos de vitamina C y 190 UI de vitamina A.

Tabla 31. Las frutas de temporada

	En.	Fb.	Mz.	Ab.	My.	Jn.	Jl.	Ag.	St.	Oc.	Nv.	Dc.
Albaricoques							•					
Plátanos	•	•	•	•	•	•	•	•	•	•	•	•
Grosellas negras						•	•	•				
Cerezas					•	•						
Clementinas												•
Higos				•	•	•			•	•		
Fresas					•	•						
Grosellas						•	•					
Kiwis	•	•									•	•
Naranjas	•	•	•									•
Melocotones							•	•	•			
Peras	•								•	•	•	•
Manzanas	•	•	•	•	•	•				•	•	•
Ciruelas							•	•	•			
Uvas									•	•	•	•
Tomates						•	•	•	•	•		

- **El albaricoque**

  Aporta 50 calorías por cada 100 gramos. Es más rico en vitamina A (2700 UI por cada 100 gramos) que en vitamina C (entre 5 y 10 miligramos por cada 100 gramos).

  Los hunza (un pueblo que reside en el norte de Cachemira) consumen regularmente esta fruta, tanto fresca como desecada. Parece que el uso habitual del aceite que se extrae de su hueso ralentiza el envejecimiento de la piel.

- **El melón**
  Aporta 30 calorías por cada 100 gramos. Es más rico en vitamina A (3400 UI por cada 100 gramos) que en vitamina C (100 miligramos por cada 100 gramos).

- **El pomelo**
  Aporta 45 calorías por cada 100 gramos. Es más rico en vitamina C (40 miligramos por cada 100 gramos) que en vitamina A (80 UI por cada 100 gramos).

- **La uva**
  Aporta 80 calorías por cada 100 gramos. Contiene poca vitamina A (100 UI por cada 100 gramos) y muy poca vitamina C (entre 3 y 10 miligramos por cada cien gramos).

- **El melocotón**
  Aporta 50 calorías por cada 100 gramos. Incluye 1330 UI de vitamina A y 7 miligramos de vitamina C por cada 100 gramos.

- **La pera**
  Aporta 66 calorías por cada 100 gramos. Contiene 20 UI de vitamina A y 5 miligramos de vitamina C por cada 100 gramos.

- **La piña**
  Aporta 51 calorías por cada 100 gramos. Presenta 70 UI de vitamina A y 30 miligramos de vitamina C por cada 100 gramos.

- **La sandía**
  Aporta 30 calorías por cada 100 gramos. Contiene 590 UI de vitamina A y 7 miligramos de vitamina C por cada 100 gramos.

- **El aguacate**
  Aporta 200 calorías por cada 100 gramos (que es el peso de una pieza de tamaño medio). Es rico en lípidos (20 por ciento), en vi-

taminas A, B1, B2 y B6 y en potasio: 680 miligramos por cada 100 gramos.

- **El kiwi** (variedad *Actinidia chinensis*)

Aporta una gran cantidad de vitamina C. En realidad, existen catorce tipos diferentes de kiwi, cinco de los cuales son especialmente ricos en esta vitamina: presentan entre 72 y 110 miligramos por cada 100 gramos (siendo el índice medio de 80 ± 20 mg/100 g). El kiwi también contiene 332 miligramos de potasio, 38 miligramos de calcio, 67 miligramos de fósforo y una mínima cantidad de sodio (4 miligramos) por cada 100 gramos. Además, aporta ácido fólico.

También contiene una enzima, la actinina, que corta las cadenas polipeptídicas de las proteínas de la carne y facilita así su absorción por parte del intestino. El kiwi presenta igualmente trazas de las vitaminas A, B1 (14 µg/100 g), B2 (11 µg/100 g) y B6 (700 ± 100 µg/100 g). Consúltese el anexo X, p. 511.

- **Los frutos secos y las frutas desecadas**

Contienen abundantes glúcidos:

Uvas pasas	76,5 gramos por cada 100 gramos
Dátiles	73,0 gramos por cada 100 gramos
Ciruelas	70,0 gramos por cada 100 gramos
Higos secos	62,0 gramos por cada 100 gramos

Algunos de ellos también son ricos en lípidos y presentan un elevado valor calórico (400 calorías por cada 100 gramos).

Avellanas	60 gramos por cada 100 gramos
Nueces	60 gramos por cada 100 gramos
Almendras	54 gramos por cada 100 gramos
Cacahuetes tostados con cáscara	44 gramos por cada 100 gramos
Aguacates	20 gramos por cada 100 gramos
Aceitunas	11 gramos por cada 100 gramos

Los aguacates presentan veinte gramos de lípidos por cada cien gramos, y las aceitunas, once gramos.

En cualquier caso, la fruta aporta la fibra necesaria para el buen funcionamiento del colon y del recto.

Tabla 32. Contenido en fibra alimentaria de diferentes frutas (por cada cien gramos de alimento comestible)

Frutos secos	de 7 a 12 g	Plátanos	1,75 g
Uvas pasas	4,40 g	Manzanas sin piel	1,42 g
Peras sin piel	2,44 g	Cerezas	1,25 g
Melocotones con piel	2,28 g	Uvas	0,44 g
Fresas	2,12 g	Mandarinas	0,24 g
Naranjas	1,78 g		

- **¡Y no olvidemos las frutas exóticas!**
  - El mango: de todas las frutas, es la que más vitamina E contiene (1,8 mg/100 g).
  - La granada: las mejores variedades presentan una pulpa dulce, ligeramente ácida y muy refrescante.
  - El lichi: la deliciosa «cereza de China».
  - El caqui: en Japón es una de las frutas más consumidas, junto con las manzanas y las mandarinas. De aspecto parecido al de un tomate, aunque con tono amarillo anaranjado, es especialmente sabroso cuando está algo más maduro de la cuenta. Muy rico en mermeladas.
  - Las minibananas, un tipo de la variedad pequeña enana, procedente de las zonas tropicales, extraordinariamente perfumado y rico en potasio.

MI CONSEJO

Toma cuatro piezas de fruta fresca al día (mejor seis).
Elige frutas de temporada.
Varía el tipo de fruta a lo largo del día.

No olvidemos la miel[5]

Este producto natural constituye un alimento sano, energético y nutritivo. Durante miles de años, y hasta principios del siglo XVIII, la miel fue la principal fuente de azúcar para el ser humano. «Hay tantas variedades de mieles como de quesos», decía R. Chauvin.

La miel está compuesta por:

- un 20 por ciento de agua (a menudo menos, pero nunca más de un 22 por ciento);
- entre un 75 y un 79 por ciento de azúcares (el 70 por ciento, azúcares simples, en concreto glucosa y fructosa, y entre un 5 y un 9 por ciento, azúcares complejos, en particular sacarosa);
- otras sustancias: entre un 1 y un 5 por ciento de proteínas (es decir, muy pocas); el resto son sales minerales y oligoelementos, vitaminas, enzimas digestivas (invertasa y amilasa), ácidos orgánicos (entre ellos el ácido fórmico) y una sustancia antibiótica, la inhibina.

El consumo de miel en Francia es escaso: 400 gramos por habitante y año. En Alemania, en cambio, se llega a 1,2 kilos por habitante y año, y en Canadá, a 2,5 kilos por habitante y año. La miel resulta sencilla de digerir, presenta propiedades laxantes suaves gracias a sus efectos sobre la flora intestinal y previene la fermentación.

Pueden consumirla también las personas afectadas por una leve diabetes, aunque deberán elegir siempre la miel más rica en fructosa, que es la de acacia.

La miel favorece la cicatrización de quemaduras y heridas externas y calma las irritaciones de garganta cuando se deja que se funda lentamente en la boca o se utiliza para hacer gárgaras.

Y también está la jalea real... El único alimento que toman las abejas reina a lo largo de toda su vida (que dura unos cinco años, frente a las seis semanas de las obreras). Se trata de un producto muy rico en ácido pantoténico, vitaminas B1, B2 y B6 y minerales (fósforo, cobre, hierro, sílice, azufre, etc.).

Sin embargo, dado el enorme uso que se hace en la actualidad de los productos fitosanitarios,[6] es posible encontrar restos de pesticidas en la miel. Se calcula que entre un diez y un quince por ciento de las mieles se encuentran contaminadas, tanto por paratión como por pesticidas que resultan moderadamente tóxicos para las abejas: si los insectos mueren, no lo hacen de inmediato, sino después de acumular cierta cantidad de estas sustancias en sus sucesivos viajes a las flores en busca de néctar. Por suerte, en estos casos, las abejas desempeñan para nosotros el papel de una verdadera barrera sanitaria: al morir, evitan que la miel se cargue con un exceso de productos tóxicos..., aunque también reducen la cosecha.

Vitamina C y cáncer

Un aporte diario de vitamina C de, como mínimo, setenta miligramos puede ayudar a prevenir el cáncer de pulmón y el de estómago. No en vano, esta vitamina impide la formación de nitrosaminas, que son tóxicas para el tubo digestivo.

Tabla 33. Pérdidas (en %) del contenido en vitamina C después de ultracongelar la fruta

Fruta	Reducción (en %) tras la ultracongelación	Reducción (en %) tras seis meses de ultracongelación
Cerezas	-26 %	- 5 %
Grosellas	-14 %	-34 %
Ciruelas	-17 %	-46 %
Uvas	-16 %	-39 %

Tabla 34. Composición y contenido en calorías, vitaminas C, B1 y PP por cada cien gramos de la parte comestible de la fruta fresca (después de la ultracongelación o de la congelación doméstica, las frutas pierden parte de su nivel de vitamina C: véanse las tablas 33 y 35)

Fruta	Calorías por 100 g	Vitamina C en mg %	Vitamina B1 en mg %	Vitamina PP en mg %	Celulosa en g
Albaricoque	50	8	0,04	0,7	0,7
Arándano azul	35	14	0,02	0,07	1,4
Piña	51	26	0,08	0,30	0,5
Almendra desecada	634	Trazas	0,25	4,2	2,7
Aguacate	200	15	Trazas	-	-
Plátano	94	8	0,1	0,6	0,6
Cacahuete desecado	547	-	-	-	2,7
Grosella negra	54	180	0,05	0,35	5,7
Cereza	57	10	0,05	0,3	0,3
Castaña	207	14	0,22	0,5	1,7
Limón	35	65	0,05	0,25	0,9
Membrillo	44	15	0,03	0,2	2,4
Dátil desecado	316	0	0,09	2,2	2,4
Fresa	36	60	0,03	0,3	1,4
Frambuesa	44	20	0,03	0,3	5,4
Guayaba	50	250	-	-	-
Granada	32	4	0,02	0,1	-
Grosella roja o blanca	48	36	0,06	0,2	2,5
Kiwi	85	90	0,14	-	1,1
Lichi	70	30	-	-	-
Mandarina	43	38	0,08	0,4	0,6
Melón	65	10	-	-	-
Arándano	41	17	0,03	0,3	4,6
Avellana desecada	657	4	0,55	5	3,5
Nuez desecada	677	3	0,4	1,1	2,3
Nuez de Brasil	682	2	1	7,7	2,1
Coco fresco	467	2	0,08	0,4	3,4
Naranja	45	60	0,09	0,2	0,7
Aceituna verde fresca	216	-	0,03	0,5	1,8
Aceituna negra fresca	156	-	-	-	1,6
Aceituna en salmuera	132	0	0,03	0,5	1,2
Pomelo	41	40	0,06	0,3	0,4
Sandía	67	7	0,03	-	-
Melocotón	50	8	0,03	0,9	1
Manzana	57	9	0,04	0,3	0,9
Pera	62	5	0,02	0,1	1,5
Ciruela	50	5	0,08	0,45	0,8
Uva	77	5	0,05	0,3	0,4
Uva pasa	310	-	-	-	-
Ciruela desecada	290	-	-	-	-
Piñón	670	-	-	-	-

Parece que la vitamina C tiene un efecto indirecto sobre el cáncer al estimular la producción de interferones. La administración de vitamina C a células afectadas por un virus, como se ha observado en humanos y en ratas, activa la producción de interferones. Esta vitamina refuerza en general la función inmunitaria del organismo y contribuye así a la prevención de los tumores.

Serotonina y frutas

Un estudio de 1985[7] ha permitido determinar con exactitud los niveles de serotonina de ochenta tipos de alimentos. Los frutos que más serotonina contienen (>3 μg/g) son el plátano, la piña, el kiwi, la ciruela, la nuez y la avellana. Presentan un nivel moderado (de entre 0,1 y 3 μg/g) el aguacate, el dátil, el pomelo, el melón, la aceituna, el brócoli, el higo y la espinaca.

Las verduras frescas y secas

Las verduras ejercen un efecto alcalinizante sobre el organismo, al contrario que la carne y el pescado, que son acidificantes. La tradición popular atribuye a ciertas verduras propiedades diversas, aunque hay que tomar estas ideas con precaución:

- Alcachofa: para la contracción de la vesícula biliar.
- Espárrago cocido: diurético.
- Col blanca y berza: antiulcerosa y antitiroidea.
- Col lombarda cruda: expectorante.
- Chucrut: tiene pocas calorías (25 cal/100 g) y aporta 25 miligramos de vitamina C, 48 miligramos de calcio y 2,2 gramos de fibra. Su único defecto es su elevado nivel de sodio: 656 miligramos por cada 100 gramos.
- Cebolla cruda: vermífuga.
- Vinagrera cruda: diurética.
- Puerro crudo: diurético.
- Ajo: para prevenir las enfermedades cardiovasculares.

Las verduras son excelentes para contrarrestar la carencia de vitamina B1 de la harina cernida (tamizada) que se usa para elaborar el pan blanco.

Con el tiempo, las judías verdes van perdiendo vitamina C: las judías en conserva (apertizadas) pierden más (sobre todo el primer año) que las judías ultracongeladas, aunque también es cierto que presentan un mayor nivel de potasio que estas últimas. La fibra y los azúcares solubles, en cambio, permanecen estables.

Es preferible consumir verduras ultracongeladas que en conserva, pero hay que tener cuidado de no mantenerlas en el congelador más de tres meses. Lo ideal es comerlas en el primer mes de congelación.

Tabla 35. Pérdidas (en porcentaje) del contenido en vitamina C después de ultracongelar algunas verduras

Verduras	Reducción (en %) tras la ultracongelación	Reducción (en %) tras seis meses en el congelador
Pepinos	- 38 %	- 82 %
Judías verdes	- 42 %	- 86 %
Guisantes	- 44 %	- 89 %
Tomates	- 15 %	- 47 %

Las verduras son ricas en minerales, vitaminas y oligoelementos.

CONSEJOS PARA EL DÍA A DÍA

- Toma una o dos piezas de verduras crudas (entre cien y doscientos gramos).
- Come un plato de verduras cocinadas (entre trescientos y trescientos cincuenta gramos) como mínimo.
- Incluye al menos una verdura verde, amarilla o naranja en cada comida. En todas las estaciones debe haber algo de color y vitamina A (caroteno) en tu menú...
- Añade cuatro piezas de fruta fresca y de temporada.

No obstante, se debe tener cuidado de no caer en excesos con las frutas o verduras crudas, ya que, por su alto contenido en fibra, resultan irritantes para el colon y el recto. Por lo general, si se tiene el intestino sensible, es mejor tomarlas cocinadas.

Algunas verduras que son más difíciles de digerir, como la col, la coliflor, el nabo, la cebolla, el ajo o el puerro, pueden cocerse dos veces (es decir, cambiando el agua) o bien cocinarse al vapor suave (véanse las pp. 353-358).

Tabla 36. Contenido en azúcar de las principales verduras

Verduras de fruto:	Tomate Melón Calabaza	5 % de azúcares
Verduras de hoja:	Lechuga Col	
Verduras de flor:	Coliflor[8] Zanahoria	
Verduras de raíz:	Nabo Rábano	10 % de azúcares

La patata contiene un veinte por ciento de almidón y un dos por ciento de proteínas.[9]

Las legumbres secas aportan más azúcares que las frescas, y también más proteínas (entre cinco y diez veces más, de hecho). Me refiero en concreto a:

– la judía;
– la lenteja;
– el garbanzo.

Además, contienen fósforo y calcio.

Es posible sustituir la carne por las legumbres secas, ya que estas son ricas en proteínas (entre un 25 y un 35 por ciento) cuyo contenido en aminoácidos es parecido al de la carne.

En cualquier caso, es imprescindible lavar bien las frutas y las verduras antes de consumirlas, así como retirarles la piel para eliminar el benzopireno que se encuentra en la superficie de muchos alimentos (sobre los peligros de estas sustancias, véanse las pp. 254-256).

Tabla 37. Contenido en fibra alimentaria de diferentes verduras (por cada cien gramos de alimento comestible)

Guisantes	6,00 g	Cebollas	2,10 g
Patatas	3,50 g	Apios	1,80 g
Judías blancas cocidas	3,35 g	Coliflores	1,80 g
Puerros	3,10 g	Lechugas	1,53 g
Zanahorias cocidas	2,83 g	Tomates	1,40 g
Nabos	2,20 g		

Tabla 38. Composición de las verduras de consumo habitual en calorías, hierro, fósforo, vitaminas C, B1 y PP (expresado en mg %) y celulosa (expresado en g) por cada cien gramos de parte comestible

Verduras	Cal./ 100 g	Hierro (mg)	Fósforo (mg)	Vit. C (mg)	Vit. B1 (mg)	Vit. PP (mg)	Celulosa (g)
Espárrago cocido	25	0,9	58	27	0,15	1,3	0,8
Alcachofa	34	1,5	94	7	0,13	0,9	2,2
Remolacha roja cocida	42	0,8	31	6	0,02	0,3	-
Zanahoria cruda	41	0,8	37	8	0,06	0,5	1
Zanahoria cocida en conserva	31	0,6	25	3	0,03	0,3	0,8
Champiñón	29	1	120	4	0,1	6,2	0,9
Col blanca o berza	27	0,5	32	50	0,05	0,32	1,3
Chucrut	22	0,5	18	16	0,03	0,2	0,7
Col lombarda cruda	33	0,5	31	60	0,08	0,4	1,1
Espinaca	24	3,5	55	50	0,16	0,6	0,6

Verduras	Cal./ 100 g	Hierro (mg)	Fósforo (mg)	Vit. C (mg)	Vit. B1 (mg)	Vit. PP (mg)	Celulosa (g)
Judía blanca seca	331	6,4	415	2	0,58	2,1	4
Judía blanca cocida en conserva	23	1,7	23	5	0,04	0,4	0,5
Judía verde	39	1	44	19	0,07	0,5	1,4
Lechuga cruda	18	0,6	28	9	0,07	0,35	0,6
Lenteja desecada	99	7,8	412	4	0,5	2,0	3,7
Nabo	33	0,5	34	28	0,05	0,5	1,1
Cebolla cruda	47	0,5	44	20	0,04	0,35	0,8
Vinagrera cruda	26	-	44	120	0,08	-	0,8
Boniato	116	0,8	55	22	0,09	0,6	1
Puerro crudo	43	1	50	19	0,06	0,5	1,2
Guisante	91	2	122	26	0,32	2,3	2,2
Garbanzo seco	361	7	375	-	0,4	15	5,3
Guisante precocinado en conserva	66	1,8	67	12	0,11	1,6	1,3
Patata							
Cocida y sin piel	85	0,6	56	10	0,09	1	0,4
Frita y con sal	557	1,9	152	11	0,18	3,2	1,1
Cruda	85	0,9	58	30	0,11	1,2	0,4
Al horno	97	0,7	58	10	0,1	1,5	0,4
Frita	399	1,6	150	11	0,2	31	0,9
Desecada y en polvo	355	4	88	25	0,25	4,8	2,2
Rábano rusticano crudo	70	2	70	100	0,06	0,6	2,3
Rábano crudo	21	1,1	31	21	0,06	0,3	0,7
Salsifí crudo	76	1,4	48	10	0,04	0,2	2,1
Soja (semillas integrales desecadas)	423	8	583	Trazas	1	3,5	5
Tapioca	340	1	12	-	0,16	1,8	-
Tomate crudo	22	0,6	27	30	0,08	0,6	-

La fibra de las frutas y las verduras contribuye, además, a restablecer el equilibrio de la flora intestinal, es decir, la presencia de los gérmenes[10] normales del tubo digestivo. También favorece el desarrollo de bacterias específicas y crea un entorno ácido dentro del intestino que dificulta el crecimiento de gérmenes no deseados. De este modo, se favorece la síntesis intestinal de determinadas vitaminas (en concreto, la B12 y la K).

Cereales y equivalentes

Para producir un kilo de carne de buey se necesitan siete kilos de cereales...

Los cereales son semillas gramíneas, formadas por celulosa (en la cáscara), elementos albuminosos o gluten, lípidos, sales minerales, almidón (en el endospermo) y vitaminas B y E (en el germen).

Si la base proteica de nuestra dieta está constituida por los cereales, es fundamental que los consumamos en su versión integral.

Los cereales más importantes en todo el mundo son el trigo[11] y el arroz. Los demás (centeno, avena, mijo, trigo sarraceno, maíz, cebada) pueden estar más o menos presentes según las regiones.

- **La harina y el pan de trigo**
  Entre 1900 y 1980 se produjo una reducción en el consumo de cereales, que pasó de ciento treinta kilos a sesenta kilos por habitante y año. En el caso del trigo, entre 1968 y 1980 se bajó de los cien kilos por persona y año a setenta y cinco kilos.
  Hoy en día, cada vez es más frecuente que se detecten alergias al gluten. La más clásica es la que da lugar a la enfermedad celíaca, con un trastorno en la absorción intestinal que se traduce en diarrea y desnutrición progresiva. El estado de los pacientes mejora claramente cuando dejan de consumir gluten a través del pan, la pasta y la *pizza*. El pan que tomamos hoy no es tan bueno como el que consumíamos antes. El blanco actúa como un azúcar de absorción rápida y, cuando se ingiere en grandes cantidades, acaba almacenado en nuestro cuerpo, en forma de grasa. Por eso es mejor

optar por el pan integral, si es posible elaborado con trigo procedente de la agricultura ecológica, aunque lo ideal sería sustituir este producto por tortas de trigo sarraceno o quinoa. Este tipo de tortas aportan, en el caso del trigo sarraceno, 76,1 gramos de glúcidos, 5 gramos de fibra, 194 miligramos de magnesio y 3,7 miligramos de hierro por cada 100 gramos, y en el de la quinoa, la misma cantidad de glúcidos, 4,1 gramos de fibra, 135 miligramos de magnesio y 3 miligramos de hierro. Los biscotes y el pan de leche contienen demasiado azúcar, así que solo son adecuados para personas que no toleran otro tipo de pan. En cualquier caso, sería conveniente que los niños volvieran a tomar pan a la hora de la merienda…

Un grano de trigo está formado, en entre un 12 y un 17 por ciento, de cáscara (salvado con fibra, vitaminas, sales minerales, oligoelementos y proteínas), en entre un 80 y un 85 por ciento de endospermo (almidón y proteínas [gluten]) y en entre un 2 y un 3 por ciento de germen (lípidos, sales minerales, vitaminas B y E, proteínas…).

En los últimos cuarenta años, el consumo de pan se ha reducido en un cincuenta por ciento. Antaño, cada persona tomaba, de media, quinientos gramos de este producto al día, pero en 1980 esa cantidad era ya de ciento cincuenta gramos. Entre 1975 y 1985, el número de panaderías[12] pasó en Francia de 41 400 a 38 000…

Debemos devolver al pan el lugar que le corresponde: pese a lo que se suele decir, este producto no engorda, salvo que se consuma con mantequilla u otros ingredientes grasos.[13]

Una *baguette* pesa 250 gramos, que aportan:

- 135,0 gramos de glúcidos;
- 17,0 gramos de prótidos;
- 2,5 g de lípidos, equivalentes a 500 calorías.

Una barra de pan de 500 gramos aporta:

- 250,0 gramos de glúcidos;
- 35 gramos de proteínas;
- 4 gramos de lípidos, equivalentes a 1040 calorías.

Una rebanada de pan suele pesar 25 gramos.

Tabla 39. ¿A qué equivalen cincuenta gramos de pan?

50 g de pan	= 25 g de glúcidos
	= 120 g de patatas
	= 120 g de arroz cocido
	= 120 g de pasta cocida
	= 120 g de legumbres cocidas
	= 1 cruasán = 4 biscotes

Cada día se pueden tomar sin problemas cien gramos de pan, esto es, dos rebanadas en cada comida principal.

Tabla 40. Composición media de cien gramos de pan blanco o biscotes

	Calorías	Glúcidos	Lípidos	Proteínas	Sodio
Pan blanco	250	50-60 g	0,8-1 g	7-9 g	500-830 mg
Biscotes	390	75-80 g	6-7 g	10 g	400-450 mg

- El pan integral contiene todos los componentes del grano de trigo. Debes procurar que el pan integral que consumas tenga garantías (no son raros los abusos en este sector) y que, a ser posible, se haya elaborado con harina ecológica (que contiene menos pesticidas) y levadura natural.
- Un biscote contiene entre un cinco y un seis por ciento de materia grasa (por eso resulta más fácil de desmenuzar y también más crujiente) y más glúcidos que el pan blanco: entre 77 y 81 gramos por cada 100 gramos, frente a los 50-60 gramos de este último. Es un alimento sumamente fácil de digerir.
- También se pueden consumir granos de trigo precocidos.
- El bulgur es un trigo pregerminado, sumamente digestivo, que se precocina, se seca y se machaca para crear una especie de cuscús a la libanesa.
- El cuscús es sémola de trigo duro.

Tabla 41. Vitaminas B, hierro y celulosa en el pan, en función del nivel de cernido[14] (en mg %)

Vitaminas del grupo B, hierro y celulosa	Nivel de cernido y tipos de pan			
	100 % = pan integral	80 % = pan negro	72 % = pan blanco	50 % = pan muy blanco
B1	0,2	0,09	0,07	0,05
B2	0,1	0,08	0,05	0,04
PP	1,9	1,1	0,7	0,65
B5	0,8	0,55	0,49	0,25
B6	0,5	0,23	0,18	0,11
Hierro	1,6	0,9	0,8	0,7
Celulosa	1500	510	310	300

¿Qué pan elegir? Lo mejor es consumir un pan moderadamente negro, preparado mediante una harina cernida al ochenta por ciento. El pan tostado y los biscotes son algo más fáciles de digerir, pero, a cambio, aportan más calorías.

La pasta cocida que sigue los principios de la tradición italiana es muy digestiva, aunque también rica en calorías. Se recomienda a enfermos y convalecientes.

Las crepes, las galletas y los pasteles elaborados con harina de trigo son sumamente calóricos, ya que, por lo general, llevan crema, mermelada y otros ingredientes muy energéticos.

- **El arroz[15]**

El arroz es un producto muy consumido en Asia, pero en Europa no se toma en la cantidad que sería deseable.

Cuando se le retira la cáscara, prácticamente queda reducido a almidón. En cambio, el arroz integral contiene más proteínas, vitaminas A, B y E y sales minerales (calcio, fósforo, magnesio, potasio), así como trazas de oligoelementos (silicio y hierro).

Come arroz. Elige el integral, que contiene más calcio y magnesio, y entre dos y tres gramos de proteínas por cada cien gramos.

Tabla 42. Un grano de arroz integral diseccionado

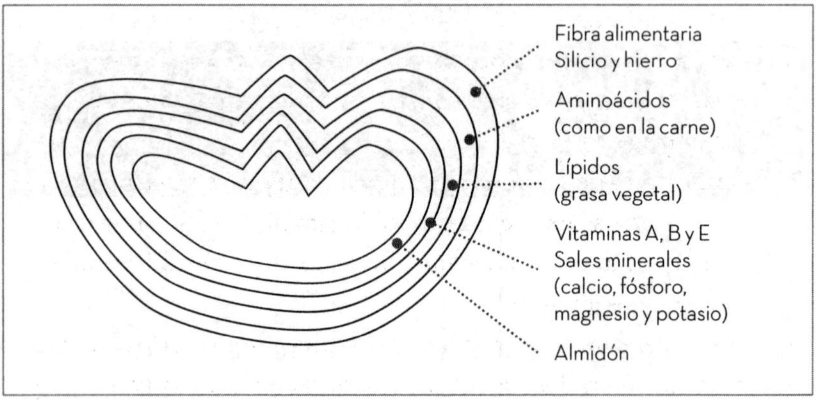

El arroz integral conserva todas sus vitaminas (A, B y E), es rico en almidón y presenta un nivel bajo de proteínas y materias grasas.

El arroz provoca estreñimiento. Por otra parte, aporta una clara ventaja con respecto al pan: su enorme poder saciante. Basta con tomar cincuenta gramos de arroz (equivalentes a ciento ochenta calorías) para sentirse lleno, mientras que, para obtener el mismo resultado en el caso del pan, hay que tomar unos doscientos gramos (quinientas calorías, si no le añadimos mantequilla, por ejemplo).

- **La avena**

La sémola o copos de avena preparados a modo de gachas son lo que se conoce en el Reino Unido como *porridge.* La avena es un alimento muy nutritivo y rico en fósforo y vitamina B1. Al igual que el pan integral, aporta celulosa.

- **El maíz**[16]

Se calcula que actualmente una de cada doscientas personas es intolerante al gluten. En su caso, se desaconseja incluso el maíz, ya que este cereal contiene un gluten que se denomina *gluten de maíz,* del que existen dos variedades: el gluten 60, maíz puro que se obtiene tras centrifugar el grano con el objetivo de separar el almidón, de modo que se logra un coproducto con un sesenta por ciento de proteínas, y el gluten 40, cuyo nivel de proteínas es de aproximadamente un cuarenta por ciento del producto bruto.

El gluten de maíz está formado, en un 62 por ciento, por la proteína que se extrae del grano de esta planta. Tiene un intenso color amarillo y se utiliza fundamentalmente como alimento proteico para los animales.

Contiene un cinco por ciento de lípidos, sobre todo ácidos grasos poliinsaturados, pero muy pocas proteínas. Además, incluye ochenta y ocho gramos de glúcidos por cada cien gramos. Carece de vitamina PP. Por eso, si se sigue una dieta vegetariana basada en este alimento, se corre el riesgo de padecer pelagra, dolencia que aparece precisamente por la falta de esta vitamina.

Se pueden consumir hasta cuatrocientos gramos de maíz al día. Una espiga de este cereal (225 gramos) aporta 111 calorías.

La harina de gluten de maíz sirve también como pesticida, con escaso impacto sobre el medio ambiente.

> Se recomienda utilizar guantes, ropa que cubra todo el cuerpo, gafas y mascarilla cuando se manipule este producto. El pesticida no se debe emplear si existe el riesgo de que entren en contacto con él personas sensibilizadas al maíz o alérgicas a él. El producto actúa durante un período aproximado de entre cinco y ocho semanas. Puede afectar a la germinación de las semillas del césped. Por eso, no se debe aplicar sobre hierba recién plantada. Por este mismo motivo, se ha de evitar su empleo si se prevé volver a sembrar el césped a corto plazo. Durante la fertilización de la hierba se deberá tener en cuenta que la harina de gluten de maíz contiene una cantidad elevada de nitrógeno (casi un diez por ciento). No se aplicará el producto cerca de un lago, un curso de agua o cualquier otro entorno húmedo. Además, con el fin de evitar la contaminación del agua de la zona y de las alcantarillas,

se evitará verter en ellas el excedente de pesticida o enjuagar el material empleado para la aplicación. Manténgase fuera del alcance de los niños.

Comer cereales supone consumir fibras vegetales (es decir, largas moléculas químicas que se encuentran en verduras, frutas y cereales), que se mantendrán en el tubo digestivo, ya que no son digeribles (es decir, que ni se pueden digerir ni serán absorbidas por el tubo digestivo), favoreciendo así el tránsito intestinal. Una evacuación digestiva diaria es signo de buena salud.

- **El mijo**
  Se consume en forma de gachas.

Tabla 43. Contenido en gramos de fibra alimentaria por cada cien gramos

Salvado	44,00
Harina integral de trigo	9,51
Pan integral	8,50
Pan de centeno	5,11
Harina blanca	3,15
Pan blanco	2,72
... Y las pieles de las frutas tienen valores similares.	

- **El trigo sarraceno**
  Puede consumirse en gachas, tortas, crepes y, cada vez en mayor medida, en tostadas.

- **El centeno**
  Se utiliza fundamentalmente para elaborar pan. «Aquí no tenemos trigo, apenas algo de centeno, y ni siquiera mucho: lo justo para hacer pan…».[17]

- **La escanda menor**
  De la Alta Provenza, ancestro del trigo, es un cereal muy resistente y también muy rico desde el punto de vista nutricional. Se consume en forma de granos, como el arroz, o de harina. En este último caso tiene las mismas aplicaciones que el trigo.

- **La quinoa**
  Es una planta herbácea anual de la subfamilia *Chenopodioideae* que se cultiva por sus granos, ricos en proteínas. Está considerada como un pseudocereal, ya que en realidad no pertenece a la familia de las gramíneas, sino a la de la remolacha y las espinacas.

  Los incas la conocían como *chisiya mama*, que en quechua significa «la madre de todas las semillas».

  Este vegetal tradicional, que lleva cultivándose en el Altiplano andino desde hace más de cinco mil años, acaba de ser redescubierto. Junto con la judía, la patata y el maíz, la quinoa era la base de la alimentación de las civilizaciones precolombinas, pero, a diferencia de esos otros productos, nunca llamó la atención de los conquistadores españoles porque la cáscara de sus granos contiene saponina, y también porque la harina que se extrae de ellos no sirve para elaborar pan.

  Hoy en día se puede encontrar quinoa en las grandes superficies y también en tiendas especializadas en agricultura ecológica y comercio justo.

Las legumbres

Entran en esta categoría la soja, las lentejas, las habas, los garbanzos, los guisantes, las judías…

- **La soja**
  Hay leche de soja, quesos de soja, como el tofu chino o el japonés, filetes de soja deshidratada, considerados por los japoneses como una «carne» vegetal… En el año 164 a. C., Liu An, filósofo y dirigente chino, natural de Huainan, descubrió por azar que el agua

de mar hacía que la leche de soja se coagulara. Para ello, hay que aplicar este procedimiento:

- Dejar las semillas de soja amarilla en agua fría entre diez y doce horas.
- Moler y cocer esas semillas hasta obtener una papilla.
- Filtrar esa papilla, lo que permitirá obtener, por una parte, la leche de soja líquida, y, por otra, la *okara*,[18] más espesa, que es la pulpa de soja.

Tabla 44. Valor nutritivo de cinco cereales o legumbres, en comparación con el azúcar refinado (en % o por cada 100 g)

		Patatas	Pan de trigo integral	Pan blanco	Lentejas	Azúcar refinado
Agua	%	71,0	40,0	39,0	72,1	Trazas
Proteínas	%	2,6	8,8	7,8	7,6	Trazas
Materia grasa	%	0,1	2,7	1,7	0,5	0
Almidón	%	24,4	39,7	47,9	16,2	0
Azúcar	%	0,6	2,0	2,0	0,8	105
Fibra	%	2,5	8,5	2,7	3,7	0
Energía	Cal.	105	216	233	99	394

A continuación, se añade un coagulante a la leche de soja, que se divide entonces en copos cuajados y en suero. Los copos, conocidos como *flor de tofu,* pueden emplearse en cocina. En China, los comercializan vendedores ambulantes. La cuajada no utilizada se escurre y se presiona entre veinte y cuarenta minutos. Así, el tofu está listo: ya solo queda desmoldarlo.

Existen diferentes quesos de soja. Según el coagulante que se utilice y el tiempo de presión, el tofu puede ser más o menos compacto. El más compacto es el que presenta mayor concentración y se conserva durante más tiempo: se trata del *tofu chino* (que es el que se encuentra en las grandes superficies). El más blando se conoce como *tofu japonés* y presenta un sabor más delicado.

Tabla 45. Vitaminas

		Patatas	Pan de trigo integral	Pan blanco	Lentejas	Azúcar refinado
Caroteno (A)	µg	Trazas	0	0	60,0	0
Tiamina (B1)	mg	0,1	0,26	0,18	0,5	0
Riboflavina (B2)	mg	0,4	0,1	0,3	0,2	0
Niacina (B3)	mg	1,2				
Piridoxina (B6)	mg	0,2	0,14	0,4	0,11	0
Cobalamina (B12)	µg	0	0	0	0	0
Ácido fólico (B9)	µg	10,0	39,0	27,0	5,0	0
Ácido pantoténico (B5)	mg	0,2	0,6	0,3	0,3	0
Biotina (B8)	µg	Trazas	6,0	1,0	0	0
Ácido ascórbico (C)	mg	30,0	0	0	Trazas	0
Vitamina D	µg	0	0	0	0	0
Vitamina E	ng	0,1	0,2	Trazas	0	0

Tabla 46. Sales minerales

Sodio	mg	8,0	540,0	540,0	12,0	Trazas
Potasio	mg	680,0	220,0	100,0	210,0	2,0
Calcio	mg	9,0	23,0	100,0	13,0	2,0
Magnesio	mg	29,0	93,0	26,0	25,0	Trazas
Fósforo	mg	48,0	230,0	97,0	77,0	Trazas
Hierro	mg	0,8	2,5	1,7	2,4	Trazas
Cobre	mg	0,2	0,3	0,1	0,2	0,02
Zinc	mg	0,3	2,0	0,8	1,0	0
Azufre	mg	42,0	81,0	79,0	39,0	Trazas
Cloro	mg	94,0	860,0	890,0	20,0	Trazas

Composición del tofu de soja ecológica:

- Fósforo: 250 miligramos por cada 100 gramos.
- Entre un 7 y un 12 por ciento de proteínas vegetales.
- Entre un 4 y un 5 por ciento de grasas ricas en ácidos grasos poliinsaturados.
- Sin colesterol ni calcio.
- 70 calorías por cada 100 gramos.

El tofu es muy digestivo y puede sustituir a la carne, los huevos, el pescado o el queso, tanto en una dieta normal como en un régimen para perder peso.

La *cuajada fresca de soja,* completamente vegetal y sin ningún colesterol, apenas contiene materia grasa.

El *filete de soja deshidratado* es un conjunto de proteínas vegetales con textura. Resulta muy útil cuando se quiere adelgazar.

- **Las lentejas**
  Contienen 99 calorías por cada 100 gramos y una gran cantidad de fósforo (412 mg/100 g), así como 7,8 miligramos de hierro por cada 100 gramos.

- **Las habas verdes**
  Aportan 65 calorías por cada 100 gramos, y las secas, 345.

- **Los garbanzos**
  Contienen 360 calorías por cada 100 gramos. Presentan una gran cantidad de vitamina PP, pero muy poca vitamina C (1 mg/100 g), así como 7 miligramos de hierro por cada 100 gramos.

- **Los guisantes desecados**
  Aportan 350 calorías por cada 100 gramos y muy poca vitamina C (1 mg/100 g).

- **Las judías blancas**
  Presentan niveles interesantes de vitaminas B, especialmente de B1 y PP, además de fibra (6-8 g/100 g de judías cocinadas). Una vez cocidas, contienen 100 calorías por cada 100 gramos. También se caracterizan por su gran cantidad de fósforo (415 mg/100 g) y de magnesio (140 mg/100 g). Además, aportan 6,4 miligramos de hierro por cada 100 gramos.

Las semillas germinadas

Los germinados, tan de moda en la actualidad, son muy ricos en vitaminas, oligoelementos, enzimas, minerales, aminoácidos y sustancias biológicamente activas. Pueden consumirse sin moderación, mezclados con verduras crudas o ensaladas y aromatizados con albahaca, estragón, cebolleta, mejorana, chalotas, ajo, sal marina sola o mezclada con hierbas aromáticas, aceite de primera presión o limón. Si no tienes un semillero apropiado para prepararte germinados, puedes hacerte uno tú mismo: para ello, toma un recipiente amplio, con una tapadera metálica de rosca. Perfora esa tapadera (empleando un martillo y un clavo), para dejarla como una especie de colador. Si te preparas de esta forma tres semilleros, podrás contar siempre con semillas germinadas frescas para cada comida.

- *Primer día:* introduce en el recipiente tres o cuatro cucharadas soperas de semillas (soja, garbanzos, guisantes...). Añade el doble de agua tibia (especialmente si hace frío fuera). Renueva el agua por la mañana y por la noche.
- *Segundo día:* renueva el agua del primer recipiente. Coloca otras semillas diferentes (trigo, cebada, lino) en el segundo recipiente y sigue los mismos pasos que en el caso del primero.
- *Tercer día:* vacía el agua del primer recipiente y disponlo en un lugar cálido y oscuro (o bien cúbrelo con un trapo). Renueva el agua del segundo recipiente por la mañana y por la noche. Coloca otras simientes (berro, mostaza, rábano negro, alfalfa, fenogreco) en el tercer recipiente.
- *Cuarto día:* las semillas del primer recipiente habrán germinado ya y tendrán brotes de al menos un centímetro. Ahora están listas para su consumo (no olvides guardar lo que te sobre en el frigorífico).

Sigue aplicando el mismo procedimiento en el segundo y en el tercer recipientes. Vuelve a colocar semillas en el primero, para completar la rotación.

2.º ¿Cómo aliñar los alimentos?

¿Con qué aceite? ¿Es bueno emplear mantequilla? ¿Y margarina?

Existen dos grandes tipos de aceite, según el procedimiento de elaboración:

– Los aceites obtenidos por presión en frío de frutas maduras justo después de la cosecha: aceite de oliva.
– Los aceites de semillas obtenidos por molienda: soja, palma, colza, girasol, maíz, pepitas de uva…

- **El aceite de oliva**

  De primera presión en frío que no se ha sometido a refinado y puede ser extra o virgen contiene:
  – una gran cantidad de ácido oleico (el mejor de los ácidos grasos monoinsaturados): entre un setenta y cinco y un ochenta por ciento; el aceite de oliva con ácido oleico ejerce un efecto óptimo sobre la distribución de los lípidos en la sangre y contra las enfermedades cardiovasculares (reducción del ateroma);
  – pocos ácidos grasos saturados: entre un once y un quince por ciento, fundamentalmente ácido palmítico;
  – vitamina F (entre un seis y un diez por ciento de ácido linoleico), en cantidad suficiente para cubrir las necesidades del organismo: se trata de los ácidos grasos poliinsaturados[19] esenciales;
  – fosfolípidos;
  – oligoelementos.

  El aceite de oliva también aporta una gran cantidad de vitamina E: entre ocho y once miligramos de alfatocoferol por cada cien gramos, algo especialmente importante para las mujeres embarazadas o que están dando el pecho (y que necesitan más esta vitamina que en otros momentos de su vida), así como para los ancianos. Su perfil lipídico se corresponde perfectamente con los estándares nutricionales que se aconsejan hoy y que abogan por una distribución más equilibrada de los tres tipos de ácidos grasos: saturados (1/4) + poliinsaturados (1/4) + monoinsaturados (1/2). Su punto de humeo es elevado (210 grados centígrados), lo que lo hace más resistente al calor que el resto de los aceites o grasas de origen vegetal. Además, se trata del único aceite que se produce de forma natural, sin recurrir a la extracción química ni a los solventes.

Los países que consumen casi exclusivamente aceite de oliva presentan un nivel muy bajo de enfermedades coronarias. El aceite de oliva, tomado en pequeñas dosis por la mañana, en el momento del desayuno, favorece la contracción de la vesícula biliar y su vaciado suave y prolongado.

- **El aceite de nuez**
  Suele consumirse virgen, por su sabor tan característico. Es sumamente rico en ácidos grasos esenciales. No obstante, es muy sensible a la oxidación y rápidamente se enrancia.

- **Los aceites de girasol, soja, pepitas de uva y maíz**
  Contienen un elevado índice de ácidos grasos poliinsaturados, concretamente de ácido araquidónico, semiesencial, linoleico[20] y alfalinolénico, que se consideran ácidos grasos esenciales.

Una dieta baja en grasas animales, pero con un aporte diario de aceite de oliva, reduce de un modo significativo la frecuencia de las recaídas pasados cinco años desde la detección de una enfermedad cardíaca grave y disminuye la mortalidad por infarto de miocardio.

La desnaturalización de los aceites causada por el calor provoca una desaparición parcial de los ácidos grasos esenciales, así como la aparición de productos que el organismo no puede asimilar. El punto de humeo del aceite siempre se encuentra por encima de los ciento cuarenta grados centígrados y por debajo de los doscientos grados, pero es importante que el humo sea muy leve. Una cocción en el horno altera tanto el aceite como si lo friéramos veinte veces a doscientos veinte grados.

Los aceites que se suelen utilizar para freír[21] (cacahuete, girasol y, en menor medida, maíz y palma) contienen una cantidad moderada de ácidos grasos poliinsaturados. **Aquellos aceites que presenten un índice elevado de ácidos grasos esenciales no deben calentarse.**

Tabla 47. Composición en ácidos grasos esenciales y no esenciales de los diferentes aceites y mantequillas (por cada cien gramos)

Ácidos grasos: diferentes tipos de aceite	Ácidos grasos poliinsaturados (entre ellos, los esenciales)	Ácidos grasos saturados
Pepitas de uva	68,37 g	10,75 g
Girasol	65,57 g	9,33 g
Soja	57,51 g	15,00 g
Maíz	52,00 g	16,00 g
Colza	36,00 g	
Cacahuete	18,55 g	16,95 g
Palma	10,00 g	50,00 g
Oliva	9,28 g	16,78 g
Mantequilla	2,60 g	45,10 g
Mantequilla de cacahuete	12,50 g	12,50 g

Tabla 48. Composición en ácidos grasos saturados, monoinsaturados y poliinsaturados de las grasas alimentarias habituales[22]

Alimentos	Ácidos grasos en % de los ácidos grasos totales		
	Saturados	Monoinsaturados	Poliinsaturados
Aceites			
Cacahuete	21	60	19
Colza	8	56,4	34
Maíz	14	29,4	56,6
Oliva	14	79	6
Soja	14,7	24,3	61
Girasol	12	27	61
Mantequilla	54	23	4
Grasas animales			
Pollo	35	43	22
Cerdo	44	48	8
Buey	55	42	3

Tabla 49. Composición en ácidos grasos esenciales[23]

Tipos de aceite	Ácido linoleico	Ácido linolénico
Pepitas de uva	68,37	0
Girasol	65,67	0
Maíz	61,2	0,9
Nuez	60	15
Soja	50,8	6,76
Colza	22,2	8,1
Oliva	8,75	0,53

La leche materna, al igual que la de los demás mamíferos, contiene entre un uno y un dos por ciento de ácido linoleico. Por eso ha sido necesario añadir este aceite a la leche de fórmula.

El *ácido linoleico* es el principal ácido graso poliinsaturado y está presente sobre todo en los aceites de pepitas de uva, girasol y maíz. El *ácido linolénico,* por su parte, se encuentra en el aceite de colza, soja y nuez, aunque solo el de colza (sin ácido erúcico) lo contiene en cantidades suficientes (además, este aceite aporta menos ácidos grasos saturados). Al igual que el aceite de soja, se emplea para las ensaladas.

¿Y los filetes con patatas fritas? ¿Qué hacer con ellos?

Lo mejor es evitarlos, salvo que el filete sea de carne de caballo y las patatas se hayan freído con una pequeña cantidad de aceite de girasol o de cacahuete no demasiado reutilizado (**nunca hay que elaborar más de diez platos con el mismo aceite**).

> Para preparar pasteles, opta por un aceite vegetal (lo ideal sería aceite de oliva) y no lo calientes demasiado.

- **La mantequilla[24]**

La mantequilla no es un alimento imprescindible, pero, tomada en cantidades razonables, aporta beneficios. Este nutriente graso de origen animal, que se obtiene batiendo la nata de la leche, contiene una cantidad importante de vitamina A, que es buena para la visión, la protección de la piel, la secreción de hormonas y la resistencia general del organismo.

La mantequilla es muy digestiva, siempre y cuando se consuma cruda. Cuando se cocina, en cambio, resulta difícil de digerir y pierde gran parte de su vitamina A. En cualquier caso, no se deben consumir más de diez o quince gramos de mantequilla al día.

Tabla 50. Esquemáticamente, la mantequilla se compone de:

Elementos	Cantidad por cada 100 g	Elementos	Cantidad por cada 100 g
Lípidos	82 mg	Calcio	15 mg
Colesterol	280 mg	Magnesio	1 mg
Prótidos	600 mg	Hierro	0,2 mg
Glúcidos	600 mg	Fósforo	60 mg
Agua	15,5 mg	Vitamina A	De 2000 a 5000 UI
Sodio	22 mg	Vitamina D	De 20 a 120 UI
Potasio	14 mg	Vitamina E	1,5 mg

El consumidor puede elegir entre tres tipos de mantequilla:[25]

- La mantequilla artesanal, elaborada con nata cruda en granjas.
- La mantequilla de centrales lecheras, preparada con leche cruda o pasteurizada.
- La mantequilla pasteurizada, la más frecuente, fabricada en plantas industriales homologadas y con un control permanente.

Las mantequillas *light* o bajas en calorías, hechas con nata, caseína y aceites vegetales, tienen el mismo sabor y la misma consistencia que las demás, pero dos veces menos materias grasas: en concreto, un 41 por ciento menos. Se consumen únicamente crudas, con tostadas. El profesor Fossati, presidente de la Sociedad

Francófona de Nutrición y Dietética, sostiene que las mantequillas sin colesterol no aportan ninguna ventaja desde el punto de vista nutricional. De hecho, prohibir la mantequilla es un error, porque este alimento es una fuente nada despreciable de ácido alfalinolénico, un ácido graso esencial, como el linoleico, además de vitamina A.

- **La nata**

Se trata del alimento graso con menos grasa. Resulta fácil de digerir y contiene como mínimo un treinta por ciento de materia grasa (o entre un quince y un treinta por ciento, en el caso de la versión *light*).

- **La margarina**[26]

Este producto, que aporta setecientas cincuenta calorías por cada cien gramos, es fruto de una avanzada tecnología. Si contiene menos calorías es, sencillamente, porque está formada, en hasta un cincuenta por ciento, de agua. La margarina se elabora a partir de emulsiones que, en un 82 por ciento, son aceite (de palma, de girasol, de copra, de pescado, de colza, de maíz, de manteca...), además de agua, leche desnatada y diversos aditivos.

Las margarinas estándares que se emplean en cocina son mixtas (es decir, de origen vegetal y animal) o bien únicamente vegetales. Contienen entre un siete y un catorce por ciento de ácido linoleico.[27] Pueden emplearse en la mayoría de las técnicas culinarias y sustituir a la mantequilla en la elaboración de pasteles. Aunque aportan menos vitaminas A y D que la mantequilla cruda, son ricas en vitamina E. La mayoría de las legislaciones prohíben el uso de colorantes en su fabricación. Para conseguir su tono dorado, suele añadirse únicamente aceite de palma, con abundante caroteno.

En su fabricación está prohibido emplear aromas químicos.

Un paquete de margarina se puede conservar en el frigorífico (sin abrir) entre cinco y seis meses. Una vez que se abre, aguanta dos meses.

Rara vez las margarinas están libres de sustancias químicas, como agentes para la desodorización, la decoloración o la filtración, aromas, antioxidantes…

Los vegetarianos pueden consumir sin problemas tanto mantequilla como margarina.

Algunos datos concretos sobre la fabricación de las margarinas:

1. Para elaborar este producto, las semillas oleaginosas se golpean, se les retira la corteza, se muelen y se convierten en copos, de modo que las materias grasas que contienen entren bien en contacto con el solvente que permitirá extraerlas, por lo general hexano, un derivado barato del petróleo que, entre otras ventajas, puede recuperarse casi por completo después del proceso de extracción. Mediante esta operación, se obtiene un aceite bruto, que, como incluye varias sustancias no deseadas (fosfolípidos, mucílagos…), se somete a un desgomado.
2. El desgomado consiste en calentar el aceite bruto con agua y, en ocasiones, con ácido fosfórico. De este modo, las sustancias que se quieren eliminar se hidratan y así resulta sencillo retirarlas después mediante una centrifugación.
3. Posteriormente se procede al refinado para suprimir los ácidos grasos libres, que son los que provocan que el producto final se enrancie. Después, se añade al aceite una mezcla de sosa y carbonato sódico y se bate todo. Cuando se produce la reacción química buscada, se vuelve a aplicar una centrifugación.

   En ese momento, todavía puede considerarse que los aceites obtenidos son naturales. Sin embargo, presentan ya una intensa coloración (de amarillo oscuro a castaño), así como un marcado sabor, lo que obliga a realizar una decoloración y una desodorización, dos operaciones muy agresivas. En la primera, se pone el aceite en contacto con una sustancia absorbente (arcilla, limo, carbón), a menudo tratada con ácido sulfúrico o clorhídrico. En la segunda, el aceite se calienta a una temperatura superior a doscientos grados centígrados entre treinta y sesenta minutos, lo que prácticamente elimina cualquier rastro de la vitamina E que había en el aceite original (la que existe en el producto final se ha añadido posteriormente).

4. Para concluir este proceso, queda una última etapa: la hidrogenación parcial, que aporta a las grasas vegetales una serie de propiedades físico-químicas adecuadas para las necesidades de la industria alimentaria (fundamentalmente, la óptima vida útil del producto). Se repite la reacción química a alta temperatura (entre ciento veinte y doscientos diez grados centígrados) con hidrógeno a una presión controlada y algún catalizador (por lo general, níquel).

Lo peligroso de las margarinas y las grasas para freír que se solidifican mediante hidrogenación son los ácidos grasos trans. El doctor Scott Grundy, experto en colesterol del Centro Mundial de la Universidad de Texas, en Dallas, ha alertado de que determinadas margarinas pueden provocar un efecto tan nocivo como el de la mantequilla en cuanto al aumento del colesterol LDL, que facilita que las grasas se depositen en las arterias, y la disminución del colesterol HDL, que ejerce un papel protector. Como consecuencia de la hidrogenación, los ácidos grasos no saturados convertidos en trans acaban comportándose como ácidos grasos saturados y obran incluso peor, ya que desequilibran la proporción entre LDL y HDL de un modo aún más grave que las grasas saturadas.

3.º La carne: nunca más de dos o tres veces por semana

«Los norteamericanos y los europeos destinan el cuarenta por ciento de su presupuesto para alimentación a la compra de carne. Si redujesen este consumo en un cincuenta por ciento, un hogar de cuatro personas podría ahorrarse 1525 euros al año...»

Comemos demasiada carne

El consumo de carne (de todo tipo, incluidas las aves de corral, el conejo y la casquería) se ha multiplicado por dos en los últimos cincuenta años: en concreto, pasó de 47 kilos por persona y año en 1936 a 110 kilos en 1985.

La carne que más se ha popularizado es la de buey, y existe una relación significativa entre su consumo y la frecuencia de los cánceres de colon y recto. Cuanto más aumenta el poder adquisitivo, más tienden los consumidores a adquirir las piezas «tiernas», las «magras» (solomillo, bistecs...), que, al contrario de lo que se suele pensar, presentan una gran cantidad de lípidos.

De media, los franceses ingieren entre doscientos y trescientos gramos de carne al día.

Un bistec de trescientos gramos con un veinte por ciento de materia grasa aporta sesenta gramos de lípidos. Ciento veinte gramos de mantequilla aportan cien gramos de lípidos.

Comemos demasiadas grasas de origen animal,[28] fundamentalmente a través de la carne, pero también de la mantequilla. En 1972, el consumo anual de este producto lácteo por persona en Francia era, de media, de 14 kilos en el oeste, de 15 kilos en el norte, de 5 kilos en la costa mediterránea y de 4,8 kilos en el suroeste.

Los franceses son los europeos que más carne consumen: ciento diez kilos por persona y año. La quinta parte de ese total corresponde a la carne de cerdo.

La carne de cerdo es la ideal para un mundo que funciona a toda prisa y para una civilización centrada en el ocio: el 85 por ciento de su producción se vende en forma de alimentos listos para su consumo.

Cada hogar destina más de un tercio de su presupuesto a adquirir carne. En los centros escolares y universitarios, entre un 40 y un 42 por ciento de los gastos en alimentación se va en la compra de este producto.

Consumo diario de carne por persona:

– En Francia: 200-300 gramos.
– En África: 28 gramos.
– En Bangladés: 10 gramos.

El consumo de calorías procedentes de la carne ha pasado del 22 al

43 por ciento, con el consiguiente aumento de la ingesta de grasas saturadas.

Las grasas animales contienen pocos ácidos grasos poliinsaturados, pero sí muchos ácidos grasos saturados, que son los responsables de la arteriosclerosis y del envejecimiento vascular.

Tabla 51. Grasas animales[29] por cada cien gramos de alimento comestible

	Ácidos grasos poliinsaturados (entre ellos, los esenciales)	Ácidos grasos saturados
Tocino	10,71 g	25,79 g
Grasa de pollo	17,63 g	32,05 g
Manteca de cerdo	8,39 g	35,16 g
Mantequilla	2,03 g	51,33 g

Las carnes tiernas conforman las cuatro quintas partes del menú diario de los países ricos.

Un hombre de setenta años con un buen poder adquisitivo consumirá a lo largo de su vida tres bueyes, cinco terneras, tres cerdos y quince corderos: en total ¡casi cinco mil kilos de animales! Hay que poner freno a este ritmo, tan generalizado en países como Francia.

Tabla 52. Comparación entre diferentes tipos de carne (buey, caballo, cordero y cerdo)

Buey[30]	Caballo
La carne más deseada y también la más cara. Consumo en Francia en 1980: 26,4 kg con hueso/habitante/año. • **Piezas de primera categoría:** Rápidas de cocinar, ya sea a la parrilla o asadas, musculatura tierna; solomillos, contrafiletes, corazón de la cadera o *rumsteak*, entrecot. • **Piezas de segunda categoría:** Se cocinan a fuego lento y tapadas, estofadas, con vino; carne rica en tejido conjuntivo y grasa; pez, llana, chuletas... • **Piezas de tercera categoría:** Se cocinan a fuego muy lento o hervidas; cuando se cuecen de forma prolongada en agua el colágeno se solidifica parcialmente hasta alcanzar una consistencia de gelatina; carne sumamente rica en tejido conjuntivo y grasa; falda, culata de contra, pescuezo. • **Composición por cada cien gramos:** Prótidos .... 17-20 g Lípidos .... 10-25 g (de ellos, solo entre 0,2 y 0,5 g son AGE)[31] Glúcidos .... 0,5 g Calorías .... 210 Potasio .... 300 mg Sodio .... 70 mg Fósforo .... 200 mg Magnesio .... 20 mg Calcio .... 10 mg Hierro .... 3 mg Colesterol .... 67 mg Ácido úrico .... 110 mg La vitamina C (1 mg) desaparece con la cocción.	Carne tierna, con bajo aporte de lípidos, y que debe consumirse muy fresca. Consumo en Francia en 1980: 1,7 kg con hueso/habitante/año. • **Piezas de primera categoría:** Solomillo, contrafilete, entrecot, babilla, llana. También pueden consumirse crudas, en forma de filete tártaro (*steak tartare*). • **Piezas de segunda categoría:** Tras retirarles la grasa y partes no comestibles, se consumen picadas, hervidas con vino o guisadas. Las embarazadas no deben consumir esta carne cruda, por el riesgo de contraer toxoplasmosis (aunque el peligro sea escaso). La carne tiene que picarse no antes de su venta, en el caso de la preparación como filete tártaro. • **Composición por cada cien gramos:** Prótidos .... 21 g Lípidos .... 2 g (de ellos, 0,39 son AGE)[31] Glúcidos .... 1 g Calorías .... 110 Potasio .... 160 mg Sodio .... 21 mg Fósforo .... 175 mg Magnesio .... 23 mg Calcio .... 12 mg Hierro .... 4,5 mg Colesterol .... 78 mg Ácido úrico .... – Vitamina C .... 1 mg

Cordero	Cerdo[32]
Carne semigrasa de tono rojo. Consumo en Francia en 1980: 4,1 kg con hueso/habitante/año. • **Piezas de primera categoría:** Rápidas de cocinar, ya sea a la parrilla o asadas; patas, solomillos, chuletas. • **Piezas de segunda categoría:** Costillas cortas para asado de tira, paletillas, cocinadas a fuego lento y tapadas o salteadas; hay que tener en cuenta la materia grasa que se emplee para la cocción en el cálculo de las calorías. • **Piezas de tercera categoría:** Se cocinan lentamente, por ejemplo en forma de ragú, por ser ricas en tejido conjuntivo; pescuezo, pecho. • **Composición por cada cien gramos:** Prótidos .... 15-18 g Lípidos .... 20 g (de ellos, solo entre 0,5 y 2 g son AGE)[31] Glúcidos .... 0,5 g Calorías .... 250 Potasio .... 0,5 g Sodio .... 0,5 g Fósforo .... 0,5 g Magnesio .... 0,5 g Calcio .... 0,5 g Hierro .... 2,5 mg Colesterol .... 77 mg Ácido úrico .... 80 mg Vitamina C .... 1 mg	Carne blanca o rosada, más o menos fácil de digerir según su contenido en grasa. Consumo en Francia en 1980: 3,7 kg con hueso/habitante/año. Se desaconseja consumir esta carne cruda por el riesgo de contraer alguna enfermedad de transmisión parasitaria (tenia o triquinosis). • **Piezas de primera categoría:** Se deben cocinar durante mucho tiempo, a la parrilla o asadas; solomillo, chuletas. • **Piezas de segunda categoría:** Lomo, parte del costillar más grasa. • **Piezas de tercera categoría:** Papada, pecho, manitas. Muy adecuadas para ragú. Esta es la carne más barata. • **Composición por cada cien gramos:** Prótidos .... 15-17 g Lípidos .... 25-27 g (de ellos, entre 1,5 y 3,8 g son AGE)[31] Glúcidos .... < 0,5 Calorías .... 300-350 Potasio .... 300 mg Sodio .... 60 mg Fósforo .... 200 mg Magnesio .... 20 mg Calcio .... 10 mg Hierro .... 2,5 mg Colesterol .... 60 mg Ácido úrico .... 125 mg Vitamina C .... 10 mg

En Francia, el consumo de aves de corral —sobre todo, pollo— se multiplicó por dos entre 1950 y 1970, pasando de seis a doce kilos por persona y año. En 1985, el consumo anual de pollo era de unos quince kilos por persona.

La carne de pavo, que antaño se consumía solo en Navidades, ahora es tan popular como la de ternera, pero ya casi no se presenta completa, sino preparada de forma industrial, en forma de asados, escalopes, rollos y hasta salchichón…

Elige carnes magras: pollo, conejo, pavo, hígado

Todas las carnes contienen veinte gramos de proteínas por cada cien gramos de alimento comestible. Lo que las diferencia es su contenido en grasas:

- Las carnes grasas incluyen entre veinte y treinta gramos de grasas por cada cien gramos.
- Las carnes magras presentan entre dos y diez gramos de grasas por cada cien gramos.
- Las carnes intermedias contienen entre diez y veinte gramos de grasas por cada cien gramos.

¿Qué carnes elegir? Pues las menos grasas:

- Aves de corral,[33] ternera y caballo. Evita el cerdo, el buey y el cordero (véase la tabla 52, p. 318).

Algunos consejos para la cocina:

- Cuando ases la carne al horno, rocíala con caldo o con vino, en lugar de optar por materias grasas.
- Cocina los ragús, los guisos y otros platos que incluyan salsas la víspera: en el frigorífico, la grasa se solidifica y puede retirarse fácilmente.
- Utiliza la menor cantidad posible de aceites y margarinas.

Tabla 53. Contenido en lípidos (en gramos por cada cien gramos)

Cordero lechal	Chuletilla cruda	30,4
	Pata cruda	16,2
	Corazón cocinado	14,4
	Hígado cocinado	12,4
	Sesos	8,6
	Hígado crudo	3,9
Buey	Lengua cruda	15,0
	Entrecot	10,6
	Contrafilete	7,4
	Hígado	3,7
	Corazón	3,6
	Tripas	2,0
Caballo	Filete	2,0
Cabra	Pata cocinada	9,4
Conejo	Cocinado	10,0
Cordero	Paletilla cocinada	25,0
	Pata cocinada	17,0
	Chuletilla cruda	17,0
	Chuletilla cocinada	24,2
Cerdo	Estofado	22,6
	Tocino magro en salazón	15,0
	Riñones	6,1
Ternera[34]	Ternera grasa cocinada	12,8
	Riñón	6,0
	Hígado	5,0
	Molleja	4,0
	Ternera cocinada	2,4

«Los cocineros se hacen, pero los maestros del asado nacen.»
Brillat-Savarin

Es preferible optar por el jamón sin grasa que por salchichas y salchichones.

Tabla 54. ¿Qué pasa si comemos carne todos los días?

Un filete de 150 g a la parrilla[i]	Prótidos: 100 cal
	Lípidos: 180 cal
Un bocadillo de jamón de York y mantequilla, acompañado de un vaso de cerveza	480 cal
Una loncha de jamón de York de 50 g	150 cal
Dos salchichas	260 cal
Dos rodajas de salchichón de cerdo	60 cal
[i] Si se cocina en sartén con aceite y se le añade una salsa a base de mantequilla y huevos, como la bearnesa, el filete aporta en total 360 calorías. Si se acompaña de doscientos gramos de patatas fritas, hay que sumar otras 1000 calorías.	

ATENCIÓN

Comer carne a diario es un error alimentario, incluso en las etapas de crecimiento, ya que este producto aporta demasiada grasa.

La carne es peligrosa por su grasa cocinada, que contiene un exceso de ácidos grasos saturados, responsables, en parte, de la arteriosclerosis. Por eso, se deben sustituir las carnes rojas por pescados, marisco, cereales, verduras frescas, legumbres y frutas.

¡Una chuleta cocinada con carbón vegetal presenta una cantidad de alquitranes cancerígenos equivalente a mil cigarrillos normales!

Elige las carnes magras y ten en cuenta que todos los productos de charcutería son muy grasos, así que, si vas a consumirlos, apuesta por los más ligeros.

Tabla 55. Algunos ejemplos de contenido (en gramos) de lípidos por cada cien gramos de alimentos consumibles

Productos de charcutería[35]			
Manteca	57,0	Jamón ahumado	35
Salchichón	51,0	Jamón serrano	30
Foie gras	45,0	Salchicha de ternera y cerdo	30
Salchicha de cerdo	44,2	Morcilla a la parrilla	28
Paté de campaña	37,3	Mortadela	25
Morcilla cocida	36,9	Salchicha tipo *andouillette**	25
Paté de cerdo	35,0	Jamón de York	22
Paté de ave	35,0	Salchicha tipo Estrasburgo**	15
Salami	35,0	Salchicha tipo Fráncfort	15

4.º El pescado: una o, aún mejor, dos o tres veces por semana

El pescado es rico en proteínas de excelente calidad, pobre en materia grasa y muy digestivo.

Las sardinas frescas, por ejemplo, se caracterizan por su alto índice de ácidos grasos esenciales (contienen entre un veinte y un treinta por ciento de ácidos grasos poliinsaturados de la familia omega-3). De hecho, ciento cincuenta gramos de sardinas cubren el cien por cien de las necesidades diarias de proteínas y vitaminas D y E.

> El pescado incluye tantas proteínas (veinte gramos por cada cien) como la carne, pero incluso el azul es más magro que la carne magra. Además, el pescado aporta una importante cantidad de yodo, vitaminas del grupo B y vitaminas E y F.

* Embutido elaborado a base de cerdo o de ternera (frecuentemente, con el estómago y los intestinos de estos animales), muy popular en Francia. (*N. de la t.*)

** Salchicha típica de la ciudad de Estrasburgo, que se prepara con carne y grasa de cerdo o de ternera, de consistencia algo más firme que la salchicha de Fráncfort. (*N. de la t.*)

Tabla 56. Composición (en gramos) de lípidos por cada cien gramos de alimentos consumibles: pescados y crustáceos

Anguila	8-20	Merluza	2
Arenque ahumado en salazón	13	Almejas	1,9
Atún	13	Ostras	1,8
Caballa en conserva	12,7	Gobio	1,5
Sardina en aceite	11,6	Mejillones	1,4
Sardina en salsa de tomate	10	Lubina	1,2
Anchoa en conserva	9,3	Dorada	1-3,5
Rape	8	Carbonero cocido	0,9
Caballa	6,9-11	Pez de San Pedro	0,9
Salmonete	6-8	Gambas	0,8
Rodaballo	5,3	Caracoles	0,8
Bacalao cocido	4	Merlán	0,6
Perca	3	Vieiras	0,5
Trucha, carpa	2	Rana	0,3

Los esquimales consumen una gran cantidad de lípidos: de hecho, el sesenta por ciento de su ingesta calórica diaria proviene de ellos, frente al cuarenta por ciento que ingieren los europeos y los estadounidenses. Pese a todo, apenas sufren enfermedades coronarias, porque su alimentación se basa en animales marinos (focas) y, sobre todo, pescado.

La distribución de lípidos en el pescado es muy diferente a la de la carne: en lugar de encontrarse concentrados en una capa grasa que recubra al animal, están, en general, repartidos por todo el tejido muscular.

Tabla 57. Contenido en lípidos por cada cien gramos

Principales pescados		Contenido en lípidos (en g)
Pescados grasos, cada vez más grasos	Caballa	11,0
	Atún	13,0
	Salmón fresco	13,6
	Arenque	14,9
	Anguila	19,6

Principales pescados		Contenido en lípidos (en g)
Pescados semigrasos, cada vez más grasos	Sardina	5,1
	Lisa	6,7
	Salmonete	7,8
	Anchoa	9,0
	Salmón ahumado	9,0
	Merlán	0,6
	Lucio	0,7
Pescados magros, cada vez menos magros	Pintarroja	0,8
	Pez de San Pedro	0,9
	Raya	0,9
	Rape	1,0
	Perca	1,5
	Lenguado	1,7
	Trucha	2,4
	Merluza	2,6
	Dorada	3,5

El aceite de pescado parece tener un efecto beneficioso en los casos de obesidad: sus ácidos grasos poliinsaturados de la serie n-3 ejercen una acción hipolipemiante. Se calcula que el consumo diario de aceite de pescado reduce aproximadamente en un cuarenta por ciento la concentración de triglicéridos en sangre y entre un diez y un quince por ciento la de colesterol. Además, en diversos experimentos de laboratorio realizados con ratas, se ha observado una disminución de los depósitos adiposos abdominales de un factor 5 en el grupo de animales que recibe un 40 por ciento de ácidos grasos de la serie n-3, y de un factor 2,5 en el de aquellos que toman un 20 por ciento de estos mismos ácidos.

El pescado contiene menos colesterol que la carne: entre veinte y setenta miligramos por cada cien gramos, en el caso del primero, y entre setenta y setenta y cinco miligramos por cada cien gramos, en el caso de la segunda.

Los esquimales ingieren la mitad de grasas saturadas que las demás poblaciones. Lo mismo ocurre con los habitantes del archipiélago japonés de Okinawa, que consumen más de cien gramos diarios de pescado.

Los pescados grasos (salmón, caballa, arenque) contienen una gran cantidad de ácidos grasos de la familia del ácido linolénico, el ácido alfalinolénico (esencial), el ácido eicosapentaenoico (EPA, por sus siglas en inglés) y el ácido docosahexaenoico (DHA, por sus siglas en inglés).

De hecho, los animales marinos, especialmente el pescado y los moluscos, aportan EPA y DHA: el salmón, por ejemplo, está formado en un nueve por ciento por EPA y en un ocho por ciento por DHA. Los aceites vegetales, en cambio, carecen de este tipo de ácidos.

Por eso es tan recomendable consumir pescado una o varias veces por semana, especialmente si con ello sustituimos la carne, rica en grasas saturadas.

En el mercado de la alimentación han aparecido dos nuevos productos:

– el aceite de pescado concentrado;
– el aceite de salmón puro, natural.

Los aceites de pescado se deterioran en contacto con el aire. Hoy en día se comercializan en forma de pastillas, es decir, de medicamentos…

Tabla 58. Contenido en ácidos grasos EPA y DHA de determinados pescados

Pescados[36]	EPA[37]	DHA[37]	Total
Caballa del Atlántico	900	1600	2500 mg
Arenque del Atlántico	700	900	1600 mg
Bluefish[38]	400	800	1200 mg
Salmón del Atlántico	300	900	1200 mg
Atún	100	400	500 mg
Bacalao del Atlántico	100	200	300 mg
Gamba	200	100	300 mg
Limanda	100	100	200 mg
Eglefino	100	100	200 mg
Pez espada	100	100	200 mg

5.º Los productos lácteos y los huevos

La leche y el queso son la principal fuente alimentaria de calcio. La mayoría de ellos aporta más cantidad de este elemento que de fósforo. Los lácteos no contienen niveles importantes de magnesio y oligoelementos, pero sí de proteínas de excelente calidad, ricas en aminoácidos esenciales, sobre todo lisina. Los glúcidos de la leche son casi exclusivamente la lactosa y la galactosa, fruto de la hidrólisis de la lactosa. La materia grasa de los productos lácteos incluye niveles considerables de vitamina A y algo de vitaminas D y E. Además, la leche es rica en riboflavina (vitamina B2) y vitamina B12. También es interesante por su aporte de tiamina (vitamina B1), ácido pantoténico (vitamina PP) y también, justo después del ordeño, vitamina C (aunque esta desaparece una vez que la leche se somete a tratamiento).

La leche materna, que contiene tres veces menos calcio que la leche de vaca, es el mejor alimento del bebé durante sus seis primeros meses de vida. Cuando empiezan a aparecerle los dientes, los lácteos más apropiados para él no son los yogures, que no se mastican, sino los quesos de pasta dura. La masticación es imprescindible para fabricar la saliva necesaria en la primera fase de la digestión, que tiene lugar en la boca.

En cualquier caso, es mejor la leche semidesnatada pasteurizada que la leche esterilizada (a entre 110 y 130 °C) y que la leche esterilizada a temperatura ultraalta (UHT).

– 500 mililitros de leche desnatada = 5 x 60 calorías = 300 calorías

– 500 mililitros de leche entera = 5 x 230 calorías = 1150 calorías

Si la leche se va a beber o se va a utilizar para la preparación de platos dulces (postres) o salados (por ejemplo, salsa bechamel), hay que optar por la versión desnatada o semidesnatada, que se elabora dejando reposar la leche cruda durante la noche a una temperatura fresca (pero no tan baja como la de un refrigerador) y retirando, a la mañana siguiente, la nata que flota en la superficie.

Si bien el consumo de leche pura se ha reducido, el de productos derivados, como yogures y cremas, va en aumento. De hecho, en los últimos veinte años, la ingesta de **yogures** ha experimentado un enorme incremento, multiplicándose por diez. Son muchos los niños que toman al menos un yogur al día. En los adultos se pensaba que el consumo de yogures podía reducir la frecuencia de los cánceres de mama, pero esta hipótesis no ha podido demostrarse.

> Todos los menores que comen yogur a diario y le añaden demasiado azúcar sufren con mucha frecuencia problemas de caries, mientras que el cincuenta por ciento de aquellos que toman queso cada día mantiene sus dientes sanos.

Fue Méchnikov[39] quien difundió ideas erróneas en este sentido. En algún momento oyó decir que en Bulgaria había más de mil personas de cien o más años por millón de habitantes. Aquellos ancianos eran campesinos que comían un tipo especial de leche cuajada, a la que denominaban *yogur*, preparada con un cultivo vivo de ácido láctico, que formaba bacilos capaces de equilibrar parte de la flora microbiana del intestino. Para apoyar esta teoría sobre la relación entre intestinos y envejecimiento, el científico alegó que precisamente los animales que carecen de intestinos viven mucho tiempo: loros, águilas, tortugas...

Méchnikov comió yogures durante dieciocho años y murió a la respetable edad de setenta y uno...

El yogur fresco tradicional posee propiedades de las que carece el yogur calentado, con una flora bacteriana muerta, por el que apuestan países como Alemania o los Países Bajos. El yogur es fruto de una fermentación de la leche por la acción de varias bacterias, especialmente de dos: *Lactobacillus bulgaricus* y *Streptococcus thermophilus*. Estas bacterias utilizan la lactosa (es decir, el azúcar de la leche) para crear ácido láctico. Así, cada yogur contiene aproximadamente quinientos millones de gérmenes vivos por gramo.

Algunas personas que no toleran la leche sí que comen sin problemas el yogur. La intolerancia a la lactosa se debe a un déficit,[40] de origen hereditario o bien adquirido, de una enzima intestinal, la lactasa. Este déficit está presente en el tres por ciento de los suecos, el veinte por ciento de los franceses del norte, el cuarenta por ciento de los franceses del sur y el cien por cien de los habitantes de la zona del África Central.

Tabla 59. Valores nutricionales de la leche y del yogur (en gramos)

Por cada 100 g	Leche entera	Yogur natural de consistencia firme
Glúcidos	4,7	5,01
Lactosa incluida en esos glúcidos	4,7	3,88
Ácido láctico	Trazas	1
Prótidos	3,5	4,5
Lípidos	3,6	1
Calorías	65,0	51
Calcio	De 0,13 a 0,095	0,165

Tabla 60. Las vitaminas del yogur

Vitaminas	Por cada 100 g de yogur	Por una unidad de yogur (125 g)
Caroteno	0,06 mg	0,0600 mg
Alfatocoferol	0,03 mg	0,0375 mg
Vitamina A	0,01 mg	0,0125 mg
Tiamina (B1)	0,04 mg	0,0500 mg
Riboflavina (B2)	0,18 mg	0,2250 mg
Vitamina B6	0,05 mg	0,0625 mg
Vitamina B12	0,05 µg	0,6250 µg
Ácido fólico (B9)	5 µg	6,2500 µg
Biotina (B8)	4 µg	5,0000 µg
Vitamina C	2 m	2,5000 mg
Niacina (PP)	0,1 mg	0,1250 mg
Ácido pantoténico	0,4 mg	0,5000 mg

Parece que la *Bifidobacterium longum* es capaz de degradar las nitrosaminas cancerígenas, lo que ha llevado a proponer que se añada esta bacteria a la alimentación, a modo de profilaxis frente al cáncer. Sin embargo, aún no está probada su eficacia real. A pesar de ello, los fabricantes industriales ya la han añadido al yogur. Esta bacteria es el principal componente de la flora del recién nacido al que se alimenta con leche materna, y protege frente a los gérmenes *Escherichia coli*, así como frente a la alteración de la flora intestinal que se produce cuando se toman antibióticos.[41]

Los huevos

Al igual que la leche, el huevo es un alimento vital, símbolo de abundancia y fertilidad.

En 1959, su consumo era de 10,5 kilos por persona y año, mientras que en 1978 se elevaba a 13,1 kilos. En cualquier caso, no se deben consumir más de cinco huevos a la semana, cálculo en el que se han de incluir aquellos que se ingieren a través de platos elaborados, pasteles, etcétera.

100 gramos de huevo completo = 163 calorías;
12,90 gramos de proteínas;
11,63 gramos de lípidos;
0,90 gramos de glúcidos.

Un huevo = 76 calorías;
6 gramos de prótidos, pero también
6 gramos de lípidos, de los que 50 miligramos corresponden al ácido araquidónico.

La clara del huevo aporta la proteína más valiosa desde el punto de vista biológico. Un huevo pesa en torno a 60 gramos. De ellos, 40 gramos corresponden a la clara, cuyo 11 por ciento, es decir, 4,4 gramos, está constituido por proteína.

La yema contiene 6 gramos de lípidos, de los que 300 miligramos son colesterol,[42] y 3 gramos, proteínas. Esos 300 miligramos de colesterol del huevo equivalen a la cantidad máxima que se recomienda consumir al día, según el comité Objetivos Alimentarios de Estados Unidos.

Para conocer el estado de cualquier huevo, basta con sumergirlo en agua mezclada con sal de cocina (un diez por ciento del total): si el huevo baja hasta el fondo del recipiente, significa que está fresco; si flota, no se debe consumir.

Los quesos[43]

En la antigua Grecia, el queso y la aceituna eran los dos alimentos que se asociaban a los sabios. En el siglo XVIII, *L'Encyclopédie* de Diderot y d'Alembert aseguraba que el roquefort era «el primer queso de Europa».

El consumo de este producto lácteo ha ido en aumento, de los 8,8 kilos por persona y año en 1959 a los 18,8 kilos por persona y año en 1980.

Se dice, además, que Zaratustra logró sobrevivir veinte años en el desierto de la antigua Persia alimentándose exclusivamente a base de queso en conserva...

Una taza de leche (de unos doscientos cincuenta mililitros) aporta trescientos miligramos de calcio,[44] es decir, lo mismo que:

– dos yogures;
– diez quesos grasos tipo petit-suisse;
– trescientos gramos de queso fresco;
– treinta gramos de queso tipo emmental;
– entre ochenta y cien gramos de queso tipo camembert.

Tabla 61. Contenido **en lípidos** de diferentes quesos (en gramos por cada cien gramos de alimento comestible)

Quesos fermentados		Quesos frescos	
Roquefort	35	Cabra	15,0
Gorgonzola	34	Petit-suisse (40 %)	9,8
Gruyer	32	- Con 30 % de materia grasa	7,0
Camembert	26	- Con 0 % de materia grasa	0,0
Crema de gruyer	22		
Brie	21		

Tabla 62. Composición **en azúcares** (en gramos por cada cien gramos de alimento comestible)

Pan, pasta y productos lácteos	Sémolas y pasta	76,5
	Biscotes	75,0
	Leche condensada	54,0
	Leche desnatada en polvo	53,0
	Pan blanco	52,0
	Pan de trigo integral	49,0

Tabla 63. Contenido **en calcio** (en miligramos por cada cien gramos de parte comestible del alimento)

Huevo, leche y quesos	Leche desnatada en polvo	1300
	Queso tipo gruyer	1000
	Queso de pasta blanda	180
	Yema de huevo	140
	Yogur	140

Tabla 64. Contenido **en fósforo** (en miligramos por cada cien gramos de parte comestible del alimento)

Productos lácteos	Leche desnatada en polvo	950
	Queso tipo gruyer	600
	Leche entera de vaca	90

Aporte en vitamina A: Los productos lácteos se encuentran entre los que más vitamina A contienen. Expresado en microgramos por cada cien gramos:

– Yogur natural	15
– Leche entera	30
– Queso de pasta blanda	225
– Queso de pasta prensada cocida	270
– Nata	300
– Mantequilla	1000

1. Entre todos los productos lácteos, los mejores son aquellos que proceden de animales de pequeño tamaño, como cabras y ovejas, ya que contienen menos factores de crecimiento y, por lo general, son más sabrosos que los de vaca, lo que contribuye a que nos sacien antes y a que, en consecuencia, consumamos menos cantidad.
2. Los yogures están especialmente recomendados en el caso de aquellas personas que experimentan dificultades para masticar y son intolerantes a la leche (producto que resulta más complicado de digerir y provoca una sensación de pesadez en el estómago).

3. Con dos unidades de productos lácteos al día basta y sobra, tanto en el caso de los niños como en el de los adultos, incluso en los ancianos.
4. Cuando un niño sufre infecciones otorrinolaringológicas (rinitis, otitis, anginas con faringitis...) y gastroenteritis con frecuencia o presenta problemas en la piel (eccemas, impétigo, acné...), lo primero que hay que hacer es evitar que consuma productos lácteos durante un mes. En su lugar, puede tomar leches de origen vegetal, como la leche de castañas, almendras, nueces o avellanas (véase la p. 82).

CAPÍTULO V

CÓMO CONSERVAR LOS ALIMENTOS

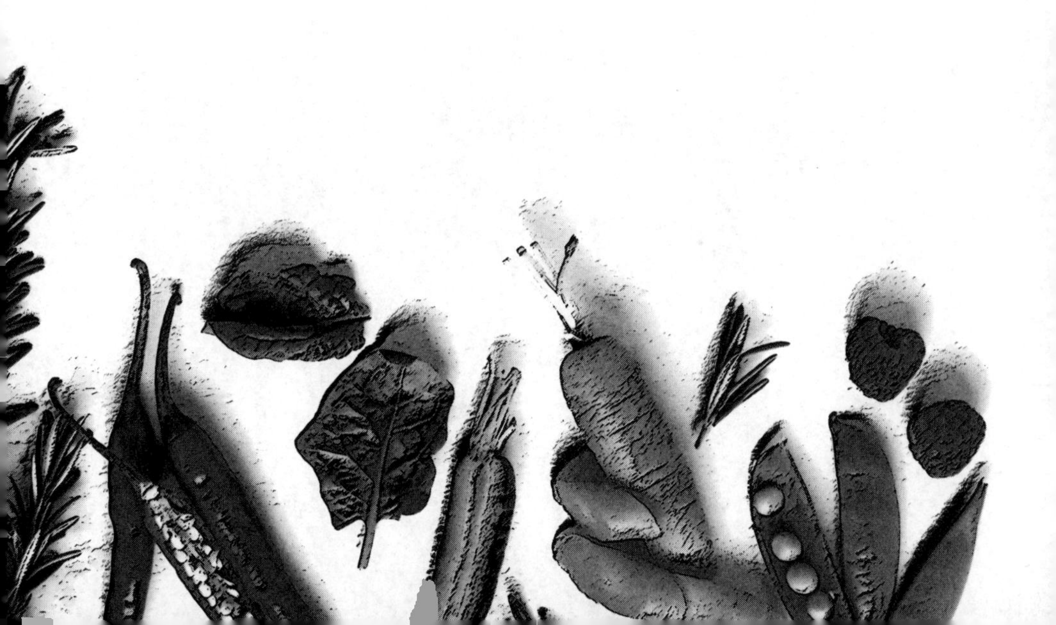

LOS ALIMENTOS FRESCOS

Frutas, verduras, productos lácteos, carne y pescado

Cuanto menos tiempo pasa entre la recolección de la fruta o la verdura, el sacrificio de los animales o la pesca de los peces, por una parte, y su consumo, por otra, más íntegras se mantendrán sus propiedades específicas: sobre todo, sus vitaminas y minerales, pero también su calidad proteínica y propiedades organolépticas como:

- las visuales: aspecto sano, no de producto seco o estropeado, color natural;
- las olfativas: producto no desnaturalizado;
- las táctiles: firmeza y elasticidad.

Las verduras deben ser lo más verdes posible y presentar una consistencia bien firme.

La frescura de los productos es particularmente importante si se van a consumir crudos.

- Si los productos se encuentran en buen estado, la cocción (al vapor suave) podrá realizarse rápidamente.
- Si los productos están pasados, su cocción (al vapor suave) requerirá más tiempo.

En cualquier caso, recuerda que debes vivir y comer al ritmo de las estaciones.

LAS CONSERVAS

Las latas de conserva

Examina el aspecto de la lata de conserva antes de consumir el producto que contiene. No deberá estar deformada ni inflada. Comprueba también que no se ha sobrepasado la fecha de caducidad.

Siempre es mejor comer el alimento fresco en lugar de optar por la versión en conserva.

Los productos marinados

El marinado es un método que permite conservar el producto, aunque por poco tiempo: rara vez más de treinta días, salvo en el caso de los pescados marinados que se envasan en recipientes herméticamente cerrados.

Los productos apertizados[1] o «conservas clásicas»

El procedimiento creado por Appert, conocido como apertización, consiste en cocer en tres cuartas partes las verduras y conservarlas después en frascos, dentro de su propio jugo de cocción. Estos frascos, cerrados herméticamente, se sumergen después en agua y se hierven entre diez y veinte minutos. En el proceso se pierde buena parte de la vitamina C. Las vitaminas A y D se conservan, pero solo en el jugo de los alimentos. Por ejemplo, el simple gesto de esterilizar las judías verdes destruye entre el sesenta y el setenta por ciento de la vitamina C que contienen.

Las conservas apertizadas impiden cualquier alteración de los alimentos, ya que las enzimas y bacterias se destruyen mediante el calor; de este modo, se mantienen protegidos frente a cualquier contaminación o contacto con el oxígeno del aire.

Aunque las propiedades nutritivas de los productos frescos sean superiores a las de los productos apertizados, también hay que destacar que el valor nutricional de estos últimos es superior al de los alimentos mal cocinados.

En la técnica moderna de la apertización se tiende a aplicar una temperatura cada vez más elevada durante un tiempo cada vez más breve. De este modo, se consigue que las verduras y las frutas apertizadas presenten incluso más vitamina C que los productos «frescos» en el momento de comprarlos en el almacén, ya que muchas veces han estado almacenados durante un largo período tras la cosecha.

La apertización facilita la digestión de las proteínas, sobre todo de las vegetales.

En las conservas industriales prácticamente no hay pérdidas de aminoácidos.

Además, la apertización apenas reduce los índices de vitamina A y caroteno de los alimentos.

Donde sí se destruye una cantidad importante de vitamina B1 es en el proceso de apertización de la carne. En los patés elaborados a base de productos cárnicos, es necesario aplicar una temperatura de 115 grados centígrados durante 165 minutos. En el caso de las verduras, es importante que antes de someterlas a la apertización sean muy frescas, para que sus niveles de vitaminas B1 y B2 disminuyan lo menos posible.

La apertización no destruye la vitamina PP. En cuanto a la vitamina C, las técnicas industriales modernas permiten preservarla en mayor medida. Las fábricas de conservas mantienen contratos muy estrictos con los agricultores en relación con el programa de la cosecha, los tiempos de entrega y la conservación.

En general, como apunta H. Gounelle de Pontanel, las conservas industriales apertizadas, es decir, esterilizadas mediante calor, aportan un alimento con un valor nutricional y una seguridad ejemplares.

La apertización elimina las impurezas que suelen presentar los productos de origen animal, incluidos los gérmenes patógenos, permite prescindir de los alimentos ahumados, que presentan trazas de hidrocarburos cancerígenos, aporta una mayor seguridad microbiológica que el alimento congelado o ultracongelado —ya que lo único que hace el frío es adormecer la flora microbiana, que tras la descongelación vuelve a activarse— y evita la tan frecuente imperfección del método artesanal de preparación de los alimentos, que puede dar lugar a accidentes mortales.

Las conservas industriales se encuentran en un estado de permanente avance. Ya se ha conseguido eliminar casi por completo los nitratos y los pesticidas de ellas, así como los residuos que pueden generarse cuando los productos ácidos se conservan durante largo tiempo.

LA REFRIGERACIÓN

Se habla de refrigeración cuando el alimento se mantiene a una temperatura de entre +2 y +4 grados centígrados. De este modo, se garantiza su conservación, pero solo durante un corto período. En un congelador doméstico, en cambio, se pueden alcanzar temperaturas de entre –6 y –18 grados.

Los alimentos ultracongelados pueden conservarse en el congelador durante un año, pero en el frigorífico solo aguantan dos días.

LA CONGELACIÓN ***

Los alimentos, ya sean carnes, frutas, verduras, etcétera, contienen bacterias que en poco tiempo pueden provocar su putrefacción. Sin embargo, a partir de un determinado nivel de frío, su desarrollo se frena: en ese caso, hablamos de congelación. Para congelar los productos, se deben someter, de forma lenta y progresiva, a una temperatura de entre –20 y –30 grados centígrados. Este proceso, que bloquea el crecimiento de los microbios, pero no los destruye, se utiliza para el pescado, las aves de corral o los grandes trozos de otras carnes.

Los congeladores domésticos pueden mantener a –18 grados los alimentos que previamente se hayan ultracongelado. A esa temperatura, los productos aguantan hasta un año. Sin embargo, si se produce algún corte de electricidad prolongado y los alimentos se calientan, habrá que consumirlos en un plazo de cuarenta y ocho horas.

> En el momento de la descongelación, existe un claro riesgo de infección.[2] Por eso es necesario introducir inmediatamente las verduras descongeladas en agua hirviendo.

En el embalaje de los productos congelados o ultracongelados debe especificarse la fecha de consumo preferente, que no es un plazo límite para su venta o su consumo, sino una recomendación para asegurarse de que el alimento se utilizará dentro de un período en el que posea todo su sabor. Un producto descongelado, aunque solo sea parcialmente, no debe volver a congelarse jamás.

LA ULTRACONGELACIÓN (DE -40 A -50 GRADOS CENTÍGRADOS)

Se trata de una congelación ultrarrápida que somete al alimento a una temperatura de –40 grados centígrados.

Los congeladores domésticos que tengan esta función deben mantenerse por debajo de –30 grados, en la medida de lo posible a –32 grados.

La ultracongelación solo destruye en torno a un treinta por ciento de la vitamina C de las judías verdes, por ejemplo. Con este procedimiento, no se dañan las células de los alimentos, porque los cristales de hielo que se forman son pequeños. Cuando los productos se descongelan, prácticamente es como si estuviesen frescos: mantienen todas sus vitaminas, ya que se han sometido al tratamiento inmediatamente después de la cosecha, el sacrificio o la pesca.

Cuando lo que queremos sencillamente es conservar alimentos previamente ultracongelados, basta con ajustar el electrodoméstico a –18 grados.

LOS PRODUCTOS AL VACÍO

Se trata de un nuevo método de conservación de los alimentos: se cuecen al vacío, a veces incluso directamente en el envase, y, a continuación, se enfrían a toda velocidad. De ese modo se pueden conservar en el frigorífico ya embalados, sin correr riesgos, hasta veintiún días.

Esta es la forma en la que se presentan platos ya cocinados, carnes y verduras lavadas, cortadas, ralladas y listas para su uso: lechuga, rábanos, zanahorias, coles, apio…

LOS PRODUCTOS DESECADOS O DESHIDRATADOS

El agua representa la mayor parte del peso y del volumen de los alimentos. Un filete, por ejemplo, es agua en un 74 por ciento; una lechuga, en un 90 por ciento. Para desarrollarse, las bacterias necesitan agua. Lo que se hace en este método para eliminarlas es, precisamente, retirar el agua de los alimentos.

Deshidratación con aire

Se trata de colocar los productos en una corriente de aire caliente, a una temperatura de entre 70 y 140 grados centígrados. Este procedimiento se aplica a las verduras cortadas en trocitos y a las frutas.

Deshidratación en cilindro secador

El producto se tritura hasta formar un puré y se dispone una fina capa de él sobre la superficie caliente de un cilindro. Esta técnica es la que se emplea para preparar las sopas de sobre, las papillas, etcétera.

El producto también puede pulverizarse en una corriente de aire muy caliente (de 120 a 180 °C) durante un período muy breve, que es lo que se hace en el caso de la leche en polvo.

LOS PRODUCTOS LIOFILIZADOS

El café instantáneo, por ejemplo, es un café liofilizado, es decir, ultracongelado y después desecado muy rápidamente al vacío. De ese modo, el agua pasa directamente del estado sólido al estado de vapor, sin tener tiempo siquiera para pasar por el estado líquido. Con ello se consigue desnaturalizar menos el producto, aunque resulta una técnica cara. Se utiliza mucho para conservar las setas y las hierbas aromáticas.

EL MÉTODO UHT[3]

Esta técnica consiste en someter el producto a una temperatura ultraelevada (entre 140 y 150 °C) durante apenas unos segundos para esterilizarlo.

De este modo se fabrican, por ejemplo, postres lácteos UHT (una especie de yogures que se conservan durante meses) o sopas UHT. Se supone que con este método se preservan mejor las vitaminas y el sabor que en el caso de las conservas, aunque lo que en realidad ocurre a menudo es que se añaden vitaminas artificialmente, lo que permite indicar en la etiqueta: «Enriquecido con vitaminas».

LA IONIZACIÓN DE LOS ALIMENTOS

Esta técnica está cada vez más extendida en el ámbito agroalimentario. Los procedimientos de ionización han recibido el dictamen favorable del Comité Mixto FAO/OMS, así como del Consejo Superior de Higiene Pública de Francia (CSHPF) en 1980.

Mientras no se superen los diez kilograys (kgy), no hay que temer ningún riesgo tóxico para el ser humano, ni tampoco ninguna alteración química del alimento. Sin embargo, no todo puede ionizarse. Hay que prestar una especial atención al sabor.

En otro dictamen favorable del 15 de marzo de 1983, el CSHPF se congratulaba de que un tratamiento físico pueda sustituir en numerosas ocasiones a un tratamiento químico (como el del óxido de etileno). La ionización permite reducir el número de bacterias y también modificar la técnica de conservación para alargar el plazo límite de venta del producto. Un filete fresco de carne picada, por ejemplo, podría someterse a este proceso.

> Es un motivo de satisfacción que en la actualidad el consumidor pueda acceder a alimentos conservados, bien definidos, controlados y adecuados. Ahora lo que hace falta es que ese consumidor consiga orientarse en el laberinto de la legislación, para que aprecie el valor y las condiciones de aplicación de este invento.[4]

La conservación de productos listos para su uso, también conocidos como productos de cuarta gama, no se concibe en la actualidad sin el mantenimiento de una cadena de frío a temperaturas inferiores a los diez grados centígrados. Con todo, antes de la fecha de caducidad (que suele ser de siete días) pueden observarse una serie de cambios naturales en el producto que afectan a su calidad comercial.

La investigación agroalimentaria tiene mucho futuro en este sector, tanto en lo que se refiere a la conservación como a la distribución, al almacenamiento y al consumo.

CAPÍTULO VI

CÓMO PREPARAR LOS ALIMENTOS[1]

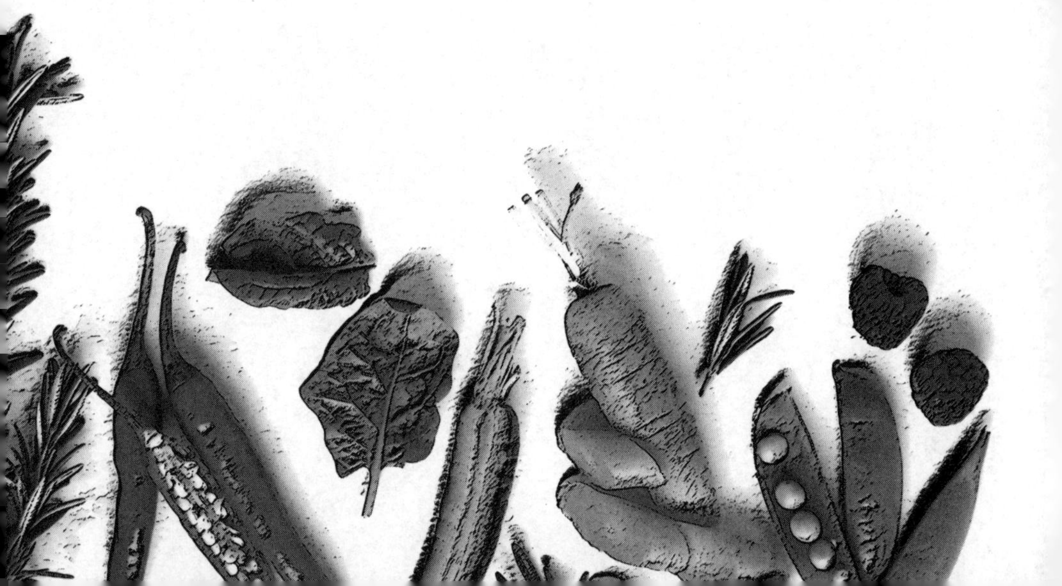

Cada técnica culinaria —a la parrilla, en brocheta, con cocción, en olla normal, en olla a presión, al vapor, al baño maría, en el horno, en el microondas...— modifica de una forma diferente la calidad de los alimentos, tanto en lo que se refiere a su sabor como a su valor nutricional. Sin embargo, aún no se ha publicado ninguna obra científica de calidad sobre la relación entre forma de cocinar y riesgo de desarrollar un cáncer.

Los consejos que facilito a continuación se basan en un concepto ya conocido: la preservación de la calidad nutricional y gustativa de los alimentos.

ANTES DE COCINAR

Pela las verduras y las frutas en el sentido correcto (aquel en el que crecen los vegetales), utilizando un instrumento bien afilado.

– Verduras: desde las hojas y tallos.

– Frutas: desde el rabo hacia abajo.

Siguiendo esta norma, evitarás que el alimento se oxide demasiado rápido: por ejemplo, que las zanahorias ralladas ennegrezcan a menos que se vierta sobre ellas zumo de limón (la vitamina C impide la oxidación).

> Si pelas las cebollas en el sentido correcto, dejando la raíz para el final y procurando no dañar el producto, evitarás el llanto.

Cada verdura reacciona de una forma distinta, tal vez no tan particular como la cebolla, pero sí evidente. Por ejemplo, la patata debe pelarse desde el punto en el que surge el brote hacia la raíz, puesto que de lo contrario adquiere muy rápidamente un tono negro cuando se deja al aire libre.

UTENSILIOS DE COCINA

Sartén

Las mejores sartenes son las de acero y con fondo grueso. El tetrafluoroetileno polimerizado o teflón es una resina sintética que se utiliza para revestir este tipo de utensilios. Nunca hay que sobrepasar la temperatura de 250 grados centígrados (a partir de los 345 grados empieza a aparecer humo), ya que a partir de ahí la estabilidad y la adherencia de esa resina sufre un proceso de deterioro. Es cierto que las resinas de silicona permiten llegar a temperaturas más altas, pero ¿de qué serviría eso?

Olla o cazo

- De hierro fundido: útil para estofados y platos elaborados a fuego lento. Hay que procurar mantener el fuego en el mínimo para que la cocción sea larga. De lo contrario, se facilitaría la adherencia, se modificaría el sabor y se destruirían las vitaminas.
- De acero inoxidable: en este caso, el fondo ha de ser grueso (fondo tipo sándwich) para difundir mejor el calor. Estas ollas son más manejables y sencillas de limpiar que las anteriores.

Olla a presión o exprés

Hay que saber utilizarla. Cuando la válvula comienza a girar y silbar, se debe bajar el fuego al mínimo, de modo que solo se oiga un ligero zumbido. Si la temperatura de cocción supera los cien grados centígrados, las vitaminas se destruirán. La rapidez de este tipo de ollas se explica por el hecho de que en ellas se cocina a presión, de forma que la temperatura aumenta muy rápidamente por encima de los 105 grados.

Horno microondas[2]

Ocho minutos en un horno microondas equivalen a una hora en un horno convencional.

Estos aparatos están formados por una cámara de cocción y por un dispositivo de generación de ondas ultracortas (el magnetrón). Esas ondas, emitidas en la cámara, provocan una vibración muy intensa en los alimentos que contienen agua: carne, pescado, verduras, frutas... El movimiento de las partículas[3] es tan rápido que se crea un enorme calor. De este modo, los alimentos se cocinan de manera uniforme en todo su volumen y, además, muy rápidamente.

Esta técnica no modifica el color de los alimentos, lo que representa una ventaja en el caso de las frutas y verduras, pero un inconveniente en el de la carne, que se debe dorar después mediante métodos tradicionales. Por otra parte, el interior del horno no se ensucia porque las paredes se mantienen frías.

Para cocinar en este electrodoméstico se necesitan recipientes de cristal, cristal refractario, porcelana refractaria, cerámica, barro..., pero nunca platos o cubiertos metálicos ni papel de aluminio, ya que impedirían el paso de las microondas.

Para saber si un material es adecuado, es decir, permeable a las microondas, puedes hacer la siguiente prueba: coloca en la cámara del horno el recipiente vacío que quieras probar, junto a un vaso lleno de agua. Pon en marcha el electrodoméstico a la máxima potencia. Espera un minuto. Si, pasado ese tiempo, el recipiente sigue frío, quiere decir que es permeable, es decir, apto para su uso en este tipo de horno. Si no puedes cogerlo con la mano porque está muy caliente, descártalo, porque absorbe las microondas.

Cuidado con las quemaduras en el caso de las bebidas (biberones) o comidas. Hay que tener en cuenta que un recipiente permeable a las microondas se mantiene frío, pero su contenido puede estar ardiendo... Antes de darle el biberón a un niño, prueba la leche. Se han descrito casos de quemaduras en el esófago de recién nacidos, que pueden convertirse más adelante en un foco de cáncer de esófago.

LOS MÉTODOS CULINARIOS QUE SE DEBEN EVITAR O DEJAR PARA OCASIONES ESPECIALES

A la parrilla: barbacoas

La superficie de los alimentos, en contacto con las llamas, resulta poco digestiva. Si presenta un color negro (es decir, si está quemada) debe eliminarse, ya que contiene hollín cancerígeno: los benzopirenos (véase la p. 254).

El nivel de benzopirenos será menor si:

- la carne es magra;
- el alimento se cocina durante poco tiempo;
- la barbacoa es vertical, es decir, si la cocción se realiza en paralelo al fuego y la grasa de los alimentos se desliza fuera de las brasas.

Incluso cuando se utiliza carbón vegetal «depurado» de buena calidad, en la barbacoa horizontal se generan entre cuatro y doce miligramos de benzopireno por kilo de carne grasa, mientras que en la barbacoa vertical se forman entre uno y tres miligramos por kilo.

El contacto directo con la llama, además, da lugar a que aparezcan entre treinta y cien miligramos de benzopirenos por kilo, independientemente del tipo de carne (salchichas, buey, chuletas de cordero...).

- **Con una barbacoa vertical, prácticamente no se crean benzopirenos.**
- Con una barbacoa vertical de piedra volcánica, en cambio, la formación de benzopirenos sigue siendo considerable.

En Estados Unidos se venden cada año 3,4 millones de barbacoas horizontales de gas de piedra volcánica. Es importante que los consumidores conozcan los riesgos a los que se están exponiendo al comprar estos productos.

En brochetas

La fuente de calor debe mantenerse lejos del alimento que se esté cocinando para evitar que la grasa se queme: puede colocarse por encima o al lado de la comida.

En el horno

No cocines nunca a alta temperatura, presta atención a cualquier olor a grasa quemada y utiliza preferentemente un horno eléctrico. No prolongues demasiado la cocción. Los hornos de calor giratorio nunca sobrepasan el umbral fatídico de los cien grados centígrados, por lo que resultan apropiados para cocinar con mucha eficacia y calidad y con un calor mínimo. En ellos, los alimentos se hacen de forma uniforme y más rápido (en la mitad de tiempo) que en un horno normal.

Frituras

Esta técnica se debe evitar en la medida de lo posible: no más de una vez por semana, en cualquier caso. En ella, los alimentos se cocinan mediante el calor de una materia grasa llevada a ebullición. Esta técnica da lugar a temperaturas a menudo muy elevadas cuando, además, se trabaja en una cocina de gas: en efecto, algunos puntos de intersección de las corrientes de calor, denominados puntos calientes, pueden alcanzar temperaturas demasiado altas, con el consiguiente riesgo de descomposición de las grasas y de generación de hidrocarburos cancerígenos, acroleína[4] y ácidos grasos libres.

Los aceites que se emplean para freír (como el de cacahuete) nunca deben reutilizarse más de siete u ocho veces, ya que se oxidan (es decir, se oscurecen) con especial rapidez.

En sartén

En este método, se necesita añadir una materia grasa. Lo aconsejable es reducir su cantidad al mínimo y retirarla antes de consumir el alimento. Una sartén que se haya ennegrecido no deberá utilizarse en ninguna circunstancia.

Al baño maría

Esta técnica es muy útil para calentar los alimentos sin cocerlos en exceso, ya que permite mantener la temperatura por debajo de los cien grados centígrados.

El papel metálico: en papillote

Los papeles de estaño y aluminio permiten estofar los alimentos y protegerlos mientras se cocinan en el horno. No obstante, si se recurre a esta técnica con frecuencia, la oxidación del aluminio puede generar riesgos para los comensales.

Cocción en agua: comenzando en frío

Esta técnica no es adecuada porque en ella todas las vitaminas y sales minerales se quedan en el agua, así que solo resulta recomendable si después se va a consumir esa agua de cocción.

Cocción en agua: comenzando en caliente (escaldado)

El contacto brutal con agua caliente provoca que se forme una película superficial por la coagulación de las proteínas, lo que impide la difusión de los elementos solubles. Con esta técnica, se destruyen las vitaminas.

Reducción

En esta técnica, los alimentos se cocinan en agua hirviendo, pero en ningún momento se retira esa agua, sino que se fomenta su concentración progresiva a través de la evaporación. Es ideal para guisos y platos a fuego lento en general, aunque destruye las vitaminas.

Estofado

Se trata de cocinar los alimentos con un poco de agua caliente en un recipiente tapado, para impedir que el líquido se evapore en exceso. Si los platos se cuecen durante demasiado tiempo, perderán vitaminas y resultarán más difíciles de digerir.

En olla a presión o exprés

En este método se cocina a presión y a una temperatura elevada (por encima de los cien grados centígrados), lo que provoca una mayor alteración del color, del sabor, del aroma y de las vitaminas más frágiles (C y B). Las ollas exprés actuales cuentan con una especie de ruedecita que permite reducir la presión, así como con un temporizador o alarma que el cocinero puede incluso llevar consigo... Aún no se han realizado estudios científicos que permitan determinar con mayor precisión cuáles son las diferencias entre esta técnica y la del vapor suave.

LA COCINA IDEAL O COCINA AL VAPOR SUAVE[5]

La cocina al vapor debería sustituir prácticamente en todos los casos a la cocción con agua. Esta práctica no es nueva: de hecho, la inventaron los chinos, hace ya siete mil años, y también la aplicaron los cartagineses, hace dos mil quinientos años.

Una pincelada histórica: la cocina al vapor es el método culinario más antiguo y el que más respeta los alimentos en cuanto a su composición, olor, sabor, firmeza y color. El vapor suave, a una temperatura de 95 grados centígrados, permite preservar el ingrediente, que se comporta como lo haría un ser humano que disfrutase de una sesión de sauna: transpira, expulsa sus toxinas y conserva sus sales minerales, vitaminas y oligoelementos.

La cocina al vapor suave, esto es, manteniendo una temperatura máxima de 95 grados, es aplicable a todo tipo de platos, desde los más sencillos hasta los más elaborados. Se trata de un método rápido y en el que no se generan olores desagradables por la desnaturalización de los alimentos. Además, mantiene los sabores originales.

> La cocina al vapor, que da resultados deliciosos, **respeta el alimento**, ya que no desnaturaliza sus componentes. Además, elimina las toxinas, las grasas sobrantes y otras sobrecargas naturales, así como los venenos que se añaden por los imperativos de la productividad moderna, como los pesticidas. Por otra parte, permite **cocinar sin sal**, ya que mantiene intactas las sales minerales y conserva también todo su sabor.

Por eso, gracias al vapor suave, los platos que tradicionalmente se han considerado difíciles de digerir se convierten en recetas muy digestivas, incluso para aquellas personas que no suelen tolerarlos.

Cocinar al vapor suave

Existen recipientes específicos para cocer al vapor, de los cuales el más extendido es la cuscusera. Algunos inventores han estudiado la forma de estos utensilios con el objetivo de mejorar sus resultados. Ese es el caso de André Cocard, que ha creado el Vitaliseur, un recipiente para agua en cuya parte superior es posible fijar una especie de colador (con orificios de al menos seis milímetros de diámetro), en el que se colocan los alimentos, y una tapadera en forma de bóveda, en la que las gotas formadas por la condensación pueden deslizarse por las paredes en lugar de caer directamente sobre la comida…

Nuestros antepasados utilizaban el barro para elaborar sus utensilios de cocina. Hoy en día, el acero inoxidable o esmaltado nos dan resultados excelentes.

La tapadera de este utensilio no es estanca. De ese modo, se consigue que el excedente de vapor salga y se mantenga así una **temperatura constante, nunca por encima de los 95 grados centígrados**. El recipiente de abajo se debe llenar de agua hasta la mitad para generar ese vapor.

En el mercado existen multitud de aparatos similares. En ellos, los alimentos solo deben colocarse una vez que el agua ha comenzado a hervir y, en consecuencia, ha empezado a formarse vapor, pero nunca antes. Una vez concluida la cocción, hay que tirar el agua sobrante, ya que en ella habrá una cantidad importante de grasas y toxinas, por lo que no deberá utilizarse para cocinar.

Eso sí, es posible cocinar carnes, pescados, verduras y frutas de forma sucesiva con la misma agua. Llegado el caso, se podría enjuagar previamente el colador. La carne y el pescado deberán sazonarse antes de introducirlos en la olla, ya que la sal favorece la expulsión de las sustancias tóxicas de los alimentos antes y durante la cocción.

Cocinar alimentos pequeños

Para cocinar arroz, lentejas y cebolla y ajo picados, pueden envolverse en un paño. El tiempo de cocción será el mismo que si se introdujesen directamente en agua, pero la calidad del resultado será mayor, ya que las propiedades nutricionales se mantendrán intactas. Con este método, se conservarán de un modo óptimo las vitaminas y las sales minerales, así como el sabor de los productos frescos.

Las siete grandes ventajas de la cocina al vapor suave

1. No se emiten olores y el alimento mantiene su firmeza y su color natural.
2. Es posible cocinar sin sal. Así, los alimentos conservan todas sus sales minerales y, en consecuencia, su sabor original.
3. Se elimina el exceso de grasa (en torno a un treinta por ciento) de la carne.
4. Algunas verduras (cebollas, ajos, puerros, coliflores, etc.) ya no necesitarán escaldarse en abundante agua, por lo que ganarán en sabor, serán más digestivas y tendrán un gusto y un olor más delicados.
5. Cuando se alcanza el punto de ebullición, la cocción al vapor es muy rápida y penetrante:
   - En el caso de las verduras, entre diez y quince minutos, según sus dimensiones.
   - En el caso de las carnes blancas, entre veinte y treinta minutos, según su volumen.
   - En el caso de las carnes rojas: seis minutos para un filete poco hecho; diez minutos por cada medio kilo, aproximadamente, para un asado.
6. Se pueden utilizar la misma agua y el mismo utensilio para cocinar todos los platos de un menú.
7. Tras varios meses de cocina al vapor suave, los comensales observarán que les desaparecen las migrañas, el estreñimiento, la flatulencia, el dolor de estómago y las hemorroides de origen alimentario.

Otros errores que deben evitarse en la cocina

- Escaldar los alimentos, como suele hacerse con puerros, acelgas, coliflores y judías verdes. Sumergir los alimentos directamente en agua hirviendo genera un choque térmico y un deterioro de la

materia prima, que pierde así sus propiedades nutritivas más importantes.
- Utilizar los jugos que han quedado en los recipientes para preparar una salsa, es decir, disolver las grasas y los productos más o menos tóxicos que permanecen en el fondo del recipiente tras cocinar en exceso los alimentos, por ejemplo para recuperar el jugo de un asado o de un muslo cocinado.

¿Cómo saber si algo está bien cocinado?

Algo está bien cocinado cuando:
- resulta fácil de digerir;
- no provoca somnolencia;
- no genera hinchazón;
- no estriñe;
- no acelera el tránsito intestinal;
- no genera gases de olor desagradable, signo de la presencia de microbios.

Cómo practicar la cocina al vapor suave

Calienta el recipiente para cocinar al vapor, bien lleno de agua, a fuego rápido (el acero inoxidable o el esmaltado pueden descascarillarse con el tiempo).

1. Mientras el agua se calienta, prepara la carne o pela las verduras.
   - Limpia y sazona la carne antes de cocinarla, para facilitar la evacuación de sus grasas «ocultas» y toxinas.
   - Pela cuidadosamente, lava y corta las verduras.
2. Cuando el agua rompa a hervir, coloca la carne, las verduras o el pescado en el colador de la parte superior del recipiente y dispón sobre él la tapadera.
3. Durante la cocción tendrás tiempo para limpiar los ingredientes de una ensalada o preparar una salsa. Comprueba de vez en cuando el estado de los alimentos que estás cocinando. Para ello, basta con retirar la tapadera, observar la comida y controlar su grado de cocción pinchándola con un tenedor.

– Las zanahorias presentarán un precioso color naranja.
– Las espinacas tendrán un color verde oscuro.
– Los puerros aparecerán con un color verde claro.
– La coliflor será blanca como la nieve.
Todas las verduras tendrán un aspecto tan apetitoso, tan colorido... como si estuvieran crudas.
– La carne ya no presentará esa textura crujiente característica de los pollos asados al horno, sino que será firme, al tiempo que blanda y llena de sabor, ideal para añadirle el contraste de una salsa de perejil y ajo, de unos tomates cocidos durante cinco minutos al vapor, al mismo tiempo que el plato principal, o de un poco de mantequilla fresca.
– Los pescados saldrán de su baño de vapor tan brillantes como si acabaran de emerger del mar, con una piel hermosa y firme sobre su carne tierna y sabrosa, nada seca, y apenas necesitarán un poco de limón y aceite de oliva con unas briznas de perejil. Cuando algunas sustancias que libere el pescado caigan en el agua del recipiente, habrá que bajar el fuego y mantenerlo suave para evitar que esa agua forme espuma y vuelva a subir.
No olvides controlar el grado de cocción pinchando el alimento con un tenedor ni comprobar que siempre hay agua en el recipiente.
– Las legumbres deberán estar en remojo desde el día anterior, salvo en el caso de las lentejas, que apenas necesitan dos horas en agua y treinta minutos de cocción. Los garbanzos, por su parte, tendrán que remojarse la víspera y requerirán como mínimo sesenta minutos de cocina, en función del tipo de aparato empleado.
En el caso de las judías, se aconseja aliñarlas directamente en el recipiente, con agua y aceite de oliva o mantequilla, según el gusto de cada cual. De este modo, irán creando su propio jugo y terminarán de reblandecerse a fuego muy lento.
– Cocina el arroz, ya sea integral o blanco, a la «manera china», es decir, colocando en el colador un recipiente en el que hayas

dispuesto el arroz elegido y una cantidad de agua equivalente a 1,5 veces su volumen.

- El arroz blanco estará listo en unos quince minutos, según el aparato empleado.
- El arroz integral necesitará al menos diez minutos más (ve controlando el grado de cocción con un tenedor).

Cocinar arroz al vapor no supone ningún riesgo: no se pasará en ningún momento y su textura será siempre perfecta... El resultado será tan delicioso que incluso podrás comértelo simplemente con pan.

La cocina al vapor suave es la que menos vitaminas destruye: la vitamina C de las verduras, por ejemplo, se reduce en un 55 por ciento cuando se cuecen en agua; con vapor suave, en cambio, apenas se pierde un 30 por ciento (Laboratorio Central de Higiene Alimentaria, París).

CAPÍTULO VII

QUÉ BEBER EN LA MESA Y ENTRE COMIDAS

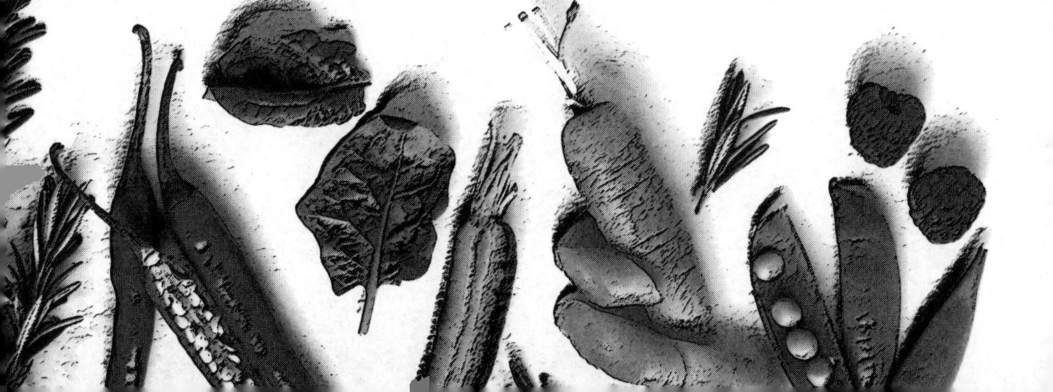

El agua supone aproximadamente el sesenta y cinco por ciento del peso corporal del adulto y el ochenta por ciento del recién nacido.

Si se beben abundantes líquidos, se puede estar entre treinta y cuarenta días sin comer: es lo que se conoce como el ayuno «hídrico», porque en él se mantiene el consumo de agua.

En cambio, no es posible sobrevivir si no se toma agua durante más de cuatro días.

> Un adulto necesita en torno a dos litros y medio de agua al día. A través de los alimentos ingerimos ya un litro. Por tanto, el litro y medio restante se debe consumir en forma de bebidas.

PRIMERO, AGUA

El agua es la única bebida realmente necesaria para la vida. No hay nada mejor que el agua pura, aunque rara vez es pura el agua corriente, por muchos tratamientos a los que se la someta. Su composición varía en cada municipio. En cuanto al agua embotellada, la hay de varios tipos:

- El agua de mesa, que cumple los criterios establecidos para el agua potable de distribución pública.
- El agua de manantial, con un origen concreto y controlada por el Estado.
- El agua mineral natural, con un control muy estricto por parte del Estado.

Hay que beber cada día un litro de agua, como mínimo. Los bebés deben consumir entre cien y ciento cincuenta mililitros por kilogramo de peso corporal.

Se necesitan:

– cien litros de agua para fabricar un kilo de papel;
– seiscientos litros de agua para fabricar un kilo de tejido de lana;
– tres mil quinientos litros de agua para fabricar una tonelada de cemento;
– entre veinte mil y treinta mil litros de agua para fabricar una tonelada de acero.

En Chicago, cada habitante consume novecientos litros de agua al día; en Ginebra, seiscientos litros; en París, trescientos cincuenta.

Cada día, el organismo adulto necesita beber, además del agua que contienen los alimentos (en torno a un litro), al menos un litro de agua líquida, más otros quinientos mililitros, que puede ingerir en la forma que desee.

LA LECHE MATERNA

«La leche materna presenta tres ventajas: su coste de producción, que es el más bajo; su calidad, que es la más elevada, y su presentación, que es la más atractiva» (P. Royer). Se trata del primer alimento que ingiere el ser humano. Su composición varía enormemente a lo largo del período de lactancia, del día e, incluso, de la toma.

– En las primeras jornadas se produce calostro, que se caracteriza por:
  - incluir menos grasas y lactosa;
  - contener otros azúcares (los oligosacáridos);
  - ser muy rica en proteínas (entre cien y doscientas veces más), especialmente inmunoglobulinas;
  - presentar células especiales (macrófagos y linfocitos), que son necesarias para proteger al recién nacido frente a las infecciones.

– La leche madura (que es la que se segrega pasada una semana tras el parto) cambia con el paso de los meses: va perdiendo progresivamente inmunoglobulinas y otras proteínas. También varía a lo largo de la jornada: de día contiene más grasas que de noche, y es más cremosa en el momento del desayuno (entre las seis y las ocho de la mañana).

Ninguna leche artificial aporta la misma protección que la materna ante las agresiones de virus y bacterias. Además, la leche humana proporciona inmunoglobulinas IgA secretoras, que recubren la mucosa intestinal y protegen así de los ataques externos, especialmente de las infecciones del tubo digestivo. Por su parte, algunas leches de fórmula incluyen proteínas[1] de la leche de vaca y hasta cantidades importantes de beta-lactoglobulina. Su nivel de prótidos es parecido al de la leche de la mujer. No están enriquecidas con hierro y se endulzan exclusivamente a base de lactosa (nivel de hierro de la leche materna: 1,5 mg/l; nivel de hierro de la leche de vaca: 0,1 mg/l).

La leche va haciéndose más grasa a medida que avanza la toma (al final de la tetada, las grasas se han multiplicado por cuatro). Al octavo día de la lactancia puede producirse una reducción de la calidad de la leche, pero se trata de un fenómeno fisiológico normal que en modo alguno anuncia un agotamiento de la producción. La leche materna contiene, al igual que la de vaca, un ochenta y cinco por ciento de agua, y aporta setenta calorías por cada cien mililitros. La de vaca presenta ácidos grasos menos solubles que la humana, la cual, por otra parte, cuenta con más ácidos grasos esenciales[2] (ácidos grasos poliinsaturados: elevada cantidad de ácido linolénico), así como con más proteínas y sales minerales. Parece que un aporte proteínico excesivo puede provocar un incremento del nivel de aminoácidos y amoníaco en la sangre del bebé, que a su vez puede desencadenar trastornos cerebrales y retrasos mentales, aunque por ahora esta es una hipótesis no demostrada.

Solo el 51 por ciento de los niños se alimentan con leche materna en su primera semana de vida, aunque desde 1972 este porcentaje ha ido aumentando.

Sin embargo, no hay duda de que la leche materna debe ser la base de la nutrición del recién nacido, incluso del prematuro, que, por haber llegado antes de lo previsto, necesita aún más la protección frente a las infecciones que ofrece la leche de su madre.

El contenido en ácidos grasos esenciales (ácido linoleico) de la leche humana es de entre un uno y un quince por ciento, en función de si la alimentación de la madre incluye pocos o muchos ácidos grasos poliinsaturados, principalmente ácido linoleico (que se obtiene de las grasas vegetales poliinsaturadas).

La leche contiene poca vitamina C, y aún menos si se pasteuriza. A diferencia de lo que ocurre en Estados Unidos, las leches que se comercializan en Europa no están enriquecidas con esta vitamina, aunque todas ellas cuentan con un suplemento de hierro. Pueden utilizarse (y están recomendadas) a partir de los seis meses.

La leche materna no protege frente al raquitismo, ya que, al igual que las leches de fórmula, es muy pobre en vitamina D.[3] Por eso es imprescindible sacar al niño a que tome el aire y el sol desde su más tierna infancia.

La lactancia materna exclusiva debe mantenerse como mínimo durante tres meses. A partir de entonces, se puede pasar a un destete progresivo.

Tabla 65. Contenido en vitamina C de la leche

Leche humana	De 3 a 7 mg/100 ml
Leche de vaca	De 1 a 7 mg/100 ml
Leche de cabra	De 1 a 5 mg/100 ml

La leche materna es el mejor alimento para un bebé, incluso para el prematuro. Se recomienda acercar al recién nacido al pecho desde el primer momento, para que pueda aprovechar el reflejo de succión, que se encuentra en su nivel máximo en las seis primeras horas tras el parto, y para facilitar la subida de la leche por reflejo.

Una taza de leche entera (125 gramos) contiene:

– 110 gramos de agua;
– 4 gramos de prótidos;
– 4 gramos de lípidos;
– 6 gramos de glúcidos.

esto es, 80 calorías

EL VINO

«El vino es algo fabulosamente adecuado para el hombre si, tanto en la salud como en la enfermedad, se le administra oportunamente y en su justa medida, según su constitución individual» (Hipócrates).

En 1993, la Asociación Estadounidense del Corazón proclamó las virtudes del vino (siempre y cuando su consumo se limite a una copa de vino por comida principal), tras haber observado que el índice de mortalidad anual por enfermedades cardiovasculares era de doscientos habitantes por cada cien mil en Estados Unidos, frente a apenas setenta y cinco en Francia... El doctor R. Curtis Ellison, de Boston, asegura que tomar vino es un excelente hábito.

Esta bebida siempre ha ocupado un lugar importante en la historia de la humanidad, desde los tiempos más remotos. «El vino es una sustancia sacramental. Se exalta en multitud de páginas de la Biblia. Dios no pudo encontrar materia más noble para transformarla en su sangre. ¡Por eso es digno, justo, adecuado y sano amarlo!»[4]

Alexis Carrel ha demostrado que un adulto con un buen estado de salud y físicamente activo puede tomar sin peligro alguno medio litro de vino de diez grados al día, que equivale a doscientas ochenta calorías.

Es aconsejable beber una copa de vino en cada comida. Una copa de vino (ciento cincuenta mililitros) de diez grados con cada comida no puede sino ser beneficiosa. Aporta 84 calorías.

El vino es mejor que la cerveza. No en vano, medio litro de vino de diez grados equivale a un litro y medio de cerveza de tres grados. En muchas ocasiones, quienes beben cerveza no toman agua. Además, el consumo de quinientos mililitros diarios de cerveza aumenta el riesgo de desarrollar un cáncer rectal.[5]

Entre los adolescentes, el alcohol es una plaga más extendida que la droga... Los jóvenes tienen una nueva forma de beber: el atracón de alcohol. La nueva generación consume alcohol de forma tóxico-maníaca y se «sobrealcoholiza» cada fin de semana.

El alcohol altera el intelecto y la memoria. De hecho, los científicos han descubierto que quince días después de una ingesta excesiva de alcohol las funciones del bebedor aún se encuentran alteradas... El alcoholismo no es solo sinónimo de accidentes y actos violentos, sino también un terrible tributo intelectual que los jóvenes acabarán pagando... Resulta difícil pensar cómo podrán integrarse con normalidad en esta sociedad tan difícil en la que vivimos.

Para el consumo diario, es preferible optar por el vino tinto en lugar del blanco, ya que este último contiene más calorías y menos calcio.

– 100 mililitros de vino tinto de 10 grados = 56,2 calorías y 8 miligramos de calcio.
– 100 mililitros de vino blanco de 10 grados = 71,8 calorías y 7 miligramos de calcio. En ambos casos, la cantidad de magnesio es la misma (20 miligramos).

El vino no debe superar el veinte por ciento de nuestra ingesta calórica diaria, es decir:

– una copa de vino de 10 grados **en cada comida**[6] (o 168 calorías diarias) en adultos sedentarios, es decir, menos del 10 por ciento de su ingesta calórica;
– medio litro de vino de 10 grados diario (o 280 calorías al día) en adultos que practican una actividad física moderada, lo que equivale a 14 terrones de azúcar o a 120 gramos de pan;
– un litro de vino de 10 grados diario (o 560 calorías al día) en adultos que practican una actividad física intensa. Este consumo representa menos del veinte por ciento de la ingesta calórica de una persona que necesite a diario tres mil calorías.

LA CERVEZA

En general, las cervezas contienen una gran cantidad de vitamina B1. Esta bebida, que se suele tomar antes de y durante las comidas, así como entre horas, aporta entre 35 y 45 calorías por cada 100 mililitros. Hoy en día sabemos que el consumo de quinientos mililitros diarios (o más) de cerveza aumenta el riesgo de desarrollar un cáncer rectal.[7]

Como escribió C. Thoulon-Page:[8] «A menudo, los jóvenes de entre catorce y dieciocho años consumen sin moderación cervezas prémium o especiales: un vaso de 33 centilitros de cerveza al 6 por ciento aporta 15 gramos de alcohol puro, es decir, el equivalente a un chupito bien cargado de coñac».

En 1990, el volumen de ventas de cerveza *light* aumentó en Estados Unidos en un 12,5 por ciento.

LA SIDRA

Tras la clarificación, la sidra se somete a una fermentación alcohólica, más o menos intensa según sea el resultado que se persiga.

La sidra, ya sea seca o dulce, suele contener al menos cinco grados de alcohol en total, tres de ellos, como máximo, adquirido.

Para darle un toque espumoso, esta bebida se somete a una nueva fermentación alcohólica en una botella adecuada.

EL CAFÉ

No se deben tomar más de dos tazas de café al día. Este producto presenta un nivel de benzopirenos que depende de la intensidad de su torrefacción.

Tabla 66. Contenido en benzopireno (expresado en miligramos por kilo)

Café	Contenido en benzopireno
Torrefacción suave	0
Torrefacción normal	0,8-6
Torrefacción muy intensa	15

Los cafés solubles, en cambio, no incluyen benzopirenos o, en todo caso, presentan una cantidad muy pequeña de estos elementos. Las mujeres que toman anticonceptivos orales y las personas afectadas por insuficiencias hepáticas metabolizan el café más lentamente.

150 ml de café filtrado contienen entre 95 y 125 mg de cafeína, pero 150 ml de té tienen entre 60 y 90 mg de esta sustancia…

Tanto el té como el café son bebidas excitantes. Su consumo excesivo puede dar lugar a nerviosismo e insomnio. Para evitar estos efectos, se puede optar por mezclas de achicoria y café o por café descafeinado.

Tabla 67. Cantidad de cafeína (en miligramos)

Una taza de café molido	De 75 a 150 mg
Una taza de té	De 40 a 60 mg
Un vaso de Coca-Cola®	De 35 a 55 mg
Una taza de chocolate	De 15 a 30 mg

Hasta el café descafeinado contiene algo de cafeína: en concreto, entre tres y seis miligramos por taza.

Aquellas personas que consumen como mínimo seiscientos miligramos de cafeína al día (es decir, diez tazas de té o cuatro tazas de café) **se deben considerar cafeinómanas**. Un cafeinómano presenta:

– alteraciones del sueño;

– gran nerviosismo;

– temblores leves en las extremidades;
– irritabilidad, acompañada de ansiedad;
– palpitaciones, taquicardias.

Las personas que beben más de cinco tazas diarias de café presentan el doble de riesgo de sufrir un infarto de miocardio que las demás.

EL TÉ

El más popular y el más empleado por sus propiedades excitantes y su perfume es el té chino.

El té verde de rápida torrefacción a alta temperatura contiene mayor cantidad de taninos, por lo que es más astringente. Esta variedad es la que presenta más polifenoles, de efecto antioxidante y fitohormonal.

El té negro es el resultado de una fermentación.

Aun cuando el té presente un mayor nivel de cafeína que el propio café, lo cierto es que resulta menos excitante, ya que para preparar una taza de esta bebida se utiliza menos producto que para preparar una taza de café. Además, es rico en adenina, una sustancia que neutraliza parcialmente el efecto de la cafeína.

El té contiene también flavonoides, elementos con propiedades antioxidantes y muy beneficiosos para el corazón. De hecho, el té puede aportar el 61 por ciento del consumo diario recomendado de flavonoides (25,9 mg al día).

EL CHOCOLATE[9]

Por lo general, el chocolate se consume mezclado con leche en el desayuno. El chocolate negro contiene 493 calorías por cada 100 gramos y un 32 por ciento de cacao (constituido en un 84,4 por ciento por glúcidos; en un 3,5 por ciento por lípidos; en un 7,4 por ciento por prótidos y también por sales minerales: de cada cien gramos de cacao, 220 miligramos son fósforo, y 182 miligramos, magnesio).

El chocolate *light* tiene menos azúcar: 17 gramos, en lugar de los 57 gramos habituales; en cambio, contiene 47 gramos de lípidos, en lugar de 27 gramos…, lo que lo hace peligroso para el peso y el perfil lipídico. Las personas que padecen migraña o tienen tendencia a la jaqueca deben evitar el chocolate, dado que, por su contenido en tiramina y en feniletilamina, genera un efecto histaminoliberador.

LOS JARABES Y LOS REFRESCOS

En Francia, desde finales de los años sesenta, el consumo de «bebidas refrescantes» no ha dejado de aumentar.

Estos productos son una fuente importante de glúcidos de rápida absorción y, por tanto, de calorías.

Los «zumos naturales» («puro zumo») no incluyen aditivos, pero los «zumos 100 %» o los elaborados a partir de concentrados pueden contener azúcar y aditivos. Cualquier elemento añadido, incluido el índice de azúcar, deberá especificarse en el etiquetado.

Los néctares contienen fruta, pero siempre incluyen también azúcar (hasta un veinte por ciento del total).

Las gaseosas, tónicas, limonadas y bebidas tipo bíter o a base de cola son productos con gas, siempre azucarados (de media, cien gramos por litro). Además, las tónicas y las colas contienen excitantes (quinina o cafeína). Aportan una gran cantidad de azúcares simples de rápida absorción, que provocan una hipoglucemia reactiva, la cual, a su vez, despierta el apetito entre horas.

– 100 mililitros de jarabe no diluido aportan 112 calorías.

– 110 mililitros de jarabe diluido aportan 34 calorías.

Un vaso grande tiene una capacidad de 200 mililitros.

La Coca-Cola® contiene 110 gramos de azúcar por cada 1000 mililitros, es decir, 440 calorías por 1000 mililitros y 110 calorías por una botella «pequeña».

Tabla 68. Cantidad de azúcar por litro

Jarabes no diluidos	Entre 820 y 900 g de azúcares totales
Néctares	Hasta 200 g de azúcares totales
Zumos de fruta	Entre 30 y 170 g de glúcidos, equivalentes a entre 70 y 160 calorías

El consumo de todas estas bebidas se fomenta a través de la publicidad.

Las empresas productoras de aromas innovan constantemente en un sector que mueve ya en torno a dos mil quinientos millones de dólares. Los aromas pueden clasificarse en tres categorías: los naturales, los idénticos a los naturales y los artificiales. Las firmas que los fabrican se han convertido en verdaderos bancos de perfumes, con una colección de más de tres mil aromas diferentes y una considerable riqueza de sabores. Podemos elegir entre cincuenta opciones diferentes de sabor a «avellana» y entre doscientas de «fresa», según las demandas específicas de cada país. Actualmente, es la vainilla la que hace furor.

LAS BEBIDAS SIN AZÚCAR

Las estanterías de los supermercados están repletas de refrescos y zumos de fruta sin azúcar, que, a base de edulcorantes sintéticos, reducen al mínimo el número de calorías.

En Estados Unidos, las bebidas edulcoradas bajas en calorías representan el 28 por ciento del mercado de los refrescos.

En Francia, en torno al quince por ciento de la población consume regularmente edulcorantes sintéticos, y cada año se venden más de cuatro millones de productos endulzantes en las farmacias.

¿El público objetivo de estas bebidas *light*? Los obesos y los diabéticos. Pero los edulcorantes sintéticos no están exentos de riesgos importantes.[10] Aun cuando no resulten tóxicos en las dosis de consumo habitual, su enorme difusión por todo tipo de productos populares (yogures, postres, bebidas…) nos impide saber qué cantidad real estamos tomando. Solo en el futuro seremos capaces de evaluar los daños concretos. Hasta averiguarlo, tendremos que esperar años y años. Aunque hoy en día ya podemos imaginarnos lo que ocurrirá, sin temor a equivocarnos en exceso:

– aumentará el gusto por el sabor dulce;
– se incrementará el número de cánceres de vejiga asociados a la sacarina y al tabaco;
– surgirán problemas durante o después del embarazo, que afectarán también al bebé (véase la p. 257, en referencia al ciclamato).

LOS ZUMOS A BASE DE VERDURAS

Estos productos son una fuente importante de minerales, tan necesarios para nuestro cuerpo.

Para elaborarlos, es recomendable limpiar las verduras cepillándolas bien y, si es posible, elegir cultivos libres de abonos químicos. Pero, sea como fuere, un zumo natural de verduras no ecológicas es mejor que nada.

Los ingredientes más habituales son la zanahoria, el apio, el pepino, la remolacha roja, el pimiento, el tomate, el nabo y la col, combinados según el gusto del consumidor.

También se les pueden añadir frutas, como la manzana, la pera, el melón, la naranja o la piña, para preparar así sabrosos cócteles, sobre todo si quien va a consumir estas bebidas aún no está acostumbrado a las verduras (como ocurre con los niños, especialmente). Ejemplos de combinaciones:

– Zanahoria, apio y manzana.
– Zanahoria, apio, remolacha roja y manzana.
– Pepino, apio y menta.

Las plantas aromáticas (menta, mejorana, estragón, jengibre, etc.) aportarán un toque delicioso.

Si se añade algún condimento (ajo, cebolla, puerro, perejil), debe hacerse con moderación, dada la potencia de su sabor.

Si tienes invitados para comer, estos zumos tan coloridos, presentados en bonitos vasos, con una pajita y una rodaja de alguno de los ingredientes dispuesta en el borde del vaso o con un toque de verde, son un éxito garantizado, sobre todo si los preparas delante de los comensales, según el gusto de cada cual.

LAS BEBIDAS ALCOHÓLICAS DE ALTA GRADUACIÓN

- Licores a base de vino: suelen contener más de un 18 por ciento de alcohol y se aromatizan con esencias y extractos de plantas. Como ejemplo: el vermú.
- El champán: con una graduación de entre 14 y 18 grados. El *millésimé* o de añada procede de vendimias excepcionales y debe haber tenido una crianza en botella de al menos tres años.

Algunos licores son peligrosos. No hay que perder de vista que se trata de bebidas alcohólicas fuertes.

Whisky

Cien gramos de whisky contienen la misma cantidad de alcohol que cien de ron (35 gramos).

Ginebra

Cien gramos de ginebra suponen la misma cantidad de alcohol que cien de ron o de coñac (35 gramos).

En la siguiente tabla se muestra la cantidad aproximada de alcohol puro que hay en un vaso de cada una de las bebidas indicadas:

Tabla 69. Equivalencias en alcohol

100 ml	Una copa de un burdeos, tinto o blanco de 12º
70 ml	Una copa de un cóctel a base de vino de 18º
250 ml	Un vaso de cerveza de 5º
120 ml	Un vaso de cerveza de 8º[11]
250 ml	Un vaso grande de sidra seca de 5º
100 ml	Una copa tipo flauta de champán de 12º
25 ml	Una copa de whisky de 45º
25 ml	Una copa de una bebida alcohólica blanca de 45º

Tabla 70. Contenido en alcohol y aporte energético (por cada cien mililitros)

Contenido en alcohol		Aporte energético de alcohol + azúcares
Cerveza	3 g	45 cal
Vino tinto	8 g	55 cal
Vino blanco	8 g	70 cal
Oporto	15 g	160 cal
Whisky	35 g	240 cal
Coñac	35 g	240 cal
Bebida anisada	38 g	260 cal
Aguardiente de cereza *(kirsch)*	40 g	280 cal

LAS INFUSIONES

Por lo general, son inocuas:

– la tila, con efecto calmante;

– la verbena, que estimula el apetito y facilita la digestión;

– la menta, que mejora la digestión, pero provoca insomnio;
– la salvia, también digestiva;
– el romero, empleado en fitoterapia por sus propiedades coleréticas y colagogas;
– el tomillo, diurético y antiséptico intestinal;
– la manzanilla, beneficiosa para la digestión y la circulación;
– el limón, que estimula la digestión y tiene efectos antiescorbúticos y bactericidas para el tubo digestivo;
– la mejorana, que calma los nervios, descongestiona y reduce las migrañas;
– el azahar, que tranquiliza y regula el sueño;
– el serpol, que mejora la respiración y ayuda a expectorar.

CAPÍTULO VIII

DIETAS Y CONSEJOS NUTRICIONALES

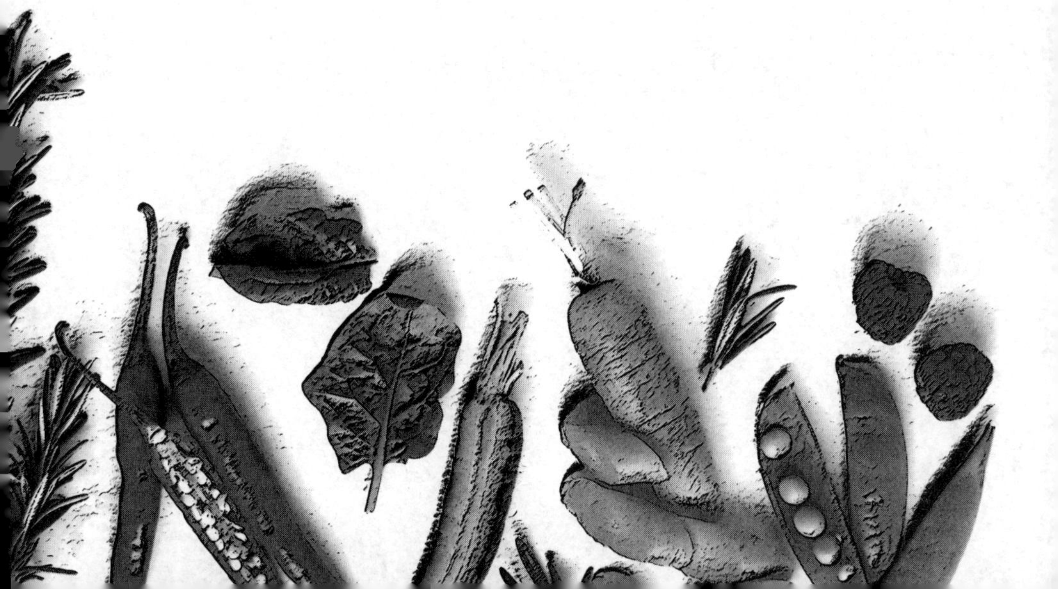

DIETAS PELIGROSAS QUE SE DEBEN EVITAR

Todas las dietas que se indican a continuación hacen efecto durante un cierto tiempo, lo que permite «cantar victoria» provisionalmente, pero a menudo fatigan el organismo y, a largo plazo, perjudican la salud.

El método Montignac y la dieta Sulitzer

El método Montignac es nocivo, oportunista, irracional e inadecuado.[1] Se trata de una dieta que, con el tiempo, acaba siendo peligrosa para la salud. Michel Geneviève, más conocido como Michel Montignac, era un comercial técnico que no sometió su método a ningún tipo de evaluación científica. La dieta que propone no aporta beneficio alguno para la salud, pero se ha hecho popular por contar con un importante apoyo en forma de publicidad[2] y *marketing*. Lo mismo cabe decir de la dieta Sulitzer: tiene el mismo valor científico que una novela.

La dieta vegana

Este régimen es peligroso porque se basa únicamente en productos de origen vegetal y destierra los de origen animal, incluidos los huevos y los productos lácteos.

¿La consecuencia? Un déficit de proteínas en general y de determinados aminoácidos esenciales, además de frecuentes carencias de vitamina B12, calcio y hierro. A largo plazo, estas insuficiencias pueden provocar la muerte.

La dieta macrobiótica[3] o zen

Esta dieta parte de las bases del conocimiento fisiológico del Lejano Oriente. Se trata de una alimentación centrada fundamentalmente en los cereales y en las legumbres, incluidos el arroz integral, los aceites de origen vegetal y las sales, con restricción hídrica. En total está formada en un ochenta por ciento por cereales y en un veinte por ciento por verduras cocinadas al vapor, evidentemente siempre procedentes de la agricultura ecológica. Si esta dieta no se aplica de forma adecuada, puede conllevar una importante carencia de proteínas y agua, lo que la hace peligrosa: conduce a una fatiga intensa, a trastornos digestivos y a una desnutrición que puede provocar la muerte.

Además del aspecto alimentario, la macrobiótica propone también una visión de la vida en su conjunto, un «arte de vivir conforme a las leyes del universo».

Uno de los regímenes de la macrobiótica, en concreto el número siete, se basa íntegramente en la ingesta de cereales espolvoreados de un poco de perejil crudo finamente picado. Se trata de un método de desintoxicación que, según se dice, resulta más eficaz que el ayuno.

Las dietas disociadas

Se basan en la ingesta de una sola categoría de alimentos cada día (carne, frutas o quesos), en cantidades ilimitadas y durante períodos bastante prolongados. Estas dietas son desequilibradas y, por tanto, no pueden mantenerse a largo plazo.

De acuerdo con Hay,[4] una dieta disociada supone «la disociación de la proteína y de los hidratos de carbono durante una comida».

La dieta Atkins

En este régimen se elimina cualquier aporte de glúcido. Del resto de las categorías de alimentos, en cambio, se puede ingerir lo que se desee. En esas condiciones, el organismo es incapaz de metabolizar los lípidos y, especialmente, de hacerse con grasas para su reserva, lo que conduce a un adelgazamiento que puede ser muy rápido en las primeras semanas. La sensación de hambre desaparece por efecto de la cetogénesis. Se trata de una dieta que resulta enormemente desequilibrada a corto plazo: la cetosis provoca una pérdida de sal a través de la orina, así como una deshidratación. Además, se favorece la producción y la acumulación de ácido úrico. Por otra parte, la eliminación de frutas y verduras puede conllevar una carencia vitamínica.

Seguir este régimen durante más de tres o cuatro semanas es peligroso.

La dieta de la Clínica Mayo

En este régimen se aconseja tomar seis huevos al día, acompañados de verduras crudas y agua, por un valor de unas sesenta calorías. Se trata de una propuesta profundamente desequilibrada y, al igual que las demás, peligrosa.

La instintoterapia o la dieta de «comer crudo»

He tenido ocasión de leer *La guerre du cru*, de G.-C. Burger. El modo de alimentación que propone se basa en el instinto, y parte del principio de que los alimentos cocinados suponen una nutrición desnaturalizada. Esta dieta carece de cualquier base experimental científica, aun cuando Burger asegure haberlo probado en «ratones y en su propia familia». Lo único cierto de su discurso es que cocinar en exceso los alimentos puede modificarlos y borrar sus propiedades naturales (vitaminas, minerales, etc.). Además, ya se ha demostrado que una cocción al vapor suave,[5] por ejemplo, facilita la digestión sin alterar los nutrientes.

Seguir a rajatabla la instintoterapia puede conllevar carencias, ya que, por desgracia, nuestras preferencias naturales pueden alejarnos de ciertos alimentos imprescindibles.

Por otro lado, no debemos olvidar que la esperanza de vida actual es mucho mayor que en el pasado: setenta y dos años en el caso de los hombres (en realidad, oscila entre setenta y setenta y tres años, según el país) y setenta y ocho años para las mujeres (entre setenta y ocho y setenta y nueve, según el país). ¡Nuestros antepasados de épocas anteriores a la que se refleja en la película *En busca del fuego* no vivían tanto tiempo!

Decir o escribir que la instintoterapia permite curar casi todas las enfermedades —incluido el sida— es una **estafa**. Lo único que ocurre, a lo sumo, es que durante la fase de iniciación en este modo de alimentación la gente abandona muchos de sus malos hábitos alimentarios, lo que la lleva a pensar que su salud ha mejorado enormemente.

Todas estas dietas son maravillosas al principio, cuando aún contamos con reservas, pero a medida que pasa el tiempo van apareciendo diferentes tipos de carencias.

Desaconsejo mantener durante largos períodos cualquiera de estas dietas, incluido el método Montignac o la última variante de la dieta Sulitzer.

LA DIETA VEGETARIANA

En esta dieta se pueden tomar huevos y productos lácteos. Sin embargo, si el régimen se basa exclusivamente en alimentos crudos, puede dar lugar a trastornos digestivos, sobre todo cólicos (sigmoiditis diverticular).

Muchos vegetarianos consumen productos procedentes de la agricultura ecológica. Para reconocer estos artículos, hay que observar bien su etiquetado. El logotipo de producción ecológica de la Unión Europea combina dos elementos: la bandera europea y una hoja.

Mantener unos hábitos alimentarios que tiendan hacia lo vegetariano (aunque no lo sean al cien por cien) es, con seguridad, la propuesta más lógica y más saludable que se puede hacer.

En el Reino Unido, un vegetariano le cuesta al sistema nacional de salud 12 340 libras (al cambio actual, unos 19 818 euros) en tratamientos hospitalarios a lo largo de toda su vida, lo que supone en torno a un 22 por ciento del coste de un «omnívoro», que asciende, de media, a 58 062 libras (92 994 euros).

> Entre los vegetarianos, la mortalidad asociada al cáncer es un 40 por ciento inferior,[6] especialmente en el caso de los tumores de mama, colon, recto y próstata.

UN MÉTODO PROBADO

La empresa estadounidense Weight Watchers International ha desarrollado un programa de control del peso basado en la motivación y la ayuda mutua de las personas que participan en él. Esta propuesta consiste en seguir, paso a paso, semana a semana, una serie de consejos dietéticos bajo la dirección de una animadora.

Una de sus características es que introduce una reducción de calorías, pero, al mismo tiempo, se asegura siempre de que se cubren las necesidades diarias de minerales y vitaminas y de que se aporta la cantidad correcta de proteínas. Ahí reside precisamente la razón de su éxito.

LOS AYUNOS TERAPÉUTICOS[7]

El ayuno consiste en abstenerse de tomar cualquier alimento, excepto agua, durante un período concreto: uno, tres, cinco, siete, catorce, veintiuno o veintiocho días. En estos casos, el agua normal puede sustituirse por el agua de cocción de las verduras.

Un poco de historia

El ayuno es el método más antiguo que existe para curar enfermedades. De hecho, el ayuno era antaño sinónimo de purificación, y se pensaba que con él se eliminaban las causas de la dolencia, es decir, la «suciedad» del organismo. Ya Hipócrates dijo en su momento: «Cuanto más alimentas a un enfermo, más daño le haces». En tiempos remotos era habitual ayunar, no solo para sanar físicamente, sino porque se consideraba que, combinando esta medida con la oración, se obtendría una bendición espiritual. Por aquel entonces, bastaba con enseñar cuáles eran los métodos necesarios para esta práctica. No se requería ninguna vigilancia médica.

Hoy en día: el retorno del ayuno

En Estados Unidos, en Suiza y, desde hace poco, también en Francia, existen «clínicas de convalecencia» en las que se aplican ayunos o curas dietéticas. A menudo se dice o se escribe que el ayuno resulta peligroso y que solo debe practicarse bajo control médico. Sin embargo, estos consejos se dan a la ciudadanía con un único objetivo: salvaguardar los intereses de algunas clínicas o centros pensados para una clientela acomodada.

Es posible ayunar sin más (y sin vigilancia médica), si el ayuno se va a mantener solo por un período breve.

¿Por qué ayunar?

El objetivo de esta terapia elemental es «eliminar la sobrecarga» del organismo, que siempre surge como consecuencia de los desequilibrios alimentarios o de una nutrición excesiva o deficiente.

Por eso, el ayuno sin control médico está especialmente indicado para las personas con sobrepeso que no presenten desequilibrios importantes, como los enfermos de gota, o las personas con tendencia a la obesidad, hipercolesterolemia o una obesidad no asociada a otras dolencias. En el caso de los enfermos, como diabéticos con sobrepeso o pacientes de dolencias derivadas de una sobrecarga o afectados por cáncer, siempre se recomienda que practiquen el ayuno bajo la supervisión de un médico.

El ayuno purifica el cuerpo, decía Hipócrates.

¿Cómo ayunar?

La persona que vaya a emprender un ayuno ha de ser consciente de que su fuerza de voluntad y su colaboración resultan fundamentales para practicarlo con éxito y sacar el máximo partido de él.

– Hacer un ayuno de un día a pan y agua:

- Lo más importante es beber mucho, es decir, frecuentemente, a lo largo de la jornada.
- Este ayuno se debe realizar en un día en el que se prevea que la actividad física será reducida.
- En las horas habituales de las comidas hay que ingerir pan (en principio, bastarían entre dos y cuatro rebanadas).

Al día siguiente se sentirán ya los efectos beneficiosos del ayuno. ¡Cuidado con no atiborrarse de comida entonces!

Para ayunos más prolongados, se deberá pasar por tres fases, en las que haya cabida para el descanso, el sueño y la relajación:

Primera fase: la preparación para el ayuno (entre veinticuatro y cuarenta y ocho horas)

Esta fase consiste en evacuar el intestino mediante una purga o una lavativa suave. Para la purga: hay que preparar entre cuarenta y cincuenta gramos de citrato de magnesio efervescente y de diez a quince gramos de sulfato sódico seco, todo ello disuelto en medio litro de agua tibia, que se beberá en dos tomas, separadas entre sí por un intervalo de treinta minutos. También se pueden beber infusiones diuréticas (de rabos de cereza, menta, verbena, gayuba, cola de caballo, fresno...). Las lavativas suaves, que no son obligatorias, consisten en introducir en el colon entre un litro y un litro y medio de agua tibia. Una vez que los intestinos están bien limpios, comienza la segunda fase.

Segunda fase: el ayuno

En esta fase se deben beber tisanas diuréticas sin azúcar durante todo el día, o bien únicamente agua, cada dos horas, más una infusión caliente a las doce horas y otra a las dieciocho horas.

El ayuno, en realidad, consiste en tomar solo agua, hasta tres litros diarios.

Lo mejor es empezar de noche, absteniéndose ya de cenar.

Si el ayuno se lleva a cabo de forma progresiva, el hambre desaparecerá al cabo de tres días. En caso de que se sientan dificultades para mantenerlo (por hambre, insomnio o malestar), hay que tomar más agua o incluso ingerir zumos de verduras o romper el ayuno consumiendo frutas frescas.

Tercera fase: la vuelta a la alimentación normal

La ingesta de alimentos debe ser progresiva: primero, las frutas frescas de temporada (si el ayuno se ha mantenido durante tres semanas o más, solo hay que tomar tres o cuatro piezas al día); el segundo día se podrán añadir verduras crudas: una ensalada de lechuga, canónigos, zanahorias, tomates…, según la estación del año. También puede ingerirse pan integral o tortas de trigo; el tercer día se puede comer con normalidad, introduciendo pescado en la dieta.

El ayuno permite acabar con muchos malos hábitos, que en lo sucesivo se deberán evitar. «El verdadero ayuno no solo ha de ser una desintoxicación corporal, sino también una regeneración de la mente y del corazón…, que de este modo estarán mejor preparados para pensar y para amar. En todo cuerpo que ayuna hay un espíritu que se eleva» (profesor François Zannini).[8]

LAS CURAS A BASE DE FRUTAS

No pueden hacer daño, ya que todas las frutas frescas y de temporada son excelentes para la salud.

El *limón* posee propiedades antisépticas, gracias a su vitamina C, y permite asimilar los minerales (calcio, fósforo, magnesio).

La *uva* tiene un gran valor nutritivo, pero no es cierto, como se ha llegado a escribir, que sea «el único alimento que remedia el cáncer en todas sus formas».

Las curas a base de uvas se practican sobre todo coincidiendo con la época de la vendimia, entre el 15 de septiembre y el 15 de noviembre.

Primera fase

Después de dos días de ayuno, en los que solo se deberá haber tomado entre uno y dos litros diarios de agua, se empieza por comer de doscientos a trescientos gramos de uvas cada dos horas, hasta las siete o las ocho de la tarde. A partir de ese momento, no se tomará ninguna uva más.

Lo único que se deberá tener muy en cuenta para esta fase es que hay que masticar bien la piel y las pepitas para digerir adecuadamente la fruta, así como tener cuidado de no tomar más de dos kilos de uva. Esta primera etapa puede mantenerse entre siete y diez días.

Segunda fase

Entre siete y diez días. Se introducen otras frutas, que se alternarán con las uvas.

Tercera fase

Entre siete y diez días. Se añaden ensaladas, aliñadas con aceite de oliva o de girasol y compuestas de verduras crudas (coliflor, pepino, espinacas, zanahorias, cebollas).

Cuarta fase

Entre siete y diez días. Se trata de volver a la alimentación mixta, es decir, a alimentos crudos y también a alimentos cocinados al vapor suave (véanse las pp. 353-358).

LOS MENSAJES PUBLICITARIOS ENGAÑOSOS Y PELIGROSOS

Baste con citar seis ejemplos:

1. Publicidad encubierta de bebidas alcohólicas en eventos deportivos.
2. Publicidad que exalta los beneficios de los refrescos para niños y deportistas.
3. Películas patrocinadas por productores de alcohol y en las que luego aparece la marca de sus bebidas.
4. Casos de jamones supuestamente ahumados al horno de leña que, en realidad, se doran con un pincel o con un soplete y a los que se da forma después mediante moldeado.
5. ¡Aire! En Estados Unidos se venden latas de conserva llenas de… ¡aire!, un «aire no contaminado, recogido en las montañas Rocosas. Practique un orificio en el envase y respire», dicen.
6. El empleo de la palabra *bío* en productos que nada tienen que ver con la agricultura ecológica.

¡Una publicidad que sale cara, pero que no se basa en ninguna prueba! Otro caso es el del muérdago blanco o *Viscum album* para el tratamiento del cáncer. Esta planta vive gracias al árbol huésped que le da cobijo. Se dice de ella que, con la preparación farmacéutica adecuada, estimula las defensas del organismo y les ayuda de un modo muy eficaz a neutralizar las células cancerosas…

Pero aún no se ha demostrado científicamente, ni *in vitro* ni *in vivo*.

IDEAS ERRÓNEAS E IDEAS ACERTADAS

Algunas ideas erróneas

– La carne da fuerzas.
– El pan engorda (cuando, en realidad, lo que engorda es más bien lo que ponemos sobre él).
– El yogur alarga la vida.
– La leche desnatada evita la absorción de grasas (doscientos gramos de este tipo de leche apenas evitan la absorción de siete gramos de lípidos).
– La píldora es inofensiva (los especialistas admiten ya que las primeras eran peligrosas).
– Saltarse una comida diaria varias veces por semana reduce el sobrepeso.
– La carne de ternera es magra, y la del cerdo, grasa (en todas las especies animales hay tanto piezas magras como piezas grasas).
– ¡Las espinacas tienen mucho hierro! (En realidad, en cien gramos de este alimento solo hay tres miligramos de hierro.)
– ¡Aliñar con aceite de parafina evita que engordemos! (Todo lo contrario: este aceite se absorbe y se almacena en el tejido adiposo y, a la larga, puede provocar lesiones en el hígado, en el bazo y en los pulmones.)

Algunas ideas acertadas

– Las frutas frescas aportan vitaminas.
– El pan es bueno para la salud.

- El azúcar que se adhiere a la superficie de los dientes favorece la aparición de caries.
- El verdadero lema de los publicistas es «dime qué quieres vender y yo haré que la gente lo compre».
- Los menores de entre ocho y catorce años pasan una media de tres horas diarias delante de la televisión.
- Es útil optar por menús bajos en calorías (máximo: mil calorías) una o dos veces por semana.
- Lo que hay que combatir, especialmente, son los malos hábitos alimentarios.
- No hay tantos alimentos tóxicos como, sobre todo, dosis tóxicas.
- En nuestra sociedad occidental muchas veces comemos sin tener hambre de verdad.
- La cantidad de nitratos presente en las plantas y las aguas va en aumento año tras año, sobre todo por el uso creciente de nitratos artificiales como fertilizantes. Los nitratos en sí no son peligrosos, pero, bajo el efecto de las bacterias intestinales, pueden convertirse en nitritos, que, a su vez, pueden reaccionar con los alimentos y dar lugar a las nitrosaminas, potencialmente cancerígenas.
- El consumo excesivo de alcohol y las muertes asociadas al alcoholismo son dos graves problemas de nuestra sociedad.
- El papel de la fibra es, sobre todo, el de acelerar y facilitar el tránsito de alimentos por el intestino.
- Los biscotes (rebanadas de pan deshidratado) tienen más azúcar que el pan, y también son más energéticos: contienen trescientas sesenta calorías por cada cien gramos, frente a las doscientas cincuenta calorías del pan.
- Las espinacas son ricas en hierro, al igual que el resto de las verduras de hoja (berro, col...). Sin embargo, el organismo tiene más dificultades para asimilar este hierro que el de la carne o el de las piezas de casquería, tipo hígado.
- Hay que tener cuidado con tomar galletas, almendras, cerveza o whisky por las noches, sentados en el sofá, mientras vemos la tele-

visión: su aporte calórico se multiplica justo antes del sueño... ¡y favorecen la obesidad! Es mejor optar por algo de fruta y ejercicio.

– Un sobrepeso de entre un treinta y cinco y un cincuenta por ciento aumenta en un cincuenta por ciento el riesgo de muerte prematura (de hecho, quienes presentan ese nivel de sobrepeso tienen una tasa de mortalidad del doble que las demás personas de su misma edad).
– Un nivel de colesterol en sangre superior a 2,50 gramos por litro constituye un «indicador de riesgo» de enfermedad.
– La celulosa no tiene ninguna función alimentaria, pero resulta imprescindible para el buen funcionamiento del intestino, cuyas paredes estimula, evitando así que esta parte del tubo digestivo se vuelva perezosa. Por eso, las verduras, en general, los cereales integrales y el pan integral, que contienen abundante fibra, son muy eficaces para combatir el estreñimiento. También es importante beber mucho para que las heces se hidraten y se reblandezcan.

Errores que debemos evitar

1. Caer en el «menú internacional» tipo comida rápida... La fórmula hamburguesa + patatas fritas + refresco contiene un sesenta por ciento de grasas y mil quinientas calorías.
2. Saltarse una comida.
3. Comer mecánicamente delante de la televisión.
4. Tragar sin haber masticado lo suficiente.
5. Tomar con regularidad bebidas de alta graduación, en general.
6. Beber más de doscientos cincuenta mililitros de vino por comida.
7. Comer el mismo día dos platos grasos (productos de charcutería, salsas pesadas, fritos, pasteles con crema...).
8. Picar alimentos dulces o salados o tomar bebidas azucaradas en cualquier momento del día.
9. Añadir mecánicamente sal a todos los platos... ¡Es un tic!
10. Untar mantequilla o margarina al pan cuando lo vamos a acompañar con un alimento graso, como queso o embutidos.

Algunos consejos para el día a día

Hay que tomar, desde el amanecer hasta la puesta de sol:

- dos tazas grandes de té verde endulzadas con miel;
- dos vasos de leche para reducir la acidez de estómago;
- dos verduras, para la fibra y la limpieza del intestino;
- dos frutas, para las vitaminas C y A, en el colegio o en el trabajo;
- dos trozos de queso: preferentemente, uno azul y otro fresco o de pasta dura (lo ideal: de cabra y oveja);
- dos copas de vino, para los oligoelementos y las vitaminas B.

Algunos consejos para cada semana

Cada semana hay que tomar:

- dos raciones de carne, para las proteínas y los ácidos grasos esenciales;
- cinco huevos, para el fósforo y otros minerales, así como para el aporte mínimo de colesterol;
- dos raciones de pescado, para las proteínas y las vitaminas A, D y E;
- dos yogures, para las levaduras y las vitaminas C, A y B;
- dos puñados de frutos secos, para los minerales y la vitamina E.

No perdamos de vista que 12 millones de franceses y francesas presentan algún tipo de obesidad y que, entre todos, acumulan entre 150 y 200 millones de kilos de grasa excedentaria, es decir, 1,8 billones de calorías.[9]

La píldora. ¿Cuáles son sus peligros?[10]

La píldora se ha convertido en un elemento tan habitual que se asocia a la alimentación…

Las mujeres que optan por este método anticonceptivo deben tener un peso correcto y niveles normales de glucosa, triglicéridos y colesterol en sangre… Tomar la dosis habitual durante más de dos años seguidos o dosis menores durante más de cinco años tiene efectos sobre la salud.

Los experimentos con animales han resultado ser excelentes «profetas» de esos efectos en el caso de los seres humanos, especialmente en lo relativo al cáncer (doctora Ellen Grant, Londres).

La píldora causa por sí sola más enfermedades vasculares y cánceres que el propio tabaco (según la doctora Ellen Grant).

En octubre de 1983, el profesor Malcolm Pike y su equipo de California lograron demostrar que, en las mujeres que toman la píldora seis o más años antes de los veinticinco años de edad, los casos de tumores de mama se multiplican por cuatro o cinco, y que el riesgo es mayor cuando se opta por píldoras progestativas de dosis más alta.

Hay que destacar el drástico aumento de los cánceres que se ha registrado en los últimos veinte años entre las jóvenes. En Inglaterra y en Gales, el número de tumores de mama se ha incrementado en un cuarenta por ciento, y la tasa de mortalidad, en un veinticinco por ciento (doctora Ellen Grant).

Desde 1967 se sabe que la píldora aumenta el riesgo de anomalías cromosómicas en los niños (doctora Ellen Grant).

Al igual que la receta de la píldora anticonceptiva ha supuesto una fuente de ingresos fáciles para numerosos médicos de todo el mundo, la inyección de hormonas en el ganado se ha convertido en una parte importante de los ingresos habituales de los veterinarios (doctora Ellen Grant).

¿Se puede decir verdaderamente que el tráfico de hormonas en Europa ha acabado?

Demasiados somníferos y tranquilizantes

Se calcula que tres millones de franceses toman cada día un somnífero y que doscientos mil padecen insomnio grave.[11] En Francia se consumen cada año 57 millones de cajas de hipnóticos y 53 millones de tranquilizantes.

Todos los medicamentos son eficaces, pero solo deben tomarse cuando un médico los receta. Cuando se consumen durante períodos prolongados sin que exista una razón médica de peso para ello, pueden convertirse en un peligro para la salud psíquica o física.

En 1994, el número total de prescripciones de neurolépticos, hipnóticos, sedantes, tranquilizantes y antidepresivos fue de más de sesenta millones... Un psiquiatra hospitalario llegó a hablar de «las presiones que ejercen sobre los médicos los laboratorios farmacéuticos, especialmente a través de la publicidad (encubierta) en la prensa profesional [...]. Todos estos medicamentos representan, en Francia, un mercado de tres mil quinientos millones de francos. Solo el Prozac, antidepresivo de renombre internacional, logró en 1993 en Francia una cifra de ventas de 573,5 millones de francos, lo que supuso un aumento del 16 por ciento con respecto a 1992».[12] En 2002, el fabricante de Prozac Retard, un comprimido para un tratamiento de tres meses, ofrecía gratuitamente en Estados Unidos la primera dosis a los futuros «consumidores».

CAPÍTULO IX

LOS CÁNCERES RELACIONADOS CON LOS ALIMENTOS

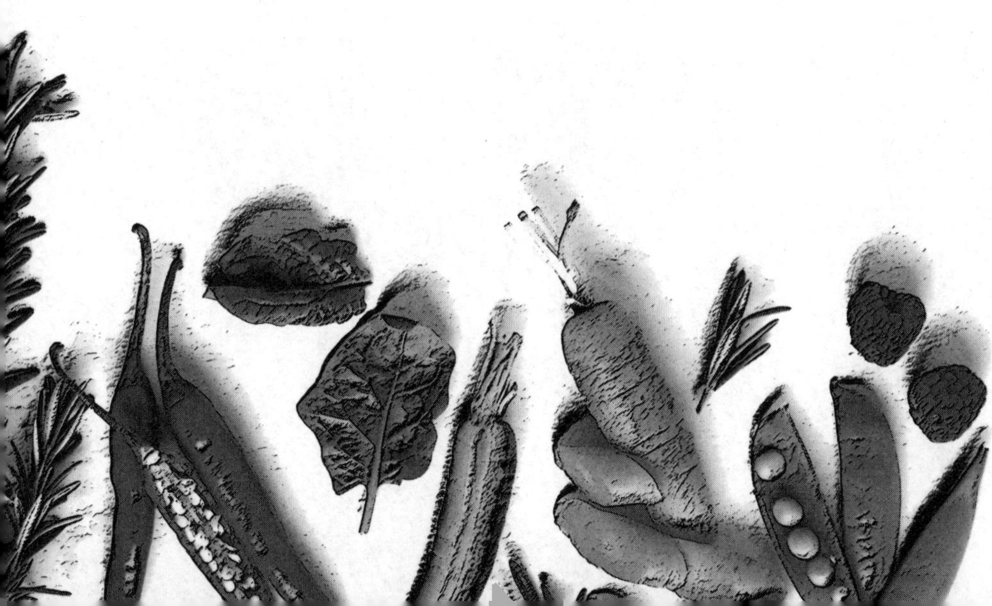

Este capítulo parte de los conocimientos más recientes sobre la relación entre alimentos y cáncer, y resume numerosos estudios epidemiológicos que multitud de equipos científicos han realizado.

Para facilitar su lectura y conseguir que este texto sea más práctico, analizaré las dolencias localización por localización, es decir, revisando los diferentes tipos de cáncer que se observan hoy y que se encuentran directa o indirectamente ligados a la alimentación. Para cada localización del tumor incluiré:

- el «perfil» o características de los pacientes en riesgo;[1]
- los consejos específicos para la prevención;
- el examen clave para lograr un diagnóstico precoz.

CÁNCERES DE ESÓFAGO Y DE VÍAS AERODIGESTIVAS SUPERIORES

Cada año, ocho mil ochocientas personas se ven afectadas por un cáncer de boca, lengua, laringe, faringe o esófago.

Características de las personas en riesgo

- Alto consumo de alcohol: una o más copas al día, sobre todo de bebidas de alta graduación (anisadas, whisky, ginebra, ron…).
- Alto consumo de cerveza y vino: uno o más litros al día.
- Tabaquismo: uno o más paquetes de cigarrillos al día.

Consejos de prevención

- Evita las bebidas alcohólicas de alta graduación: sustitúyelas por vino dulce natural o por bebidas sin alcohol, como zumos de frutas frescas, zumo de tomate…
- No fumes más de cinco cigarrillos al día.
- Bebe entre un litro y un litro y medio de agua entre horas.

Tabla 71. Evolución del número de cánceres en Estados Unidos (tasa por cada cien mil adultos hombres)

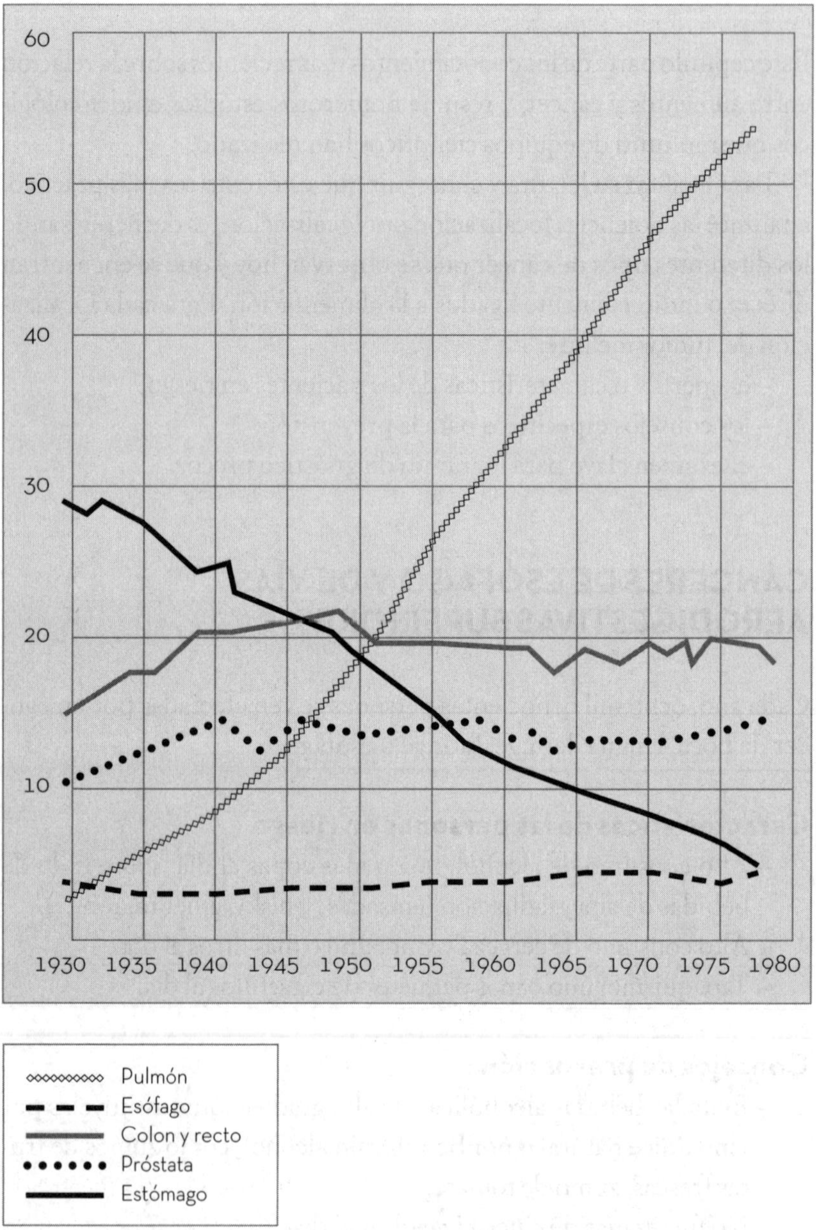

El examen clave para lograr un diagnóstico precoz

Endoscopia con o sin anestesia: permite analizar cualquier lesión sospechosa y tomar una muestra de ella para observarla al microscopio, es decir, realizar una biopsia.

CÁNCER DE ESTÓMAGO[2]

En los últimos cincuenta años, los cánceres de estómago se han ido reduciendo, salvo en el caso de algunos países (Japón, los países andinos y los de la Europa del Este).

– Japón	50,0/100 000 habitantes
– Chile	46,0/100 000 habitantes
– Hungría	33,0/100 000 habitantes
– Portugal	30,0/100 000 habitantes
– España	21,0/100 000 habitantes
– Francia[3]	13,0/100 000 habitantes
– Estados Unidos	6,0/100 000 habitantes
– Nicaragua	0,1/100 000 habitantes

Cuando se analiza a los japoneses que han migrado a Hawái, se observa que la primera generación aún presenta una elevada frecuencia de cánceres, pero en la segunda se empieza a experimentar ya una reducción.

Características de las personas en riesgo

- Edad media de las personas afectadas:
  - Setenta años en el caso del hombre.
  - Setenta y dos años en el caso de la mujer.
- Hábitos alimentarios que implican comidas como salazones, ahumados, fritos, conservas demasiado saladas (el método de conservación puede determinar que el producto conservado resulte nocivo).

- Estrés, tendencia a la preocupación.
- Una infección de estómago por *Helicobacter pylori* (Hp), que aumenta entre cuatro y seis veces el riesgo de padecer este tipo de cáncer. La vitamina C neutraliza los efectos dañinos de la Hp.

Consejos de prevención

- Consumir fruta fresca (una o dos piezas por comida), así como verduras frescas.
- Aliñar los platos con perejil y zumo de limón: en cien gramos de perejil hay doscientos miligramos de vitamina C, y en cien gramos de zumo de limón, sesenta y cinco miligramos. La vitamina C inhibe la formación de nitrosaminas, por lo que tiene un efecto protector.
- Conservar los alimentos en el refrigerador, ya que el frío impide la transformación de los nitratos en nitritos.
- Beber un vaso de leche cada mañana.
- Eliminar las especias y los ácidos de alimentos y bebidas.
- Tomar cebolla y ajo, que tienen importantes efectos antioxidantes (en China, se ha observado que las personas que consumen en mayor medida estos alimentos mueren menos por cáncer de estómago).

El examen clave para lograr un diagnóstico precoz

La endoscopia de estómago o gastroscopia.

CÁNCER DE HÍGADO

Hay que diferenciar entre el cáncer primario de hígado y el cáncer secundario o metastásico de ese mismo órgano.

El primario se suele deber (en el 95 por ciento de los casos) a una transformación cancerosa experimentada por el hígado cirrótico. En el cinco por ciento de los pacientes, en cambio, se relaciona con la transformación de una hepatitis viral B o C que se ha cronificado y cuyos anticuerpos se quedan en la sangre.

El cáncer secundario está asociado por lo general (en el ochenta por ciento de los casos) a un cáncer de colon o recto, o bien, con menos frecuencia, a un cáncer de estómago, mama, ovario, pulmón, riñón…

En esos casos, la prevención de este tumor secundario requiere tratar lo antes posible el primario y someter al paciente a controles regulares: ecografía hepática y medición de marcadores tumorales en sangre (ACE, CA 19-9).

Características de las personas en riesgo

- Intoxicación alcohólica crónica (aunque no se llegue al estado de embriaguez), especialmente por la ingesta de bebidas de alta graduación (anisadas, whisky, ginebra, ron)…
- … acompañada de un consumo excesivo de cerveza o vino: uno o más litros al día.

Consejos de prevención

- Reducir lo antes posible el consumo de alcohol, que se deberá sustituir por agua (entre un litro y un litro y medio diario, incluso entre horas).
- Sustituir las bebidas alcohólicas de alta graduación por vino dulce natural o por bebidas sin alcohol, como zumos de frutas frescas, zumo de tomate…

El examen clave para lograr un diagnóstico precoz

La ecografía, el escaneado de hígado y la citopunción para determinar si se trata de un tumor benigno, maligno, primario o secundario.

CÁNCERES DE COLON Y RECTO

Cada año, en Francia, veinticinco mil personas se ven afectadas por esta enfermedad, que provoca la muerte de quince mil pacientes.[4]

La carcinogénesis colorrectal puede dividirse en tres etapas sucesivas:

1. La aparición del adenoma precursor o pólipo.
2. El crecimiento del adenoma.
3. La transformación del adenoma en cáncer (riesgo relativo).

Los factores genéticos y ambientales intervienen en la formación y la transformación de los pólipos en cáncer. Así parece confirmarlo, al menos, un estudio realizado entre 1980 y 1986 por Willet y otros en Boston, en el que se evaluaron los hábitos alimentarios de 88 751 enfermeras. De acuerdo con esta investigación, las mujeres que consumen carnes rojas a diario presentan el doble de riesgo de padecer un cáncer de colon que aquellas que solo las toman una vez al mes. Por su parte, las que toman pescado o aves de corral se encuentran protegidas.

Este estudio aboga por la reducción del consumo de carne. Una idea que, desde luego, no es nueva. Con todo, el doctor Peter Greenwald, del Instituto Nacional del Cáncer de Estados Unidos, alerta de los peligros de suprimir por completo las carnes rojas de la alimentación. Simplemente, se trata de no abusar de su consumo.

Características de las personas en riesgo

– Alimentación en exceso, con sobrepeso u obesidad.
– Hábitos alimentarios:
  • nutrición rica en grasas procedentes de la carne y de los métodos culinarios...
  • ... y en azúcares simples procedentes de bebidas demasiado endulzadas,
  • así como pobre en la fibra que aportan las frutas frescas y las verduras y que acelera el tránsito digestivo al tiempo que reduce el período de contacto entre el alimento digerido y la mucosa del colon o del recto.
– En los cánceres de recto también se ha planteado la posible acción de la cerveza (si se consumen más de quinientos mililitros al día) como factor de riesgo (véase la p. 366).

– Los antecedentes de cánceres de colon y recto en la familia (ya sea en ascendientes o en descendientes directos). La poliposis cólica o colorrectal es una enfermedad genética.

Consejos de prevención

– Cambiar progresivamente los hábitos alimentarios, sustituyendo la carne por el pescado (que se consumirá dos o tres veces por semana).
– Tomar fibra a través de la fruta, la verdura, las legumbres, los cereales...
– Modificar los hábitos culinarios, sustituyendo la olla a presión, la plancha y la barbacoa por un recipiente específico para cocinar al vapor, tipo cuscusera (véase la p. 354).
– Si se quiere cocinar carne o pescado a la barbacoa, optar por una vertical, y no horizontal, o una barbacoa ecológica.
– Beber más agua, menos vino y cerveza y muy pocas bebidas alcohólicas de alta graduación...

El 5 de diciembre de 1991, el *New England Journal of Medicine* sugirió la utilidad de consumir regularmente antiinflamatorios no esteroideos, y más concretamente aspirina, basándose en un estudio realizado con más de seiscientos mil estadounidenses. Parece que tomar al menos dieciséis aspirinas al mes (esto es, un comprimido cada dos días) sería suficiente para reducir en un cincuenta por ciento la mortalidad debida al cáncer de colon. No obstante, aún se ignora cuál sería la dosis exacta necesaria. Estos resultados confirman los de otros estudios anteriores, llevados a cabo en Australia y en California, en los que se encontraron los mismos porcentajes en todos los casos. La aspirina ejercería un efecto protector incluso entre las personas predispuestas a sufrir un cáncer de colon por sus antecedentes familiares. Si estos estudios se confirman, la aspirina vegetal que contiene la planta conocida como ulmaria o reina de los prados sería excelente para prevenir este tumor. La *Spirea ulmaria* se ha venido usando desde el Renacimiento como remedio contra los dolores articulares y podría ser en el futuro una amiga aún más fiel para el ser humano...

El examen clave para lograr un diagnóstico precoz

La endoscopia de colon y recto o rectocolonoscopia.

CÁNCER DE PÁNCREAS

Características de las personas en riesgo

Se ha hablado de la importancia del alcohol en este tipo de cáncer, que parece probable, sobre todo en el caso de las bebidas de alta graduación (whisky, ginebra, ron…), pero también de la cerveza.[5]

Se ha apuntado igualmente al café, aunque es poco probable que su papel sea importante. En todo caso, de serlo, requeriría que se tomara en dosis elevadas.

Es posible que las grasas alimentarias procedentes de la carne también estén relacionadas con este cáncer, al igual que lo están con el cáncer de colon y recto.

Consejos de prevención

– Beber entre un litro y un litro y medio de agua cada día.
– Reducir el consumo de alcohol, café, y grasas procedentes de la carne.
– Comer más fibra a través de la fruta fresca, las verduras y los cereales.
– Sustituir la carne por el pescado.

El examen clave para lograr un diagnóstico precoz

El escaneado del páncreas.

CÁNCER DE MAMA

Se trata de un cáncer hormonodependiente, que en la actualidad desarrollan cada año treinta y cinco mil mujeres en Francia, y del que en ese país mueren anualmente diez mil pacientes (ciento cuarenta mil en Estados Unidos).[6] Para una francesa que llegue a la edad de ochenta años, el riesgo acumulado sería de entre un siete y un ocho por ciento, es decir, de una de cada trece mujeres, aproximadamente. Y ese riesgo sigue aumentando: como mínimo, un dos por ciento al año.

Características de las personas en riesgo

– Antecedentes familiares de cáncer de mama (en entre un cinco y un diez por ciento de los casos).
– Ausencia de hijos y consumo de hormonas no justificadas desde el punto de vista médico.
– Dieta rica en grasas, que aumenta la producción de estrógenos.
– Consumo excesivo de hormonas:
  • Más de dos años de píldora en total.
  • Más de tres años de medicamentos tranquilizantes, antidepresivos..., que generan hiperprolactinemia.[7]
  • Mujeres tratadas por alteraciones benignas de la mama: fibroadenoma, mastosis, microcalcificaciones detectables en las mamografías.
  • Además, el sobrepeso y la obesidad tras la menopausia incrementan el riesgo de padecer un cáncer de mama: un ocho por ciento por cada diez kilos de más.
– Consumo excesivo de alcohol: más de ochenta gramos de alcohol por semana en el caso de la cerveza (riesgo: 2,8) y más de ochenta gramos de alcohol por semana en el caso del vino (riesgo: 1,8).
– Consumo de tabaco, que genera hiperprolactinemia.

Consejos de prevención

– Evitar el sobrepeso después de la menopausia, reduciendo el consumo total de grasas (incluidas las ocultas en carnes, frituras, helados, quesos demasiado grasos,[8] ensaladas con un exceso de aceite...).
– Evitar tomar hormonas si no hay razones médicas de peso para ello[9] (carencias o déficits más o menos importantes que se pueden detectar al medir el nivel de hormonas en la sangre y la orina).
– Realizar controles mamográficos al menos cada tres años una vez cumplidos los treinta si se presentan antecedentes familiares de esta enfermedad.

– Tener hijos y darles el pecho como mínimo durante tres meses. La lactancia reduce el riesgo de desarrollar un cáncer de mama, especialmente en aquellas mujeres que dan el pecho cuando son jóvenes y durante un largo período, de acuerdo con un estudio publicado en el *New England Journal of Medicine* en 1994. Las madres que dan de mamar antes de haber cumplido veinte años y durante al menos seis meses presentan un riesgo un cuarenta y seis por ciento menor, de acuerdo con este estudio, elaborado por un equipo de la Universidad de Wisconsin. En el caso de las mujeres que dan de mamar más tarde, el riesgo disminuye en un veintidós por ciento, de acuerdo con esta investigación realizada con unas catorce mil mujeres, cinco mil novecientas de ellas con cáncer de mama. La relación entre lactancia y cáncer de mama no está muy clara. En todo caso, los especialistas apuntan a que dar de mamar puede generar un cambio en las secreciones hormonales, una interrupción de la ovulación o una modificación física de la mama.
  Hoy en día, en cambio, ya se da por sentado que la lactancia materna es positiva en la prevención del cáncer de mama (véanse mis libros *Prévenir le cancer du sein* y *Femmes, si vous saviez...*).
– Tener el primer hijo antes de los veintiséis años o, al menos, no lejos de esa edad.

El examen clave para lograr un diagnóstico precoz

La mamografía. En treinta años, el tamaño medio del tumor mamario ha disminuido de cinco a dos centímetros, lo que ha permitido que las posibilidades de supervivencia pasen del 25 al 75 por ciento.

CÁNCER DE CUERPO UTERINO

Este tipo de cáncer es hormonodependiente. Cada año son víctimas de él tres mil quinientas personas.

Características de las personas en riesgo

- Mediana edad: por lo general, después de la menopausia, aunque hoy en día este tipo de cáncer se encuentra también, cada vez más, antes de la menopausia, en el caso de aquellas mujeres que han recibido una terapia hormonal, especialmente con estrógenos.
- Alimentación rica en grasas animales.
- Toma de estrógenos solos o acompañados de progestágenos. Nunca se ha llegado a demostrar que los progestágenos protejan frente al cáncer de cuerpo uterino, aun cuando los médicos, en general, e incluso los especialistas lo sigan creyendo.
- Toma de antiestrógenos (tamoxifeno) para el tratamiento del cáncer de mama.

Consejos de prevención

- No tomar estrógenos o estroprogestativos antes de o durante la menopausia. Para evitar la osteoporosis, es menos peligroso optar por una alimentación que se oriente hacia el vegetarianismo (véase la p. 262), para obtener las fitohormonas que eviten una reducción excesiva de los niveles de las hormonas naturales.
- Reducir el consumo de grasas saturadas presentes en la carne.

El examen clave para lograr un diagnóstico precoz

La ecografía uterina y la biopsia.

CÁNCER DE PRÓSTATA[10]

En 1984, en Francia había siete mil cuatrocientos hombres afectados,[11] y la cifra no deja de aumentar.

Características de las personas en riesgo

- Edad de más de cuarenta y cinco años y sobrepeso u obesidad.
- Alto consumo de carne y presencia de pequeñas ginecomastias (aumento de las glándulas mamarias).

– Tratamientos hormonales excesivos con testosterona o de acción similar por problemas de disfunción eréctil o fatiga general.

Consejos de prevención

– Reducir el consumo de productos de charcutería y carnes rojas.
– No consumir tratamientos hormonales de tipo testosterona o vitamina E (tocoferol y derivados) en exceso si no se sufre realmente una carencia o déficit de tales sustancias.

El examen clave para lograr un diagnóstico precoz

El tacto rectal y la ecografía de próstata, así como la medición del nivel de PSA (*Prostatic Specific Antigen* o antígeno prostático específico), que se considera anormal cuando es superior a 4.

CÁNCER DE VEJIGA

Características de las personas en riesgo

– Elevado consumo de tabaco (más de un paquete de cigarrillos al día) o, incluso, tabaquismo pasivo.
– Presencia de pólipos únicos o múltiples (poliposis) en la vejiga.
– Posiblemente, un consumo excesivo de azúcares artificiales (no obstante, aún es demasiado pronto para afirmarlo: el consumo de edulcorantes es tan reciente que no se ha podido determinar su relación con este tipo de complicaciones).

Consejos de prevención

– Reducir el consumo de tabaco: entre dos y cinco cigarrillos al día.
– Acudir a controles médicos para el/los pólipo/s de la vejiga y solicitar su extracción, si es necesario.
– No consumir un exceso de «azúcares artificiales» (edulcorantes, especialmente la sacarina).
– Beber menos de seis tazas de café al día.[12]

El examen clave para lograr un diagnóstico precoz

La ecografía de la vejiga y la endoscopia vesical o cistoscopia.

¿Y EL CÁNCER DE PULMÓN?

En 2013, más de un cuarto de millón de personas murieron a causa de esta enfermedad en la Unión Europea.[13]

Características de las personas en riesgo

- Consumo de cigarrillos con demasiado alquitrán: fumar multiplica por entre quince y veinte el riesgo de padecer un cáncer de pulmón. Las ventas globales de cigarrillos han experimentado una ligera reducción, sin embargo, las ventas de tabaco *light* han aumentado, lo cual no representa ninguna mejora.
  Cualquier persona que fume unos veinte cigarrillos al día se convierte, al cabo de diez años, en un sujeto en situación de alto riesgo. Tan solo un dos por ciento de los afectados por cáncer de pulmón no son consumidores de tabaco. Pero los no fumadores que viven en un entorno de tabaquismo también corren peligro: entre ellos, los casos de esta enfermedad se han incrementado en un cuarenta por ciento en los últimos años.

Consejos de prevención

Desde 1993, las cajetillas de tabaco incluyen distintos tipos de advertencias: «Fumar mata», «Fumar provoca cáncer mortal de pulmón», «El humo del tabaco contiene más de 70 sustancias cancerígenas» o «Fumar acorta la vida», entre otras.

Si se eliminase el tabaco, el número de casos de cáncer se reduciría en un treinta por ciento.[14] Un estudio finlandés trató de demostrar que las vitaminas A y E ayudan a prevenir el cáncer de pulmón, pero sus resultados[15] son negativos. La investigación se llevó a cabo con veintinueve mil hombres fumadores de mediana edad, a los que se realizó un seguimiento durante seis años. Aquellos que recibieron un suplemento de betacaroteno o alfatocoferol no experimentaron ninguna ventaja frente a los demás.

Un aporte excesivo de vitaminas incluso podría estimular el cáncer… Esta es la única conclusión que se puede extraer. De ahí mi reticencia a recetar suplementos alimentarios a quienes no presenten una carencia objetiva.

Examen clave para lograr un diagnóstico precoz

La radiografía de tórax y la endoscopia bronquial.

CAPÍTULO X

DIETA MEDITERRÁNEA Y PREVENCIÓN DEL CÁNCER[1]

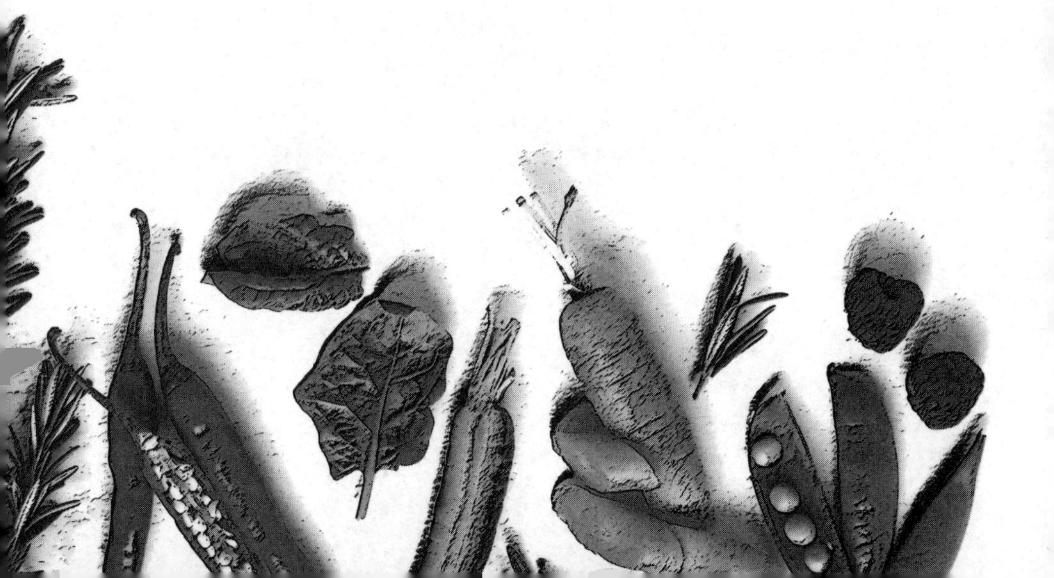

Fue A. Keys quien, en 1975, introdujo el concepto de dieta mediterránea en su obra publicada en Nueva York *How to eat well and stay well?: the Mediterranean way.*

Sin embargo, no existe una definición muy exacta acerca de lo que debe considerarse «dieta mediterránea». En principio, se trata del régimen que se corresponde con los hábitos alimentarios específicos de las regiones de la cuenca del Mediterráneo y con los alimentos (pescado, aceite de oliva, vino...) producidos, cultivados o preparados en el clima del sur de Europa: pocas grasas saturadas, más glúcidos complejos y naturales en forma de frutas y verduras y más proteínas vegetales obtenidas de los cereales y las legumbres.

Entre los países que la mantienen, se encuentran Grecia, la antigua Yugoslavia, Malta, la zona sur de Italia, la zona sur de Francia, España y Portugal (aun cuando este último no se encuentre, en términos geográficos, en la cuenca mediterránea). A esos países hay que añadir Turquía y los Estados del norte de África.

En Grecia, el consumo de aceite de oliva y frutas es elevado, mientras que en Finlandia y en los Países Bajos abundan más la leche, las patatas, las grasas y los productos azucarados.

En 1991, Giacco y Riccardi compararon los hábitos alimentarios de varios países mediterráneos con los de Estados Unidos, país este que se eligió como modelo de lugar industrializado con habitantes que presentaban un elevado riesgo de desarrollar enfermedades cardiovasculares. Su estudio puso de manifiesto que en el Mediterráneo gran parte del aporte calórico (entre un treinta y un sesenta por ciento) procedía de los cereales, que, sin embargo, solo representaban un diecinueve por ciento en Norteamérica. Otra de las diferencias halladas en la comparación país por país fue el alto consumo de aceite de oliva y de legumbres.

Los Estados mediterráneos, de los que anteriormente he destacado ya su baja ingesta de grasas, sobre todo saturadas, se distinguen también por tomar de forma natural más vitamina A, betacaroteno (tocoferol), vitamina C y selenio, así como productos no nutricionales, como los ácidos fenólicos de las plantas, glucosinolatos y ditioltionas, vegetales crucíferos, sulfuros orgánicos del ajo…, sustancias todas ellas que pueden contribuir a mejorar la salud. Así, la dieta mediterránea no solo no parece ser tóxica, sino que incluso es garantía de protección, sobre todo frente a las enfermedades cardiovasculares, pero también frente a diferentes tipos de cáncer. Se deduce que posee un efecto beneficioso precisamente por la escasa mortalidad debida a dolencias de carácter cardiovascular que se da entre quienes la practican y también por la reducción del número de tumores en diferentes localizaciones: colon, recto, páncreas, mama, próstata…

LO QUE SE SABE ACTUALMENTE SOBRE LA PREVENCIÓN DE LOS CÁNCERES DE COLON Y RECTO

Los estudios epidemiológicos

La importancia de la fibra

La teoría del papel de la fibra en la génesis de este tipo de cánceres data de principios de los años setenta. Ya en los ochenta, varios estudios epidemiológicos demostraron la relación que existe entre la frecuencia, en una población dada, del cáncer colorrectal y el consumo de carne y grasa por habitante. Una alimentación rica en fibra parece tener un efecto protector en este sentido. En 1993, Little llevó a cabo un estudio de casos y controles con 147 pacientes, con el que demostró el efecto positivo de la fibra de los cereales en la etiología de los adenomas colorrectales, considerados estados precancerosos. Wynder y Weisburger recomiendan una alimentación que incluya un 25 por ciento de grasas y entre 25 y 35 gramos de fibra, y se muestran convencidos de que la educación escolar debe convertirse en un instrumento para modificar los hábitos alimentarios de los niños.[2] Por su parte, Sandler concluyó que una dieta con abundantes grasas y escasos hidratos de carbono, frutas y otras fibras de origen vegetal aumenta no solo el riesgo de padecer un cáncer colorrectal, sino también de desarrollar los adenomas precursores.

Recientemente, Howe ha propuesto consumir treinta gramos de fibra alimentaria al día para disminuir en un treinta y uno por ciento la incidencia del cáncer colorrectal en Estados Unidos, donde cada año se registran cincuenta mil casos.

Minerales y vitaminas

Burnstein sostiene que una serie de micronutrientes, entre los que se encuentran el calcio, la vitamina D, el selenio y también las vitaminas A, C y E, tienen un efecto anticancerígeno. Vargas recuerda que tomar entre 1,5 y 2 gramos de calcio al día reduce significativamente la síntesis del ADN de las células del colon en los pacientes en riesgo, y que un suplemento constante de salvado de trigo limita la síntesis del ADN en la mucosa rectal, así como la recidiva de los pólipos.

Arbman, en Escandinavia, ha conseguido separar los cánceres de colon de los de recto:

- **En el caso del colon**, un aporte elevado de calcio y cereales reduce el riesgo. Las altas concentraciones de calcio en la luz del colon parecen ejercer una acción protectora frente al cáncer en esta zona.
- **En el caso del recto**, solo una alta cantidad de fibras y cereales parece reducir el riesgo, mientras que un importante consumo de alcohol, en concreto de bebidas de alta graduación y cerveza, aumenta el peligro.

Fibra y grasas

Pero ¿acaso el aporte de fibra explica por sí solo la reducción del riesgo relativo de desarrollar un cáncer de colon o recto? ¿La causa no estaría más bien en la reducción de la cantidad total de grasa ingerida? Las dos hipótesis (fibras y lípidos) son aceptables y compatibles. El estudio que realizó Sjödin en 1992 con ratas demostró el papel protector de las fibras insolubles gracias a la absorción de las sustancias cancerígenas presentes en la luz intestinal. Según Boutron, los mucílagos y el salvado de trigo resultan especialmente útiles en este sentido. De Cosse demostró en 1989 por vez primera que una alimentación baja en grasas y rica en fibra podría ayudar a prevenir el cáncer colorrectal en las poblaciones más expuestas (con poliposis de carácter familiar en recto y colon). Tras cuatro años de seguimiento, se observó una reducción significativa del tamaño y del número de los pólipos rectales en aquellos pacientes que ingerían 22 gramos diarios de salvado de trigo combinados con las vitaminas C (4 g al día) y E (400 mg al día), frente a aquellos que solo tomaban vitaminas o bien una escasa cantidad de fibra y nada de vitaminas.

¿Cuál sería el papel de la fibra?[3]

- La fibra alimentaria modifica la ecología bacteriana, es decir, la presencia de gérmenes en el colon, reduciendo las transformaciones químicas que están en el origen de la formación de determinados carcinógenos (productos de la degradación o de la modificación por parte de las bacterias, como los ácidos biliares secundarios).
- Un pH ácido favorecido por la presencia de fibra inhibe la agresión y la proliferación de las células de la mucosa del colon que provocan los ácidos biliares... Pero también se trabaja con la hipótesis de que existan otros mecanismos, aún no confirmados *in vivo*: el aumento del volumen del contenido intestinal (peso del bolo fecal), la aceleración del tránsito gracias a la fibra y la consecuente disminución del tiempo de contacto entre los posibles carcinógenos y la mucosa del colon, la fermentación de la fibra en esta zona, transformada así en ácidos grasos volátiles, sobre todo ácido butírico, que protege la mucosa cólica...

La fibra también podría favorecer el escalonamiento de la absorción de los principales nutrientes (glucosa, lípidos) y la sustitución de la glucosa por ácidos grasos volátiles (1 gramo de glúcido fermentado en el colon proporciona en torno a 0,6 gramos de este tipo de ácidos). Es probable que se dé una sinergia entre los mecanismos que actúan en la prevención de las enfermedades cardiovasculares (aporte de sustancias antioxidantes a través de las frutas y las verduras) y la de determinados cánceres (aporte de fibra, calcio y micronutrientes).

La quinta recomendación del Código Europeo contra el Cáncer («consuma gran cantidad de cereales integrales, legumbres, frutas y verduras») está más vigente que nunca, unida a otras recomendaciones de ese mismo código: «Mantenga un peso saludable»; «Limite los alimentos hipercalóricos (ricos en azúcar o grasa) y evite las bebidas azucaradas».

LO QUE SE SABE ACTUALMENTE SOBRE LA PREVENCIÓN DEL CÁNCER DE MAMA

Los estudios epidemiológicos

La importancia de la fibra

Los estudios de casos y controles (es decir, estudios realizados con un grupo de enfermos de cáncer y un grupo de control) han demostrado que la fibra protege del cáncer de mama y subrayan que la dieta mediterránea, rica en cereales y verduras (es decir, en fibra), reduce de un modo significativo el riesgo de padecer esta enfermedad en mujeres de edades variadas, tanto premenopaúsicas como posmenopáusicas. Hay que tener en cuenta, en cualquier caso, que un consumo mayor de fibra suele ir ligado a una reducción de la ingesta total de grasa.

Fibra y hormonas

Ya en 1986, Goldin demostró que las mujeres estadounidenses, que consumían menos fibra que las asiáticas, tenían un mayor riesgo de sufrir un cáncer de mama, aunque también existía un cierto riesgo de sesgo o error sistemático de carácter hormonal: no en vano, las asiáticas presentaban un nivel de estrógenos en sangre claramente inferior al de las estadounidenses. Sin embargo, las mujeres japonesas consumen muy pocas hormonas exógenas (véase mi obra *Femmes, si vous saviez…*).

Además, se sabe que el cáncer de mama es de tipo hormonodependiente y que los estrógenos favorecen el desarrollo de esta enfermedad, debido a su afinidad con respecto a los receptores de estrógenos de los tejidos. Por otra parte, los precursores de los estrógenos, como los sulfatos de estrógenos, o los andrógenos en el tejido de la mama, como la delta 4 androstenediona, pueden transformar el tejido adiposo mamario tras la menopausia, así como liberar la estrona que desempeñaría el papel de promotor de esta enfermedad. Todos estos datos se los debemos a H. Adlercreutz, quien, ya en 1989, demostró que la androstenediona, la testosterona y un bajo índice de SHBG (*Sex Hormone Binding Globulin* o globulina fijadora de hormonas sexuales) guardan relación con el riesgo de cáncer de mama y están más presentes en las mujeres que consumen mucha carne que en las vegetarianas.

La importancia de la grasa

Por otra parte, en 1993, L. E. Holm explicó que una alimentación rica en grasas saturadas parecía favorecer el volumen y la proliferación de los tumores de mama. Además, una dieta que incluya treinta gramos diarios de fibra alimentaria y que esté constituida en un treinta y cuatro por ciento por calorías de origen lipídico permite reducir considerablemente la concentración en sangre de estrona y estriol, datos estos que se han podido demostrar tanto en los animales como en los estudios clínicos con humanos. Pese a todo ello, el estudio prospectivo de Willett, publicado en 1992 y realizado a lo largo de ocho años con una cohorte de 89 494 mujeres, de las que 1439 habían desarrollado un cáncer de mama, no consiguió demostrar que existiera una relación significativa entre el aporte de fibra alimentaria y la incidencia de este tipo de tumores. Por eso, no permitió confirmar la utilidad de una alimentación baja en grasas (por debajo del 29 por ciento de las calorías totales) y rica en fibras para la prevención del cáncer de mama.

En cambio, el equipo australiano de Baghurst evidenció en 1992 el efecto protector de la fibra en el cáncer de mama con un aporte superior al de Willett (22 gramos de fibra frente a 17 gramos). Aun cuando las diferencias entre ambos estudios no sean significativas, lo cierto es que estos resultados se contrarrestan y demuestran la necesidad de realizar investigaciones complementarias. En Estados Unidos, una reducción de un diez por ciento en esta enfermedad supondría disminuir el número de cánceres de mama en unos dieciocho mil casos cada año.

Los intentos de explicación

La fibra podría provocar, de forma indirecta, un efecto hormonal: disminuiría la reabsorción de los estrógenos en el tubo digestivo al actuar sobre las enzimas bacterianas, lo que a su vez aumentaría la excreción de los estrógenos a través de las heces y la consecuente reducción de estas hormonas en la sangre. También es posible que, a diferencia de los estrógenos animales y humanos, los fitoestrógenos,[4] que están más presentes en la dieta vegetariana, neutralicen los estrógenos exógenos naturales o artificiales o incluso los sustituyan.

La práctica cotidiana y el futuro de la investigación

¿Cómo consumir fibra?

La mayor parte de las investigaciones realizadas en el terreno del cáncer de mama han puesto de manifiesto la existencia de un consumo excesivo de grasas y azúcares y una carencia de fibra. Desde muy pequeños, los niños ingieren una gran cantidad de grasas, especialmente saturadas, que representan el treinta y seis por ciento de las calorías que absorben, a pesar de que el índice máximo recomendado es del treinta por ciento. Además, ingieren poca fibra: de media, entre diez y doce gramos al día, frente a los entre veinte y treinta gramos que aconseja el Instituto Nacional del Cáncer de Estados Unidos.

¿Dónde encontrar fibra?

Así pues, parece que la fibra provoca efectos múltiples e insuficientemente conocidos hasta ahora. Pero además de sus beneficios para la salud, hay que tener en cuenta sus ventajas desde el punto de vista económico: no debemos olvidar que la fibra se encuentra fundamentalmente en los alimentos vegetales que podemos consumir a diario, ¡así que nos evitaríamos tomar muchas medicinas!

Tabla 72. Dieta mediterránea tipo

Vegetales crudos	En cada comida (en forma de verduras, ensaladas, frutas...)
Pescado	Tres veces por semana
Fruta fresca	Al menos cuatro veces al día
Verduras frescas	Dos veces al día
Verduras cocinadas al vapor	Dos veces al día
Cereales	A diario (en forma de pan, arroz, bulgur...)
Legumbres	Una o dos veces por semana
Productos lácteos	Una o dos veces al día
Huevos	No más de cinco veces por semana

Otros efectos positivos para la salud

Las verduras contienen elementos anticancerígenos, sobre todo sulforafano (en brócolis y coles de Bruselas) o ácido elágico (en numerosas frutas, como fresas, moras y manzanas). Por otra parte, los grupos sulfhidrilos presentes en el kiwi ejercerían una acción antimutagénica, mientras que los polisacáridos tendrían un efecto antitumoral, demostrado en animales pequeños con cáncer. Las enzimas protectoras que existen en las plantas serían, fundamentalmente, la glutatión transferasa, la quinona reductasa, la oxidorreductasa y la UDP-glucuronosiltransferasa. El té verde contiene polifenoles, sobre todo epicatequina, importante para la prevención de varios tipos de tumores (principalmente los cutáneos) en los animales. En el ajo en polvo[5] también se ha localizado un inhibidor del 7,12-dimetilbenzantraceno, que induce el tumor mamario en los animales.

Estas investigaciones experimentales en toxicología nutricional son tan importantes como las que se centran en el envasado y en la preparación de los alimentos (sobre todo en su cocción).

LA DIETA MEDITERRÁNEA Y LAS ENFERMEDADES CARDIOVASCULARES

Los equipos de las Unidades 636 y 265 del Instituto Nacional de la Salud y la Investigación Médica francés (Inserm) de Lyon[6] han demostrado que en los pacientes coronarios, esto es, que presentan un riesgo de recidiva de una insuficiencia cardíaca o una enfermedad cardiovascular, la incidencia (es decir, la frecuencia en la que se dan estos casos) se reduce en un 75 por ciento cuando los enfermos optan por una dieta mediterránea (reducción de lípidos y ácidos grasos saturados y consumo importante de frutas, verduras, legumbres y pan). Tras un seguimiento de entre uno y cuatro años (veintisiete meses, de media), los autores del estudio registraron dieciséis muertes y diecisiete infartos en el grupo de control que recibía una alimentación clásica y tan solo tres fallecimientos y cinco infartos en los sujetos que habían recibido consejos para que se pasasen a la dieta mediterránea. Cabe destacar que no observaron una modificación significativa de los diferentes parámetros de lípidos. El estudio, por tanto, apunta a que este tipo de nutrición cumple una función protectora antitrombogénica (es decir, que impide la obstrucción de los vasos sanguíneos).

El doctor J. Gabinski, de Wisconsin, publicó un estudio sobre las ventajas de los aceites de pescado en la prevención de las enfermedades cardiovasculares y, según sus investigaciones, una ración de entre cuatro y cinco gramos diarios de este producto reduciría en entre un treinta y un cuarenta por ciento la reobstrucción de las arterias coronarias después de una angioplastia (o sea, de la introducción de un balón en esas arterias para restablecer la circulación normal en ellas y evitar así el infarto).

TRES CONSEJOS PRÁCTICOS

El papel del aceite de oliva

M. Gerber, del Grupo de Epidemiología Metabólica del Instituto del Cáncer de Montpellier, publicó un completo estudio al respecto en la obra *The Mediterranean Diet and Cancer Prévention*, en la que demuestra que el ácido oleico representa el sesenta por ciento de los ácidos grasos del aceite de oliva. Este ácido se encuentra también en la grasa de los mamíferos y de las aves de corral (30 y 45 por ciento, respectivamente). El aceite de oliva es el más rico en ácidos grasos monoinsaturados y también el que menos ácidos grasos poliinsaturados contiene (un 11,7 por ciento, especialmente de ácido linoleico).

El consumo de este aceite varía de unos países a otros, incluso dentro de la cuenca mediterránea. En el sur de Francia, se toma de media más que en el resto del Estado: 1,615 kilos por año.[7] Varios estudios experimentales han demostrado que el consumo de aceite de oliva en los animales que presentan tumores no aumenta su frecuencia, a diferencia de lo que ocurre con los aceites de girasol y de diversos cereales.

Los peligros de cocinar a alta temperatura

Se ha observado una presencia de aminas heterocíclicas en numerosas fuentes alimentarias proteicas (carne y pescado) después de freírlas o asarlas a la parrilla, así como en los extractos y los residuos de la cocción y en el condensado del humo de esta.

Todas estas aminas se han sometido a pruebas y se ha demostrado que en los roedores y en los primates no humanos pueden inducir tumores en numerosos focos, incluso cuando se administran en pequeñas dosis. De hecho, favorecen la formación de aductos de ADN en diferentes órganos, como el hígado, los riñones, el colon y el estómago. Nuestra alimentación presenta el índice más elevado de productos aminoimidazoazarenos, probablemente porque es rica en carnes cocinadas a una temperatura de doscientos grados centígrados.

En 1993, Robbana-Barnat y sus colaboradores afirmaron en *Environmental Medicine* que existe una estrecha relación entre el riesgo de padecer un cáncer colorrectal y el consumo de carnes rojas como plato principal. La incidencia de esta enfermedad, además, estaría íntimamente ligada a la temperatura alcanzada al cocinar. Otros autores sostienen que esta asociación podría deberse a la importante formación de mutágenos durante la cocción.

Por eso, parece más que razonable limitar, a título preventivo, la formación de aminas heterocíclicas cuando se cocinen los alimentos, manteniendo la temperatura en torno a noventa o cien grados centígrados, lo cual puede conseguirse si se opta por utilizar, de un modo más sistemático, ciertas técnicas culinarias habituales, como el baño maría, la cocción en agua o la cocina al vapor suave. Es recomendable bajar la temperatura para evitar que el alimento entre en contacto con las llamas, elegir parrillas o barbacoas con una fuente de calor vertical, proteger la comida con papel de horno y evitar el consumo de carne demasiado hecha, cuando no carbonizada, así como el jugo que se genera al cocinarla.

El pescado y las aves de corral, como alternativa a las carnes rojas

Hoy en día ya no hay duda de que los ácidos grasos poliinsaturados (especialmente los de la serie n-3), presentes sobre todo en el aceite de pescado, tienen un efecto hipolipemiante, o sea, que reducen el exceso de lípidos en sangre. De hecho, diversos estudios epidemiológicos llevados a cabo con esquimales (grandes consumidores de pescado) y multitud de investigaciones con humanos y animales han demostrado que el consumo diario de aceite de pescado reduce aproximadamente en un cuarenta por ciento la concentración de triglicéridos en sangre y entre un diez y un quince por ciento la de colesterol. En los animales cuya alimentación se compone en entre un veinte y un cuarenta por ciento de aceite de pescado se observa una importante reducción de los depósitos de grasa abdominal. Este fenómeno se detecta incluso entre ratas que presentan obesidad por motivos genéticos.

Todos estos resultados, comprobados en un entorno ajeno a la oncología, coinciden con las observaciones que se han hecho en esta disciplina: el sobrepeso incrementa el riesgo de desarrollar un tumor y en el tejido adiposo del pecho de las mujeres enfermas de cáncer de mama se aprecia un exceso de ácidos grasos n-6 y una insuficiencia de ácidos grasos n-3 (profesor P. Bougnoux). Por tanto, el consumo de pescado incrementa la ingesta de ácidos grasos n-3 y, en consecuencia, resulta recomendable para prevenir el cáncer de mama, así como, en el caso de las mujeres ya enfermas, para reducir el riesgo de que la dolencia avance en la zona o de que se produzcan metástasis en otras. Sin embargo, por ahora esta es solo una idea esperanzadora, ya que ningún estudio internacional ha logrado probar aún la eficacia de tales consejos nutricionales para las mujeres ya enfermas.

El aporte de lípidos saturados depende sobre todo del consumo de carnes rojas, que contienen grasas «ocultas». Estos excesos se ponen en evidencia en los estudios epidemiológicos de los hábitos alimentarios de las poblaciones que presentan riesgo de padecer cáncer de mama, pólipos (adenomas) en el colon o en el recto y cáncer de próstata. Precisamente la carne de aves de corral podría sustituir a las carnes rojas, que jamás deberían consumirse más de tres veces por semana.

LA «COHERENCIA DE LA SALUD»

Los consejos nutricionales para la prevención de las enfermedades cardiovasculares son los mismos que cabe dar para prevenir el cáncer. Este hecho es una confirmación científica, una prueba más de que el ser humano constituye una unidad y de que siempre es necesario plantear la investigación médica con un enfoque «antropológico», es decir, lógico para la persona y útil para su salud.

Tabla 73. Evaluación anual de 2016 de la Sociedad Estadounidense del Cáncer

	Porcentaje de muertes según tipos de cáncer	Tasa de supervivencia tras cinco años (2005-2011)	Factores de riesgo
Pulmón	27 % en hombres y 26 % en mujeres	18 %	Tabaquismo. Ciertos productos químicos.
Colon y recto	8 %	66 %	Antecedentes familiares. Poliposis. Exceso de grasas, carencia de fibra.
Mama (mujer)	14 %	91 %	Antecedentes familiares. Ausencia de hijos. Cuestiones hormonales. Mala alimentación.
Próstata	8 %	99 %	Antecedentes familiares. Exceso de grasas y de hormonas masculinas o derivados.
Páncreas	7 %	8 %	Tabaco. Exceso de grasas.
Linfoma, sin incluir Hodgkin	4 % en hombres y 3 % en mujeres	72 %	Inmunodeficiencia. Herbicidas. Cloruro de vinolo.
Leucemia	4 %	62 %	Anomalías genéticas. Virus. Exposición a las radiaciones.
Ovario	5 %	46 %	Antecedentes familiares. Ausencia de hijos. Hormonas artificiales.
Riñón	6 % hombres y 3 % mujeres	55 %	Tabaquismo y obesidad.
Vejiga	4 %	79 %	Tabaquismo. Colorantes.

	Porcentaje de muertes según tipos de cáncer	Tasa de supervivencia tras cinco años (2005-2011)	Factores de riesgo
Útero	4 %	Cuello: 67 % Cuerpo: 83 %	Múltiples parejas sexuales. Tabaco. Obesidad. Hormonas, especialmente estrógenos.
Cerebro y sistema nervioso	3 %	53 %	Antecedentes familiares.
Otros (entre los que se incluye piel y boca, por ejemplo)	24 %	69 %	Exceso de bronceado. Determinados productos químicos. Exceso de tabaco y de alcohol.

CAPÍTULO XI

ÚLTIMOS CONSEJOS

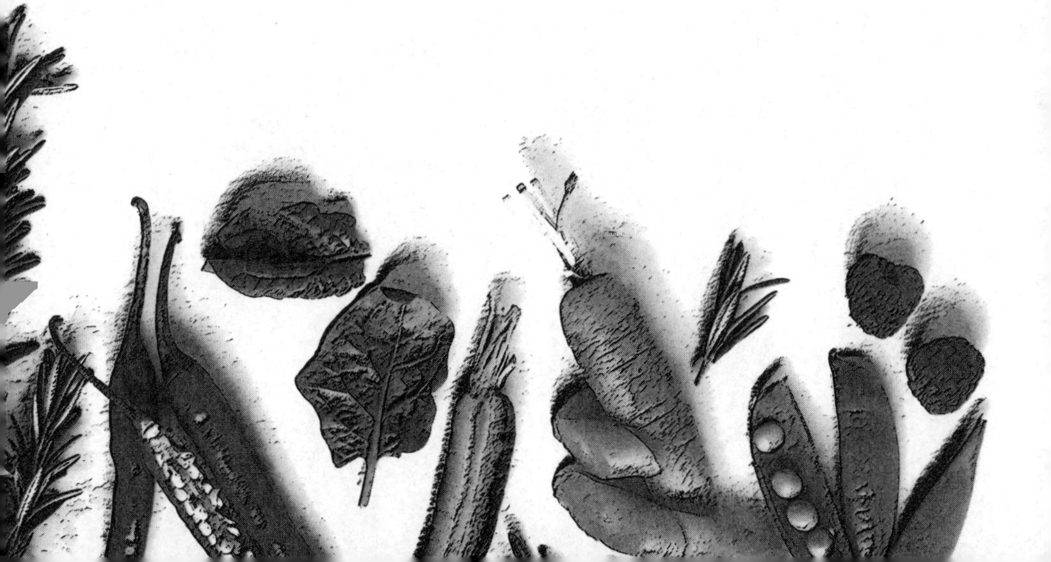

EN CASO DE ACCIDENTE NUCLEAR

(Ejemplo: el accidente que se produjo en la central nuclear de Chernóbil el 26 de abril de 1986.)

Si te encuentras en la zona afectada, lo que puedes hacer es lo siguiente:

- Evita beber leche cruda que proceda directamente de las granjas del lugar.
- Lava cuidadosamente las verduras antes de comerlas.
- No consumas el agua de los pozos.

Es posible conocer con exactitud el trayecto que ha seguido la nube radiactiva, pero a menudo solo *a posteriori.*

> La nube se situó sobre Escandinavia del 27 al 30 de abril; sobre Europa Central, el sur de Alemania, Italia, el sureste de Francia y Yugoslavia del 28 de abril al 2 de mayo; sobre Ucrania y el este de la Unión Soviética, Rumanía y Bulgaria del 1 al 4 de mayo; sobre el mar del Norte y Turquía el 2 de mayo… Tras esos cinco días, la dispersión de la radiactividad en la atmósfera dificultó su seguimiento.[1]

Aun cuando los índices de radiación alcanzados hubiesen sido demasiado bajos como para afectar directamente a determinadas personas, no era posible descartar que se produjesen efectos secundarios tardíos, es decir, cánceres, alteraciones genéticas y malformaciones congénitas, se aseguraba entonces. «Los cánceres pueden aparecer pasados diez años, y los efectos genéticos, tras una o dos generaciones.»[2]

> Unos tres años después de la catástrofe de Chernóbil, el número de casos de cáncer se ha multiplicado por dos en el distrito de Narodichi, una de las zonas cercanas a la central que no se llegaron a evacuar, según reveló el miércoles el periódico *Les nouvelles de Moscou*, que señalaba, además, que los casos de malformaciones en crías de ganado recién nacidas han aumentado de un modo espectacular, y que el nivel de radiación sigue siendo muy superior al permitido, por mucho que las fuentes oficiales lo estén negando desde la catástrofe del 26 de abril de 1986.[3]
>
> Sabemos que en Europa occidental, especialmente en Francia, la lluvia radiactiva en las semanas posteriores al accidente de Chernóbil no ha superado el equivalente de las dosis que un individuo recibe cuando sobrevuela en avión el Atlántico o pasa una semana en la montaña.

A partir de los datos médicos obtenidos por los japoneses tras Hiroshima y Nagasaki, se ha calculado que el número de tumores adicionales tras Chernóbil podría ser en Francia de entre cero y cincuenta en los próximos setenta años (cifra que se debe valorar en comparación con los diez millones de cánceres espontáneos y debidos a cualquier tipo de causa que se prevé que aparezcan en el mismo período).[4]

LOS CINCO CONSEJOS ALIMENTARIOS PARA PREVENIR EL CÁNCER

1. Evita comer en exceso..., ten en cuenta cuáles son las necesidades reales de tu organismo (edad, estilo de vida...).
2. Llegado el caso, aumenta tu gasto energético: practica ejercicio físico o algún deporte con regularidad.
3. Reduce el consumo de alcohol, que no es un producto cancerígeno, pero sí cocancerígeno:
   - No tomes con frecuencia bebidas de alta graduación (whisky, ginebra...).

- Consume vino con poco alcohol: una copa en cada comida, pero no más.

4. Ten cuidado con la ingesta de lípidos:
   - Evita que sea demasiado elevada.
   - Elige bien esos lípidos, de manera que consumas menos ácidos grasos saturados (que son los de la carne) y más ácidos grasos poliinsaturados (que son los del pescado y los aceites vegetales).
5. Opta por una alimentación variada, rica en fibra, dando prioridad a la fruta fresca, los cereales y las verduras.

LOS DIECISÉIS CONSEJOS DEL DOCTOR SENTIDO COMÚN

¿Cómo evitar la ansiedad o el estreñimiento? ¿Cómo obtener minerales, oligoelementos y vitaminas? ¿Cómo evitar el exceso de sal, colesterol o ácido úrico?

1. ¿Cómo consumir de manera natural calcio, magnesio o fósforo?

Aunque la tetania o la espasmofilia rara vez vayan acompañadas de una insuficiencia de calcio, magnesio o fósforo en la sangre, la ingesta de estos tres minerales, aun cuando solo sea en pequeñas dosis, constituye el mejor tratamiento para estas dolencias. El consumo de calcio debe ser de mil miligramos diarios o mil quinientos tras la menopausia.

Tabla 74. Alimentos que aportan **calcio** (en miligramos por cada cien gramos)

Queso tipo parmesano	1260	Yogur	150
Queso tipo emmental	1130	Nuez de Brasil	150
Queso tipo gruyer	1000	Yema de huevo	145
Leche entera en polvo	950	Leche entera cruda	140
Queso tipo roquefort	700	Yogur desnatado	140
Mostaza	500	Caviar	140
Sardina	290	Leche desnatada[5]	135
Queso tipo camembert	270	Almeja	130
Melaza	260	Brócoli	130
Semillas de soja	255	Berberecho	120
Almendra	250	Nata	120
Leche condensada	245	Judías blancas	120
Avellana	225	Rábano rusticano	110
Chocolate con leche	215	Queso petit-suisse	110
Berro	200	Acelga	110
Gamba	200	Hinojo	100
Perejil fresco	195	Endivia	100
Queso de cabra	190	Aceitunas verdes	100
Queso tipo brie	185	Ostras	95
Higos desecados	180	Espinacas	95
Achicoria	170	Pez rubio	95
Caracoles	170	Mejillones	90
Queso fresco	160		
Cebolla desecada	160		
Garbanzos	150		

Tabla 75. Alimentos que aportan **fósforo** (en miligramos por cada cien gramos)

Queso tipo parmesano	800	Gambas	300
Cacao en polvo	700	Chocolate en tableta	290
Queso tipo emmental	660	Riñón de cerdo	290
Queso tipo gruyer	600	Chocolate con leche	280
Yema de huevo	580	Salmón fresco	270
Semillas de soja	580	Esturión	270
Queso tipo gruyer fundido	500	Harina de trigo sarraceno	260
Sardinas frescas	490	Mejillones	250
Almendra	470	Cangrejo de río	240
Cacahuete	420	Merlán	240
Judías blancas	410	Arenques frescos	240
Lentejas	410	Raya	240
Copos de avena	400	Caballa	230
Nuez	390	Carpa	220
Garbanzos	375	Trucha	220
Harina integral	370	Perca	210
Queso tipo roquefort	360	Vieira	210
Sesos de ternera	350	Buey	200
Dorada	350	Aves de corral	200
Cangrejo	350	Lucio	200
Guisante desecado	340	Tenca	200
Hígado de cerdo	320	Almejas	200
Queso holandés	330	Berberechos	200
Avellana	310	Bogavante	200
Arroz integral	300		
Sesos de buey	300		
Hígado de buey	300		
Atún en conserva	300		

2. ¿Cómo consumir vitamina C de forma agradable?

La mejor manera es tomar en cada postre una o dos piezas de fruta.[6]

Tabla 76. Alimentos que aportan **magnesio** (en miligramos por cada cien gramos)

Cacao puro en polvo	410	Cebolla	110
Almendra	255	Plátano desecado	105
Caracoles	250	Chocolate negro en tableta	100
Semillas de soja	40	Lentejas	80
Nuez de Brasil	225	Sal	75
Cacahuetes	180	Castaña	75
Avellana	50	Higos desecados	75
Judías blancas	140	Coco	70
Nuez	135	Dátil	65
Pan integral	130	Acelga	65
Guisantes desecados	125	Albaricoque desecado	60
Granos de maíz	120	Melaza	60
Arroz integral	115	Espinacas	55

Tabla 77. Aporte de los **frutos y otros vegetales en vitamina C** (en miligramos por cada cien gramos)

Guayaba	250	Arándano azul	14
Grosella negra	180	Castaña	14
Kiwi	80	Cereza	12
Limón	65	Manzana	9
Naranja	60	Albaricoque	8
Fresa	60	Melocotón	8
Mango	60	Plátano	8
Papaya	60	Sandía	6
Mandarina	40	Uva	5
Pomelo	40	Pera	5
Grosella roja	36	Ciruela	5
Lichi	30	Granada	4
Piña	25	Avellana	4
Nectarina	24	Higo	3
Mora	24	Nuez	3
Frambuesa	20	Ciruela	3
Aguacate	18	Níspero	2
Arándano rojo	17	Almendra	0
Membrillo	15	Dátil	0
Caqui	15	Aceituna	0
Ruibarbo	15	Cacahuete	0
		¡Y perejil!	200

Las necesidades de vitamina C van variando con la edad:

– En niños de hasta tres años: 30 mg/día.
– En niños de entre cuatro y nueve años: 50 mg/día.
– En niños de entre diez y doce años: 60 mg/día.
– En adolescentes de entre trece y diecinueve años: 80 mg/día.
– En adultos: 80 mg/día.
– En mujeres embarazadas: 100 mg/día.
– En mujeres que dan el pecho: 150 mg/día.

Sin embargo, cada vez son más los especialistas que consideran que el aporte idóneo diario de vitamina C para adultos y adolescentes es de doscientos cincuenta miligramos. En cualquier caso, diez miligramos bastan para evitar el escorbuto, enfermedad provocada por una carencia prolongada (de varios meses) de vitamina C.

Tabla 78. Las siguientes **verduras aportan vitamina C** (en miligramos por cada cien gramos)

Perejil	200	Espinaca	15
Estragón	120	Patata	15
Vinagrera	120	Ajo	14
Pimiento	110	Apionabo	14
Rábano rusticano	100	Escarola	12
Berro	80	Endivia	11
Col de Bruselas	75	Remolacha roja	10
Coliflor	70	Achicoria rizada	10
Hinojo	65	Calabaza	10
Perifollo	60	Lechuga	10
Col roja	60	Salsifí	10
Berza	50	Calabaza cidra	9
Acelga	34	Zanahoria	8
Tomate	30	Pepino	8
Cebolleta	30	Pepinillo	8
Achicoria	30	Melón	8
Nabo	28	Alcachofa	7
Guisante	26	Apio	7
Espárrago	25	Berenjena	5
Rábano	21	Champiñón	4
Cebolla	20	Lenteja	4
Judía verde	19	Judía blanca	2
Puerro	19	Guisante desecado	1
Canónigo	18	Garbanzo	1

No olvides que las verduras frescas o cocinadas al vapor suave proporcionan altas cantidades de vitamina C. Esta vitamina, por cierto, empieza a descomponerse a sesenta grados de temperatura y, de forma más acusada, a partir de los cien grados.

3. ¿Cómo evitar el exceso de sal?

– No eches sal en los alimentos una vez cocinados.

– No consumas demasiados medicamentos con sal.

El exceso de sal puede ser peligroso para el estómago (riesgo de gastritis crónica) y, con el tiempo, generar hipertensión arterial y cáncer.

Tabla 79. Alimentos que contienen **sodio** (en miligramos por cada cien gramos)

Sal de cocina	40 000	Queso tipo parmesano	750
Jamón ahumado	2300	Arenque ahumado	700
Aceituna en salmuera	2200	Queso tipo brie	690
Pan tipo *bretzel*	1500	Queso tipo emmental	650
Caviar	1500	Chucrut	650
Salchichón	1400	Mayonesa	650
Ternera en salmuera (*corned beef*)	1300	Tomate en conserva	590
Salami	1250	Pan integral	520
Queso tipo camembert	1100	Cangrejo	400
Salchicha	1100	Gamba	400
Arenque ahumado en salazón (*saur*)	1000	Bogavante	300
Jamón de York	900	Galleta de pasta seca	300
Queso tipo roquefort	850	Verduras en conserva	300
Crema de gruyer	820	Ostra	290
Anguila ahumada	800	Biscote	260
Sardina en aceite	750	Mostaza	260
		Margarina	250

4. Para los convalecientes: ¿cómo consumir zinc, oligoelemento fundamental para la cicatrización?

Necesidad diaria: en torno a quince miligramos, obtenidos a partir de una alimentación variada.

Tabla 80. Alimentos que contienen **zinc** (en miligramos por cada cien gramos)

Ostras	16,00	Carne de aves de corral	2,50
Hígado de ternera	9,00	Bogavante	2,50
Hígado de cerdo	9,00	Arenque	2,00
Lentejas	5,50	Bacalao	2,00
Judías blancas	5,50	Nuez	2,00
Pan integral	5,00	Mejillones	2,00
Harina integral	5,00	Cangrejo	2,00
Carne de buey	4,00	Zanahoria	1,50
Yema de huevo	4,00	Col	1,50
Guisantes desecados	3,50	Almendra	1,50
Copos de avena	3,00	Avellana	1,50
Carne de ternera	3,00	Ajo	1,00
Semillas de soja	3,00	Remolacha roja	1,00

5. ¿Cómo consumir de manera natural selenio?[7]

Los alimentos que contienen selenio en cantidades infinitesimales son los siguientes:

- Semillas y cereales integrales.
- Harinas integrales, levadura de cerveza.
- Frutas frescas, vinagre de manzana.
- Verduras frescas, espárrago, ajo, setas.
- Marisco.

6. ¿Y si mi índice de colesterol es alto?

¿Cómo bajarlo o evitar que suba?

- Si consumes hormonas esteroides sin un motivo médico de peso, deja lo antes posible el tratamiento.
- Hay seis alimentos que, consumidos con regularidad y de forma sensata, ayudan a reducir los niveles demasiado altos de colesterol (en un veinte por ciento):
  - Las alubias.
  - Las berenjenas.
  - La soja.
  - Los copos de avena.

- Las manzanas.
- Los ajos (véase la nota 5 del Capítulo X en p. 555).

Las grasas saturadas de la carne y de la mantequilla están detrás de muchos casos de colesterol elevado. En cambio, las grasas monoinsaturadas, como las del aceite de oliva, apenas alteran los niveles de colesterol en sangre. Por su parte, las grasas poliinsaturadas, como las del aceite de pescado de aguas frías, reducen el índice de colesterol.

Tabla 81. Alimentos que contienen **colesterol** (en miligramos por cada cien gramos)

Sesos de ternera	1800	Queso graso	150
Yema de huevo	1550	Nata	125
Hígado de oca	490	Queso fresco (45 % materia grasa)	125
Riñón de buey	420	Carne de buey	120
Riñón de ternera	410	Carne de cerdo	100
Riñón de cordero	400	Tocino	100
Riñón de cerdo	365	Jamón	100
Hígado de ternera	360	Manteca de cerdo	90
Hígado de cerdo	340	Carne de aves de corral	90
Hígado de buey	320	Caballa	80
Mantequilla	280	Arenque	80
Molleja de ternera	280	Carne de cordero	70
Sesos de buey	240	Carne de ternera	65
Langosta	210	Lenguado	60
Hígado de pollo	200	Bacalao	60
Gambas	200		

7. ¿Cómo evitar el sobrepeso y la gota o reducir de forma natural el nivel de ácido úrico?

Evita los alimentos que contengan demasiado ácido úrico.[8]

Opta prioritariamente por los alimentos con poco ácido úrico:

– Azúcar, miel.

– Leche y derivados (queso fresco, yogur…).

– Todas las frutas.

– Las verduras, excepto los espárragos, las espinacas, los champiñones y las legumbres.
– Las harinas blancas y el pan blanco.
– El arroz blanco (y otros cereales refinados), la pasta y la sémola.

Tabla 82. Contenido en **ácido úrico** (en miligramos por cada cien gramos)

Molleja de ternera	900	Carne de buey	120
Anchoas	470	Carne de ternera	110
Sardinas	360	Liebre	110
Riñón	290	Pato	100
Bacalao	280	Oca	100
Hígado de ternera	280	Pollo	90
Sesos	200	Cordero	90
Arenques	200	Jamón de York	80
Pichón	180	Salmón	70
Trucha	170	Espinacas	70
Lengua de buey	160	Judías blancas	50
Salchichas	150	Lentejas	50
Salchichón	150	Soja	50
Carne de cerdo	130	Espárragos	50
Pavo	130	Champiñones	50

8. ¿Cómo consumir de manera natural vitamina D?

Las necesidades varían según el lugar en el que se viva (y la luz solar que se reciba): cuatrocientas UI al día en las zonas de mucho sol y mil UI al día en las zonas de poca luz.

– En los niños de menos de dos años: de 800 a 1200 UI/día.
– En los bebés prematuros: 1400 UI/día.

Complementos alimenticios:

– Aceite de hígado de bacalao: de 1 a 3 mg/100 g.
– Aceite de hígado de fletán.
– Algas marinas.
– Lecha de pescado.
– Germen de trigo.

Tabla 83. Alimentos en contienen **vitamina D** (en miligramos por cada cien gramos)

Salmón	0,1600	Cacao	0,0025
Anguilas	0,1600	Caballa	0,0013
Sardinas	0,0600	Mantequilla	0,0010
Huevos	0,0500	Hígado de ternera	0,0005
Arenques	0,0290	Queso tipo brie	0,0005
Gambas	0,0026	Leche	0,0001
Queso tipo emmental	0,0025		

9. ¿Cómo consumir de manera natural vitamina E?

Esta vitamina puede utilizarse en el tratamiento de los problemas de fertilidad y también en oncología (véase el anexo IX).

Las necesidades varían en función de la edad:

- En bebés: de 3 a 4 UI/día.
- En niños de entre uno y tres años: de 5 a 7 UI/día.
- En niños de más de cuatro años: de 10 a 15 UI/día.
- En adultos (tanto mujeres como hombres): 12 UI/día.
- En mujeres embarazadas: 15 UI/día.

Una cucharadita de aceite de germen de trigo contiene en torno a cuarenta UI de vitamina E.

10. ¿Cómo consumir de manera natural ácido fólico o vitamina B9?

Dosis diaria recomendada: 0,3 miligramos en el caso de los adultos; 0,6 miligramos en las mujeres que dan el pecho; 0,8 miligramos en las mujeres embarazadas.

Este ácido se encuentra principalmente en cuatro fuentes vegetales: levadura de cerveza (3,2 mg/100 g), espinacas y espárragos (de 0,1 a 0,2 mg/100 g) y naranjas y coles (0,04 mg/100 g).

La vitamina B9 es fundamental para reducir en un 19 por ciento el riesgo de espina bífida, una malformación que afecta al sistema nervioso. No obstante, multiplica por dos la probabilidad de concebir gemelos.[9]

Tabla 84. Alimentos que contienen **vitamina E** (en miligramos por cada cien gramos)

Nuez	22,00	Granos de maíz	1,55
Avellana	22,00	Hígado de ternera	1,25
Almendra	15,00	Huevo	1,00
Aceite de oliva	9,00	Semillas de cebada	1,00
Semillas de soja	8,50	Harina blanca	0,90
Castaña	7,00	Berza	0,70
Perejil	5,00	Manzana	0,70
Judías blancas	4,00	Lechuga	0,60
Guisantes	3,60	Carne (valor medio)	0,50
Harina integral	3,20	Pescado (valor medio)	0,50
Cacao	3,00	Zanahoria	0,45
Semillas de avena	3,00	Plátano	0,45
Coco	2,70	Champiñón	0,30
Apio	2,50	Tomate	0,30
Col de Bruselas	2,50	Pan blanco	0,20
Judías verdes	2,50	Remolacha	0,20
Mantequilla	2,00	Col roja	0,20
Semillas de trigo	2,00	Naranja	0,20
Mango	1,80	Pomelo	0,20
Pan integral	1,75	Leche	0,06
Harina semiintegral	1,60		

11. ¿Cómo consumir de forma natural hierro?

Las necesidades diarias varían con la edad:

- En bebés de hasta un año: de 6 a 9 mg/día.
- En niños de entre uno y doce años: de 10 a 12 mg/día.
- En adolescentes: de 12 a 15 mg/día.
- En hombres adultos: 10 mg/día.
- En mujeres:
  - Entre la pubertad y la menopausia: de 15 a 18 mg/día.
  - Después de la menopausia: 10 mg/día.
  - Durante el embarazo: de 19 a 21 mg/día.
  - Durante la lactancia: de 20 a 22 mg/día.

Complementos alimenticios:

– Algas marinas (entre 8 y 80 mg/100 g, según el tipo de alga).
– Agua marina.
– Polvo de ostra.
– Melaza.
– Polen.

Tabla 85. Alimentos que contienen **hierro** (en miligramos por cada cien gramos)

Cacao puro en polvo	12,00	Azúcar moreno de caña	3,50
Semillas de soja	8,00	Ciruela	3,40
Perejil	7,80	Uva pasa	3,30
Lentejas	7,70	Pepino	3,30
Yema de huevo	7,60	Granos de maíz	3,00
Riñón de cordero	7,50	Pepinillo	3,00
Hígado de pollo	7,50	Nuez de Brasil	3,00
Garbanzos	7,50	Carne de buey	2,80
Judías blancas	6,40	Chocolate negro	2,80
Melaza	6,40	Carne de caballo	2,80
Mejillones	5,80	Huevo	2,70
Guisantes desecados	5,80	Hinojo	2,70
Ostras	5,50	Chocolate con leche	2,70
Melocotón desecado	5,50	Azúcar moreno	2,70
Hígado de ternera	5,00	Oveja	2,60
Plátano desecado	4,80	Conejo	2,40
Corazón de buey	4,60	Aceitunas verdes	2,00
Avellanas	4,50	Dátil	2,00
Harina de centeno	4,50	Carne de cerdo	2,00
Almendra	4,40	Carne de cordero	2,00
Copos de avena	4,30	Pan de centeno	2,00
Espinacas	3,60	Arroz integral	2,00
Coco	3,60	Espárragos	2,00
Acelga	3,50	Remolacha	2,00
Harina integral	3,50	Guisantes	1,50
Caracoles	3,50	Calabacín	1,50
Albaricoque desecado	3,50	Cebolla	1,00
Higo desecado	3,50	Plátano	1,00
		Piña	1,00

Habría que añadir el vino: de 5 a 25 mg/100 g; la harina de sorgo: de 8,6 a 10 mg/100 g; las hojas secas de baobab: 24 mg/100 g; el pimiento rojo: 2,9 mg/100 g…

Al mismo tiempo que el hierro, hay que tomar cobre y manganeso, ya que esta combinación genera una verdadera sinergia en varios aspectos: la protección frente a las infecciones, la reproducción, el crecimiento…

12. Para prevenir la caries

- No comas demasiado azúcar.
- Toma quesos de pasta dura.
- Elige alimentos que contengan flúor.
- Descarta las bebidas demasiado azucaradas: jarabes, gaseosas, refrescos a base de cola…

Tabla 86. Alimentos que contienen **flúor** (en dosis no cuantificables)

Agua potable[10]	Vino (de 0,1 a 2 mg/l)
Té	Cereales integrales
Espinacas	Albaricoque
Coles	Marisco, pescado
Leche	Pipas de girasol

13. ¿Cómo consumir de manera natural yodo?

Para prevenir el bocio[11] por falta de yodo, hay que consumir alimentos que contengan este elemento.

Las necesidades de yodo varían según el lugar en el que se viva (más o menos cerca del mar). En cualquier caso, oscilan entre cien y quinientos microgramos al día. Tomar menos de cincuenta microgramos diarios puede provocar graves consecuencias a largo plazo y desembocar incluso en bocio.

Con una alimentación equilibrada y variada se cubren las necesidades cotidianas. No obstante, existen algunos complementos alimenticios:

- Algas marinas (las laminarias secas son ricas en yodo: contienen seis mil microgramos por gramo).
- Agua marina.
- Polvo de ostra.

Cien gramos de bacalao permiten cubrir todas las necesidades de yodo.

Tabla 87. Alimentos que contienen **yodo** (en miligramos por cada cien gramos)

Bacalao	0,100	Caballa	0,010
Atún	0,080	Merlán	0,010
Arenques	0,070	Anguila	0,010
Sardinas	0,050	Ciruela	0,010
Cangrejo	0,040	Ajo	0,009
Gambas	0,040	Zanahoria	0,009
Rodaballo	0,040	Fresa	0,008
Dorada	0,040	Tomate	0,007
Judías verdes	0,030	Vinagrera	0,007
Piña	0,030	Lucio	0,006
Pez rubio	0,030	Brema	0,006
Mejillones	0,030	Lechuga	0,005
Bogavante	0,030	Nuez	0,004
Cebolla	0,020	Avellana	0,003
Nabo	0,020	Limón	0,003
Mora	0,020	Trucha	0,003
Grosella	0,020	Harina integral	0,002
Merluza	0,020	Espinacas	0,002
Ostras	0,018	Melón	0,002
Champiñón	0,018	Uva	0,002
Rábano	0,017	Puerro	0,001
Leche	0,012	Pan integral	0,001

14. ¿Cómo consumir de manera natural vitamina A y su precursor, el betacaroteno?

Las necesidades diarias de vitamina A son de ochocientos a mil microgramos, esto es, unas cinco mil UI. Los productos lácteos se encuentran entre los que más vitamina A contienen. En general, esta vitamina está presente en los alimentos de origen animal: hígado, leche, yema de huevo... El betacaroteno o provitamina A se halla en frutas y verduras. El Instituto Nacional del Cáncer de Estados Unidos recomienda tomar seis miligramos diarios en el caso de los adultos.

La vitamina A también se puede encontrar (expresado en µg/100 g) en:

- el aceite de hígado de bacalao: de 15 000 a 120 000;
- el hígado de pescado: de 3000 a 300 000;
- el hígado del ganado: de 3000 a 12 000;
- los berros, las lechugas, las coles y las espinacas: de 400 a 1900;
- los huevos: de 300 a 600;
- las zanahorias: de 500 a 2000;
- los albaricoques: de 170 a 700;
- los arándanos: de 8 a 35.

En edades avanzadas es fácil que aparezcan carencias de vitamina A.

Tabla 88. Contenido en **vitamina A** (en µg/100 g)

Yogur natural	15
Leche entera	30
Queso de pasta blanda	225
Queso de pasta prensada cocida	270
Nata	300
Mantequilla	1000

Tabla 89. Necesidades diarias[12]

Hombres 1000 µg	Mujeres 800 µg
¾ l de leche entera o equivalente en productos lácteos: 250 µg	¾ l de leche entera o equivalente en productos lácteos: 250 µg
35 g de queso: 90 µg	30 g de queso: 75 µg
25 g de mantequilla: 250 µg	20 g de mantequilla: 200 µg
Total: 590 µg,	Total: 525 µg,
esto es, el 60 % de las necesidades del hombre de edad avanzada en vitamina A	esto es, el 65 % de las necesidades de la mujer de edad avanzada en vitamina A

15. ¿Cómo evitar el estreñimiento?

Primer consejo

– Toma cada día al menos veinte gramos de fibra vegetal alimentaria, que aumenta el bolo fecal, acelera el tránsito digestivo y favorece la hidratación de las heces. El aporte debe ser progresivo.
– Consume verduras de hoja verde, frutas y pan.

Alimentos más ricos en fibra:
– Cereales integrales.
– Leguminosas: judías verdes, lentejas, cacahuetes, guisantes.
– Frutos secos y frutas desecadas: higos, ciruelas, almendras.

Segundo consejo

– Bebe entre un litro y un litro y medio de agua al día.

Tabla 90. Alimentos que contienen **fibra** (en gramos por cada cien gramos)

Cereales		Frutos secos oleaginosos, frutas desecadas	
Salvado	44	Higo desecado	18,3
Harina integral	9,5	Almendra	14
Pan integral	8,5	Dátil	8,7
Copos de avena	7,2	Cacahuete	7,5
Granos de maíz	5,7	Nuez	5
Pan rural	5,1	Aceituna	5
Arroz integral	4,3		
Copos de maíz	3	**Fruta fresca**	
Pan blanco	2,7	Frambuesa	7,4
Arroz blanco	2,4	Grosella	6,8
Harina de centeno	1,5	Pera (con piel)	2,4
Harina de avena	0,9	Melocotón	2,3
Legumbres secas		Fruta en general	0,5-2
Judías	25,5		
Guisantes	23	**Verduras de hoja verde**	
Lentejas	12	Espinacas	6
Garbanzos	2	Guisantes	6
		Canónigos	4,3
Patatas	3,5	Alcachofa	4,2
		Puerro	1,2
		Verdura en general	1,4-4

16. ¿Cómo evitar los peligros de la hernia de hiato?

En esta dolencia, el estómago sufre una hernia en el tórax, en su punto de unión con el esófago, lo que provoca que los jugos que contiene (sumamente ácidos) salgan hacia arriba y generen frecuentes ardores, sobre todo después de las comidas. A la larga, la irritación crónica del esófago puede conducir a un cáncer en este punto. Si la hernia se diagnostica pronto, lo mejor es reparar esta anomalía mediante una pequeña intervención quirúrgica. A una edad más avanzada, lo importante es evitar las complicaciones: hemorragia «gota a gota» por irritación, quemaduras...

Algunos consejos:

- Come lentamente.
- Duerme semisentado.
- Evita el alcohol, incluida la cerveza, y el chocolate.
- No tomes comidas demasiado abundantes y ricas en lípidos.

COMIDA RÁPIDA: SÍ, PERO HAY OPCIONES MEJORES PARA UNA ECOLOGÍA ALIMENTARIA

Los restaurantes de comida rápida se han convertido en todo un fenómeno social entre los jóvenes: en estos locales, comen rápidamente por poco dinero y en un ambiente atractivo. ¡Por suerte, esta costumbre pasa rápido!

Comida rápida: sí...

Resulta necesario realizar un análisis sociológico y también un estudio científico preciso sobre la calidad y la cantidad de alimentos que se consumen en los locales de comida rápida. La hamburguesa no se toma sola: junto con las patatas fritas, supone un 55 por ciento de lípidos... Y en cuanto al postre, siempre es un helado. Al final, demasiadas grasas y demasiados azúcares.

No obstante, la comida rápida evoluciona hacia la tendencia *light*, con filetes de carne picada con menos calorías (reducción de un 5, 10, 15 o 20 por ciento, según se indique en la etiqueta) y bebidas *light*.

La hamburguesa se suele sustituir por:
– un filete de pescado;
– una ensalada ya envasada;
– *nuggets* de pollo…
… pero en estos menús sigue sin haber fruta.

En cualquier caso, una alimentación compuesta únicamente de productos *light* da lugar a carencias de hierro, calcio, magnesio…

… pero hay opciones mejores…

Los hábitos alimentarios están cambiando, aunque más en la teoría que en la práctica. De aquí y allá nos llegan consejos contradictorios, más o menos vehiculados por una ruidosa publicidad.

La prevención alimentaria del cáncer solo podrá ser eficaz si comienza desde muy pronto en las familias y también en los colegios y en todos los locales de restauración colectiva.

… para una ecología alimentaria

Mediante consejos sencillos y argumentados científicamente, es posible motivar a las familias, a los menores y a los responsables en materia de salud. La forma de comunicar es tan importante como el mensaje que se comunica. Los mensajes sanitarios deben contener dosis de humor y ser comedidos para no caer en los excesos.

Al fin y al cabo, Hipócrates tenía razón cuando recomendaba: «Que tu alimento sea tu medicina».

ANEXOS

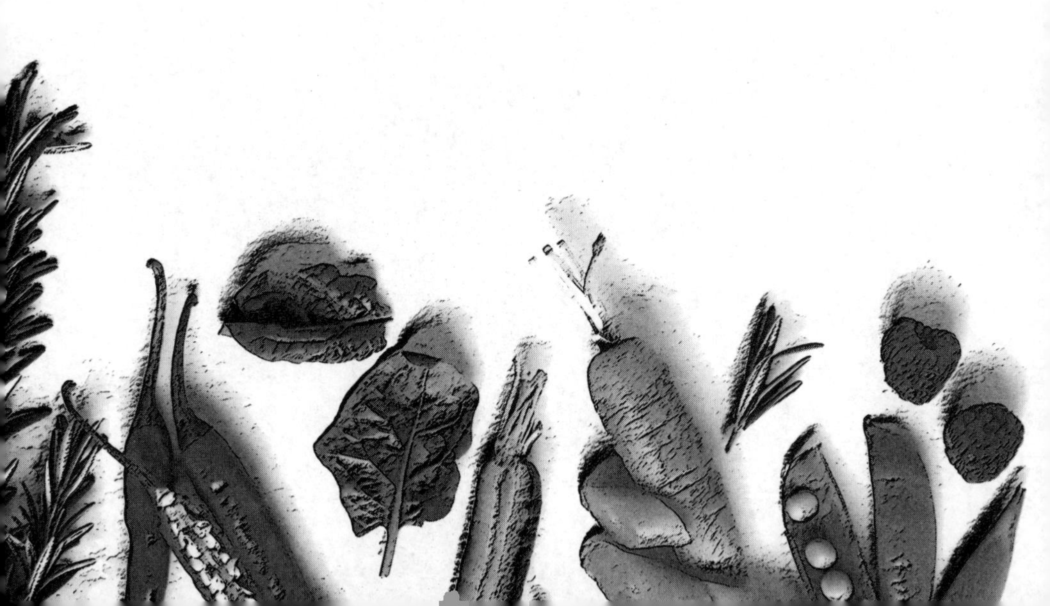

ANEXO I

CÓMO CONOCER NUESTRAS NECESIDADES ENERGÉTICAS DIARIAS

Tabla 91. Necesidades energéticas diarias del adulto, según el sexo y la actividad física

		Calorías	Prótidos (g)	Lípidos (g)	Glúcidos (g)
HOMBRE	Sedentario	2400	90	90	310
	Actividad moderada	3000	100	90	450
	Actividad intensa	3000-4500	110-120	95-115	470-800
MUJER	Sedentaria	2000	75	75	250
	Actividad moderada	2300-2500	90-95	90	330
	Actividad intensa	3000-3500	100-110	90	470-580
	Durante el embarazo	2000-3000	75-100	75-90	250-470
	Durante la lactancia	3000-3500	100-110	90	470-580

Tabla 92. Necesidades nutricionales diarias del adulto

Calorías	De 2000 a 2500 (véase la tabla 1)
Prótidos	1 gramo por kilo de peso corporal
Lípidos	30 % de cal; incluyendo de 2 a 5 gramos de ácidos grasos esenciales
Glúcidos	55 % de las calorías
Agua	De 40 a 120 mililitros por kilo de peso corporal

Calcio	800 miligramos	Fósforo	De 1 a 1,5 gramos
Cobre	De 2 a 3 miligramos	Potasio	De 0,5 a 1,5 gramos
Hierro	12 miligramos	Sodio	De 4 a 8 gramos
Yodo	100 microgramos	Zinc	De 10 a 15 miligramos
Magnesio	De 300 a 500 mg		
Ácido fólico	400 miligramos	Vitamina C	De 20 a 60 miligramos
Vitamina A	2500 UI	Vitamina D	400 UI
Vitamina B1	2 miligramos	Vitamina E	20 miligramos
Vitamina B2	2 miligramos	Vitamina H	100 microgramos
Vitamina B5	10 miligramos	Vitamina K	De 2 a 4 miligramos
Vitamina B6	2 miligramos	Vitamina PP	20 miligramos
Vitamina B9	0,3 miligramos		
Vitamina B12	3 microgramos		

ANEXO II

CÓMO CALCULAR LA CANTIDAD MEDIA DE LAS CALORÍAS QUE TOMAS

Tabla 93

Bebidas[1]	10 g	20 g	30 g	40 g	50 g	60 g	70 g	80 g	90 g	100 g	150 g	200 g	250 g	300 g
Agua: aguas minerales gaseosas y no gaseosas	0	0	0	0	00	0	0	0	0	0	0	0	0	0
Refresco: Schweppes®	4	9	13	18	22	26	31	35	40	44	66	88	110	132
Refresco: Pepsi-Cola®	5	10	14	19	24	29	34	38	43	48	72	96	120	144
Zumo de frutas														
Uva	7	15	22	30	37	44	52	59	67	74	111	148	185	222
Manzana	5	11	16	21	27	32	37	42	48	53	78	106	133	159
Naranja	9	10	14	19	24	29	34	38	43	48	72	96	120	144
Tomate	2	4	6	8	10	12	14	16	18	20	30	40	50	60
Jarabe	28	56	84	112	140	168	196	224	252	280	420	560	700	840
Batido de chocolate	10	20	30	40	50	61	71	81	91	101	152	202	253	303
Vino de 10º	7	13	20	26	33	39	46	52	59	65	98	130	163	195
Cerveza rubia	4	7	11	14	18	21	25	28	32	35	53	70	88	105
Cerveza negra	5	9	14	18	23	27	32	36	41	45	68	90	113	135
Bebida anisada tipo pastis (unos 20 ml)	50	100	150	200	250	300	350	400	450	500	750	1000	1250	1500

(1) Un grado de alcohol en cien mililitros de bebida equivale a 6,5 calorías.

	10 g	20 g	30 g	40 g	50 g	60 g	70 g	80 g	90 g	100 g	150 g	200 g	250 g	300 g
Whisky (unos 50 ml)	30	60	90	120	150	180	210	240	270	300	450	600	750	900
Oporto	16	32	48	64	80	96	112	128	144	160	240	320	400	480
Sidra dulce	4	8	12	16	20	24	28	32	36	40	60	80	100	120
Sidra seca	4	8	12	16	20	24	28	32	36	40	60	80	100	120
Aguardiente	28	56	84	112	140	168	196	224	252	280	420	560	700	840
Té	0	0	0	0	0	0	0	0	0	0	0	0	0	0
Café	0	0	0	0	0	0	0	0	0	0	0	0	0	0
Champán (100 ml)	9	17	26	34	43	51	60	68	77	85	128	170	213	253
Carne, pescado y huevos														
Carne de:														
Buey (semigrasa)	19	38	57	76	95	114	133	152	171	190	285	380	475	570
Ternera (semigrasa)	18	36	54	72	90	108	126	144	162	180	270	360	450	540
Caballo	11	22	33	44	55	66	77	88	99	110	165	220	275	330
Oveja (semigrasa)	23	47	70	94	118	141	165	188	212	235	353	470	588	705
Cordero	28	56	84	112	140	168	196	224	252	280	420	560	700	840

	10 g	20 g	30 g	40 g	50 g	60 g	70 g	80 g	90 g	100 g	150 g	200 g	250 g	300 g
Cerdo (semigrasa)	29	58	87	116	145	174	203	232	261	290	435	580	725	870
Chuletas de cordero	3	70	105	139	175	209	244	278	313	348	522	696	870	1044
Chuletas de cerdo	33	66	99	132	165	198	231	264	297	330	495	660	825	990
Jamón de York	26	52	79	106	132	158	185	211	237	264	396	528	660	792
Jamón serrano	34	67	101	134	168	201	235	268	302	335	503	670	838	1005
Paté	45	91	136	182	227	272	317	363	409	454	681	908	1135	1362
Salchichón	56	112	168	224	280	336	392	448	504	559	840	1120	1400	1680
Carne para salchichas crudas	40	80	120	160	200	240	280	320	360	400	600	800	1000	1200
Hígado	13	26	39	52	65	78	91	104	117	129	195	258	325	387
Morcilla	48	96	144	192	240	288	336	384	432	480	720	960	1200	1440
Salchicha tipo *andouillette*	32	64	96	128	160	192	224	256	288	320	480	640	800	960
Tripas	10	19	29	38	48	57	67	76	86	95	143	190	238	285
Sesos	12	24	36	48	61	73	85	97	109	121	181	242	302	363
Lengua	19	38	57	76	96	114	134	153	172	191	287	381	478	573

	10 g	20 g	30 g	40 g	50 g	60 g	70 g	80 g	90 g	100 g	150 g	200 g	250 g	300 g
Pollo y conejo	15	29	44	59	74	88	103	118	132	147	221	294	368	441
Oca y pato	33	67	100	134	167	200	234	267	300	334	501	668	835	1002
Pescado magro: merlán, bacalao	7	15	22	29	37	44	51	58	66	73	110	146	183	219
Trucha asalmonada	9	19	28	38	47	56	66	75	85	94	141	188	235	282
Trucha arcoíris	15	30	45	60	75	91	106	121	136	151	227	302	378	453
Salmón fresco	20	40	60	80	100	120	140	160	180	200	300	400	500	600
Salmón ahumado	17	34	51	68	85	102	119	136	153	170	255	340	425	510
Pescado azul: atún, sardina, caballa	18	37	55	73	92	110	128	146	165	183	275	366	458	549
Pescado en conserva (en aceite)	21	42	62	83	104	124	145	166	186	207	310	414	517	621
Moluscos: ostras, caracoles, almejas	8	16	24	32	40	47	55	63	71	79	119	158	198	237
Crustáceos: gambas, langosta	8	17	25	33	42	50	58	66	75	83	125	166	208	249

	10 g	20 g	30 g	40 g	50 g	60 g	70 g	80 g	90 g	100 g	150 g	200 g	250 g	300 g
Cangrejo fresco	8	16	24	32	40	48	56	64	72	80	120	160	200	240
Cangrejo en conserva (al natural)	10	20	30	40	50	60	70	80	90	100	150	200	250	300
Anca de rana	7	14	21	28	35	42	49	56	63	70	105	140	175	210
Huevo entero (unidad de 55/60 = 50 g)	15	30	46	61	76	91	106	122	137	152	228	304	380	456
Clara de huevo (30 g)	4	8	12	16	20	24	28	32	36	40	60	80	100	120
Yema de huevo (20 g)	32	64	96	128	160	192	224	256	288	320	480	640	800	960
Alimentos con fécula: pan, cereales y derivados														
Patata:														
Cruda	8	17	25	33	41	50	58	66	74	83	124	166	207	249
Al vapor	8	17	25	34	42	50	59	67	76	84	126	168	210	252
Frita	40	80	119	160	200	250	280	319	359	399	598	798	997	1197
Tipo chips	56	111	167	223	278	334	390	446	501	557	835	1114	1392	1671
Legumbres:														
peso cuando están crudas	35	70	105	140	175	210	245	280	315	350	525	700	875	1050
peso cuando están cocinadas	11	23	34	45	56	68	79	91	101	113	169	226	282	339

	10 g	20 g	30 g	40 g	50 g	60 g	70 g	80 g	90 g	100 g	150 g	200 g	250 g	300 g
Harina blanca	35	69	104	139	173	208	243	278	312	347	520	694	867	1041
Harina integral	34	68	102	136	170	204	238	272	306	340	510	680	850	1020
Pasta, sémola:														
peso cuando están crudas	36	72	107	143	179	215	251	286	322	358	537	716	876	1074
peso cuando están cocinadas	10	20	30	40	50	60	70	80	90	100	150	200	250	300
Cruasán	25	50	75	100	125	150	175	200	225	250	375	500	625	750
Maicena	36	71	107	142	178	214	249	285	320	356	534	712	890	1068
Magdalena	49	98	147	196	245	294	343	392	441	490	735	980	1225	1470
Arroz:														
peso cuando está crudo	35	70	105	140	176	211	245	281	316	351	526	702	877	1053
peso cuando está cocinado	11	23	34	46	57	69	80	92	103	115	172	230	287	345
Pan blanco	25	51	76	102	127	153	178	204	230	255	382	510	637	765
Biscote (unidad = 10 g)	38	76	114	152	190	228	266	304	342	380	570	760	950	1140

	10 g	20 g	30 g	40 g	50 g	60 g	70 g	80 g	90 g	100 g	150 g	200 g	250 g	300 g
Pan de jengibre	35	70	105	140	175	211	245	281	316	351	526	702	877	1053
Galleta de mantequilla	42	84	126	158	210	252	294	336	378	420	630	840	1050	1260
Galleta tipo sablé*	46	92	137	184	229	275	321	367	413	459	688	919	1147	1377
Bizcocho à la cuillère**	40	80	120	160	200	239	279	319	359	399	598	798	997	1197
Bizcocho de soletilla	39	78	116	155	194	233	272	310	349	388	582	776	970	1164
Cake inglés	40	80	120	160	200	240	280	320	360	400	600	800	1000	1200
Crepe (unidad = 30 g)	19	39	58	77	97	116	135	155	174	193	290	387	483	580
Bizcocho de Saboya	29	59	88	117	146	176	205	234	264	293	440	586	732	879
Gofre	28	57	85	114	142	171	199	228	256	285	427	570	712	855
Pasteles (de tamaño mediano)	28	56	85	113	141	169	197	226	254	282	423	564	705	846
Tarta de manzana	26	52	77	103	129	155	181	206	232	258	387	516	645	774

* Galleta típica francesa, generalmente redonda y con bordes dentados, que se caracteriza por su textura: se desmiga fácilmente al primer bocado, lo que explica su nombre (*sablée* podría traducirse como «de arena»). (*N. de la t.*)

** Bizcocho típico francés, parecido al de soletilla, aunque más blando y con más cantidad de huevo en su composición. (*N. de la t.*)

	10 g	20 g	30 g	40 g	50 g	60 g	70 g	80 g	90 g	100 g	150 g	200 g	250 g	300 g
Verduras y frutas frescas														
Lechuga	2	4	6	8	10	12	14	16	18	20	30	40	50	60
Zanahoria cruda	4	9	13	18	22	26	31	35	40	44	66	88	110	132
Apio crudo	2	4	6	8	11	13	15	17	19	21	32	42	53	63
Apionabo crudo	5	9	14	18	23	28	32	37	41	46	69	92	115	138
Champiñón fresco crudo	3	5	8	10	13	16	18	21	23	26	39	52	65	78
Col roja cruda	3	6	10	13	16	19	22	26	29	32	48	64	80	96
Pepino crudo	1	2	4	5	6	7	8	10	11	12	18	24	30	36
Rábano crudo	2	4	6	8	10	12	14	16	18	20	30	40	50	60
Tomate crudo y pimiento crudo	2	4	6	8	10	12	14	16	18	20	30	40	50	60
Verduras de hoja verde (cocinadas), alcachofa, espárrago, berenjena, coliflor, berza, espinaca, judía verde, puerro, endivia, calabacín, setas, calabaza, apio	3	6	9	12	16	19	22	25	28	31	46	62	78	93

	10 g	20 g	30 g	40 g	50 g	60 g	70 g	80 g	90 g	100 g	150 g	200 g	250 g	300 g
Verduras de raíz (cocinadas), zanahoria, nabo, salsifí, cebolla, colinabo, remolacha roja, fondos de alcachofa	5	9	14	18	23	28	32	37	41	46	69	92	115	138
Guisantes	9	18	27	36	46	55	64	73	82	91	137	182	228	273
Melón	2	5	7	10	12	14	17	19	22	24	36	48	60	72
Cítricos, piña fresca	5	10	15	20	25	29	34	39	44	49	73	98	122	147
Frutas del bosque: fresa, frambuesa, grosella roja, mora, arándano	5	10	15	20	25	29	34	39	44	49	73	98	122	147
Manzana, pera, melocotón, ciruela, cereza, albaricoque, grosella negra	7	14	20	27	34	41	48	54	61	68	102	136	170	204
Uva fresca, higo fresco	8	15	23	31	38	46	54	61	69	77	115	154	192	231
Plátano	9	18	27	36	45	54	63	72	81	90	135	180	225	270
Aguacate fresco	23	47	70	94	117	140	164	187	211	234	351	468	585	702
Caqui fresco	6	13	19	25	31	38	44	50	57	63	94	126	157	189

	10 g	20 g	30 g	40 g	50 g	60 g	70 g	80 g	90 g	100 g	150 g	200 g	250 g	300 g
Lichi fresco	7	14	20	27	34	41	48	54	61	68	102	136	170	204
Sorbete de frutas (media)	13	25	38	50	63	76	88	102	113	126	189	252	315	378
Fruta desecada: ciruela, dátil, higo	30	61	91	122	152	183	213	244	274	305	457	610	762	915
Frutos oleaginosos: nuez, almendra	69	138	206	275	344	413	482	550	619	688	1032	1376	1720	2064
Cacahuete con sal	55	109	164	214	273	328	383	438	492	547	820	1094	1367	1641
Castaña fresca	21	41	62	82	103	123	144	165	185	206	309	412	519	618
Aceituna	18	36	54	72	90	108	126	144	162	180	270	360	450	540
Leche y derivados														
Leche														
Entera	7	14	21	28	35	42	49	56	63	70	105	140	175	210
Semidesnatada líquida	5	10	16	21	26	31	37	42	47	53	78	104	130	156
Desnatada líquida	3	7	10	14	17	21	25	28	31	35	52	70	87	105
Entera en polvo no reconstituida	51	102	153	203	254	305	356	407	457	508	762	1016	1270	1524
En polvo totalmente desnatada	36	73	109	145	181	218	254	290	327	363	544	726	907	1089

	10 g	20 g	30 g	40 g	50 g	60 g	70 g	80 g	90 g	100 g	150 g	200 g	250 g	300 g
Condensada	33	66	99	132	165	199	232	265	298	331	496	662	827	993
Evaporada	14	28	42	56	70	85	99	113	127	141	211	282	352	423
Yogur (unidad = 125 g)	5	10	16	21	26	32	37	42	48	53	80	107	134	160
Yogur con 0 % de M. G.	3,6	7	11	14	18	22	25	29	32	36	54	72	90	108
Queso fresco														
con 0 % de M. G.	6	12	17	23	29	35	41	46	52	58	87	116	145	174
con 10 % de M. G.	8	15	23	30	38	45	53	60	68	75	115	150	188	225
con 20 % de M. G.	11	22	33	44	55	66	77	88	99	110	165	220	275	330
con 40 % de M. G.	15	30	45	60	75	90	105	120	135	150	225	300	375	450
Queso tipo petit suisse (unidad = 30 g) con 40 % de M. G.	14	29	43	57	72	86	100	115	129	143	215	287	358	430
Queso tipo Gervais semisalado (unidad = 25 g) con 40 % de M. G.	20	39	59	78	98	118	137	157	176	196	294	392	490	588
Queso de pasta blanda:														
Camembert	30	60	91	122	152	183	213	244	274	305	457	610	762	915
Brie	26	52	79	105	131	158	184	210	237	263	394	526	657	789
Carré de l'est	39	77	116	154	193	232	270	309	347	386	579	772	965	1158

	10 g	20 g	30 g	40 g	50 g	60 g	70 g	80 g	90 g	100 g	150 g	200 g	250 g	300 g
Munster	32	64	97	129	161	193	225	258	290	322	483	644	805	966
Pont l'Evêque	31	63	94	126	157	189	220	252	283	315	472	630	787	945
Queso de pasta dura:														
St. Paulin	36	73	109	146	182	219	255	292	328	365	547	730	912	1095
Holandés	35	71	106	141	176	212	247	282	318	353	529	706	882	1059
Cantal	39	77	116	154	193	232	270	309	347	386	579	772	965	1158
Gruyer	39	78	118	157	196	235	274	314	353	392	588	784	980	1176
Quesos con moho:														
Roquefort	40	80	119	159	199	239	279	318	358	398	597	796	995	1194
Azul	41	82	123	164	205	246	287	328	369	410	615	820	1025	1230
Queso fundido:														
Crema de gruyer	28	56	84	112	140	168	196	224	252	280	420	560	700	840
Queso de cabra	32	64	96	128	160	192	224	256	288	320	480	640	800	960
Nata	34	67	101	135	169	202	236	270	303	337	505	674	842	1011
Helado	21	43	64	86	107	129	150	172	193	215	322	430	537	645

	10 g	20 g	30 g	40 g	50 g	60 g	70 g	80 g	90 g	100 g	150 g	200 g	250 g	300 g
Grasas empleadas en cocina														
Mantequilla	74	147	221	294	368	441	515	588	662	735	1103	1470	1838	2205
Mantequilla light (41 % de M. G.)	40	80	120	160	200	240	280	320	360	400	600	800	1000	1200
Aceite	90	180	270	360	450	540	630	720	810	900	1350	1800	2250	2700
Tocino y manteca	82	165	247	329	412	494	576	658	741	823	1235	1646	2058	2469
Margarina	73	147	220	293	367	440	513	586	660	733	1100	1466	1833	2200
Mayonesa casera	41	82	123	164	205	246	287	328	369	410	615	820	1025	1230
Mayonesa industrial	73	146	219	292	365	437	510	583	656	729	1094	1458	1823	2187
Suero de mantequilla	4	7	11	14	18	22	25	29	32	36	54	72	90	108
Aceite de palma y coco	89	177	266	354	443	532	620	709	797	886	1329	1772	2215	2658
Dulces														
Azúcar	40	80	120	160	200	240	280	320	360	400	600	800	1000	1200
Mermelada y jalea	28	56	84	112	140	168	196	224	252	282	422	564	705	846
Miel	31	63	94	126	157	188	220	251	283	314	471	628	785	942
Chocolate con leche	55	110	165	220	275	330	385	440	495	550	825	1100	1375	1650
Chocolate negro	53	105	156	210	263	316	368	421	473	526	789	1052	1315	1578

	10 g	20 g	30 g	40 g	50 g	60 g	70 g	80 g	90 g	100 g	150 g	200 g	250 g	300 g
Chocolate en polvo	48	97	145	194	242	290	339	387	436	484	726	968	1210	1452
Turrón (media)	38	77	114	154	192	230	269	307	346	384	576	768	960	1152
Caramelo (media)	38	76	114	152	190	228	266	304	342	380	570	760	950	1140
Caramelo líquido	43	86	129	172	215	258	301	344	387	430	645	860	1075	1290
Golosina blanda tipo nube	34	67	101	134	168	202	235	269	302	336	504	672	840	1008
Condimentos														
Mostaza	11	21	31	42	53	64	74	85	95	106	159	212	265	318
Pimienta	0	0	0	0	0	0	0	0	0	0	0	0	0	0
Sal blanca refinada	0	0	0	0	0	0	0	0	0	0	0	0	0	0
Vinagre	4	8	12	16	20	23	27	31	35	39	58	78	97	117
Finas hierbas	0	0	0	0	0	0	0	0	0	0	0	0	0	0
Pepinillo	1	2	3	4	5	6	7	8	9	10	15	20	25	30
Guindilla	9	19	28	37	47	56	65	74	84	93	139	186	232	279
Chile verde	6	12	19	25	31	37	43	50	56	62	93	124	155	186
Ajo	14	27	41	54	66	81	95	108	122	135	203	270	338	405

ANEXO III

TRES COSAS QUE PROBABLEMENTE NO SABES ACERCA DEL HORNO MICROONDAS

Modificación estructural (es decir, de la fórmula química) de los aminoácidos (isomerización)

En marzo de 1990, la edición francesa de *The Lancet* daba cuenta de una investigación de un equipo austríaco (de G. Lubec y otros) que había logrado demostrar que al calentar la leche en el microondas se modifica la fórmula de los aminoácidos, como la hidroxiprolina y la prolina. La conversión de la forma «trans» a la forma «cis» conlleva ciertos riesgos, en concreto alteraciones estructurales, funcionales e inmunológicas de los péptidos o de las proteínas. Estos cambios hacen que las proteínas resulten más difíciles de absorber y, además, favorecen la aparición de compuestos potencialmente tóxicos. A todo esto hay que añadir que, al calentarla en el microondas, la L-prolina se convierte en D-prolina, que es neurotóxica y que, como también se ha observado, resulta perjudicial para el riñón y el hígado.

L. Fay, del Centro de Investigación de Nestlé en Lausana, puso en duda las conclusiones de G. Lubec, demostrando que, cuando la temperatura final de la leche no sobrepasa los 93 grados centígrados, no se produce ninguna modificación estructural de los aminoácidos (*Journal of Agric. Food Chem.*).

Está claro que resulta necesario seguir investigando al respecto. Sin embargo, es llamativo que este tipo de estudios no se hayan realizado antes de lanzar al mercado este aparato de cocina.

Cuidado con las fugas de los hornos microondas

Los microondas funcionan con una serie de ondas electromagnéticas de frecuencia muy alta: 2450 megaherzios, es decir, una longitud de onda parecida a la de los radares militares. Esta radiación provoca una considerable agitación en los cuerpos hidratados, como los alimentos. Cada molécula de su materia cambia de polaridad, es decir, de orientación, 2450 millones de veces por segundo. La fricción que se produce como consecuencia de esa agitación calienta muy rápidamente el alimento y, a continuación, lo cocina.

Los hornos microondas, como cualquier otro electrodoméstico, envejecen y se deterioran. Surgen entonces anomalías por fugas que permiten la salida de parte de las ondas que produce el generador.

Nuestro organismo es el mejor ejemplo de órgano hidratado, esto es, de terreno ideal para que en él ejerzan su acción las hiperfrecuencias. Por eso existe una normativa de seguridad internacional al respecto, que establece que la potencia de las ondas externas al horno no puede exceder en ningún caso los cinco milivatios por centímetro cuadrado. A partir de ese límite, los riesgos para la salud son innegables. De ahí la importancia de poder controlar la hermeticidad del horno microondas. Para ello se requiere un detector de fugas, instrumento muy sencillo de manejar: basta con colocar un vaso lleno de agua en el interior del horno, poner el electrodoméstico en marcha y, a continuación, pasar el detector a unos centímetros de los puntos sensibles del aparato (el marco de la puerta, los botones de accionamiento, la zona de ventilación que se encuentra en la parte trasera). Si la aguja del detector alcanza la zona roja, significa que las fugas sobrepasan el límite de cinco milivatios por centímetro cuadrado que prevé la normativa internacional. Si la aguja incluso se queda anclada en el extremo de esa zona roja, la radiación es ya de diez milivatios por centímetro cuadrado. En ese caso, hay que parar el equipo y enviarlo inmediatamente a un taller de reparación. Los detectores necesarios para realizar esta prueba pueden encontrarse, en varios modelos, en las tiendas especializadas.

Se han observado casos de cataratas relacionadas con la exposición accidental a las microondas, debido a dos particularidades que caracterizan al cristalino: su elevado contenido en agua (entre un sesenta y un setenta por ciento) y su escaso riego sanguíneo, insuficiente para evacuar el calor acumulado.[1]

Los gérmenes presentes en los alimentos congelados no se destruyen

Cuando los alimentos congelados se descongelan, las partes que se van calentando, líquidas o semilíquidas, absorben más energía que aquellas que aún se encuentran congeladas. Por eso existen zonas sobrecalentadas —puntos calientes— que pueden dañar el alimento, frente a otras zonas que se mantienen más o menos frías. La descongelación parcial de una comida puede favorecer la multiplicación de los gérmenes que contiene. De hecho, las microondas no esterilizan los alimentos, así que hay que tener cuidado a la hora de elegir la calidad de los productos que se compran para someterlos a estas ondas. En verano, especialmente, podemos ni darnos cuenta de que un alimento ha empezado a descongelarse debido al intenso calor... La «recongelación» en su congelador no destruirá esos gérmenes que se han multiplicado en el proceso de descongelado. Eso explica los numerosos casos de gastroenteritis estivales ligados a la ruptura de la cadena de frío. En el microondas los alimentos no se cocinan, en realidad, sino que se calientan, así que, si el producto no presenta una calidad adecuada desde el punto de vista bacteriológico, los gérmenes se desarrollarán, con los peligros que eso puede conllevar para la salud.

ANEXO IV

LOS ADITIVOS ALIMENTARIOS[1]

(Empleados para conservar los alimentos y darles color y aroma)

Los aditivos, omnipresentes en nuestra alimentación, pueden dar lugar a reacciones de intolerancia en aquellos individuos que presenten especial sensibilidad o predisposición.

Desde siempre el ser humano ha tratado de conservar sus alimentos. Con el paso de los siglos, ha ido mejorando los métodos para conseguirlo: desde el secado hasta el ahumado, pasando por la salazón o la adición de azúcar.

Con la llegada de la era industrial, la gama de técnicas se amplió enormemente: esterilización, congelación, ultracongelación, envasado al vacío, liofilización, etcétera.

Además, se desarrollaron los aditivos químicos: conservantes, antioxidantes, estabilizantes. También apareció un nuevo fenómeno: el de la preocupación por el aspecto de los alimentos, que dio lugar al uso de colorantes en la industria. A todo ello se unió la demanda, por parte de los consumidores, de sabores más agradables. En respuesta, la química creó los potenciadores del sabor y del aroma.

Hoy en día, muchos productos alimentarios contienen aditivos. La CEE ha establecido un código para estas sustancias, formado por la letra «E», seguida de tres cifras. Los aditivos alimentarios pueden clasificarse en los siguientes tipos:

– **De E 100 a E 199: colorantes alimentarios.**
– **De E 200 a E 299: conservantes.**
– **De E 300 a E 321: antioxidantes.**
– **De E 322 a E 495: emulsionantes, estabilizantes y gelificantes.**
– **De E 500 a E 578: álcalis y ácidos.**
– **De E 620 a E 637: potenciadores del sabor.**

Conocer bien estos aditivos alimentarios permite a las personas con especial sensibilidad evitar las alergias.

También resulta fundamental tomar algunas precauciones:

– Descarta las hojas externas de las verduras y retira la piel de las frutas, o bien lava minuciosamente los productos frescos con agua.
– Conserva las nueces, semillas y judías secas en recipientes herméticamente cerrados y guardados en un lugar fresco y seco.
– Consume los productos en latas de conserva en el plazo de un año, ya que con el tiempo los alimentos van acumulando cada vez más plomo.
– No guardes jamás dentro del frigorífico un alimento en una lata de conservas abierta.
– No consumas casquería (hígado, riñones...) en exceso, ya que es ahí donde se concentran los metales.
– No tomes zumos (de frutas o de verduras) envasados en latas, por el riesgo de oxidación.

Por último, ante la más mínima sospecha, no lo dudes: tira cualquier alimento que no te ofrezca seguridad.

A. Tessier, referencia bibliográfica
Guide pratique des additifs alimentaires européens

Tabla 94

Cód.	Nombre del aditivo	Alimentos en los que se encuentra	Efecto deseado
E 100	Curcumina	Mantequilla, queso, batidos, mostaza, té, pasteles, galletas	Colorante amarillo
E 101	Lactoflavina o riboflavina	Mantequilla, queso, batidos, golosinas, pasteles, galletas, postres instantáneos	Colorante amarillo
E 102	Tartrazina	Pasteles, golosinas, galletas, pescado seco y en salazón	Colorante amarillo
E 103	Crisoína S	Golosinas, helados	Colorante amarillo
E 104	Amarillo de quinoleína	Golosinas, helados	Colorante amarillo
E 105	Amarillo sólido	Golosinas, helados	Colorante amarillo
E 110	Amarillo ocaso S	Pasteles, golosinas, galletas, pescado seco y en salazón	Colorante naranja
E 111	Naranja GGN	Golosinas, helados	Colorante naranja
E 120	Extracto de cochinilla, ácido carmínico	Sidra, licor de pera, vermú, bebidas alcohólicas de alta graduación, vinagre, frutas del bosque	Colorante rojo
E 121	Orcilla, rojo cítrico 2	Guisos, sopas, pasteles, golosinas, galletas	Colorante rojo
E 122	Azorrubina	Frutas del bosque, golosinas, helados	Colorante rojo
E 123	Amaranto	Frutas del bosque, golosinas	Colorante rojo
E 124	Ponceau 4R, rojo cochinilla A	Pasteles, golosinas, galletas, frutas del bosque, pescado seco y en salazón	Colorante rojo
E 125	Ponceau SX, escarlata GN[1]	Frutas del bosque, golosinas, helados	Colorante rojo
E 126	Ponceau 6R	Golosinas	Colorante rojo
E 127	Eritrosina	Frutas del bosque	Colorante rojo

E 130	Azul de antraquinona, solantreno RS	Azúcar	Colorante azul
E 131	Azul patentado V	Golosinas	Colorante azul
E 132	Indigotina	Guisos, sopa, té verde, pasteles, golosinas, galletas	Colorante azul
E 140	Clorofilas	Mostazas verdes, verduras de hoja verde	Colorante verde
E 141	Complejos cúpricos de las clorofilas y de las clorofilinas	Verduras de hoja verde	Colorante verde
E 142	Verde ácido brillante BS	Verduras de hoja verde	Colorante verde
E 150	Caramelo	Vino, aguardientes naturales, cerveza, sidra, golosinas	Colorante marrón
E 151	Negro brillante BN	Golosinas	Colorante negro
E 152	Negro 7984	Golosinas	Colorante negro
E 153	Carbo medicinalis vegetalis	Guisos, sopas, condimentos, salsas, pasteles, golosinas, galletas	Colorante negro
E 160	Carotenoides (bixina, caroteno)	Productos de charcutería, pescado desecado y en salazón, pasteles, golosinas, galletas	Matices de color
E 161	Xantófilas	Mermeladas, jaleas, pasteles, golosinas, galletas	Matices de color
E 162	Rojo de remolacha	Mermeladas, jaleas, pasteles, golosinas, galletas	Matices de color
E 163	Antocianas	Mermeladas, jaleas, pasteles, golosinas, galletas	Matices de color
E 170	Carbonato de calcio	Pasteles, golosinas	Colorante únicamente superficial
E 171	Bióxido de titanio	Decoración externa de pasteles	Colorante únicamente superficial

E 172	Óxido e hidróxido de hierro	Decoración externa de pasteles	Colorante únicamente superficial
E 173	Aluminio	Decoración externa de pasteles	Colorante únicamente superficial
E 174	Plata	Decoración externa de pasteles	Colorante únicamente superficial
E 175	Oro	Decoración externa de pasteles	Colorante únicamente superficial
E 180	Pigmento rubí	Corteza de queso	Colorante únicamente superficial
E 181	Tierra sombra quemada	Corteza de queso	Colorante únicamente superficial
E 200	Ácido sórbico	Leche fermentada, yogures	Conservante
E 201	Sorbato de sodio	Leche fermentada, yogures	Conservante
E 202	Sorbato de potasio	Leche fermentada, yogures	Conservante
E 203	Sorbato de calcio	Leche fermentada, yogures	Conservantes
E 210	Ácido benzoico	Conservas (gambas, caviar...)	Conservante
E 211	Benzoato de sodio	Conservas (gambas, caviar...)	Conservante
E 212	Benzoato de potasio	Conservas (gambas, caviar...)	Conservante
E 213	Benzoato de calcio	Conservas (gambas, caviar...)	Conservante
E 214	Etil hidroxibenzoato	Conservas (gambas, caviar...)	Conservante
E 215	Sal sódica de etil p-hidroxibenzoato	Conservas (gambas, caviar...)	Conservante
E 216	Propil p-hidroxibenzoato	Conservas (gambas, caviar...)	Conservante
E 217	Sal sódica de propil p-hidroxibenzoato	Conservas (gambas, caviar...)	Conservante
E 220	Anhídrido sulfuroso	Cerveza, sidra, zumos de fruta, vino	Conservante (antimicroorganismos, blanqueante o decolorante)

E 221	Sulfito de sodio	Cerveza, sidra, zumos de fruta, vino	Conservante (antimicroorganismos, blanqueante o decolorante)
E 222	Sulfito ácido de sodio	Cerveza, sidra, zumos de fruta, vino	Conservante (antimicroorganismos, blanqueante o decolorante)
E 223	Disulfito de sodio	Cerveza, sidra, zumos de fruta, vino	Conservante (antimicroorganismos, blanqueante o decolorante)
E 224	Disulfito de potasio	Cerveza, sidra, zumos de fruta, vino	Conservante (antimicroorganismos, blanqueante o decolorante)
E 226	Sulfito de calcio	Cerveza, sidra, zumos de fruta, vino	Conservante (antimicroorganismos, blanqueante o decolorante)
E 230	Difenilo	Tratamiento de la superficie de los cítricos	Conservante (antimicroorganismos)
E 231	Orto-fenilfenol	Tratamiento de la superficie de los cítricos	Conservante (antimicroorganismos)
E 232	Orto-fenilfenato de sodio	Tratamiento de la superficie de los cítricos	Conservante (antimicroorganismos)
E 233	2-(4-tiazolil) benzimidazol, tiabendazol	Tratamiento de la superficie de los cítricos	Conservante (antimicroorganismos)
E 236	Ácido fórmico	Prohibido en Francia, pero presente en los productos importados	Conservante (antimicroorganismos)
E 237	Formiato de sodio	Prohibido en Francia, pero presente en los productos importados	Conservante (antimicroorganismos)
E 238	Formiato de calcio	Prohibido en Francia, pero presente en los productos importados	Conservante (antimicroorganismos)

E 239	Hexametilente-tramina	Conservas de caviar	Conservante (anti-microorganismos)
E 240	Ácido bórico	Pescado importado, caviar	Conservante (anti-microorganismos)
E 241	Tetraborato de sodio	Pescado importado, caviar	Conservante (anti-microorganismos)
E 250	Nitrito de sodio	Productos de charcutería	Fijación y salado (efecto secundario: conservante)
E 251	Nitrato de sodio	Productos de charcutería	Fijación y salado (efecto secundario: conservante)
E 252	Nitrato de potasio	Productos de charcutería	Fijación y salado (efecto secundario: conservante)
E 260	Ácido acético	Vinagre, condimentos, pan industrial	Acidificante neutralizante (efecto secundario: conservante)
E 261	Acetato de potasio	Vinagre, condimentos, pan industrial	Acidificante neutralizante (efecto secundario: conservante)
E 262	Diacetato de sodio	Vinagre, condimentos, pan industrial	Acidificante neutralizante (efecto secundario: conservante)
E 263	Acetato de calcio	Vinagre, condimentos, pan industrial	Acidificante neutralizante (efecto secundario: conservante)
E 270	Ácido láctico	Refrescos, gaseosas, yogures (poco usado)	Acidificante neutralizante (efecto secundario: conservante)

E 280	Ácido propiónico	Pan industrial	Efecto secundario: conservante
E 281	Propionato de sodio	Pan industrial	Efecto secundario: conservante
E 282	Propionato de calcio	Pan industrial	Efecto secundario: conservante
E 290	Anhídrido carbónico	Bebidas gaseosas	Antimicroorganismos, gasificante (efecto secundario: conservante)
E 300	Ácido L-ascórbico	Conservas, salsas, bebidas (gaseosas, zumos de fruta)	Antioxidante
E 301	Ascorbato de sodio	Conservas, salsas, bebidas (gaseosas, zumos de fruta)	Antioxidante
E 302	Ascorbato de calcio	Conservas, salsas, bebidas (gaseosas, zumos de fruta)	Antioxidante
E 303	Ácido diacetil 5,6-l-ascórbico	Conservas, salsas, bebidas (gaseosas, zumos de fruta)	Antioxidante
E 304	Ácido palmitil 6-l-ascórbico	Conservas, salsas, bebidas (gaseosas, zumos de fruta)	Antioxidante
E 306	Extractos naturales ricos en tocoferol	Productos dietéticos, aceite de soja, aceite de colza	Antioxidante
E 307	Alfa-tocoferol	Productos dietéticos, aceite de soja, aceite de colza	Antioxidante
E 308	Gamma-tocoferol	Productos dietéticos, aceite de soja, aceite de colza	Antioxidante
E 309	Delta-tocoferol	Productos dietéticos, aceite de soja, aceite de colza	Antioxidante
E 311	Galato de octilo	Grasas industriales que forman parte de numerosos alimentos (como sopas de sobre)	Antioxidante
E 312	Galato de dodecilo	Grasas industriales que forman parte de numerosos alimentos (como sopas de sobre)	Antioxidante

E 320	Butil hidroxianisol (BHA)	Grasas industriales que forman parte de numerosos alimentos (como purés en polvo)	Antioxidante
E 321	Butilhidroxitolueno (BHT)	Grasas industriales, etc.	Antioxidante
E 322	Lecitina	Chocolates	Antioxidante y emulsionante
E 325	Lactato de sodio	Yogures y gaseosas	Acidificante neutralizante (refuerza el efecto antioxidante)
E 326	Lactato de potasio	Yogures y gaseosas	Acidificante neutralizante (refuerza el efecto antioxidante)
E 327	Lactato de calcio	Yogures y gaseosas	Acidificante neutralizante (refuerza el efecto antioxidante)
E 330	Ácido cítrico	Bebidas gaseosas	Acidulante neutralizante (refuerza el efecto antioxidante)
E 331	Citrato de sodio	Bebidas gaseosas	Acidulante neutralizante (refuerza el efecto antioxidante)
E 332	Citrato de potasio	Bebidas gaseosas	Acidulante neutralizante (refuerza el efecto antioxidante)
E 333	Citrato de calcio	Bebidas gaseosas	Acidulante neutralizante (refuerza el efecto antioxidante)

E 334	Ácido tartárico	Gaseosas	Acidulante neutralizante (refuerza el efecto antioxidante)
E 335	Tartrato de sodio	Gaseosas	Clarificante (refuerza el efecto antioxidante)
E 336	Tartrato de potasio	Gaseosas	Clarificante (refuerza el efecto antioxidante)
E 337	Tartrato doble de sodio y potasio	Gaseosas	Clarificante (refuerza el efecto antioxidante)
E 338	Ácido ortofosfórico	Bebidas gaseosas	Acidificante neutralizante (refuerza el efecto antioxidante)
E 339	Ortofosfato de sodio	Bebidas gaseosas	Acidificante neutralizante (refuerza el efecto antioxidante)
E 340	Ortofosfato de potasio	Bebidas gaseosas	Acidificante neutralizante (refuerza el efecto antioxidante)
E 341	Ortofosfato de calcio	Bebidas gaseosas	Acidificante neutralizante (refuerza el efecto antioxidante)
E 400	Ácido algínico	Vinos, helados	Emulsionante, espesante, gelificante
E 401	Alginato de sodio	Vinos, helados	Emulsionante, espesante, gelificante
E 402	Alginato de potasio	Vinos, helados	Emulsionante, espesante, gelificante

ANEXO V

¿SE PUEDE BEBER EL AGUA DEL GRIFO?

La respuesta es sí…, pero hay que saber ciertas cosas.

Por lo general, el agua de grifo no provoca enfermedades. ¡Y menos mal! El agua es el alimento más vigilado, sometido a las normas más estrictas y a los controles más frecuentes.

Lo que se busca es evitar dos tipos contaminación: en primer lugar, la de las sustancias que, a un plazo más o menos largo, resultan tóxicas y para cuya eliminación se requieren técnicas de depuración que en ocasiones resultan complejas (resina intercambiadora de iones, adsorción con carbón activado…); en segundo lugar, la contaminación microbiana, que es más sencilla de eliminar, recurriendo simplemente a la cloración: para ello, basta con comprobar que en el momento en el que el agua sale hacia las canalizaciones queda suficiente cloro residual. El nivel máximo tolerado en el caso de los nitratos es de cincuenta miligramos por litro. La utilización de pesticidas, fertilizantes y estiércol con nitratos en la agricultura es un factor importante de contaminación, aunque también hay que tener en cuenta la modificación del uso que se hace del terreno: la transformación de una zona agrícola en área urbanizable o en carretera provoca una reducción o bien un aumento de los nitratos de las capas freáticas. Algo similar ocurre en caso de lluvias intensas o del fenómeno contrario, es decir, de sequía. Las variaciones climáticas pueden tener efectos, y el deber de un proveedor de agua es prever todos estos cambios.

El desarrollo de una agricultura de calidad, menos contaminante, no tiene por qué suponer un aumento de los gastos, si la comparamos con el coste que representan los terribles efectos de la agricultura intensiva, fuente de perjuicios económicos que, en algunos casos, han adquirido una dimensión inquietante en los últimos años: piénsese en la erosión del suelo o la contaminación de las aguas (que cada vez les salen más caras a los municipios), por no hablar del precio para nuestra salud.

Hay filtros que se pueden adaptar al grifo y que eliminan las impurezas químicas (nitratos, insecticidas, herbicidas...) y bacteriológicas, así como las sustancias que provocan un olor desagradable.

El agua embotellada, en ocasiones mejor que el agua corriente, cuesta de media 313 veces más que esta última. Existen multitud de tipos de agua embotellada: con o sin gas, de manantial, mineral y hasta agua del grifo, sencillamente.

Se ha podido demostrar que el único método fiable para eliminar bacterias, metales pesados, productos químicos de síntesis, nitratos, cloro, haloformos formados por la cloración, etcétera, es la ósmosis inversa. En el mercado hay disponibles aparatos para la purificación del agua mediante ósmosis inversa que se adaptan rápidamente a cualquier tipo de grifo.

Tabla 95. Los diferentes tratamientos y sus aplicaciones

<table>
<tr><th></th><th>Anomalía</th><th>Ablandador</th><th>Filtro de carbón</th><th>Ósmosis inversa</th></tr>
<tr><td rowspan="9">Analiza el agua de tu hogar y elige el sistema que más te conviene (los asteriscos indican las anomalías que corrige cada procedimiento)

* Eficaz
** Muy eficaz
*** Excelente</td><td>Nitratos</td><td></td><td></td><td>***</td></tr>
<tr><td>Dureza del agua</td><td>***</td><td></td><td>***</td></tr>
<tr><td>Metales pesados</td><td>*</td><td></td><td>***</td></tr>
<tr><td>Cloro</td><td></td><td>***</td><td>**</td></tr>
<tr><td>Radiactividad</td><td>**</td><td></td><td>***</td></tr>
<tr><td>Pesticidas</td><td></td><td>***</td><td>***</td></tr>
<tr><td>Subproductos de la cloración</td><td></td><td>***</td><td>***</td></tr>
<tr><td>Bacterias</td><td></td><td></td><td>***</td></tr>
<tr><td>Virus</td><td></td><td></td><td>***</td></tr>
</table>

ANEXO VI

LA AGRICULTURA ECOLÓGICA

Se prevé que la creciente demanda de productos naturales amplíe en Europa el mercado de la agricultura ecológica, que se distingue por no utilizar productos químicos de síntesis, herbicidas, insecticidas o pesticidas.

Los productos bío

Es lógico que los precios de los productos bío con el sello de la agricultura ecológica sean más caros (entre un veinte y un treinta por ciento) que los productos clásicos.

Al fin y al cabo, con ellos se recupera el sabor natural: «Así, los alimentos ecológicos no requieren la adición sistemática de salsas elaboradas, muchas veces con el único objetivo de mejorar el gusto insípido de un alimento que en su mayor parte es agua».[1]

Tabla 96. Contenido en minerales del vino (en miligramos por litro)

Fosfatos	60-1000	Hierro	2-5
Potasio	100-2000	Cobre	0,2-0,3
Sodio	20-50	Aluminio	1-10
Calcio	50-200	Cromo	0,5
Magnesio	50-140	Zinc	0,1-6
Cloruros	20-400	Flúor	0,1-2
Sulfatos	400-1000	Yodo	4-24
Manganeso	1,5-2,5	Bromo	0,6-24

En el caso del vino se aplican criterios muy estrictos. Un viticultor que pertenezca a una denominación de origen no podrá superar un determinado rendimiento por hectárea ni utilizar azúcar para la vinificación, ni tampoco productos estabilizantes, que son los que causan problemas digestivos y dolor de cabeza un rato después de la absorción de la bebida.

Tabla 97. Contenido en vitaminas del vino (en miligramos por litro)

C	10	B5. Ácido pantoténico	1,2-1,5
B1	7-10	B6	0,5
B2	0,5	B12	0,16
PP	1-2	H. Biotina	5

Los productos ecológicos y el consumidor

Los productos ecológicos todavía no son lo suficientemente conocidos como para pasar a convertirse en la opción prioritaria del consumidor. El mayor obstáculo en este sentido, seguramente, son sus precios.

Para que los productos ecológicos se generalicen es necesario:

- que se conozcan muy bien sus beneficios para la salud;
- que se reduzca su precio de venta al público, que no debería ser superior en más de un diez por ciento al de los productos convencionales;
- que se garantice un apoyo europeo y nacional a los productos vegetales y animales producidos ecológicamente, ya que, por fuerza, para su elaboración se requiere más mano de obra. Por cierto, no hay que descartar que el agricultor ecológico y su familia presenten un mejor estado de salud que el agricultor convencional.

En cualquier caso, cuidado con las etiquetas «no procesado», «sin pesticidas», «natural», «sin residuos», etcétera: no son las que se utilizan para los productos ecológicos, así que los artículos que las llevan no pueden considerarse bío.

ANEXO VII

PRODUCTOS *LIGHT*: ¿MODA O SALUD?

Los productos *light* se han convertido en auténtica tendencia

Recuerdo unos anuncios que fueron demasiado lejos: llegaron a comparar la libertad que se celebraba en el segundo centenario de la Revolución francesa con una supuesta «libertad nutricional» conquistada gracias a la sustitución de los azúcares por sucedáneos «dulces, pero no calóricos». Los especialistas en *marketing*[1] incluso han ampliado el concepto a las bebidas (gaseosas sin azúcar, bebidas *light* a base de cola) y las grasas sin lípidos (mantequilla sin colesterol, yogures con un cero por ciento de materia grasa).

Los procedimientos empleados se dominan a la perfección: hoy en día, ya es posible retirar el azúcar o la grasa y sustituirlos por otras sustancias con el mismo sabor, pero menos calorías (sacarina, aspartamo..., en el caso del azúcar;[2] para las grasas, se habla mucho de *calofats* o pseudograsas con un aporte calórico menor). Según la publicidad, ningún alimento *light* es tóxico, salvo la sacarina, aunque solo si se consume en grandes cantidades,[3] o el ciclamato, en el caso de las mujeres embarazadas.

En realidad, las personas normales no necesitan en modo alguno este tipo de alimentos, indicados únicamente para diabéticos, obesos o individuos que presentan un sobrepeso de un diez por ciento con respecto a su peso ideal. Es posible incluso que estos productos tengan efectos nefastos: cuando alguien toma menos calorías en una comida, las compensa en la siguiente ingiriendo más. Por otra parte, cada vez son más los estudios que señalan la posibilidad de una «sobrecompensación»: la frustración alimentaria tendría como efecto secundario una sobrecompensación que neutralizaría todas las ventajas esperadas de los productos *light*.

Se ha demostrado que con tan solo percibir el sabor dulce, se ponen en marcha los mecanismos metabólicos de reacción ante un exceso de azúcar, entre ellos la secreción de insulina por parte del páncreas. Así pues, si el producto sabe dulce, aun cuando no contenga azúcar, se segregará insulina —hormona hipoglucemiante—, aunque esta sustancia no se utilizará para los fines para los que está concebida, lo que agravará aún más la hipoglucemia.

Por eso, el alimento sustitutivo actúa como un mero espejismo. Los efectos serán más o menos negativos según la hora de consumo: menores si el alimento se toma al final de la comida, máximos en momentos de ayuno. Cuidado, pues, con el clásico edulcorante que añadimos al café de media mañana. Las personas sanas no deberían tomar productos *light* a la ligera…

El exceso de edulcorantes polialcoholes, muy comunes en la elaboración de pasteles, puede provocar diarreas

Los polialcoholes (también denominados *polioles*) son edulcorantes «de relleno» autorizados en la alimentación desde 1987. Estas sustancias, entre las que se encuentran el maltitol, el manitol, el sorbitol y el xilitol, tienen menor poder endulzante que la sacarosa, pero su principal ventaja es que las bacterias presentes en la boca no pueden utilizarlas, por lo que no provocan caries. Se utilizan como sustancia de relleno calórico en la fabricación de golosinas que se anuncian como productos «sin azúcar» (caramelos, chicles, etc.). Eso sí, aunque estos azúcares no fermenten en la boca, sí que lo hacen, y mucho, en el intestino. Además, debido a su poder osmótico, crean una mayor demanda de agua, lo que se traduce en flatulencia y diarreas osmóticas. La dosis máxima que recomienda el Comité Científico de la Alimentación Humana de Bruselas es de veinte gramos al día, pero puede cambiar en función de la inmunidad o la susceptibilidad individuales.

Nuevos edulcorantes

- La sucralosa, derivada de la sacarosa, con un poder endulzante tres veces mayor que el del aspartamo.
- El alitamo, derivado de la alanina, doce veces más dulce que el aspartamo.
- Las polidextrosas, destinadas a la industria de la pastelería, la chocolatería, las golosinas y los aliños para ensaladas, reproducen las características físico-químicas del azúcar, pero tan solo aportan una caloría por gramo, es decir, la cuarta parte de la sacarosa. ¡Lo que no se haga por responder a los gustos del consumidor…! En cualquier caso, todos estos productos están desaconsejados en los menores de tres años y las mujeres embarazadas.

Nada de aspartamo para las personas que sufran de alergias o migrañas

El organismo metaboliza el aspartamo[4] en dos aminoácidos, en concreto el ácido aspártico y la fenilalanina (por eso está contraindicado en caso de fenilcetonuria), así como en otros dos elementos: el metanol y la dicetopiperazina, producto este que es el único no presente de forma natural en los alimentos. Un plátano, por ejemplo, contiene quince veces más ácido aspártico, cinco veces más fenilalanina y diez veces más metanol que una pastilla de aspartamo. La dicetopiperazina puede unirse a las proteínas plasmáticas y dar lugar a alergias.

Si las bebidas que contienen aspartamo se almacenan a temperaturas altas, se acelera la degradación de este edulcorante. Por eso es importante observar las fechas de caducidad y conservar estos productos en un lugar fresco. Entre quienes sufren de migrañas, el aspartamo puede provocar crisis más intensas y prolongadas.

Tres preguntas acerca de los productos *light*

1. *¿Los productos* light *adelgazan?*

Los productos que aseguran contener un treinta (o un cuarenta o un cincuenta) por ciento menos de calorías son, efectivamente, menos ricos en calorías, pero consumirlos no implica que podamos prescindir de buscar un equilibrio nutricional. Según el profesor J. J. Bernier, presidente del Consejo Nacional de Alimentación de Francia, «no debemos pensar que si todo lo que comemos es *light* adelgazaremos sin problemas y sin esfuerzo... Para conseguirlo también hace falta fuerza de voluntad».

2 ¿Los productos light son fiables?

La reducción de calorías lipídicas puede conseguirse de diferentes formas: una de ellas sería, sencillamente, disolver el producto en agua... De hecho, las mantequillas, margarinas y mayonesas que se califican de *light* contienen hasta un cincuenta por ciento de agua. Así pues, ¡lo que sus fabricantes venden es, en realidad, muchísima agua! El gran problema es que el consumidor está convencido de que puede tomar productos de este tipo sin restricciones, así que tiende a poner más mantequilla en sus tostadas, por ejemplo.

Otro método consiste en reducir el contenido de grasa de un producto compuesto por diversos ingredientes, sustituyendo, pongamos por caso, una parte de la carne por proteínas vegetales o una parte de las grasas por almidón, sobre todo tapioca. Es lo que hacen los productores de platos cocinados que se venden como *light*, muchas veces en forma de ultracongelados. También existen helados en los que la nata se sustituye por... ¡clara de huevo! El colmo es sustituir las grasas habituales por grasas que no pueden digerirse.

3. ¿Y la salud?

En cuanto a los glúcidos, los edulcorantes de las harinas y los azúcares empleados en pastelería u otras preparaciones culinarias suelen provocar gases e hinchazón.

Los edulcorantes «intensos», con un gran poder endulzante,[5] presentan cierto grado de toxicidad cuando se toman en grandes cantidades. De hecho, ha sido necesario establecer la ingesta diaria admisible (IDA) para cada sustancia empleada. La IDA constituye una cantidad global, en la que se incluyen todos los alimentos consumidos: bebidas, pasteles, golosinas, yogures, etcétera. ¿Cómo conseguir que la ciudadanía no supere esta dosis diaria? Resultan esenciales el sentido común y la moderación…, pero también las autoridades deben asegurar que los beneficios económicos no se impongan sobre la salud. ¿Para cuándo una ética de la sanidad, la publicidad y los medios audiovisuales?

ANEXO VIII

EL PAPEL DE LAS VITAMINAS EN LA PREVENCIÓN Y EN EL TRATAMIENTO DEL CÁNCER[1]

A principios del siglo XX, los científicos lograron identificar cuáles son las consecuencias de las carencias vitamínicas. Los experimentos con animales demostraron que la falta de determinadas vitaminas activa, en algunos tejidos, la formación de lesiones precancerosas. Son varias las vitaminas (en concreto, la A, la B12, el ácido fólico y la E) que intervienen en la división celular. También se ha probado que algunas vitaminas actúan como «trampas» para los radicales libres,[2] que son sustancias de acción breve y de gran capacidad de reacción, que pueden provocar cambios incontrolados en los compuestos celulares, en el material genético: se trata de las vitaminas C, E y del betacaroteno o provitamina A, capaces de atrapar esas moléculas tóxicas.

Así, es posible distinguir dos acciones de las vitaminas que son interesantes desde el punto de vista de la oncología: la preventiva y la curativa. Veamos, por ejemplo, el caso de la vitamina A y la provitamina A.

La vitamina A en la prevención[3]

Esta vitamina se consigue a través de la alimentación en forma de provitamina (carotenoides), presente en las plantas y en los productos animales como el éster de retinol. El retinol se almacena en el hígado, lo que explica que un exceso de consumo de vitamina A pueda dañar gravemente este órgano. El índice en la sangre siempre es bajo y no guarda relación con esa acumulación en el hígado, sobre todo si el aporte proteico de la alimentación es escaso.

En realidad, para evaluar el nivel de vitamina A, hay que medir las concentraciones de dicha vitamina y de su precursor, el betacaroteno.

La vitamina A se ha llegado a administrar para el tratamiento de las alteraciones cutáneas en dosis entre veinte y trescientas veces mayores que la que necesitamos diariamente. Sin embargo, los terribles efectos secundarios de este tipo de tratamientos han determinado que se prefiera emplear retinoides, que son menos tóxicos y más activos, aunque también teratogénicos, es decir, que dañan el material genético y pueden provocar graves anomalías en el embrión o en el feto durante la concepción y el embarazo.

En los animales, la vitamina A retrasa el avance de los siguientes cánceres:

– Cáncer cutáneo provocado por un virus o por productos químicos.
– Cáncer de vejiga.
– Cáncer de pulmón provocado por productos químicos.
– Cáncer de mama provocado por productos químicos o trasplantes.

En las ratas se ha conseguido inhibir un cáncer de cartílago (condrosarcoma transplantado) mediante la administración de vitamina A.

En el ser humano, el riesgo de que aparezca un tumor de pulmón es entre dos y tres veces más alto en los hombres o mujeres que toman poca vitamina A y se encuentran intoxicados por el tabaco.

Un aporte insuficiente de esta vitamina podría incrementar el peligro de padecer otros cánceres: de tubo digestivo, de mama, de vejiga, de esófago, de laringe…, pero en la mayor parte de los estudios el riesgo relativo (RR) nunca llega a ser del doble. También se han encontrado otras anomalías relacionadas, como el aporte de selenio.[4] Es muy probable que el nivel sérico de retinol forme parte, en un futuro cercano, del estudio del perfil biológico que servirá de base para aconsejar sobre cómo prevenir el cáncer, ya que un índice bajo aumenta el riesgo de padecer esta enfermedad. De hecho, en personas como los fumadores crónicos o los pacientes con riesgo de desarrollar tumores en la vejiga debería medirse este nivel.

Aplicaciones actuales de la vitamina A

Se ha observado que las lesiones precancerosas o cancerosas de la piel (epitelioma basocelular) han desaparecido parcial o totalmente cuando se les ha aplicado ácido retinoico en pomada. También se ha observado la involución del estado precanceroso de la boca y de la laringe tras la toma de vitamina A por vía oral, así como la remisión parcial o total de la papilomatosis recurrente de la vejiga (que se corresponde con la fase precoz del cáncer de este órgano) en dos tercios de los pacientes. Sin embargo, no se ha detectado ningún efecto favorable en el caso del cáncer de mama o de esófago ni en los melanomas.

En oncología, el suministro de vitamina se considera como un adyuvante terapéutico de tratamientos clásicos (cirugía, radioterapia, quimioterapia…).

Complicaciones o efectos tóxicos del aporte en vitamina A

Hay que destacar sobre todo la caída del cabello (alopecia más o menos grave), el estado de confusión, las náuseas, los vómitos, las diarreas, la osteomalacia (huesos que se vuelven frágiles), la insuficiencia del hígado con anomalías celulares y la descamación y adquisición de un tono amarillento en la piel.

El betacaroteno o provitamina A

El betacaroteno, precursor de la vitamina A, se encuentra en los vegetales, y el organismo humano lo transforma después en vitamina A. Sin embargo, si el consumo de betacaroteno es excesivo, la mayor parte de este precursor acaba acumulándose en el tejido adiposo subcutáneo. Eso sí, no se han registrado efectos secundarios tóxicos del betacaroteno, ni siquiera cuando se toma en dosis altas. El nivel en sangre de este precursor no viene regulado por el hígado, al contrario de lo que ocurre en el caso de la vitamina A, así que constituye un reflejo exacto del índice de esta vitamina en un momento dado.

- En los animales, los científicos han observado una inhibición de los tumores cutáneos espontáneos o de los sarcomas provocados por virus o trasplantes, así como una reducción constante de los tumores de mama.

– En el ser humano, los pacientes con mayor probabilidad de padecer un cáncer pulmonar presentan un riesgo relativo (RR) hasta 8,1 veces más alto si su dieta incluye poco betacaroteno. Los enfermos de cáncer de pulmón presentan bajos niveles de betacaroteno en sangre. También los afectados por cáncer de cavidad bucal o esófago han consumido, en general, menos frutas y verduras, ricas en betacaroteno.

El Instituto Nacional del Cáncer de Estados Unidos recomienda tomar seis miligramos diarios de betacaroteno en el caso de los adultos.

Tabla 98. Contenido en **betacaroteno** por cada cien gramos de diferentes frutas y verduras

Zanahoria	6,6 mg	Albaricoque	1,6 mg
Berro	5,6 mg	Brócoli	1,5 mg
Espinaca	4,9 mg	Melocotón	0,5 mg
Mango	2,9 mg	Tomate	0,5 mg
Melón	2,0 mg	Naranja	0,1 mg

Las vitaminas del grupo B

Son las siguientes:

– B1 o tiamina (no se ha evidenciado hasta ahora ninguna relación con el cáncer).
– B2 o riboflavina.
– B3, PP o niacina.
– B5 o ácido pantoténico (no se ha evidenciado hasta ahora ninguna relación con el cáncer).
– B6 o piridoxina.
– B8 o biotina (no se ha evidenciado hasta ahora ninguna relación con el cáncer).
– B9 o ácido fólico.

La vitamina B2

En los animales se ha observado un efecto inhibidor en los cánceres de hígado provocados con dimetilaminoazobenceno y en los tumores cutáneos inducidos con DMBA (dimetilbenzantraceno) y metilcolantreno.

En el caso del ser humano, en China, por ejemplo, se ha registrado baja concentración urinaria en vitamina B2 entre los habitantes de una región que se caracteriza por su elevado índice de cánceres de esófago.

La vitamina B6

En los animales que toman poca vitamina B6 se produce un descenso de la inmunidad (que depende del timo) y un crecimiento tumoral más rápido que en aquellos que tienen un aporte normal.

In vitro, la adición de piridoxina al medio de cultivo ha permitido reducir en un noventa por ciento el número de células de un melanoma.

En el caso del ser humano, la vitamina B6, aplicada en pomada, reduce el tamaño de las lesiones cancerosas melanómicas. Si se administra esta vitamina durante la radioterapia para el tratamiento del cáncer de endometrio, se puede mejorar la tolerancia del paciente a este y prolongar así su supervivencia.

La vitamina B12

Es posible que esta vitamina estimule el crecimiento de los tumores y la formación de metástasis, y que también aumente la resistencia del cáncer a la radioterapia. Sin embargo, cuando se aplica en altas dosis y se combina con grandes cantidades de vitamina C, parece provocar la inhibición del crecimiento de los tumores trasplantados.

La niacina (B3 o PP)

La administración simultánea de niacina y de helecho común (*Pteridium aquilinium*) en ratas reduce en un cuarenta por ciento el cáncer de vejiga que induce precisamente ese helecho. Esta vitamina también podría actuar como inhibidor del desarrollo de los tumores renales.

El ácido fólico (B9)

En la alimentación, el ácido fólico parece tener un efecto beneficioso para la reducción de las anomalías precancerosas del cuello del útero y disminuir el riesgo de que las mujeres que consumen anticonceptivos orales sufran procesos degenerativos malignos en esa zona. En quimioterapia, el ácido fólico se emplea como antídoto del metotrexato y otros antagonistas de la B9.

La vitamina C[5]

En oncología, la vitamina C puede tener cinco aplicaciones interesantes:

1. Aplicación antioxígeno o antioxidante y contraria a los radicales libres: la acción antioxígeno se explica por las propiedades reductoras de esta vitamina. La acción contra los radicales libres permite proteger la célula y su material genético.
2. Aplicación contra la formación de nitrosaminas: la vitamina C evita que aparezcan estas sustancias cancerígenas tan importantes y potentes en el estómago.[6] Las nitrosaminas proceden de la transformación de los nitratos del agua potable, de las verduras y de aquellos que se emplean como conservantes alimentarios.
3. Aplicación antimutagénica: la combinación de las vitaminas C y E limita las propiedades mutagénicas (esto es, la capacidad de modificar el núcleo de una célula y convertirla en cancerosa) de los excrementos naturales humanos.
4. Aplicación inmunoestimulante: la vitamina C favorece la actividad de las células fagocitarias, es decir, de las que tienen la capacidad de neutralizar los residuos tóxicos del organismo.
5. Aplicación con respecto a las enzimas del hígado: la vitamina C actúa sobre las oxidasas hepáticas, responsables de la desintoxicación y la transformación de los agentes cancerígenos.

Los animales alimentados con precursores de las nitrosaminas desarrollan tumores, salvo en caso de que esas nitrosaminas se combinen con vitamina C. Sin embargo, en algunas contadas ocasiones, la vitamina C puede favorecer el crecimiento de los tumores. Todo depende del grado de evolución de estos.

En el caso del ser humano, tras un aporte de vitamina C, se observa la reducción del nivel gástrico y urinario de nitrosaminas, así como una menor mutagenicidad fecal. En los estudios, todos los enfermos de cáncer de boca, esófago, estómago, laringe o cuello de útero presentan un índice de vitamina C menor que el de las personas del grupo de control (es decir, las personas sanas). En estos momentos se están realizando numerosos análisis comparativos al respecto.

La vitamina D o calciferol

El calciferol de la sangre procede de dos fuentes distintas:

- una exógena o alimentaria (el ergocalciferol o vitamina D2, que el ser humano es incapaz de fabricar por sí mismo, y el colecalciferol o vitamina D3),
- y otra endógena (el colecalciferol o vitamina D3 que fabrican las capas basal y mucosa de la epidermis, esto es, de la piel, a partir del 7-dehidrocolesterol bajo el efecto de los rayos ultravioleta del sol).

En los animales, la vitamina D3 aumenta la supervivencia de los ratones a los que se ha trasplantado una leucemia.

En el caso del ser humano, se ha conseguido detectar receptores (citosólicos) de la vitamina D en las células cancerosas.

In vitro, se ha observado que la velocidad de multiplicación de las células de un melanoma se reduce tras administrar vitamina D3, aunque en ciertos experimentos igualmente *in vitro* se han obtenido resultados opuestos al combinar el agente cancerígeno y la vitamina D3.

Un equipo de San Diego observó que en Estados Unidos la mortalidad por cáncer de mama varía en función de la zona geográfica, y, más concretamente, de la radiación solar. En su investigación evaluaron 87 regiones y hallaron que la mortalidad en el sur y el suroeste es de entre 17 y 19 por cada 100 000 habitantes, mientras que en el noreste es de 33 por cada 100 000 habitantes; la media del país se sitúa en 27,3 por cada 100 000 habitantes. Este aumento del riesgo relativo de 1 a 1,8 estaría relacionado con la falta de exposición a los rayos ultravioleta. En ese caso, el exceso de colesterol no se transforma en vitamina D, sino en hormonas sexuales excedentes.

Estas conclusiones hacen pensar que los metabolitos de la vitamina D pueden proteger de la carcinogénesis mamaria. En clínica humana, la presencia de receptores 1,25 dihidroxi vitamina D3 está relacionada con un mejor pronóstico, sobre todo en lo que se refiere al tiempo que transcurre antes de sufrir una recaída. Sin embargo, antes de extraer ninguna conclusión definitiva, sería necesario realizar investigaciones adicionales.

La vitamina E

En oncología, la vitamina E puede tener cuatro aplicaciones:

1. Aplicación antioxidante: la vitamina E ejerce una acción antioxígeno y combate los radicales libres, al igual que la vitamina C, cuya acción refuerza.
2. Aplicación contra la formación de nitrosaminas: la vitamina E es muy eficaz a la hora de bloquear la formación de estas sustancias tóxicas.
3. Aplicación inmunoestimulante: la vitamina E puede intensificar la producción de anticuerpos circulantes e incrementar la inmunidad celular.
4. Aplicación antimutagénica: la vitamina E podría aumentar la capacidad de la célula para reparar su propio material genético.

En los animales, la vitamina E reduce la concentración de nitrosaminas en las heces y en la orina.

Administrada en altas dosis, limita la aparición de tumores causados por sustancias cancerígenas (dimetilhidrazina, metilcolantreno o DMBA). Se ha observado que en las ratas que reciben inyecciones de DMBA y presentan una carencia de vitamina E, se produce un aumento del número de cánceres de mama.

Esta vitamina también incrementa el efecto antineoplásico del selenio contra los tumores mamarios. Además, protege frente a los efectos secundarios de la radioterapia y hace a los tumores más vulnerables a ella, según la frecuencia y la dosis de vitamina administrada.

Aplicada en pomada, parece reducir la frecuencia de los cánceres de piel que son consecuencia de las radiaciones ultravioleta.

En el caso del ser humano, los niveles bajos de esta vitamina en la sangre (ajustados según los índices de lípidos circulantes) podrían aumentar el riesgo de padecer un cáncer de mama. Los enfermos de cáncer de pulmón presentan bajos niveles de vitamina E en sangre.

Es posible que esta desempeñe también un papel en la prevención del cáncer de mama. De hecho, parece resultar eficaz en algunas displasias mamarias o estados precancerosos.

En 1984, C. H. Helson demostró su efecto inhibidor sobre el crecimiento de las células del neuroblastoma: cuando se administra vitamina E a los niños que padecen este tipo de cáncer, se observa una mejora (a corto plazo) de su estado general y, en el caso de un tercio de estos pequeños pacientes, una reducción del tamaño del tumor.

La vitamina K

Esta vitamina está estructuralmente emparentada con los medicamentos anticancerosos, en concreto, con citostáticos potentes como la doxorrubicina o la daunorrubicina, entre otros. Se obtiene de dos fuentes: la exógena, que sería alimentaria, y la endógena, por la síntesis de las bacterias intestinales.

En los animales, la vitamina K3, derivado sintético de la vitamina K, reduce el desarrollo de los tumores inducidos mediante agentes químicos.

Tabla 99. Contenido en vitamina K (en microgramos por cada cien gramos)

Hígado	De 100 a 800	Lechuga	De 80 a 200
Col (verde, roja, de Bruselas)	De 200 a 600	Carne	De 40 a 200
Espinaca	De 100 a 600	Patata	De 20 a 80
Coliflor, brócoli	De 50 a 300	Huevo	De 20 a 50
		Judía verde	De 10 a 50

En el ser humano, la vitamina K3 se ha intentado emplear para reducir los efectos secundarios de la radioterapia…, aunque aún no se ha conseguido demostrar su utilidad en este sentido.

Conclusiones sobre el uso de las vitaminas en oncología

¿Pueden las vitaminas ayudar a prevenir el cáncer?

Actualmente, podemos afirmar cuatro cosas:

1. La vitamina A puede favorecer la regresión de los estados precancerosos de la piel y las mucosas (especialmente del cuello de útero..., ¡pero hay que tener cuidado para no administrar dosis excesivas!).
2. La provitamina A o betacaroteno es menos tóxica que la vitamina A e igual de eficaz que esta. Atrapa los radicales libres y, por tanto, puede emplearse para la prevención a largo plazo.
3. La vitamina C impide la formación de nitrosaminas, que son tóxicas para el tubo digestivo, y actúa contra los radicales libres.
4. La vitamina E, por su parte, también impide la formación de nitrosaminas y complementa a la vitamina C como antioxidante y agente contra los radicales libres.

Estas cuatro vitaminas pueden obtenerse «ecológicamente» a través de una alimentación rica en frutas y verduras:

1. Vitamina A y provitamina A: véanse las pp. 444-445.
2. Vitamina C: véanse las pp. 434-436.
3. Vitamina D: véanse las pp. 439-440.
4. Vitamina E: véanse las pp. 440-441.

Las vitaminas en el tratamiento del cáncer

1. La vitamina A o la provitamina A pueden reducir los cánceres cutáneos.
2. La vitamina C estimula el sistema inmunitario, lo cual es favorable en todos los tratamientos oncológicos agresivos desde el punto de vista nutricional e inmunológico.

Bastaría con tomar estas vitaminas a través de nuestra alimentación de una forma estructurada de acuerdo con los objetivos perseguidos. No obstante, aún es necesario realizar numerosos estudios para conocer mejor sus efectos, su eficacia real y las dosis adecuadas.

ANEXO IX

NUTRICIÓN E INMUNIDAD

¿Qué es la inmunidad?

El sistema inmunitario

Es el dispositivo de defensa del organismo frente a todos los ataques bacterianos o virales. Tiene un nivel de organización extraordinario, ya que está presente en todos los tejidos del cuerpo.

- *La primera línea de defensa* está constituida por la piel y las mucosas de los orificios naturales del organismo: boca-faringe, laringe-bronquios, vagina-cuello del útero.
- *La segunda línea de defensa* está formada por las células del sistema fagocítico mononuclear (SFM) o sistema retículo-endotelial (SRE), que son los macrófagos y micrófagos que neutralizan y destruyen a los agentes infecciosos.
- *La tercera línea de defensa* se encuentra representada por las células especializadas, con cinco tipos de glóbulos blancos, que presentan una enorme capacidad para renovarse rápidamente (viven siete días):

  - neutrófilos,
  - eosinófilos,
  - basófilos,
  - linfocitos,
  - monocitos,

  con sus funciones específicas.

Los linfocitos, a su vez, se dividen en dos grandes categorías: por una parte, los T y sus subgrupos (los T-colaboradores o T-cooperadores —de *T-helper*—, los T-reguladores o T-supresores, las células asesinas —de *killer*— y las células asesinas naturales —de *natural killer*—); por otra, los linfocitos B (subgrupo: células de memoria).

También forman parte de esta línea de defensa frente a las infecciones la proteína del complemento C, un grupo de proteínas fabricadas especialmente por el hígado, y el interferón.

Los colaboradores del sistema inmunitario son seis

1. La médula ósea, que fabrica los glóbulos rojos, los glóbulos blancos y las plaquetas, responsables de la coagulación.
2. El timo, en el tórax, fuente de los linfocitos en el momento del nacimiento y que, posteriormente, fabrica una hormona que induce a estos a convertirse en los plasmocitos que generarán los anticuerpos.
3. El bazo, en el abdomen, que sirve de filtro para eliminar las bacterias y las partículas, especialmente los glóbulos rojos al final de su vida (un glóbulo rojo vive ciento veinte días).
4. El sistema linfático, que transporta la linfa de los tejidos hacia el torrente sanguíneo e incluye una red de vasos y ganglios linfáticos. La linfa puede compararse con el plasma, que es la parte líquida de la sangre, aunque contiene menos proteínas y carece de glóbulos rojos. Se encarga de trasladar los linfocitos y las grasas.
5. Las amígdalas, situadas al fondo de la garganta, que contienen tejido linfoide y actúan como un filtro de retención de las bacterias de la cavidad bucal.
6. El apéndice y las placas de Peyer: el apéndice, situado al principio del intestino grueso, incluye tejido linfoide, que funciona de manera similar a las amígdalas. Se dice, de hecho, que el apéndice es «la amígdala de la barriga». Las placas de Peyer, por su parte, reúnen todo el sistema linfático del intestino, con células especializadas que producen inmunoglobulinas A en grandes cantidades.

La función de los anticuerpos

Son los antígenos externos al organismo los que provocan, como reacción, que este, siempre que se encuentre en un estado normal, fabrique anticuerpos. Todos los anticuerpos se encuentran en la parte del suero sanguíneo que contiene las globulinas, que por eso reciben el nombre de *inmunoglobulinas* (o *Ig*). Se distinguen cinco tipos de inmunoglobulinas: IgG, IgA, IgM, IgD e IgE.

- Las IgG son las más abundantes en la sangre. Pueden pasar entre las células y penetrar en los espacios tisulares para neutralizar los microorganismos nocivos. También son capaces de atravesar la placenta y proteger así al feto. Se encuentran en la leche materna, a través de la cual se transmiten al bebé, si este toma el pecho.
- Las IgA están presentes sobre todo en la saliva y en las lágrimas, pero también en ciertas secreciones de los bronquios y los intestinos, con lo que aportan una inmunidad natural a las «entradas del cuerpo». También se las encuentra en la leche materna.
- Las IgM, los mayores anticuerpos, circulan por la sangre, en la que eliminan las bacterias con gran eficacia.
- Las IgD se localizan en la superficie de determinadas células T y las ayudan a fijarse a los antígenos.
- Las IgE se adhieren a la superficie de las células inmunitarias del tejido conjuntivo, los mastocitos. Intervienen en las reacciones alérgicas, como la fiebre del heno, la urticaria o el asma.

El funcionamiento del sistema inmunitario

Podemos distinguir, de un modo esquemático, cuatro tipos de inmunidades:

- La inmunidad natural, presente desde el nacimiento.
- La inmunidad adquirida tras sufrir diversas agresiones.
- La inmunidad pasiva, por la administración de anticuerpos específicos de una enfermedad.
- La inmunidad cruzada, por la administración de un agente infeccioso parecido al que provoca la enfermedad.

Una alimentación que estimula la inmunidad

La alimentación aporta al organismo los elementos que necesita el sistema inmunitario para funcionar. Todos los nutrientes trabajan juntos, pero algunos de ellos desempeñan un papel más específico en el caso de la inmunidad.

Los aminoácidos (AA)

Sirven para fabricar proteínas. El cuerpo es incapaz de producir los aminoácidos esenciales, entre los que se encuentran la lisina, la fenilalanina, la histidina, la valina o el triptófano. Hay otro tipo de aminoácidos, los condicionales, que, en determinadas situaciones (enfermedad o estrés, por ejemplo), también son esenciales, como es el caso de la arginina, la glutamina y la tirosina. Una carencia en uno solo de estos aminoácidos afecta al sistema inmunitario.

El triptófano, la fenilalanina y la valina parecen tener especial importancia en la producción eficaz de anticuerpos.

La arginina[1] presentaría, en principio, una capacidad particular para estimular la inmunidad. En los animales, de hecho, este aminoácido inhibe el crecimiento tumoral.

Los AA, además, forman parte de los neurotransmisores que pueden proteger frente a trastornos como la ansiedad o la depresión. De hecho, *la tirosina* resulta necesaria para la fabricación de un neurotransmisor clave, la dopamina, que ayuda a mantener el equilibrio emocional. *La fenilalanina* permite fabricar la adrenalina, es decir, la hormona del estrés. *El triptófano* favorece un sueño reparador, y *la glutamina*[2] potencia el efecto de algunos fármacos antidepresivos y permite la cicatrización de las heridas, además de ser el aminoácido más utilizado por el intestino.

Los aminoácidos se deben consumir de forma equilibrada, distribuidos en todos los alimentos proteicos, de origen vegetal o animal.

Los ácidos grasos esenciales (AGE)

Se engloban en el término general de *vitamina F.*[3] Existen dos tipos de ácidos grasos esenciales: el número 6, derivado del ácido linoleico, y el número 3, ácido alfalinolénico. El 6 parece más importante que el 3, aunque este último desempeña un papel fundamental para el corazón, los vasos sanguíneos y el sistema nervioso. Se ha sugerido que también ayuda a prevenir el cáncer.

Los AGE forman parte de todas las membranas celulares y son necesarios para la síntesis de las prostaglandinas y de sus precursores. También intervienen en el control de los linfocitos T. En los animales se ha constatado que la carencia de ácidos grasos esenciales da lugar a la inflamación de la piel (primera línea de la defensa inmunitaria), así como al resecamiento de las glándulas salivales y de los canalículos lagrimales (por los que las lágrimas llegan a los ojos): en ambos casos, se trata de centros de producción y liberación de secreciones importantes para la defensa del organismo.

Una carencia de ácidos grasos esenciales nos hace más vulnerables frente a las infecciones. Las mejores fuentes de AGE son las siguientes:

– Los aceites de nuez, colza o prímula.
– Las verduras de hoja verde.
– Los aceites de hígado de arenque y salmón.
– Los pescados: salmón, caballa, arenque.

Los minerales

El hierro es fundamental para el sistema inmunitario y la síntesis de las proteínas necesarias para la vitalidad de las células T y los linfocitos asesinos, así como de los macrófagos en su papel de destructores de bacterias. La falta de hierro reduce el nivel de hemoglobina de la sangre, atrofia los tejidos linfoides y tiene un efecto nefasto en la formación de anticuerpos y la respuesta frente a la inflamación.

Pero el exceso de hierro también puede provocar inmunosupresión. Por eso hay que evitar los suplementos farmacéuticos y optar por el hierro natural,[4] a través de la alcachofa, el espárrago, el brócoli, la melaza negra, la col de Bruselas, la coliflor, el huevo, las verduras de hoja verde, las algas, la fresa, el germen de trigo…

El selenio[5] estimula la inmunidad humoral (células B, células de memoria), con el mismo efecto que la vitamina E. Aumenta la capacidad del organismo para eliminar las bacterias y las células anormales y es un potente antioxidante que atrapa los radicales libres. Además, sirve para eliminar ciertos metales tóxicos, como el cadmio y el mercurio, que alteran la inmunidad.[6]

En dosis excesivas (más de doscientos microgramos al día), resulta tóxico. Las mejores fuentes para obtenerlo: el vinagre de manzana, el espárrago, el huevo, el ajo, las setas, la levadura de cerveza, el marisco, las semillas integrales...

El refinado de la harina, el azúcar y los cereales provoca que se pierda el ochenta por ciento de su contenido en selenio.

El zinc es un oligoelemento esencial para la inmunidad y, en concreto, la actividad de las células T. Una carencia de zinc se traduce en una grave depresión de la inmunidad celular, con la reducción de la capacidad de los linfocitos para multiplicarse (por lo general, cada linfocito puede dividirse para dar lugar a quinientos nuevos linfocitos en cuatro días). La falta de este mineral puede desembocar en una atrofia del timo y en una reducción de la actividad antibacteriana de las células B y T, así como en una desestabilización de las células asesinas y de la relación entre T-cooperadores y T-supresores.

El zinc parece crear una sinergia con la vitamina A, al menos en el caso de las células epiteliales de la piel, para las que estos dos elementos resultan fundamentales.

Además, el zinc favorece la producción de prostaglandinas (PG1, PG2 o PG3). Las PG1 desempeñan un importante papel en la integridad del sistema inmunitario, y el zinc, precisamente, resulta imprescindible para su formación.

Las fuentes alimentarias de las que se puede obtener este mineral son las siguientes: queso, huevo, judías verdes, setas, nueces, ostras, levadura de cerveza, pipas de calabaza, marisco, soja, pipas de girasol, germen de trigo...[7]

El germanio (Ge) es un oligoelemento que estimula la producción de glóbulos rojos. Tiene una acción antioxidante y estimula el sistema inmunitario. Además, favorece la producción de interferón, tanto en el ser humano como en los animales, y mejora el funcionamiento de los linfocitos B y T, así como la multiplicación de las células asesinas naturales y de las células implicadas en la producción de anticuerpos. Incluso tiene un efecto antiviral (Conferencia Internacional sobre el Sida celebrada en Japón en 1994).

Existen dos tipos de germanio:

– el tóxico, que es el inorgánico (dióxido de germanio);
– el no tóxico, que es el germanio orgánico de síntesis (carboxietil-sesquióxido de germanio).

El germanio se encuentra presente en ciertas algas, así como en el ajo, el *ginseng*, el berro de agua... Lo mejor es consumirlo de forma natural a través de la alimentación. Hay que evitar la farmacia, porque un exceso de germanio es peligroso para el riñón.

Las vitaminas de la inmunidad

La vitamina A, de la piel y las mucosas: la falta de esta vitamina puede provocar una atrofia del timo y de los tejidos linfoides, una reducción de las células B y T y una disminución de la producción de anticuerpos.

En los animales, la vitamina A reduce la predisposición a contraer múltiples infecciones bacterianas. También actúa contra los radicales libres, responsables de la debilidad del sistema inmunitario.

- **El grupo de vitaminas B**
  - *La vitamina B1* (tiamina) es ligeramente inmunoestimulante. Un déficit en esta vitamina provoca debilidad muscular, fatiga, falta de apetito, irritabilidad...

    Los alimentos ricos en vitamina B1 son las nueces de Brasil, las verduras de hoja verde, las judías secas, las lentejas, los cacahuetes, la levadura de cerveza, las patatas, los cereales, las pipas de girasol y las semillas integrales. Dos cucharaditas de levadura de cerveza contienen tres miligramos de tiamina; una taza de pipas de girasol, unos dos miligramos.
  - *La vitamina B2* (riboflavina) es importante porque, si falta, provoca una reducción de la producción de anticuerpos, del tamaño de los tejidos linfáticos y del número de células B y T que circulan en la sangre.

Los alimentos ricos en vitamina B2 son las almendras, los espárragos, la melaza negra, la levadura de cerveza, el brócoli, las coles de Bruselas, el trigo, las verduras de hoja verde oscuro, los lácteos, las nueces, el germen de trigo, las semillas integrales, el arroz integral...

– *La vitamina B3* (niacina), fundamental contra la pelagra, captura los radicales libres, al igual que lo hace la vitamina E.

Los alimentos ricos en vitamina B3 son las alcachofas, los espárragos, la levadura de cerveza, el pescado, las verduras de hoja verde, las nueces, la patata, el marisco, los germinados, las semillas integrales...

– *La vitamina B5* (ácido pantoténico) favorece la producción de anticuerpos. Es importante para tener una piel sana y garantizar el buen funcionamiento de las glándulas suprarrenales, que desempeñan un papel de primer orden en la producción de las hormonas del estrés.

Los alimentos ricos en vitamina B5 son los aguacates, la levadura de cerveza, el brócoli, las coles, los anacardos, las coliflores, el maíz, la yema de huevo, las bayas de saúco, las verduras de hoja verde, las avellanas napolitanas o de Lambert, la leche, las setas (una taza de este alimento, previamente cocinado, contiene unos ochenta y dos miligramos de vitamina B5), las nueces pecán, el salmón, las semillas de girasol y los aceites vegetales no refinados.

– *La vitamina B6* (piridoxina) es, **sin lugar a dudas, la más importante de todas las vitaminas para el mantenimiento de una inmunidad óptima.** Resulta fundamental para la integridad de unas mucosas sanas, para la producción de anticuerpos... Además, desempeña un papel crucial en el metabolismo de los ácidos grasos esenciales. Esta vitamina y el zinc se complementan entre sí.

Los alimentos ricos en vitamina B6 son las manzanas, los espárragos, los aguacates, los plátanos, la melaza negra, la levadura de cerveza, las zanahorias, los huevos, las verduras de hoja verde (como las coles, las lechugas o las espinacas), los piñones, el pescado fresco, los guisantes, las ciruelas, la leche, las uvas, el arroz integral, el trigo sarraceno, las pipas de girasol, los tomates, el germen de trigo, el trigo integral…

– *La vitamina B9* (ácido fólico), con una dosis diaria recomendada para la mujer embarazada de cuatrocientos microgramos, permite prevenir dos tipos de graves malformaciones congénitas: la anencefalia (ausencia de cerebro o de partes de este) y la espina bífida. Una carencia de vitamina B9 afecta a la formación de glóbulos blancos.

  Los alimentos ricos en vitamina B9 son las verduras de hoja verde (como las espinacas), las cebolletas, el *tempeh* (un queso fabricado a base de soja fermentada), el germen de trigo…

– *La vitamina B12* (cianocobalamina) resulta necesaria para el correcto funcionamiento de las células T-colaboradoras y T-supresoras, así como para la formación normal de los anticuerpos.

  Los alimentos ricos en vitamina B12 son los huevos, los lácteos, el marisco y el *tempeh*.

• La vitamina C y la vitamina E

– *La vitamina C* ejerce varias acciones:

- antiinfecciosa;
- antialérgica;
- inmunoestimulante;
- antioxidante;
- antiestrés.

– *La vitamina E* también desempeña varias funciones:

- antioxidante;
- inmunoestimulante (favorece la producción de anticuerpos junto con el selenio).

Tabla 100. La alimentación que debilita el sistema inmunitario

Comer en exceso:
- grasas saturadas procedentes de la carne, especialmente de las carnes rojas; - productos de charcutería (patés, jamón, salchichón, tocino); - grasas cocinadas, fritos; - proteínas animales; - quesos grasos; - huevos (más de uno al día, incluidos los que se utilizan para elaborar salsas y pasteles).
No comer suficientes:
- verduras; - vegetales crudos; - fibra; - fruta; - almendras, nueces, semillas germinadas; - pescado y marisco.
Cocinar con demasiadas grasas y comer a toda prisa:
- prepara tus platos al vapor suave; - deja la freidora a un lado (demasiado aceite cocinado); - olvídate de la barbacoa horizontal (exceso de benzopirenos); - renuncia a la olla exprés (altera los alimentos); - di adiós al microondas (cocción deficiente).
Beber en exceso:
- café; - bebidas alcohólicas de alta graduación (whisky, ginebra, coñac...); - cócteles.
No beber suficientes:
- zumos de frutas frescas; - agua entre horas; - buen vino (una copa en cada comida).

ANEXO X

FRUTAS EXCELENTES PARA LA SALUD: EL KIWI, LA MANZANA, LA PERA, LA UVA, EL LIMÓN...

Para prevenir las enfermedades cardiovasculares

El doctor Barret-Connor, de la Universidad de California, lleva doce años estudiando los beneficios del kiwi y ha llegado a la siguiente conclusión: «El kiwi contiene mucha más vitamina C que una naranja e, incluso, que un pomelo grande. Este aporte de vitamina C refuerza el sistema inmunitario y celular... Además, su abundante potasio contribuye a regular el ritmo cardíaco». Este médico aconseja a las personas mayores que tomen un kiwi al día para reducir en un cuarenta por ciento el riesgo de sufrir un ataque al corazón.

El doctor Soltanoff, prestigioso nutricionista de Nueva York, ha observado lo siguiente: «En cientos de pacientes se constata que [esta fruta] reduce el nivel de colesterol; en algunos casos también mejora claramente la tensión arterial y disminuye la grasa». No obstante, es probable que estas mejoras se deban sobre todo a los cambios de los hábitos alimentarios, ya que, por suerte, el kiwi ha sustituido al exceso de carne y de grasas animales. Pero también hay que tener en cuenta todas las demás frutas.

Tabla 101. **El kiwi no tiene rival:** complementos (en gramos por cada cien gramos)

	Calorías	Proteínas	Grasas	Azúcares	Fibra
Kiwi	48	0,4	0,2	10,5	0,7
Manzana	45	0,2	0,3	10,4	2,0
Pera	41	0,3	0,4	9,1	2,8
Uva	62	0,5	0,1	14,7	1,5
Limón	11	0,6	0,0	2,1	0,0

Tabla 102. Comparación de la composición de las frutas complementarias (en miligramos por cada cien gramos)

	Vit. B1	Vit. B2	Vit. PP	Vit. C	Vit. A	Calcio	Hierro
Kiwi	0,04	0,07	0,3	80	12	30	3,7
Manzana	0,02	0,02	0,3	9	8	6	0,3
Pera	0,01	0,03	0,1	5	Trazas	6	0,3
Uva	0,03	0,03	0,1	6	4	27	0,4
Limón	0,04	0,01	0,3	65	0	14	0,1

En total, pues, el kiwi aporta pocas calorías, mucha vitamina C, excelentes minerales (potasio, magnesio, fósforo y calcio), poco sodio, más fibra que los frutos secos y la misma cantidad de vitamina E que estos.

Así, el kiwi no tiene rival que le tosa..., pero, evidentemente, puede tener complementos. Sus frutas complementarias son la manzana, la pera, la uva y el limón.

Los efectos potencialmente anticancerígenos del kiwi

De manera esquemática, podemos distinguir tres tipos de acciones de esta fruta: la antitumoral, la antimutagénica y la inmunoestimulante.

- **La acción antitumoral** podría deberse a la presencia de un polisacárido (ACPS-R) cuya actividad se ha comparado a la de la ciclofosfamida. Así, al administrar este polisacárido en un modelo experimental biológico con animales (ratón enfermo de cáncer), se reduce en un 88,8 por ciento la ascitis consecuencia de un hepatoma y en un 49,6 por ciento el hepatoma en sí. Combinado con el fármaco 5-FU, logra un efecto antitumoral más marcado que si solo se toma este medicamento. La acción del ACPS-R se traduce en un efecto inhibidor de la replicación del ADN.

- **La acción antimutagénica** estaría ligada a la presencia de grupos sulfhidrilos. El kiwi también sería capaz de bloquear la formación de la N-nitrosoprolina e inhibir los efectos mutagénicos del ácido picrolónico. Además, bloquearía la nitrosación por las altas concentraciones en ácido ascórbico y la presencia de 3-hidroxi-2-piranona. El ácido ascórbico, al igual que la vitamina E, protege frente a la peroxidación lipídica. De este modo, la vitamina E favorece la destrucción de los nitritos y, combinada con la vitamina C, disminuye el efecto promotor de las sustancias inducidas por la formación de los radicales libres en el transcurso de las reacciones de oxidación.
- **La acción inmunoestimulante:** algunos polisacáridos (X.-E. Peng) podrían intensificar la actividad de los linfocitos asesinos. Las altas concentraciones de vitamina C tienen un efecto inmunitario sobradamente conocido: en efecto, existe una estrecha relación entre la vitamina C y las reacciones de defensa del organismo, lo que tal vez se explique por la estimulación de la fagocitosis y el aumento de la actividad y la movilidad quimiotáctica de los glóbulos blancos neutrófilos y de los macrófagos de la sangre. Además, la vitamina C facilitaría el correcto funcionamiento de las células reticulares del timo e intervendría en la síntesis del interferón. Recientemente se ha demostrado que esta vitamina aumenta el rendimiento de la actividad aerobia, al menos hasta un nivel determinado de vitamina en la sangre (0,8 mg/100 ml).

Los datos oncológicos permiten pensar que será posible reducir en un tercio el riesgo de desarrollar un tumor (sobre todo, del tubo digestivo) si se modifican los hábitos alimentarios. Son varios los elementos nutritivos que pueden tener un efecto protector en este sentido. Algunos, como las vitaminas C o E, el betacaroteno (precursor de la vitamina A) y la vitamina A1 (derivada de la vitamina A), están presentes, en cantidades importantes, en la fruta fresca. Es probable que en un futuro muy cercano los estudios sobre modelos experimentales en animales permitan confirmar estos datos, primero en la oncología experimental y más tarde en la oncología humana. Sabemos ya que la vitamina C impide la formación de nitrosaminas mutagénicas (y, en consecuencia, cancerígenas) en el tubo digestivo. Los Institutos Nacionales de la Salud (NIH, por sus siglas en inglés) de Estados Unidos y la Escuela Europea de Oncología recomiendan consumir con frecuencia fruta fresca, verduras y alimentos integrales. **A finales de los años ochenta, la Sociedad Estadounidense del Cáncer publicó su propio «heptálogo» al respecto. Entre sus consejos sobre nutrición, tres se referían concretamente a la fruta fresca.** El primero tiene que ver con la prevención de la obesidad y la reducción del riesgo de desarrollar tumores de colon, vejiga, próstata, mama, ovarios y útero a través de una dieta rica en frutas y verduras. El segundo promueve el consumo de alimentos muy ricos en fibra, como los cereales integrales, las frutas y las verduras frescas, para prevenir los tumores de colon y recto. El tercer consejo es comer alimentos con abundantes vitaminas A y C, como las frutas y las verduras frescas, para reducir el riesgo de padecer tumores de esófago o pulmón.

El kiwi se corresponde perfectamente con el objetivo de nutricionistas y oncólogos: «Comer mejor».

No debemos excluir de nuestro consumo cotidiano esos alimentos a los que hasta el momento se les ha reservado un lugar marginal y que, al igual que las frutas, contribuyen a que nuestra dieta sea más sana, agradable, alegre y colorida. Una fruta en cada comida es lo mínimo que podemos consumir para mantener el equilibrio nutricional y prevenir la mayor cantidad posible de enfermedades, entre ellas el cáncer.

Al fin y al cabo, Hipócrates tenía razón cuando recomendaba aquello de «que tu alimento sea tu medicina». Ya entonces estaba defendiendo la ecología alimentaria.

Tabla 103. Aporte nutricional. Composición media[1] del kiwi (por cada cien gramos netos de fruta sin piel)

(g)	Posibles variaciones (g)	MINERALES (mg)	Posibles variaciones (g)	Cantidad diaria recomendada[2] (mg)	VITAMINAS (mg)	Posibles variaciones (g)	Cantidad diaria recomendada[2] (mg)
Glúcidos: 11	9-13	Potasio: 295	235-340	2000	B1: 0,02 (Tiamina)		1,3-1,5
Prótidos: 1	0,6-1,6	Cloro: 65	39-89	6000	B2: 0,05 (Riboflavina)		1,5-1,8
Lípidos: 0,3	0,3-0,6	Calcio: 38	25-56	800	PP: 0,41 (Nicotinamida)		15-18
Agua: 84	83-85	Fósforo: 30	20-42	1500	Provitamina A: 0,4 (Caroteno) (67 UI de vitamina A)		800-1000 (UI de vitamina A)
Ácidos orgánicos: 2	1,4-2,6	Magnesio: 24	14-27	350			
Fibra alimentaria: 1,1		Sodio: 5	3-9	6000	Vitamina E: 1,7		15
Aporte energético: 51 kilocalorías (213 kilojulios)		Hierro: 0,8	0,3-1,6	10	Vitamina C: 100	50-150	80

[1] Se trata de una composición media, que se facilita únicamente a título orientativo: los valores deberán considerarse como una orden de magnitud, que puede cambiar en función de las variedades de la fruta, la estación del año, el grado de maduración, las condiciones de cultivo, etcétera. Según Souci, Fachmann y Kraut (1981-1982), así como Mc Canoe y Widdowson (1981) y diferentes estudios científicos.

[2] De acuerdo con Dupin y otros, *Apports nutritionnels conseillés pour la population française*, CNRS, CNERNA, 1981.

ANEXO XI

ESTRÉS OXIDATIVO Y SALUD

Nuestro organismo elabora constantemente productos oxigenados que presentan una intensa reacción química y se conocen como *especies reactivas de oxígeno* (ERO). Entre ellas se encuentran los radicales libres. Esta producción de ERO o radicales libres de oxígeno (RLO) forma parte del metabolismo oxidativo normal de nuestras células y constituye también un elemento clave para nuestra defensa frente a diversos agentes agresores: microorganismos, sustancias tóxicas... Los RLO favorecen la acción de los glóbulos blancos neutrófilos y la fagocitosis en caso de infección, así como la síntesis de las prostaglandinas y de los leucotrienos. Su equilibrio dentro de las células del interior de los vasos sanguíneos permite la contracción y relajación de estos. Además, en dosis bajas, favorecen una multiplicación celular armoniosa, es decir, fisiológica.

Sin embargo, en dosis elevadas, los RLO resultan tóxicos para las células y sus primeras víctimas son los lípidos de las membranas celulares, la doble cadena del ADN... Conducen las secuencias metabólicas hacia la lisis (destrucción) celular que, en el contexto científico, se conoce como *apoptosis.* Las lesiones celulares provocadas se convierten en irreversibles y acaban extendiéndose a las células de los tejidos vecinos. Algunos RLO pueden ser también el resultado no controlado de una agresión por parte de agentes físicos: radiaciones ionizantes, UV..., tan tóxicos para la piel cuando se administran en dosis altas.

Para controlar y reducir los nefastos efectos de los RLO, nuestro organismo dispone de una serie de instrumentos de defensa, de carácter enzimático (superóxido dismutasa, catalasa, glutatión peroxidasa) o químico (antioxidantes como la vitamina E, el caroteno, la vitamina C o el glutatión). Estos recursos defensivos se completan con diversos sistemas enzimáticos de reparación que permiten, sobre todo, restablecer la estructura normal de los fosfolípidos, las proteínas y los ácidos nucleicos tisulares.

> El desequilibrio crónico o agudo entre la producción de RLO y el sistema de defensa somete a nuestro organismo a un «estrés oxidativo». Esta agresión afecta a nuestra salud: si en condiciones habituales participa en el envejecimiento celular «normal», también contribuye, a veces de un modo determinante, a la génesis o al mantenimiento de numerosos estados patológicos: enfermedades graves como los trastornos de recirculación sanguínea tras un infarto o por hiperoxigenación, el choque séptico (cuando la temperatura sube hasta los 39 o 40 °C), los estados inflamatorios o alérgicos y dolencias crónicas como la aterosclerosis, la cirrosis hepática, algunos cánceres, el sida o las cataratas.
>
> El «estrés oxidativo», un nuevo concepto fisiopatológico, abre nuevos horizontes de investigación y justifica el interés por aquellas terapias que pueden aplicarse para combatir esta forma tan particular de agresión.[1]

Tabla 104

Oligoelementos	Aporte óptimo cada 24 h	Efectos de las carencias	Estado		Acciones	Cofactores de actividad
Selenio (Se)	70 µg (en Francia, ración media: 50 µg)	Miopatía Cardiomiopatía	Se	Sérico[1] Eritrocitario Urinario	Inhibición de la iniciación y la promoción de la carcinogénesis química inducida	Glutatión Vitamina E
Zinc (Zn)	10-15 mg	Trastornos de la cicatrización Infecciones Anemia	Zn	Sérico Leucocitario Eritrocitario Tisular Urinario	Cicatrización Lucha contra infecciones Antianemia Protección frente a UV A y B	Cobre Hierro Vitaminas E, A y B6
Cobre (Cu)	2 mg	Artritis Trastornos de la cicatrización	Cu	Sérico Eritrocitario		Zinc Hierro
Manganeso (Mn)	2-5 mg	¿Linfocitos? Trastornos cutáneos	Mn	Sérico	Actividad de los linfocitos	Hierro
Vitaminas						
Vitamina C (antioxidante ideal)	50-100 mg	Escorbuto Trastornos de la cicatrización Infecciones Reducción de la inmunidad	Sérico		Reducción de superóxidos Concentración elevada en el cristalino	Glutatión Hierro Cobre
Vitamina E	5-10 mg de alfatocoferol	Poco frecuentes en el ser humano: - Aterosclerosis - Cataratas - Ciertos cánceres - Trastornos de la espermatogénesis	Sérico		Reducción de radicales libres	Vitamina C

[1] Sérico: medición en el plasma de la sangre. Eritrocitario: medición en los glóbulos rojos. Leucocitario: medición en los glóbulos blancos. Urinario: medición en la orina. Tisular: medición en los tejidos (hígado, riñón, intestino...).

NOTAS

Primeros apuntes

1. El par VII, que corresponde al nervio facial, para las papilas fungiformes de la punta de la lengua. El par IX, que corresponde al nervio glosofaríngeo, para las papilas caliciformes. El par X, que corresponde al nervio neumogástrico, para las papilas distribuidas alrededor de la lengua.
2. Los animales, en cambio, no disponen de enzimas en su saliva, así que engullen a toda velocidad. ¡No los imitemos!
3. Rainer Wild-Stiftung, *Mitteilungen 2008*, 16, pp. 34-42.
4. C. Bouguet-Joyeux, *Tout à la vapeur douce, 100 nouvelles recettes*, François-Xavier de Guibert, 2006.
5. Desde 2013, la Unión Europea permite tratar la carne con ácido láctico para reducir la contaminación microbiológica de las canales de bovinos. Se trata de la mejor forma de disimular las deficientes condiciones en las que estos animales se crían y se sacrifican.
6. Fórmula para elaborar un yogur bien compacto: incorporar a un litro de leche UHT medio litro de leche en polvo y dos yogures de los que se encuentran fácilmente en los comercios, para los fermentos lácticos.
7. El sesenta por ciento de la Nutella se compone de azúcar y aceite de palma, y contiene el ftalato más peligroso de todos: el DEHP. Además, es probable que esta famosa crema para untar incluya organismos genéticamente modificados (OGM).
8. Se trata de un ácido constituido a partir de la glucosa oxidada en su átomo de carbono número 6.
9. La musculatura lisa se contrae a medida que se va llenando el colon. Este movimiento se facilita si la persona consume polifenoles (muy presentes en el vino tinto), especialmente el conocido como *rutina*.
10. Peng Yi y otros, *Cell*, abril de 2013.
11. Se considera que hay tres lugares en los que se produce la fermentación: el estómago, en caso de que no vacíe su contenido adecuadamente y presente, por tanto, estasis; la zona final del intestino delgado y el ciego, justo antes del colon

ascendente, y, por último, el colon transverso y el colon descendente, donde el metano se fabrica por fermentación diferida. El 99 por ciento de los gases intestinales se compone, según los hábitos alimentarios, de entre un 20 y un 80 por ciento de nitrógeno (N2), entre un 10 y un 40 por ciento de CO_2, entre un 5 y un 20 por ciento de hidrógeno, entre un 1 y un 20 por ciento de metano y entre un 1 y un 5 por ciento de oxígeno.

12. https://es.wikipedia.org/wiki/Bebida_energizante.

13. https://fr.wikipedia.org/wiki/Boisson_%C3%A9nergisante.

14. Para este epígrafe, he contado con la inestimable ayuda de dos grandes expertos: Roland Feuillas, maestro panadero de la localidad francesa de Cucugnan, a quien agradezco profundamente su colaboración, y Fanny Leenhardt, doctora en Ciencias de la Alimentación, coautora de «Le développement d'une nouvelle gamme de pains à haute valeur nutritionnelle», *Industries des Céréales*, 143 (junio-julio de 2005), y autora de la tesis *Étude des voies d'amélioration de la densité nutritionnelle du pain*, bajo la dirección de C. Rémésy, defendida el 7 de julio de 2005.

15. Y, pese a todo, el PNNS (Programa Nacional de Nutrición y Salud francés) aconseja tomar pan y alimentos que contengan fécula en cada comida, ya que proporcionan proteínas vegetales, así como glúcidos complejos imprescindibles, sobre todo para los músculos y el cerebro.

16. Robert Laffont, *Dictionnaire universel du pain*, 2010.

17. Directiva 2003/89/CE, relativa al etiquetado de los alimentos.

18. En el caso de Francia, se espera que la Anses (la Agencia Nacional de Seguridad Sanitaria de la Alimentación, del Medio Ambiente y del Trabajo) dé respuestas científicas que estén bien orientadas y sean prácticas para la salud individual y familiar. De ahí que en mayo de 2013 nos dirigiéramos a este organismo en nombre de todas las familias de Francia a través de un llamamiento cuyo título oficial era *Sobre el pan, las alergias y las intolerancias al gluten*.

19. Es posible encontrar puentes disulfuros en los factores de crecimiento de los productos lácteos: tres puentes en el caso del IGF, cuatro en el del EGF y nueve en el del TGF, que favorecen el crecimiento del animal. Estas moléculas son más sólidas desde el punto de vista químico si no se calientan demasiado tiempo.

20. La Federación de Asociaciones de Celíacos de España cuenta con más de 25 000 socios, repartidos entre todas las asociaciones.

21. A. Rostom, C. Dubé y otros, «Celiac disease», *Summary, Evidence Report/Technology Assessment*, 104, número de publicación de AHRQ 04-E029-1, junio de 2004. L. Rodrigo, «Celiac disease», *World J Gastroenterol*, 12 (41), pp. 6585-6593, 7 de noviembre de 2016.

22. C. Rémésy y F. Leenhardt, «Le développement d'une nouvelle gamme de pains à haute valeur nutritionnelle», *Industries des Céréales*, 143 (junio-julio de 2005), y tesis de F. Leenhardt, *Étude des voies d'amélioration de la densité nutritionnelle du pain*, defendida el 7 de julio de 2005.

23. M. Chaurand, C. Rémésy, A. Fardet, F. Leenhardt, C. Bar-L'Helgouach, B. Taupier-Letage y J. Abecassis, «Influence du type de mouture (cylindres vs meules) sur les teneurs en minéraux des différentes fractions du grain de blé en cultures conventionnelle et biologique», *Industries des Céréales*, 142, 2005, pp. 3-11.

24. A. Fardet, F. Leenhardt, D. Lioger, A. Scalbert y C. Rémésy, «Parameters controlling the glycaemic response to breads», *Nutrition Research Reviews*, 19, 2006, pp. 1-9.

25. López, H. W., F. Leenhardt y C. Rémésy, «Minerals and phytic acid interactions: is it a real problem for human nutrition?», *Int. J. Food Sci. Techno.*, 37, 2002, pp. 727-739.

26. En el año 2004, la Confederación Española de Organizaciones de Panaderías (Ceopan) y la Asociación Española de Fabricantes de Masas Congeladas (Asemac) acordaron con el Ministerio de Sanidad una reducción en el porcentaje de sal utilizado en la elaboración de pan hasta un máximo de 18 gramos de sal por kilo de harina (http://www.aecosan.msssi.gob.es/AECOSAN/web/nutricion/ampliacion/reformulacion_alimentos.htm).

27. F. Sofi, L. Ghiselli, F. Cesari, A. M. Gori, L. Mannini, A. Casini, C. Vazzana, V. Vecchio, G. F. Gensini, R. Abbate y S. Benedettelli, *Effects of Short-Term Consumption of Bread Obtained by an Old Italian Grain Variety on Lipid, Inflammatory, and Hemorheological Variables: An Intervention Study*. G. Dinelli, A. Segura Carretero, R. Di Silvestro, I. Marotti, S. Fu, S. Benedettelli, L. Ghiselli y A. Fernández Gutiérrez, *Determination of phenolic compounds in modern and old varieties of durum wheat using liquid chromatography coupled with time-of-flight mass spectrometry*, Departamento de Ciencias Agroambientales y Tecnología de la Universidad de Bolonia; Departamento de Química Analítica de la Universidad de Granada; Escuela de Ingeniería Biológica y Alimentaria de la Universidad Politécnica de Dalian (China), y Departamento de Ciencia Agronómica y Gestión Agroforestal de la Universidad de Florencia.

28. «Functional Properties of Wheat: Phytochemical Profiles of Old and New Varieties», *Ital. J. Agron*, 3 supl., 2008. D. Heimler, P. Vignollini, L. Isolani, P. Arfaioli, L. Ghiselli y A. Romani, «Polyphenol Content of Modern and Old Varieties of *Triticum aestivum* L. and *T. durum* Desf. Grains in Two Years of Production», *J. Agric. Food Chem.*, 58, 2010, DOI: 10.1021/jf1010534, pp. 7329-7334.

29. En la actualidad contamos ya con un diagnóstico cien por cien fiable gracias a las punciones lumbares, que permiten medir los biomarcadores en el líquido cefalorraquídeo mediante la espectrometría de masas. En concreto, se trata del péptido beta-amiloide 1, por lo general por encima de quinientos picogramos por mililitro (en individuos de más de setenta años) y de la proteína tau, que suele estar por debajo de quinientos picogramos por mililitro, así como del nivel de fosforilación de tau, habitualmente de menos de sesenta picogramos por mililitro. El DaT-SCAN, que revela el córtex afectado, es una herramienta complementaria que facilita el diagnóstico.

30. Véase nuestra obra: H. Joyeux y G. Bouguet, *Le thym et le chirurgien*, Éd. du Rocher, 2013.

31. Nuestros glóbulos blancos viven siete días; las células intestinales, entre cuatro y cinco días; los glóbulos rojos, ciento veinte días, y las células del hígado, un año.

32. En esta prueba, que permite medir la agudeza olfativa mediante olfatómetros, se representa el «espacio de los olores» en cantidades variables, a través de frascos que contienen líquidos. La agudeza olfativa puede definirse como la capacidad individual de percibir el olor de una materia prima con una determinada concentración. Su medición es una herramienta de ayuda para los médicos, ya que permite estudiar el nervio olfativo, evaluar la función olfatoria, determinar la eficacia de un tratamiento e investigar el fundamento de las quejas de los pacientes. El test Biolfa está disponible en dos kits: la prueba cuantitativa, que determina el umbral de percepción del paciente, y la prueba cualitativa, en la que se debe identificar el olor.

33. En el momento en el que escribo este libro, hay ochocientos sesenta mil pacientes de enfermedades neurodegenerativas en Francia, y se prevé que para 2040 esta cifra se eleve hasta los dos millones. El alzhéimer, declarado en el país galo Gran Causa Nacional del año 2007, afecta cada vez a más personas: anualmente se registran doscientos veinticinco mil nuevos casos. No es de extrañar que se haya puesto en marcha un plan alzhéimer: urge ayudar a la investigación. En 2008, se desbloquearon fondos con los que multiplicar las pruebas para diagnosticar el trastorno de forma precoz y lograr así un tratamiento más eficaz.

34. *Neuro-anatomie fonctionnelle du comportement et de ses troubles*, Unidad Inserm (Instituto Nacional de la Salud y la Investigación Médica francés) 610, Hospital de la Salpêtrière, París.

35. «Smell and Preclinical Alzheimer Disease: Study of 29 Patients with Amnesic Mild Cognitive Impairment», *Journal of Otolaryngology – head and neck surgery*, vol. 39, 2, 2010, pp. 175-181.

36. Número de enfermedades o enfermos que existen en un momento dado en una población, ya se hayan diagnosticado en un pasado más lejano o de forma reciente.

37. *Le jeûne, une nouvelle thérapie?*, Arte Éditions y La découverte, 2013.

38. Buena parte de los datos (e, incluso, la estructura de presentación de la información) que facilito a continuación proceden de mi compañero Charles Wart, que me regaló su obra *L'envers des étiquettes*, publicada en 2007 por la editorial Amyris.

39. En Estados Unidos, los grupos de presión están tratando de que se sustituya el término *irradiación* por *pasteurización fría* o *pasteurización electrónica*…

40. Ejemplos de alimentos que se sumergen en salmuera: el queso feta, las aceitunas y el bacalao.

41. En tres siglos, su consumo por persona ha pasado de 2,3 kilos por año a 46 kilos. Esta sustancia surge de la condensación de una molécula de glucosa y de una molécula de fructosa, se extrae de la caña de azúcar o de la remolacha azucarera y se emplea como azúcar de mesa.

42. Esta sustancia, que se extrae de un alga marina (el *kombu*), potencia los sabores salados. El glutamato sódico es un neurotransmisor cerebral. Ingerido en altas dosis, puede provocar malestar e, incluso, la pérdida transitoria del conocimiento. Está presente en las sopas de sobre, en las pastillas de caldo, en las salsas listas para consumir y, frecuentemente, en los productos de charcutería, incluidos los jamones, así como en la mayoría de los platos asiáticos.

43. Los sulfitos se encuentran prácticamente en todos los vinos: los blancos, los tintos, los rosados y el champán, aunque con concentraciones diferentes. También la cerveza y la sidra pueden contener estas sustancias. Pero hay alimentos y otras bebidas que incluyen igualmente sulfitos, indicados en la etiqueta con los códigos E 220 a E 228: el E 220 aparece en los filetes para las hamburguesas, en las cervezas, en las sidras y en otras bebidas alcohólicas a base de frutas, como la perada, así como en las golosinas, en las mermeladas, en las frutas confitadas, en las jaleas, en los orejones… El E 221 se utiliza para blanquear los filetes de bacalao en salazón. El E 222 está presente en el vino, la sidra, la cerveza y el hidromiel. El E 228 se emplea en hamburguesas, patatas deshidratadas, frutos secos, golosinas, cervezas y vinos.

44. El magnesio de los alimentos se absorbe a través de la zona final del intestino delgado y del colon ascendente. Si no se dispone de esta parte del tubo digestivo debido a una extirpación quirúrgica, la absorción tiene lugar en el intestino delgado alto, es decir, en el yeyuno. La vitamina D (o sea, el sol) estimula tanto la absorción del magnesio como la del calcio. Absorbemos entre el cuarenta y el sesenta por ciento del magnesio de los alimentos, pero entre el cincuenta y el ochenta por ciento de lo que hemos absorbido se elimina después a través de las heces y la orina. En caso de carencia de magnesio, se reduce la expulsión de este elemento a través de la orina y los excrementos.

45. Véase el excelente libro de mi compañera Marianne Mousain-Bosc, pediatra, *La solution magnésium – Hyperactivité – Autisme – Epilepsie – Dépression*, Thierry Souccar, 2010.

46. El clorhidrato de metilfenidato es un medicamento psicotrópico de la familia de las feniletilaminas, indicado principalmente para el trastorno por déficit de atención e hiperactividad (TDAH). En 1995, el diez por ciento de los niños estadounidenses estaba medicado con este producto.

47. En este planeta vivimos más de siete mil millones de seres humanos, pero la Tierra tiene capacidad para alimentar a cien mil millones si sabemos organizarnos. Véase en este sentido la excelente obra de J. P. Feldman *La famine menace-t-elle l'humanité?*, JC Lattès, 2010, que da cuenta de un estudio del Banco Mundial de 2009 en el que se demuestra que la mayoría de los pobres no quieren ayudas de los Estados, sino crear por sí mismos sus propios comercios y empresas.

Capítulo I. Continuos avances

1. Entre las más conocidas están las enfermedades reumáticas, la poliartritis crónica y la espondilitis deformante; las enfermedades digestivas, especialmente en el intestino delgado (enfermedad de Crohn), y la rectocolitis hemorrágica; las enfermedades del sistema nervioso, la esclerosis múltiple y otras dolencias de la médula espinal; las enfermedades de la piel (esclerodermia, lupus eritematoso…), las enfermedades cardiovasculares por sobrecarga y tiroideas, la tiroiditis de Hashimoto…

2. Jean Seignalet, *La alimentación, la tercera medicina*, traducción de M. Ribó Coll y J. M. García Verdugo, RBA Libros, Barcelona, 2004.

3. Hipócrates, *Alimentos y dieta en el Corpus Hippocraticum*, transcripción de originales de R. Fraile Huertas, You & Us, Tres Cantos, 2002. En el siglo V a. C., el padre de la medicina propuso una «dietética racional, es decir, una ciencia del régimen completamente apartada de la religión y de la magia, basada únicamente en el esfuerzo de la razón».

4. Las cápsulas contra el estrés y las pastillas de adelgazamiento o antienvejecimiento están en pleno auge, pero a menudo se recetan sin ningún criterio. Los productos elaborados con cafeína, naranja amarga o calcio no han dado resultados definitivos. Los ácidos grasos denominados *omega-3* parecen influir en el estado de ánimo, pero todos los estudios al respecto se han llevado a cabo con pacientes afectados de depresión que han seguido tomando antidepresivos.

5. Proponer la vacuna contra la hepatitis B o C ya en la guardería no tiene justificación alguna, a menos que los niños estén en contacto con portadores del virus. Lo mismo ocurre con la aplicación de la vacuna contra el virus del papiloma humano a la edad de doce o trece años: ¿hemos de dar por sentado que todas las jóvenes tendrán múltiples parejas sexuales antes de cumplir los veinte años? En cuanto a la vacuna contra la tuberculosis (BCG), puede tener su utilidad si el niño pertenece a una familia procedente de un país subdesarrollado en lo que a sanidad se refiere.

6. Según Martine Piccart, «es necesario sanear los vínculos entre médicos e industria». Podemos llegar a comprender que la industria, que pone el dinero, busque resultados sólidos y rápidos, pero estos no son motivos suficientes para explotar a enfermos o sanos con el principal afán de obtener rentabilidad. Para todas estas cuestiones, véanse mis obras *Comment stopper l'épidémie du cancer du sein* y *Des hormones de la puberté à la ménopause*, François-Xavier de Guibert.

7. El yogur Essensis «nutre tu piel desde el interior»: eso aseguraba un magnífico dosier de prensa, en color rosa y acompañado de un CD. Se anunciaba como una «revolución en el mercado de los productos ultrafrescos»...

8. En Francia, la campaña masiva de vacunación comenzó en 1994. En septiembre de 2004, la revista *Neurology* publicó un estudio que demostraba que la vacuna contra la hepatitis B provoca un aumento (ligero, en cualquier caso) del riesgo de sufrir esclerosis múltiple en los tres años posteriores al momento de la vacunación. Ese riesgo se triplicaba en comparación con el de la población general: un 6,7 por ciento entre 163 enfermos con esclerosis múltiple, frente a un 2,4 por ciento entre 1604 individuos en los grupos de control. La vacunación entre los bebés es abusiva, ya que esta es una dolencia propia de los adultos. En cambio, la vacuna es necesaria en el caso de todo el personal médico, ya que este se encuentra en contacto con la sangre humana, así como en el de los grupos de riesgo, lógicamente: toxicómanos, homosexuales y heterosexuales con múltiples parejas.

9. Véase la película *À ton image*, con Christopher Lambert, que ilustra perfectamente que los delirios de la ciencia no aportan nada positivo al ser humano.

10. En calidad de presidente de la asociación Familias de Francia y, más recientemente, de vicepresidente de la Unión Nacional de Asociaciones Familiares de Francia (UNAF), llevo cinco años solicitando formalmente que en los programas de radio y televisión pública de Francia (France Télévisions) se ceda de forma oficial la palabra a los representantes de las familias. Es necesario introducir modificaciones en las normas de France Télévisions que nos permitan difundir de una forma original mensajes de salud pública sobre prevención para la orientación familiar, al margen de cualquier patrocinio o grupo de presión.

11. Amplio condicionamiento que conduce al pensamiento único, a un «consumo de signos», como sostuvo el filósofo Baudrillard a partir de 1970. El mensaje insistente de la publicidad desencadena la pulsión de compra.
12. *Obésité de l'enfant: écartons-nous des sentiers battus!*, informe del Centre de recherche et d'information nutritionnelles (Centro de Investigación e Información Nutricional de Francia) de julio-agosto de 2007.
13. Y, a partir de septiembre de 2007, en colegios públicos y privados de la ciudad de Narbona y su área metropolitana, con cuatro mil niños beneficiarios. Desde 2002, los niños del distrito 13 de París que estudian en el centro escolar Wurtz disfrutan cada mediodía de un menú ecológico. En total, se sirven cuatrocientas comidas al día. Su precio es más caro (305 euros más para los 400 niños que van al comedor diariamente), pero los padres, incluso aquellos que cuentan con menos recursos, están dispuestos a pagar un euro más al día con tal de que sus hijos se alimenten de una forma más sana. ¡Con un euro al día, a menudo los niños no compran más que «porquerías»!
14. Coca-Cola dispone de un presupuesto para publicidad que es superior al presupuesto de la OMS. La promoción de la comida basura es un crimen para la salud, como escribía mi compañero Elio Riboli en abril de 2007 en el periódico *Le Monde*. Cabe destacar que el Ministerio de Sanidad de Francia firmó el 26 de febrero de 2007 un compromiso nutricional en el marco del Programa Nacional de Nutrición para la Salud (PNNS) junto con varias empresas (Auchan, Carrefour, Monoprix, Casino, Ferrero France, Taillefine y Unilever), que aseguraban estar dispuestas a ofrecer alimentos saludables: Coca-Cola prometía reducir en un quince por ciento el contenido medio de azúcares de sus bebidas en un plazo de cinco años; McDonald's disminuiría los ácidos grasos trans de sus aceites de freír, bajándolos del quince al dos por ciento, y los ácidos grasos saturados del quince al doce por ciento… ¿Y los demás?
15. En octubre de 2005, el número 9 de su revista *Grain de sucre* tenía como tema principal «Apprendre le goût – Vers une nouvelle matière scolaire» («Educar el gusto: hacia una nueva asignatura escolar»), un folleto publicitario de páginas y páginas destinadas a promover el consumo de «delicias» azucaradas.
16. Para Christian Rémésy, director de la Unidad de Nutrición Humana de Clermont-Ferrand, estas calorías vacías constituyen «el mayor error que ha cometido la industria alimentaria en los últimos cincuenta años».
17. Con un poder edulcorante que es doscientas veces superior al del azúcar natural, está presente en seis mil productos alimentarios. En Europa se consumen dos mil toneladas anuales de aspartamo. En Francia, 3,6 millones de ciudadanos recurren cada año a este edulcorante, que se degrada hasta dar lugar a productos

tóxicos si se conserva a temperaturas superiores a treinta grados centígrados. La dosis máxima diaria que permite la Autoridad Europea de Seguridad Alimentaria (EFSA) es de cuarenta miligramos por kilo. Un kilo de aspartamo cuesta 30 euros; un kilo de azúcar blanco, 1,43 euros; un kilo de azúcar moreno de caña, 2,73 euros.

18. El ser humano ingiere aproximadamente un gramo de polifenoles al día.

19. El índice glucémico mide el poder glucemiante que posee un glúcido, es decir, su capacidad de liberar una determinada cantidad de glucosa en la sangre después de la digestión. Se puede decir, por tanto, que este índice glucémico determina la biodisponibilidad de un glúcido, que corresponde a su tasa de absorción intestinal. Para conocerlo, se analiza la curva del nivel de azúcar en la sangre dos horas después de tomar un alimento que contenga cincuenta gramos de glúcidos. El valor de los índices de los alimentos medidos con la misma cantidad de glúcido puro (glucosa) se calcula mediante la siguiente fórmula: superficie del triángulo del glúcido probado dividida por la superficie del triángulo de glucosa y multiplicado, todo ello, por cien. Así, presentan un bajo índice glucémico (< 55) las frutas y verduras frescas, así como las legumbres cocinadas *al dente* al vapor suave. Índice glucémico medio (55-70): arroces no blancos, plátano, maíz dulce. Índice glucémico alto (> 70): pan blanco, copos de maíz, pasta, patatas fritas, palomitas de maíz, purés, arroz blanco…

20. El edulcorante más utilizado es el aspartamo. En los animales de pequeño tamaño, reduce la inmunidad y puede provocar linfoma (cáncer de ganglios).

21. En Francia, desde el 1 de junio de 2007 los fabricantes deben indicar obligatoriamente el contenido en materia grasa del producto acabado, en lugar del porcentaje de grasas calculado tras la deshidratación. Además, tienen que señalar en todos los productos a qué tratamiento se ha sometido la leche: «con leche cruda» = calentada a menos de cuarenta grados centígrados; «con leche termizada» = temperatura inferior a la de la pasteurización, es decir, calentada a entre cuarenta y setenta y dos grados; «con leche pasteurizada» = calentada a setenta y dos grados o más; «con leche microfiltrada»: mezcla de leche desnatada y de nata calentada a ochenta grados o más. Los quesos de pasta prensada cuya leche se haya calentado como mínimo a cincuenta grados irán acompañados de la indicación «queso de pasta prensada cocida». Los quesos de suero de leche o lactosuero se presentarán como «producto pasteurizado». Nunca tendrán las mismas propiedades que la leche materna.

22. En Francia, el consumo de LA y de ARA ha aumentado, respectivamente, en un 250 por ciento y en un 230 por ciento, mientras que el de LNA se ha reducido en un 40 por ciento. Así, la relación LA-LNA se ha multiplicado por cuatro durante este período, con un consumo de LA dos veces superior al del LNA, que, a su vez, es dos veces inferior a lo que aconsejan los nutricionistas. En los últimos cuarenta años (me refiero al período 1960-2000), en Francia se ha detectado un incremento del 40 por ciento en el consumo de lípidos, que ha pasado de 75 gramos al día a 104 gramos al día. El exceso de grasas vegetales y de productos lácteos está detrás de esta evolución.

23. S. C. Cunnane, «Problems with essential fatty acids: time for a new paradigm?», *Prog. Lipid Res*, 42, 2003, pp. 544-568.

24. J. R. Hibbeln, L. R. Nieminen y W. E. Lands, «Increasing homicide rates and linoleic acid consumption among five Western countries, 1961-2000», *Lipids*, 39, 2004, pp. 1207-1213.

25. G. Der y otros: «Effect of breast feeding on intelligence in children: prospective study, sibling pairs analysis, and meta-analysis», *Br. Med. J.*, 2006.

26. Este fenómeno se analiza en la obra de Thierry Souccar que prologué: *Lait, mensonges et propagande*, de 2007, y también en el libro que escribí junto con mi compañera la doctora Bérengère Arnal, *Comment enrayer l'épidémie des cancers du sein*, François-Xavier de Guibert, París, 2006.

27. Varios dentífricos fabricados en China se retiraron del mercado en agosto de 2007 porque contenían DEG (dietilenglicol), que se suele utilizar como disolvente o anticongelante y supone un riesgo de intoxicación aguda o crónica por los daños que provoca en los riñones de los más pequeños (formación de oxalato de calcio en dosis a partir de 20 mg/kg). El DEG se había empleado para sustituir la glicerina, más cara...

28. Según los cálculos del Instituto Francés del Medio Ambiente (Ifen), los trayectos que hacen los franceses en coche en sus escapadas de fin de semana o en sus vacaciones generan 12,4 millones de toneladas de CO_2, y sus viajes en avión hacia el extranjero, 13 millones de toneladas. El mismo trayecto en tren produciría doce veces menos emisiones de gases de efecto invernadero que el coche.

29. Virtanen y Aro, «Les facteurs alimentaires dans l'étiologie du diabète», *Ann. Med.*, 26 (6), diciembre de 1994, pp. 469-478; Fava y otros, «Relation entre la consommation de produits laitiers et l'apparition du diabète insulino-dépendant chez l'enfant en Italie», *Diabetes Care*, 17 (12), diciembre de 1994, pp. 1488-1490. Una proteína bovina podría ser el desencadenante de la diabetes insulinodependiente (Norris y Pietropaolo, *J. Endocrin. Invest.*, Universidad de Colorado, 17 (7), julio-agosto de 1994, pp. 1488-1490).

30. El FGF (*Fibroblast Growth Factor*) es el factor de crecimiento de fibroblastos. Pertenece a la familia de los TAF (*Tumor Angiogenesis Factor* o factor de angiogénesis tumoral), formada, según los datos que se manejan en la actualidad, por 23 miembros.

31. *New England Journal of Medicine,* 14 de octubre de 2004, pp. 1619 y 1679.
32. C. Bouguet-Joyeux, *Tout à la vapeur douce – Pourquoi et comment – 100 nouvelles recettes*, François-Xavier de Guibert, 2006.
33. Según un estudio publicado por la Universidad de Verano de Nutrición del Centro de Investigación sobre Nutrición Humana de Auvernia, dirigido por Christian Rémésy, 2007, pp. 99-103.
34. Instituto Politécnico LaSalle Beauvais y AgroparisTech: Ines.birlouez@lasalle-beauvais.fr.
35. Los ácidos grasos trans son los lípidos más peligrosos para la salud cardiovascular. Se producen por la hidrogenación parcial de los cuerpos grasos, un procedimiento que durante mucho tiempo se utilizó en la industria de las margarinas y que hoy en día se aplica en la elaboración de *shortenings* o mezclas de grasas comestibles para la producción de galletas y bollería. La expresión «aceites vegetales parcialmente hidrogenados» indica precisamente la presencia de ácidos grasos trans (AGT). Desde 2003, en Dinamarca está prohibido que las materias grasas vegetales hidrogenadas contengan más de un dos por ciento de AGT. El 1 de julio de 2007, en Estados Unidos se prohibió que 22 000 restaurantes de Nueva York ofrecieran niveles de ácidos grasos trans de origen industrial superiores a 0,5 gramos por ración. Los AGT que forman parte de nuestra alimentación proceden de dos fuentes: las materias grasas parcialmente hidrogenadas y los productos obtenidos de los rumiantes, que, en principio, son menos peligrosos. El contenido total en AGT de los productos lácteos —de origen natural— varía entre menos del uno por ciento y menos del diez por ciento, en función de cómo se alimente el ganado. Es lógico que los fabricantes industriales quieran alimentar a las vacas con más ácidos grasos esenciales de la serie omega-3 y con antioxidantes naturales. Al consumir vegetales con ácido linoleico, principalmente, y, de forma secundaria, con ácido alfalinolénico, y rumiarlos después, estos animales fabrican por biohidrogenación el ácido ruménico, que es un ácido graso trans biológicamente activo (ácido linoleico conjugado —CLA: *Conjugated Linoleic Acid*—, en su forma principal, C9). *In vitro*, se ha observado que este ácido graso podría ser útil contra el cáncer (con efectos citotóxico, antiproliferativo y antiangiogénico) y también contra la aterosclerosis y la diabetes. Sin embargo, de momento no hay pruebas concluyentes en los humanos.
36. H. Joyeux y otros, «Evaluation of the Induction of Polycyclic Aromatic Hydrocarbons – PHA – by Cooking on Two Geometrically Different Types on Barbecue», *Journal of Food Composition and Analysis*, 5, 1992, pp. 257-263.
37. *Archives of Internal Medicine*, 166, 2006, p. 2173.
38. J. A. Meyerhardt, D. Niedzwiecki, D. Hollis, L. B. Saltz, F. B. Hu, R. J. Mayer, H. Nelson, R. Whittom, A. Hantel, J. Thomas y Ch. S. Fuchs, «Association of

Dietary Patterns With Cancer Recurrence and Survival in Patients With Stage III Colon Cancer», *JAMA*, 298, 15 de agosto de 2007, pp. 754-764.

39. En un estudio prospectivo sobre el desarrollo de las enfermedades respiratorias de tipo bronconeumopatías crónicas obstructivas (BPCO), realizado con 51 529 hombres durante un total de doce años, se comparó la dieta a base de frutas, verduras frescas y pescado con la dieta denominada *occidental* (carne, patatas fritas, productos refinados). La conclusión: el régimen occidental multiplica por cuatro el riesgo de contraer una BPCO (*Thorax,* 2007, pp. 1-6). Del mismo modo, el cannabis multiplica por 2,36 los riesgos de ver mermada la función respiratoria del consumidor de esta sustancia en comparación con los no fumadores. Si una persona fuma, este riesgo se multiplica por 8, e incluso por 18 cuando se compara con alguien que no haya fumado jamás.

40. *Journal of the National Cancer Institute,* 17 de enero de 2007.

41. Además, están los dos elementos que recubren nuestro cuerpo y nuestros órganos: la piel y el sistema óseo.

42. R. Béliveau y D. Gingras, *Los alimentos contra el cáncer*, traducción de N. Viver Barri, RBA Libros, Barcelona, 2008.

43. En noviembre de 2006 se llegaron a vender en los comercios franceses habituales setenta millones de frutas y verduras frescas con la etiqueta «Recomendado por la Liga contra el Cáncer».

44. En el estómago, cuando el ácido ascórbico está en contacto con los lípidos, puede generar nitrosaminas al convertir los nitritos presentes en la saliva, y esas nitrosaminas, a su vez, podrían contribuir a la aparición de lesiones precancerosas en la zona alta, es decir, en el estómago proximal (*Gut*, julio de 2007). En caso de que se alcance un nivel de lípidos del diez por ciento, el ácido ascórbico genera un aumento de los índices de N-nitrosodimetilamina, de N-nitrosodietilamina y de N-nitrosopiperidina de un factor de 8, 60 y 140, respectivamente, en comparación con las reacciones que se producirían si, con la misma cantidad de lípidos, no hubiera vitamina C. Esto significa que los lípidos podrían darle la vuelta a ese papel protector que desempeña la vitamina C, incluso cuando ha pasado bastante tiempo desde la última comida, ya que cuando se ingieren en cantidades excesivas, quedan «adheridos» a la mucosa gástrica.

45. El escorbuto es una enfermedad causada por la falta de vitamina C.

46. VEGF: *Vascular Endothelial Growth Factor* o factor de crecimiento endotelial vascular. PGDF: *Platelet Growth Derived Factor* o factor de crecimiento derivado de plaquetas.

47. Cantidad de ácido elágico en miligramos por una ración de 150 gramos (equivalente a un tazón) en el caso de las frutas o de 30 gramos en el caso de las nueces: 22, en frambuesas y moras; 20, en nueces; 11, en nueces pecanas; 9, en fresas; 1,8, en arándanos rojos; menos de 1, en arándanos azules, cítricos, melocotones, kiwis, manzanas, peras y cerezas (según la Base de Datos Nutricional Nacional para Referencias Estándares del Departamento de Agricultura de Estados Unidos).

48. El kiwi tiene numerosas propiedades anticancerígenas: es antitumoral (sus efectos son comparables a los de la ciclofosfamida en los animales que padecen tumores), antimutagénico (gracias a la vitamina C, que bloquea la formación de nitritos) e inmunoestimulante (es decir, capaz de aumentar la actividad de los linfocitos asesinos). Además, ayuda al ADN de los linfocitos a resistir mejor los ataques oxidativos y facilita su reparación, y provoca, según parece, los mismos efectos cardiovasculares que la aspirina (fluidez de la sangre, reducción del nivel de plaquetas y disminución del índice de grasas en la sangre, especialmente de los triglicéridos).

49. Actividad antioxidante de algunas frutas y verduras por ración (expresada en unidades de poder antioxidante en comparación con un homólogo de la vitamina E tomado como referencia estándar): 13 427 en el arándano azul silvestre; 8983 en el arándano rojo; 7701 en la mora; 6058 en la frambuesa; 5938 en la fresa; 5900 en la manzana; 4873 en la cereza; 3172 en la pera; 698 en el kiwi; 13 727 en las alubias rojas; 7904 en los corazones de alcachofa; 1480 en los espárragos; 1281 en las cebollas; 1195 en los boniatos; 982 en los brócolis; 144 en las lechugas… Todas estas cifras se han extraído de la obra de R. Béliveau y D. Gingras, *Los alimentos contra el cáncer*, traducción de N. Viver Barri, RBA Libros, Barcelona, 2008.

50. Contenido en proantocianidina, expresado en miligramos por cada cien gramos: 8108 en la canela; 1373 en el cacao en polvo; 563 en las alubias rojas; 501 en las avellanas; 418 en los arándanos rojos; 329 en los arándanos azules silvestres; 145 en las fresas; 128 en las manzanas (con la piel); 81 en las uvas; 62 en el vino tinto; 30 en las frambuesas; 13 en el zumo de arándano rojo…

51. En 1535, el navegante francés Jacques Cartier escribió en su cuaderno de bitácora acerca de su tripulación: «La boca se les pudría de tal modo, se les corrompía tanto, que toda la carne de las encías se les iba cayendo hasta llegar a las raíces de los dientes, que también se les caían prácticamente en su totalidad». De este modo describía el escorbuto (que, por cierto, es una palabra de origen medieval tomada del neerlandés). Domagaya, un indio iroqués que acompañó a Cartier a Francia en su primer viaje, le reveló la receta secreta de una tisana que se elaboraba con la corteza y las hojas de una conífera canadiense. Se cree que se trataba del *Thuya occidentalis*, es decir, el cedro blanco o tuya americana. Al tomarla, todos los marineros se curaron rápidamente. Hoy sabemos que aquella milagrosa sanación se debió a las excepcionales cantidades de proantocianidinas que contenía aquella tisana, que permitió así paliar los efectos de la falta de vitamina C.

52. Véase nuestro libro H. Joyeux y B. Arnal, *Comment enrayer l'épidémie des cancers du sein et des récidives*, con introducción de L. Israël, François-Xavier de Guibert, 2007.

53. ¿Por qué se les dice a las pacientes que se encuentran en tratamiento por un cáncer de mama que se les está suministrando una terapia hormonal, cuando, en realidad, se trata de una terapia antihormonal? Sencillamente porque muchos médicos tienen miedo de que las mujeres acusen de su dolencia a todos esos tratamientos hormonales, píldoras o THS, que han consumido durante años y años sin conocer el peligro que representaban. Por suerte, ante la inquietante epidemia de cánceres de mama que está surgiendo en torno a ellos (cuarenta y seis mil nuevos casos en 2000 y más de mil nuevos casos más por año en pacientes cada vez más jóvenes, incluso de tan solo veinticinco años), las mujeres empiezan a informarse y a comprender. Si no lo hacen, esta dolencia seguirá extendiéndose y afectará a pacientes de edades cada vez más tempranas. En Francia, la epidemia mata anualmente a once mil mujeres.

54. La enzima denominada *aromatasa* transforma, en el tejido graso mamario, las hormonas beneficiosas para la salud en hormonas cancerígenas.

55. International Agency for Research on Cancer (Agencia Internacional para la Investigación del Cáncer). Nota de prensa n.º 167: el programa de monografías de esta agencia califica los anticonceptivos estroprogestativos y la terapia hormonal para la menopausia como cancerígenos. Cabe destacar igualmente que una combinación de estrógenos y progesterona mantenida en el tiempo o un consumo de altas dosis de progesterona provoca, según los experimentos realizados, un aumento de los tumores malignos en las perras. W. Misdorp, «Tumors and Dysplasias of the Mammary Gland», en D. J. Meuten (ed.), *Tumors in Domestic Animals*, Iowa State Press, Ames, 2002, pp. 575-606.

56. Véase mi libro *Des hormones, de la puberté à la ménopause. Femmes, si vous saviez!*, François-Xavier de Guibert, París, 2007.

57. En Francia, la duración media del consumo de la píldora es de once años, y cabe prever que irá en aumento si no se informa convenientemente a las pacientes. La organización está muy bien montada: los laboratorios preveían que los anticonceptivos hormonales se tomarían durante casi treinta años a lo largo de la vida fértil (desde los quince hasta los cincuenta años de edad), lo que supone treinta y cinco años, una vez descontados, de media, unos cinco años de embarazos... Ahora las mujeres empiezan a entender qué está pasando, pero el *marketing* mediático

sigue siendo muy potente y en la actualidad se dirige a las jóvenes desde su etapa de educación secundaria. El sistema nacional de educación y el de planificación familiar, apoyados directa o indirectamente por los laboratorios, que proporcionan muestras y cómics muy bien elaborados, son, en parte, responsables de la situación. Con el objetivo de evitar los embarazos adolescentes, estas instituciones incitan a consumir anticonceptivos hormonales e incluso abortivos a partir de los catorce o quince años de edad, en forma de píldora, anticonceptivo subcutáneo implantado con anestesia local o anillo vaginal... Pero no se proporciona información sobre sus peligros (hasta se llega a decir que protegen del cáncer), porque lo fundamental es captar, lo antes posible, consumidoras. En septiembre de 2007, los laboratorios consiguieron hacer pasar un mensaje muy sutil para tranquilizar a la población: «¡Durante los ocho primeros años la píldora puede evitar el cáncer!». En el cuerpo del texto, sin embargo, se aclaraba: «La píldora reduce en un doce por ciento el riesgo de padecer cáncer (colorrectal, de útero o de ovarios) si se toma durante menos de ocho años, pero aumenta ese riesgo (en el caso del cáncer de cuello de útero y de mama) en un veintidós por ciento si se consume durante más tiempo» (estudio realizado en Aberdeen, Escocia, por 1400 médicos, que llevaron a cabo un seguimiento de 46 000 mujeres durante treinta y seis años, a partir de 1968). El segundo eslogan, como no podía ser de otra manera: «Las ventajas de los anticonceptivos orales son muy superiores a sus riesgos». Por eso parece tan lógico que se ofrezca la vacuna contra el cáncer de cuello de útero a los doce años, por aquello de que desde los quince (¡o incluso antes!) se tienen diferentes parejas sexuales. Este cáncer se ha convertido en una ETS (enfermedad de transmisión sexual) ligada a la infección a través del virus del papiloma humano, del que es portador el sexo masculino.

Además, antes de que las mujeres salgan del hospital en el que han dado a luz, se les suele proponer que tomen anticonceptivos hormonales, sin darles la menor explicación al respecto. Evidentemente, CERO información sobre los riesgos que entraña.

58. En los cultivos de células cancerosas se ha comprobado que estas pierden por completo su movilidad cuando un metabolito que surge al digerir las crucíferas, el diindolilmetano (DIM), se pone en contacto con la genisteína.

59. Hay tres flavonoles esenciales: la quercetina (presente en cebollas y manzanas), el canferol (en espinacas y coles) y la miricetina (en cebollas y bayas). El segundo es el más importante.

60. La apoptosis es la muerte natural de la célula.

61. S. Pruthi, S. L. Thompson y otros, «Pilot evaluation of flaxseed for the management of hot flashes», *J Soc Integr Oncol*, 5 (3), 2007, pp. 106-112. S. Dodin, A.

Lemay y otros, «The effects of flaxseed dietary supplement on lipid profile, bone mineral density, and symptoms in menopausal women: a randomized, double-blind, wheat germ placebo-controlled clinical trial», *J Clin Endocrinol Metab.*, 90 (3), 2005, pp.1390-1397.

62. E. M. Roberts, P. B. English, J. K. Grether, G. C. Windham, L. Somberg y C. Wolff, «Maternal Residence Near Agricultural Pesticide Applications and Autism Spectrum Disorders Among Children in the California Central Valley», *Environmental Health Perspectives*, 2007.

63. *Diabetes Care,* 30, 2007, pp. 622-628.

64. Este componente parece alterar la producción de aminoácidos esenciales y los mecanismos dopaminérgicos de la transmisión neuronal.

65. *The Lancet,* septiembre de 2007.

66. En julio de 2006, la Seguridad Social francesa se vio obligada a poner orden en esta situación y, basándose en los estudios más serios, decidió que solo cubriría los gastos de las osteodensitometrías cada seis años, y siempre y cuando se cumpliesen determinadas condiciones.

67. Nuestros ancestros, de hecho, no sufrían osteoporosis, como ha demostrado mi compañero Jean Seignalet, ya que se alimentaban exclusivamente de animales y plantas silvestres, y obtenían así una importante cantidad de fibra y potasio. Su ingesta diaria de potasio alcanzaba los 300 mEq, frente a los 80 mEq de hoy, mientras que el consumo de sodio ha pasado de 30 mEq a entre 100 y 300 mEq diarios. Así pues, la relación K-Na se ha invertido, pasando de diez a uno. Esto explica en parte la hipertensión arterial, la litiasis renal y la grave osteoporosis que sufren aquellas personas que, además, han reducido drásticamente su actividad física. El ser humano moderno vive en una acidosis metabólica latente (AML), que se mantiene bien compensada, lo que se traduce en un pH sanguíneo normal. Pero es sobre todo el riñón el que se encarga de compensarla, eliminando acidez.

68. *New England Journal of Medicine,* 336, 1997, pp. 1117-1124.

69. La osteocalcina es una proteína específica de los tejidos óseos que favorece la fijación del calcio a la sustancia fundamental. Por eso se trata de uno de los marcadores de la osteoformación. Además, es la proteína no colágena más abundante de la matriz ósea. Se sintetiza a través de los osteoblastos bajo la acción de la vitamina K y de la 1,25-dihidroxivitamina D3. La osteocalcina es asimilada por el hueso, pero una parte de ella (aproximadamente el diez por ciento) pasa a la sangre en forma intacta y también, y sobre todo, en forma de fragmentos durante la reabsorción. Por eso, el nivel de osteocalcina en el suero sanguíneo está directamente relacionado con la intensidad de la remodelación ósea.

70. La vitamina K se fabrica en el colon ascendente y desempeña una importante función como factor de coagulación de la sangre. Cuando se extirpa esta parte del colon (hemicolectomía derecha), se observan problemas de coagulación y, a menudo, de descalcificación (osteoporosis).

71. *Am J Clin Nutr*, 79, 2004, pp. 311-317.

72. Cidil (Centro Interprofesional de Documentación e Información sobre Lácteos francés): *Le lait numéro un de la santé*.

73. *British Journal of Nutrition*, 72, 1994, pp. 883-897.

74. Para la síntesis de la vitamina D que tiene lugar bajo la piel necesitamos una exposición al sol (al menos de rostro y manos) de treinta minutos dos veces por semana o, aún mejor, de entre diez y quince minutos por día. La vitamina D es imprescindible para que el intestino delgado absorba el calcio. Si nuestra piel es muy morena, podemos necesitar entre treinta y sesenta minutos de sol al día o, en ocasiones, hasta tres horas diarias. Algo nada difícil en África. La falta de vitamina D en los menores produce raquitismo y, en los adultos, una insuficiencia de calcificación ósea que reblandece los huesos y se denomina *osteomalacia*. El bebé necesita una exposición solar en cara y manos de al menos dos horas semanales, o más, si tiene una tez oscura. Las personas mayores, por su parte, requieren el doble de sol que las más jóvenes, porque su piel sintetiza menos la vitamina D.

75. En 2006, la Dirección de Fraudes de Francia (DGCCRF) detectó que un 56 por ciento de las 211 muestras de aceite de oliva que había analizado no cumplían la normativa establecida (por fallos de sus propiedades organolépticas, acidez, origen del fruto... Una muestra incluso estaba formada en más de un cincuenta por ciento por aceite de girasol). Algunas de ellas incluso no eran aptas para el consumo. En cambio, todos los productos con denominación de origen pasaron la prueba, así que son estos los que debemos elegir.

En Francia se producen cada año cinco mil quinientas toneladas de aceite de oliva y se consumen cien mil toneladas. En 2007, por ejemplo, se registró un aumento del cuatro por ciento con respecto a 2006. España es el primer productor de este alimento y sus olivos presentan tres veces más frutos (entre ochenta y ciento veinte kilos) que sus homólogos franceses.

76. Proyecto Abarac, que dirijo en colaboración con la doctora Mariette Gerber y que llevamos a cabo, junto con el Instituto Nacional de la Salud y la Investigación Médica (Inserm), en el Instituto del Cáncer de Montpellier. El objetivo es comparar las propiedades nutricionales de veinte alimentos elaborados mediante tres procedimientos de cultivo: la agricultura ecológica (AE), la agricultura sostenible (AS) y la agricultura convencional (AC): consúltese mi página web, www.professeur-joyeux.com.

77. *Ça m'intéresse,* 14 (ed. extraordinaria), 2006.

78. En los últimos cinco años, ¿quién no ha sufrido, en un momento u otro, una conmoción psicológica, como la pérdida de un ser querido, un problema profesional o familiar, un atraco o un accidente de cualquier tipo? En la actualidad, a la hora de abordar el cáncer, todo parece ser una cuestión psicológica. Esta tendencia «de moda» más o menos consciente, a menudo alimentada por psicólogos mal informados o por oncólogos demasiado adictos a los medios de comunicación, es una orientación idónea para ignorar las verdaderas causas y encontrar un «cabeza de turco» en lo más profundo del ser del enfermo o en su familia. Se trata de un fenómeno muy peligroso, sin el menor valor científico, que lo único que consigue es prolongar los posibles conflictos familiares.

79. Los veganos, que no consumen productos animales, incluidos la carne, el pescado, los huevos y los lácteos, presentan una importante carencia de colesterol y de hormonas sexuales y del estrés. Los estudios epidemiológicos han demostrado que su esperanza de vida es inferior a la de los vegetarianos, que basan su alimentación en los productos vegetales, pero toman huevos y lácteos.

80. E. Sherwood Brown y otros, *Biological Psychiatry,* 15 de octubre de 2003.

81. Yvon Saint-Arnaud, *La guérison par le plaisir*, Novalis, 2002.

82. Estudio publicado en la revista estadounidense *Archives of Environmental Contamination and Toxicology*, disponible en www.criigen.org/full_article.pdf.

83. Monsanto es propietaria del 75 por ciento de las patentes mundiales.

84. A fecha de 2007, no existe ninguna directiva europea que establezca cuál es el umbral admisible de contaminación de semillas por parte de los OGM no autorizados. De los 1450 millones de hectáreas cultivables que existen en el mundo, 90 millones se destinan a los alimentos transgénicos, el 55 por ciento de ellos en Estados Unidos.

85. Fuente: Instituto Nacional de Consumo de Francia, octubre de 2006.

86. *JAMA,* 20 de septiembre de 2006.

87. *JAMA*, 20 de septiembre de 2006, pp.1371-1376.

88. *Journal of Clinical Investigation,* julio de 2007.

89. En Francia se toman cada año cien mil toneladas, pero se producen menos de seis mil.

90. M. I. Covas y otros, «The effect of polyphenols in olive oil on heart disease risk factors. A randomized trial», *Ann Int Med*, 145, 2006, pp. 333-341.

91. Javier Menéndez y otros, en *Annals of Oncology,* enero de 2005.

92. Recordemos que, en 1555, las vendimias realizadas a mediados de octubre en la región parisina (Île-de-France) fueron catastróficas debido a las intensas lluvias, así que aquel «zumo de octubre» fue un vino espantoso, que los pobres se bebieron de todas formas, a la espera de que el borgoña fuese llegando por vía fluvial. Cuando la gente probaba aquel vino, que daba tantísimos mareos, no podía por menos que agitar la cabeza al sentir su intensa acidez. Por eso se decía que era un vino de «dos orejas», en referencia al movimiento que suelen hacer los perros cuando quieren sacudirse el agua de la cabeza. Aquella bebida agria pasó a llamarse *ginguet*, primero, y *guinguet* después (esa «u» añadida le daba al nombre una dinámica sonoridad), y la taberna en la que se servía se conocía como la *guinguette.* Una de las más famosas fue la que regentaba Maître Ramponneau, un rudo personaje, en las laderas vinícolas del antiguo paseo de La Courtille, en París. El zumo de aquel octubre de 1555 fue un vino muy peleón...

93. D. Johansen y otros, *Brit Med J.*, 332, 2006, pp. 519-522.

94. En cada botella de vino tinto hay entre seis y sesenta miligramos de resveratrol, dependiendo de su procedencia. En los ratones, una dosis de 2,5 miligramos por kilo y día de este polifenol es efectiva contra la diabetes de tipo 2 (*Cell Metabolism*, 6, octubre de 2007, pp. 307-319). Para obtener un efecto equivalente en el ser humano, una dosis de quince miligramos diarios debería de ser suficiente. Para llegar a esta cantidad, habría que beber una copa de vino por comida, es decir, 250 mililitros al día, o bien tomar entre 1 y 1,5 miligramos de este polifenol, pero acceder a él a través de otras fuentes.

95. *In vino alacritas,* de Béatrice Prunel, «princesa Tala», en la ENS (Escuela Normal Superior), 1996.

96. Patrice Percie du Sert, *Ces pollens qui nous soignent*, Trédaniel, 2006.

97. Dos estudios al respecto: N. Orsolic, I. Kosalec e I. Basic, «Antitumor and anticytopenic effects of aqueous extracts of propolis in combination with chemotherapeutic agents», *Cancer Biotherapy and Radiopharmaceuticals*, 17, 5, 2005, pp. 553-562; «Synergystic antitumor effect of polyphenolic components of water soluble derivate of propolis against Ehrlich ascite tumour», *Biol. Pharm. Bull.*, 28, 4, pp. 694-700.

98. L. Susuki, L. Hayashi, T. Takaki, D. S. Groveman y Y. Fujimiya, 2002.

99. N. Orsolic y L. Basic, Facultad de Ciencias de la Universidad de Zagreb (Croacia) en Percie du Sert, *Ces pollens qui nous soignent,* Trédaniel, 2006.

100. Este tipo de agricultura no está sometida a ninguna normativa. No se debe confundir con la AE, con sellos de calidad como el Label rouge francés o con los productos con denominación de origen... Debemos recordar que el noventa por ciento de los consumidores reconocen tener dificultad a la hora de descifrar las etiquetas con información nutricional de los alimentos, así que parece imprescindible simplificarlas.

101. La luteína también está presente en las espinacas. En caso de degeneración macular relacionada con la edad, habría que consumir trescientos gramos diarios de este alimento. La luteína también se encuentra en el polen de sauce.

102. Véase el *Diario Oficial de las Comunidades Europeas*, L 75, 16 de marzo de 2002.

103. «Ten Year Comparison of the Influence of Organic and Conventional Crop Management Practices on the Content of Flavonoïds in Tomatoes», *J Agric Food Chem,* 23 de junio de 2007.

104. Las dos regiones propuestas (Alsacia y Provenza-Costa Azul) son precisamente aquellas que han experimentado un mayor nivel de crecimiento en los últimos cinco años (cercano al cinco por ciento, según el Observatorio Nacional de Agricultura Ecológica francés, año 2006), mientras que otras zonas, como el norte o la región parisina, están perdiendo fuelle.

105. Es lo que lleva observando mi compañero Lylian Le Goff (*Manger mieux, c'est pas du luxe*, Terre vivante, 2006) en los servicios de cáterin para comedores de la ciudad de Lorient desde 1998 y en los comedores escolares de Langouët, municipio al norte de Rennes, desde 2004. De hecho, en su caso se redujeron los costes e incluso se creó un puesto de trabajo.

106. Véase mi libro *Guérir définitivement du cancer – Oser dire quand et comment*, François-Xavier de Guibert, 2006.

107. David Servan-Schreiber, *Anticáncer: una nueva forma de vida*, traducción de I. Belaustegui, Club Círculo de Lectores, Barcelona, 2008.

108. Con esta misma dieta también se han observado mejoras espectaculares en el caso de la espondilitis deformante.

109. *Diabetes*, 51, 2002, pp. 271-275.

110. Jean-Marie Bourre, *La nouvelle diététique du cerveau*, Odile Jacob, 2006.

111. Boris Cyrulnik, *De cuerpo y alma. Neuronas y afectos: la conquista*, traducción de A. N. Bixio, Gedisa, Barcelona, 2007.

112. C. Lignac, *Protégez vos enfants de la malbouffe*, Michel Laffont, 2007.

113. B. Willcox, C. Willcox y M. Suzuki, *The Okinawa Diet Plan*, Clarkson-Potter, Nueva York, 2004.

114. Entre el 55 y el 70 por ciento de la espirulina son proteínas muy fácilmente digeribles, a razón de entre 2,5 y 3,5 gramos por ración de 5 gramos. Se trata de una fuente excelente de carotenoides (22 mg/5 g), con una elevada cantidad de betacaroteno (12 000-25 000 UI/5 g), calcio (70 mg/10 g) y hierro (95 mg/100 g, esto es, 4,75 mg/5 g).

Capítulo II. Relación entre alimentación y cáncer. La importancia de la agricultura ecológica en la alimentación

1. El índice glucémico es el aumento del nivel de azúcar en sangre medido tras ingerir un alimento que contiene azúcares simples o complejos. Es mayor en el caso del azúcar blanco y de los azúcares empleados para la elaboración de pasteles, y más bajo en el de la fructosa, que es el principal azúcar de la fruta fresca. Por eso los diabéticos pueden consumir este tipo de fruta, aunque siempre con moderación.

2. En el Reino Unido, las campañas antitabaco que han puesto en marcha fundamentalmente los médicos de familia están permitiendo salvar cada año cuarenta mil vidas. En Francia, parece que se está avanzando por el buen camino desde que la Oficina Francesa del Tabaquismo decidió formar a los profesionales de la medicina general en materia de prevención.

3. ¿Qué medio de comunicación destinado al público femenino, por ejemplo, se atreve a publicar en portada el resumen de algunas publicaciones científicas recientes? Los científicos lo advierten: «Los anticonceptivos orales aumentan el riesgo de padecer un cáncer de mama en aquellas mujeres con antecedentes familiares de esta enfermedad». Las hermanas y las hijas de las pacientes afectadas corren riesgos entre 1,6 y 6,7 veces (de media, 3,3) más altos que las hermanas y las hijas de mujeres que nunca han sufrido un cáncer de mama (*JAMA,* 2000, pp. 284, 1791 y 1837). En cambio, sí se está dando una enorme cobertura mediática a las conclusiones que publicó, a finales de junio de 2002, la revista *NEJM* sobre la inocuidad de la píldora en este sentido. ¿Hasta cuándo seguiremos así? ¿Qué medio femenino se atreverá a revelar que la terapia hormonal sustitutiva (THS) aumenta considerablemente el riesgo de sufrir un cáncer de mama? En lugar de optar por esta vía, prefieren asegurar que, si la terapia genera un tumor, se tratará de una alteración benigna o que el aumento de casos es mínimo y se debe más bien a que las mujeres que siguen una THS están más vigiladas y a que los médicos son ahora mejores, ¡a pesar de que, con las cifras en la mano, no hay duda de que el incremento es importante! (Véase mi obra *Femmes, si vous saviez... Hormones. Ménopause. Ostéoporose. Comment rester jeune naturellement?*, François-Xavier de Guibert).

4. «Una pieza de fruta fresca en cada recreo»: con este eslogan abrimos el 25 de septiembre de 2001 un «bar frutal» en el colegio de educación primaria de la rue de la Victoire, situada en el noveno distrito de París. Siguiendo el modelo de lo que hizo en su momento el primer ministro Mendès-France implantando el consumo de un vaso diario de leche en las escuelas infantiles, el movimiento Familles de Francia (Familias de Francia) ha impulsado este concepto y está participando en su difusión por todo el territorio francés. El objetivo, evidentemente, es que todos los centros educativos, incluidos los de educación secundaria, dispongan de un bar frutal y que las pausas para el café que se suelen hacer en los coloquios y en los congresos se sustituyan lo antes posible por «pausas para la fruta».

5. Expliqué ampliamente estos efectos en mi obra *Femmes, si vous saviez… Hormones. Ménopause. Ostéoporose. Comment rester jeune naturellement?*, François-Xavier de Guibert.

6. La dexfenfluramina se retiró del mercado internacional en septiembre de 1997 por la gravedad de la enfermedad que puede provocar: hipertensión pulmonar, responsable de un ahogo anormal cuando se realizan esfuerzos y síncopes, que puede requerir duros tratamientos e, incluso, el trasplante de ambos pulmones.

7. En febrero de 2002, la prensa anunció que una periodista especializada en medicina del semanario *Impact Médecine Hebdo* se había acogido a su derecho a la objeción de conciencia: acusó a la dirección de haber modificado uno de sus artículos sin su consentimiento, por la presión que ejerció un laboratorio farmacéutico, y de haberlo publicado bajo un nombre falso.

8. Véase mi libro *Cancers digestifs : de la prévention aux traitements*, vol. I, François-Xavier de Guibert, 2000.

9. Síndrome que se caracteriza por contracciones musculares de los dedos de la mano, que se encogen hasta adoptar la forma conocida comúnmente como *mano de partero.*

10. El 8 de agosto de 2001, el gigante alemán Bayer (con una facturación de 4110 millones de euros en 2015) retiró uno de sus medicamentos estrella, el tratamiento contra el colesterol cerivastatina, que era consumido por seis millones de personas en todo el planeta. El motivo: consumido junto a otro medicamento, el gemfibrozil, provocó la muerte de 52 personas en Estados Unidos.

11. Esto no significa que no podamos disfrutar de un buen entrecot o de un suculento bistec de ternera una vez por semana.

12. Estos sencillos consejos se deberían transmitir a los adolescentes, que se encuentran en una edad en la que se está estableciendo el equilibrio hormonal. El origen del acné hay que buscarlo principalmente en un exceso de grasa animal en la alimentación (tipo McDonald's), así como en una insuficiencia de fitohormonas, que suelen consumirse a través de la fruta fresca y de las verduras y legumbres cocinadas al vapor suave. En febrero de 2002, el Ministerio de Sanidad de Francia se vio obligado a alertar una vez más de los peligros del consumo de isotretioína por parte de las embarazadas, ya que este medicamento provoca graves anomalías en el feto. **Este tratamiento solo puede recetarse si previamente se ha realizado una prueba de embarazo que ha dado un resultado negativo, y no se prescribirá durante más de un mes.** Además, el farmacéutico deberá comprobar que en la receta se indica expresamente que la prueba de embarazo se ha realizado hace menos de siete días.

13. Véase la obra de Christine Bouguet-Joyeux que aborda el aspecto práctico de este tema, *Guide pratique de gastronomie familiale – L'art et le plaisir pour la santé*, François-Xavier de Guibert, 2003.

14. En Francia, en apenas diez años el número de nuevos casos de linfomas (cáncer de ganglios) ha aumentado en un 67 por ciento, y los tumores cerebrales, en un 46 por ciento. Este incremento no solo se explica por el hecho de que ahora resulte más fácil detectar estas dolencias gracias a que se dispone de mejores escáneres o imágenes por resonancia magnética, como se intenta hacernos creer...

15. En octubre de 1999, la revista *The Lancet* se atrevió a publicar las conclusiones preliminares del estudio del bioquímico Árpád Pusztai, del Instituto Rowett, de Aberdeen, que había alimentado a varias ratas con patatas (crudas o cocidas) genéticamente modificadas, en las que se había introducido un gen procedente de los bulbos de la campanilla de invierno. Ese gen permite a la planta fabricar una proteína, la lectina, que actúa a modo de pesticida contra los insectos. Las patatas tuvieron efectos negativos en los sistemas inmunitarios y digestivos de los roedores. Pues bien, parece que las empresas están tratando de crear plantas resistentes a los insectos a partir precisamente del gen implicado en la producción de la lectina. El autor del estudio tuvo que jubilarse... después de haber demostrado, además, que en la sangre humana hay algunos glóbulos blancos que contienen en su superficie numerosos receptores capaces de unirse a la lectina.

En Brasil, el cultivo experimental de arroz transgénico puesto en marcha por la empresa Hoechst Schering Agrevo do Brasil Ltda., interesada en implantarlo en el estado de Río Grande del Sur, se ha prohibido. Además, se ha destruido la primera plantación de este producto.

16. En 2014, 181,5 millones de hectáreas. https://www.isaaa.org/resources/publications/briefs/49/toptenfacts/pdf/B49-Top10Facts-Spanish.pdf.

17. En la red Farre (www.farre.org), se reúnen más de trescientos empresarios de la agricultura no ecológica, no tanto con el objetivo de eliminar los fertilizantes y pesticidas, sino de utilizarlos única y exclusivamente cuando así lo necesiten las plantas.

18. Los planes de protección de la atmósfera solo cubren las concentraciones de más de doscientos cincuenta mil habitantes y los lugares en los que se han sobrepasado o están a punto de sobrepasarse los límites establecidos para garantizar la calidad del aire. Una directiva europea de abril de 1999 redujo los umbrales máximos de todos los contaminantes. Cada vez que el nivel de partículas en el aire aumenta en 10 µg por m^3, se produce un aumento de la mortalidad del 0,5 por ciento. En 2001, la revista *The Lancet* calculaba que la contaminación provoca cuarenta mil muertes prematuras en Francia, Suiza y Austria.

19. Las aguas pluviales de París están cuatro veces más contaminadas que las de las zonas rurales. De todas las moléculas contaminantes que contienen, dieciséis proceden de los motores de los vehículos, de la calefacción y de la actividad industrial.
20. Producto industrial empleado en los transformadores eléctricos. Se acumula en las grasas y forma parte de la composición del piraleno, cuya combustión puede generar dioxinas.
21. La ingesta regular de mercurio provoca un deterioro del sistema nervioso. El cadmio, por su parte, interfiere en las funciones renales y el plomo afecta a los vasos sanguíneos y al cerebro.
22. Sustancia nefrotóxica, inmunodepresora y cancerígena para las vías urinarias superiores; la Agencia Internacional para la Investigación del Cáncer la clasifica en el grupo 2B de los productos potencialmente cancerígenos. La ingesta diaria admisible (IDA) se establece en 5 nanogramos por kilogramo de peso corporal, es decir, 0,3 microgramos al día para un adulto de 60 kilos.
23. Desde septiembre de 2002, como presidente de Familias de Francia, el movimiento familiar aconfesional y apolítico de los entornos urbanos más importante del país.

Algunas personas de mala fe han atacado de forma estúpida estas decisiones y consejos científicos, tratando de convencer a la población de que se trataba de una deriva sectaria tipo «instintoterapia». Sin embargo, los ciudadanos inteligentes y con sentido común no cayeron en el error de creerles.

Capítulo III. Relación entre alimentos y cáncer: conceptos científicos

1. En los menores, el período de latencia es más breve. Puede incluso comenzar en el primer trimestre del embarazo. Es el caso del cáncer de las vías genitales en niñas y mujeres jóvenes (de entre seis y veinte años) que se origina por la ingesta, por parte de la madre, de dietilestilbestrol (un estrógeno exógeno) al principio de la gestación. También los niños padecen cánceres. Y las madres que hayan consumido este tratamiento presentan igualmente un mayor riesgo de padecer un cáncer de mama o de ovario.
2. **La genética:** hace ya mucho tiempo que se sospecha que el factor de la genética está implicado en el cáncer de mama (Paul Broca, 1866), dado que se ha observado que las mujeres cuyas hermanas, madres y tías por vía materna han padecido esta enfermedad presentan un mayor riesgo (de hecho, del doble o del triple) de desarrollarla. Se ha comprobado que, en aquellas mujeres de las que se sospecha que tienen una predisposición hereditaria, el cáncer se da sobre todo antes de la menopausia.

En realidad, la genética tiene una influencia directa en entre el 5 y el 10 por ciento de los casos. La transmisión se produce por vía autosómica dominante monogénica. Este rasgo genético parece ser poco frecuente (está en seis de cada diez mil personas). Así pues, el riesgo de desarrollar un cáncer de mama a lo largo de la vida es del 8 por ciento, en la población en general, y del 82 por ciento, en las mujeres que presentan este rasgo. Sin embargo, para que se exprese uno de los tres genes del cáncer de mama (BRCA 1, 2 o 3), es necesario que existan uno o varios estímulos que lo impulsen y que provoquen la aparición de una o varias células cancerosas en el pecho.

3. La prevalencia es el número de casos de una enfermedad en una población determinada, sin distinción entre los casos nuevos y los antiguos. Siempre se refiere a un período determinado. El término *prevalencia* ha sustituido al de *frecuencia global.*

4. Los adventistas consumen muy pocos ácidos grasos saturados: en concreto, el diez por ciento de su ingesta calórica. En este sentido, presentan un perfil de consumo de lípidos parecido al de las poblaciones mediterráneas, como italianos, griegos o franceses del sur.

5. Hoy en día se sabe ya por qué entre las japonesas se dan tan pocos casos de cáncer de mama: consumen muy pocas hormonas artificiales (véase mi obra *Femmes, si vous saviez… Hormones. Ménopause. Ostéoporose*, pp. 246-248). Sin embargo, muchos especialistas prefieren hablar de las virtudes de la alimentación asiática. Tienen parte de razón, pero su explicación es incompleta.

6. J. A. Scharfenberg, *The Problems with Meat,* Woodbridge Press, 1979.

7. Michael B. Shimkin, *CA: A Cancer Journal for Clinicians*, 24, 1974, p. 189.

8. A. J. Lea, *The Lancet*, 2, 1966, pp. 332-333. F. de Waard, *Cancer*, 17, 1964, pp. 141-151.

9. Índice de colesterol:
- Menos de 2 g (5,16 mmol/l) = sin riesgo.
- Más de 2,40 g (6,19 mmol/l) = riesgo probable.
- Entre 2 y 2,40 g (5,16 y 6,19 mmol/l) = valor límite que se debe vigilar.

Existen variaciones estacionales con dos picos, de hasta un 15 por ciento, a finales de la primavera y a principios del otoño. Además, durante el embarazo el nivel de colesterol puede aumentar entre un 25 y un 90 por ciento. En los niños de entre cinco y catorce años, la tasa de colesterol suele ser de 1,60 ± 0,40 g (4,12 ± 1,03 mmol/l). «Entre los veinte y los treinta años de edad, el nivel deseable de colesterol es de 2 g/l. Este índice ideal aumenta 10 cg en cada nueva década de vida» (profesor J. L. de Gennes.) Recientemente se ha demostrado que una disminución de la tasa de colesterol de entre 0,05 y 0,03 mmol/l reduce en un 2 por ciento el nivel de enfermedades coronarias (anginas de pecho). También hay que saber diferenciar entre el «colesterol bueno» (HDL) y el «colesterol malo» (LDL), véase la p. 315.

10. La obesidad peligrosa es la abdominal, también conocida como *de cuerpo de manzana* o androide.

11. El exceso de colesterol puede ser tan peligroso como su carencia... Lo importante es mantener el equilibrio (*Circulation*, 86, 1992, p. 3).

12. M. D. Hegsted, *J. Am. Diet Assoc.*, 71, 1977, p. 912.

13. Nivel medio de colesterol expresado en miligramos por cada cien gramos: más de 2000 en los sesos; 1560 en la yema de huevo; 550 en el huevo entero; 300 en el hígado; 260 en la mantequilla; 200 en las gambas; 125 en los quesos; 70 en la carne y el pescado; 12 en la leche entera.

14. Utilizo esta palabra en su sentido más amplio: «sustancia que, combinada con otros factores, puede provocar o favorecer la aparición de un cáncer».

15. Tradicionalmente, la carcinogenicidad del humo del tabaco se ha atribuido sobre todo a los hidrocarburos aromáticos policíclicos que produce el propio fumador. Sin embargo, en este fenómeno participan también muchas otras sustancias: se han aislado nitrosaminas carcinógenas específicas del tabaco (TSNA, por sus siglas en inglés), derivadas de la «nitrosación» de la nicotina y los alcaloides menores... El profesor R. Preussman, de Heidelberg, ha identificado 23 productos diferentes, que cada marca de tabaco combina en proporciones diferentes.

16. La mayor parte de los abonos químicos (nitrogenados, fosfatados y potásicos), que muchas veces se utilizan en cantidades masivas, son perjudiciales para las aguas que desembocan en capas freáticas subterráneas, que a menudo presentan un nivel de nitratos superior al umbral máximo de 44 miligramos por litro que establece la OMS. El umbral marcado por la Unión Europea está en 50 miligramos por litro.

17. Probablemente, el sustantivo *barbacoa* se tomó prestado, en el español colonial, de la lengua taína, aún hablada en las Antillas Mayores en la época de la llegada de Cristóbal Colón. Se refería a un método para cocinar los animales cazados en una parrilla colocada sobre el fuego. Otros expertos en etimología consideran que la palabra deriva del rumano *berbec*, que significa «cordero asado». En Francia, cada año se venden seiscientas cincuenta mil barbacoas.

18. Me refiero a una mutación cromosómica, es decir, a una modificación del núcleo (genoma) de la célula, que, como consecuencia de ese cambio, puede multiplicarse de forma anárquica.

19. En Estados Unidos sí se ha fijado un umbral máximo para los benzopirenos en los alimentos: un microgramo por kilo. En Francia, la ley relativa a la seguridad de los consumidores, adoptada en julio de 1983, fijaba un límite similar.

20. Recientemente, la Administración de Alimentos y Medicamentos de Estados Unidos ha prohibido el uso de sulfitos como antioxidantes para la conservación de las frutas y de muchas verduras crudas, después de que se hayan registrado centenares de casos de alergia e, incluso, varias muertes por el consumo de estas sustancias (*Fed. Registr.* 51, 25021, 9 de julio de 1986). La reacción más frecuente ante los sulfitos es el broncoespasmo.

21. El sabor azucarado genera una secreción anticipatoria refleja de insulina, que desencadena a su vez una hipoglucemia reactiva que nos abre el apetito. Por tanto, los edulcorantes, que en principio están pensados para ayudarnos a reducir la toma de calorías, en realidad estimulan la ingesta de alimentos... Es legítimo, pues, dudar de su utilidad en los casos de sobrepeso y obesidad.

22. Este consejo resulta inquietante, dado que aún hoy las mujeres solo se percatan de su embarazo una vez que observan que la regla no les ha bajado. Recientemente se ha demostrado que en las ratas la ingestión de ciclamato provoca atrofia testicular.

23. De someterse a altas temperaturas, el aspartamo perdería parte de su poder edulcorante, ya que la molécula se rompería y su sabor dulce se vería mermado (véanse las pp. 258-259).

24. La fenilcetonuria es una enfermedad rara, de origen genético, en la que el organismo es incapaz de metabolizar la fenilalanina, un aminoácido, lo que puede generar daños cerebrales si la concentración en sangre supera un determinado nivel.

25. *Fed. Reg.*, 53, 28379, 1988.

26. El noventa por ciento de la contaminación del ser humano a través de los pesticidas se produce por vía alimentaria. Nunca se deben extraer estos productos de su envase original ni introducirlos en casa, ni tampoco dejarlos al alcance de los niños. Algunos de sus compuestos son tóxicos por contacto cutáneo o por inhalación. Resulta fundamental prevenir las intoxicaciones mediante una correcta educación de los usuarios. Por otra parte, hay que tener en cuenta que la savia contiene, por sí misma, tres tipos de antibióticos: penicilina, aureomicina y estreptomicina. Estos **«antibióticos naturales»** bastan para luchar eficazmente contra cualquier parásito...

27. Varios trabajos recientes han demostrado que dos pesticidas, los ditiocarbamatos y la etileno-tiourea, son responsables del tumor maligno histiocitoma fibroso en los animales. Se han encontrado niveles anómalos de restos de estos pesticidas en algunas verduras, en concreto en apios, coles, judías y puerros.

28. El papel de la fibra se analiza extensamente en mi libro *De la prévention aux traitements. Les cancers digestifs*, pp. 61-64.

29. Las mujeres adventistas lacteovegetarianas presentan menor pérdida ósea a partir de los sesenta años de edad. El riesgo de sufrir osteoporosis aumenta con el consumo de tabaco, el sedentarismo, el exceso de alcohol, café y carne… («Health aspects of vegetarian diets», *Am. J. Clin. Nat.*, 48, 1988, pp. 712-738).
30. «Diet and Stress», *Vascular Disease*, *JAMA*, 176, 1961, pp. 134-135.
31. Cincuenta gramos de patatas fritas aportan la misma grasa que dos cucharas soperas de aceite.
32. El páncreas se estimula con el aporte de azúcares sencillos (como la glucosa), lo que provoca una hiperglucemia (es decir, un aumento del nivel de azúcar en la sangre por encima de 1 g/l [1,05; 1,10; 1,20; 1,30…]). Entonces se segrega la insulina, hormona que reduce el índice de azúcar en la sangre hasta restablecer el equilibrio (1 g/l).
33. Véase el anexo XI, p. 517.

Capítulo IV. Hábitos alimentarios aconsejables

1. *Experimental Biology*, mayo de 2007, Universidad de Michigan Health System.
2. El azúcar moreno incluye sales minerales y vitamina B, pero en muy pequeña cantidad. Es alcalinizante. Se deben consumir entre dos y cuatro terrones al día.
3. Association européenne d'agriculture et d'hygiène biologiques, 14, rue des Goncourt, 75011 París (Francia).
4. Las reservas de vitamina C en el adulto son importantes: están en torno a mil seiscientos miligramos. Con ellas, el organismo puede mantener su integridad fisiológica entre tres y cuatro meses. No obstante, para prevenir cualquier carencia, se recomienda tomar un mínimo de diez miligramos de vitamina C al día.
5. Para fabricar un kilo de miel, las abejas tienen que realizar entre cien mil y quinientos mil trayectos entre las flores y su colmena.
6. Sobre la calidad de las mieles disponibles en el mercado, véase *Cahiers de nutrition et de diététique*, 3, 1986, pp. 219-222.
7. *Am. J. Clin. Nutr.*, 42, 1985, pp. 639-643.
8. Elige la coliflor blanca… Cocínala al vapor suave entre diez y quince minutos como máximo para que se mantenga ligeramente firme (compruébalo apretándola con suavidad con la punta de un cuchillo). ¡Cuidado con el olor!
9. La patata es el alimento feculento con mayor valor energético de todos. El nutricionista A.-A. Parmentier defiende lo siguiente: «La patata debe estar presente tanto en la mesa de los ricos como en la de los pobres».
10. Esos gérmenes normales del tubo digestivo resultan fundamentales para sintetizar las vitaminas B, sobre todo la B12, y la vitamina K. La microflora autóctona, de hecho, forma parte del sistema de defensa del organismo frente a las infecciones.

11. De hecho, el trigo representa el cuarenta por ciento de todos los cereales que se consumen en el planeta.
12. En 1997, J.-P. Raffarin, por aquel entonces ministro francés de Pymes, Comercio y Artesanía, reguló el uso de la denominación *panadería.*
13. En 1762, lord Sandwich, un inglés, se encontraba jugando a las cartas. La partida era tan apasionante que no quiso hacer una pausa para el almuerzo, así que le sirvieron carne metida entre dos rebanadas de pan… ¡y así nació el sándwich!
14. Cernido: operación por la que el almidón se separa de los trozos de la cáscara del trigo. Se trata de un tamizado más o menos intenso. La harina que se obtiene mediante este procedimiento contiene almidón y una cantidad más o menos importante de restos de cáscara, que incluyen celulosa.
15. Existen ochenta mil variedades diferentes de arroz.
16. En 1492, Cristóbal Colón llegó a las Bahamas y escribió en su diario: «Había allí extensos campos cultivados con raíces, una especie de haba y algo parecido al trigo, que ellos llaman "maíz", pero que resulta muy sabroso cuando se cuece en el horno o se seca y se muele en forma de harina».
17. C. F. Ramuz, *El gran miedo en la montaña*, Montesinos, Barcelona, 1988.
18. En Asia, la *okara* es un alimento refinado, que se sirve en los grandes restaurantes y se vende en los comercios *gourmet.* Contiene algunas proteínas y, sobre todo, mucha fibra.
19. También se los conoce como *vitamina F.* Los ácidos grasos poliinsaturados o esenciales mejoran la salud de la piel y favorecen el crecimiento de los organismos jóvenes.
20. El ácido linoleico —el principal ácido graso poliinsaturado— reduce el colesterol y también el riesgo de la agregación plaquetaria. Por eso, permite disminuir la hipercoagulación, es decir, el riesgo de trombosis u obstrucción de los vasos sanguíneos. Además, es precursor de las prostaglandinas, lo que le permite desempeñar un papel activo en varios ámbitos: ayuda a ahorrar insulina, con lo que alivia el páncreas, y aumenta la contractilidad del músculo cardíaco y, en consecuencia, normaliza la tensión arterial. Por último, parece que en los ratones previene el cáncer de piel.
21. La temperatura máxima de los termostatos de las freidoras eléctricas no debería ser nunca superior a ciento ochenta grados centígrados, ya que por encima de los doscientos veinte grados pueden generarse compuestos anómalos, especialmente en el caso de los aceites ricos en ácidos grasos esenciales.
22. Para los aceites de pescado, véanse las pp. 325-326 y 421.
23. Se habla mucho de la vitamina F, pero no es tan común que se incluya en los tratados sobre vitaminas, en general. Está presente en los ácidos grasos esenciales

y es necesaria para el correcto funcionamiento de los espermatozoides y la síntesis de las prostaglandinas.

24. Para preparar un kilo de mantequilla, se necesita la nata de veintidós litros de leche. Para elaborar un queso camembert se requieren dos litros de leche. Para conseguir un kilo de queso gruyer, hacen falta diez litros de leche. Para fabricar ocho yogures basta con un litro de leche.

25. La mantequilla puede incorporar productos antioxidantes, que hacen que tarde más tiempo en volverse rancia. Con todo, podemos estar seguros de que una mantequilla que se enrancia es de buena calidad.

26. La invención de la margarina se debe a Napoleón III, que organizó un concurso de ideas sobre productos que se parecieran a la mantequilla, pero fuesen más baratos. Fue Mège-Mouriès quien descubrió esta alternativa, a la que denominó *margarine* [en griego, *margaron.* (*N. de la t.*)], que significa «como la perla».

27. Tan solo las margarinas de consistencia blanda cumplen los criterios de contenido en vitamina F y, por tanto, son ricas en ácidos grasos poliinsaturados.

28. Debemos reducir la ingesta de grasas e ir sustituyendo parcialmente estos productos por aceites vegetales que contengan pocos ácidos grasos saturados.

29. Las principales grasas vegetales contienen ácidos grasos esenciales (véanse las tablas 47, 48 y 49, pp. 310-311).

30. ¿De dónde viene la palabra *hamburguesa*? En los navíos que hacían el trayecto Hamburgo-Estados Unidos a finales del siglo XIX, el filete de carne de ternera picada era el plato más habitual.

31. AGE: ácidos grasos esenciales.

32. La carne de cerdo podría contener un elemento que aumentaría la toxicidad del alcohol para el hígado... De hecho, la revista *The Lancet* (1985), pp. 681-682, ha publicado un cálculo de la relación entre el consumo de cerdo y la cirrosis hepática.

33. Las grasas del *foie gras* de pato o de oca son extraordinarias para la salud, siempre y cuando se consuman con moderación. En su composición se parecen mucho al aceite de oliva, ya que son ricas en ácido oleico, por lo que aportan colesterol bueno. De acuerdo con el doctor S. Renaud, epidemiólogo del Instituto Nacional de la Salud y la Investigación Médica francés, el consumo por habitante de grasas de estos dos animales en la zona del Périgord, en el suroeste de Francia, es dos veces superior a la media francesa y cincuenta veces superior a la estadounidense. En Estados Unidos, 315 de cada 100 000 adultos de mediana edad mueren cada año como consecuencia de algún problema cardíaco, frente a 145 en Francia y tan solo 80 en el Périgord.

34. La ternera «de granja» contiene menos agua (pierde el 18 por ciento de su jugo durante su cocción) que la industrial (que pierde un 32 por ciento). La carne de los ejemplares tratados con hormonas pierde una gran cantidad de agua. Si bien es cierto que la carne de las explotaciones industriales es más barata por kilo, también hay que tener en cuenta que, en el momento en que se cocina, pierde entre el treinta y el cincuenta por ciento de su peso, según la dosis hormonal que se le haya aplicado. Por eso, por cada kilo de carne el cliente debe contar con que va a perder entre 3,80 y 6,10 euros... Cualquier filete de ternera «industrial» acaba nadando en un charco de agua cuando se cocina en sartén, y su carne es más dura que la de granja. Además, ya no sabe a nada... «Se sigue produciendo ternera hormonada, a pesar de que está prohibida. En la mayoría de las explotaciones continúan usándose, de forma discreta, los anabolizantes» (*Le Figaro*, 1 de junio de 1988).

35. La palabra *charcutería* procede del francés *charcuterie*, literalmente, *chair cuite* o «carne cocida»; en realidad, carne cocida, secada, ahumada, curada y hasta fermentada.

36. Véase una lista más completa en F. N. Hepburn y otros, *J. Am. Diet. Assoc.*, 86: 788, junio de 1986.

37. Cantidad aproximada en miligramos por cada ración de cien gramos de pescado crudo.

38. Pescado muy abundante en las aguas de Estados Unidos.

39. Premio Nobel de Medicina en 1908.

40. Cuando la mucosa intestinal presenta un déficit de lactasa, no es capaz de degradar la lactosa, que va a parar al colon, donde la flora local lo fermenta. Esto provoca molestias abdominales y gases.

41. *The Lancet*, ii, 1987, p. 43.

42. Recientemente, dos estadounidenses, en concreto de Pensilvania, anunciaron que habían conseguido producir, aplicando métodos «secretos», huevos con un 25 por ciento menos de colesterol.

43. En todo el mundo existen miles de tipos de queso, pero es en Francia donde se cuenta con más variedades: en torno a cuatrocientas. El general De Gaulle solía decir que resulta difícil gobernar un país que produce más de trescientas cincuenta clases de queso...

44. También en las frutas y en las verduras hay calcio: doscientos cincuenta miligramos por cada cien gramos de almendras, doscientos miligramos por cada cien gramos de perejil fresco y cien miligramos por cada cien gramos de aceitunas verdes.

Capítulo V. Cómo conservar los alimentos

1. Nicolas Appert (1749-1841), maestro cervecero francés y, posteriormente, fabricante de confitería, fue quien inventó el método de la conserva. «El señor Appert ha encontrado la clave para detener las estaciones: en su taller, la primavera, el verano y el otoño viven en el interior de botellas.»

2. El colibacilo, al igual que la mayor parte de los microorganismos, es capaz de sobrevivir después de pasar tres meses a menos veinte grados centígrados.
3. UHT: Ultra High Temperature o temperatura ultraalta.
4. Profesor H. Gounelle de Pontanel.

Capítulo VI. Cómo preparar los alimentos

1. Capítulo redactado con la colaboración del doctor C. Gouttebel y de las especialistas en dietética S. Fouquet y M.-P. Trouche.
2. Véase el anexo III, pp. 467-469.
3. Véase el anexo III, pp. 467-469.
4. La acroleína es un líquido volátil de color azul que provoca ahogos e irritación de las mucosas conjuntiva, nasal y faríngea. Este producto se origina por la descomposición de la glicerina que tiene lugar cuando se cocina a temperaturas superiores a los doscientos grados centígrados. La acroleína está presente, por ejemplo, en las granadas de gases lacrimógenos.
5. Gracias a André Cocard, ingeniero químico e inventor que colaboró con el grupo de investigación Alimentos y Cánceres del Laboratorio de Nutrición y Oncología Experimental que dirigí entre 1980 y 1992, en el Instituto del Cáncer de Montpellier, se ha revalorizado esta técnica desde el punto de vista científico.

Capítulo VII. Qué beber en la mesa y entre comidas

1. La leche de bovino contiene tres veces más proteínas (9 g/l) que la leche humana (2,4 g/l). Por lo general, la leche incluirá más proteínas cuanto más breve sea el plazo que necesita el pequeño mamífero para doblar su peso.
2. Esenciales para el desarrollo del sistema nervioso central.
3. La vitamina D se sintetiza (es decir, se forma) bajo la acción de los rayos ultravioleta de la luz solar, que transforman el 7-dehidrocolesterol presente en las capas profundas de la piel. Esta fuente de aprovisionamiento de vitamina D3 suele ser suficiente para el adulto, pero depende siempre de las condiciones climáticas y, sobre todo, de la luz solar con la que se cuente.
4. Huysmans, *L'Oblat*, XI, 1903.
5. *NEJM*, 8, 1984, pp. 617-621.
6. Si el vino se toma al principio de la comida, la mucosa del estómago lo absorberá rápidamente. Cuando pase a la sangre, puede crear un ligero malestar o una euforia pasajera. Por eso se recomienda beberlo a mitad de la comida, ya que ello permitirá que se asimile más lentamente, junto con los alimentos cuya absorción, por cierto, va a facilitar. «Beber poco, pero beber bien, para poder beber mucho tiempo» (Émile Peynaud).

7. *New England Journal of Medicine*, 8, marzo de 1984, pp. 617-621.
8. *Nutriments, aliments et technologies alimentaires*, Simep, 1989.
9. En 1519, Hernán Cortés desembarcó en el México de los aztecas, que le obsequiaron con una bebida para él desconocida: el *tchocoatl*, una mezcla de cacao en polvo, chile y pimienta. Más tarde, los españoles sustituyeron el chile por vainilla y la pimienta por azúcar: así nació el chocolate, que se convirtió en la bebida favorita de la época. En 1660, Luis XIV se casó con la infanta María Teresa de Austria, muy golosa, que introdujo el chocolate en la corte francesa.
10. Véanse las pp. 256-259.
11. Algunas cervezas son incluso más fuertes.

Capítulo VIII. Dietas y consejos nutricionales

1. Profesor G. Debry, *Quotidien du médecin*, 5266, octubre de 1993.
2. ¿Debemos suponer que el sector de la publicidad será el último que se decida a plantearse cuestiones éticas? Los ciudadanos aún no han adquirido plena conciencia de que la publicidad equivale a dinero y de que el dinero no siempre aspira al bien común, ni tan siquiera a la salud humana.
3. Michio Kushi creó en Boston un instituto de educación macrobiótica, así como, en 1985, el Instituto Kushi Internacional de Suiza: una escuela con internado en la que se imparten las enseñanzas de la macrobiótica, tanto desde el punto de vista filosófico como científico, combinadas con la práctica culinaria.
4. Las obras *L'alimentation dissociée*, de Hay; *Medicina energética*, del doctor P. Véret, traducción de A. Ramos, Everest, León, 1992; *La nourriture vivante*, de Ernst Günter; *Sauvez votre corps*, del doctor C. Kousmine, R. Laffont; *Jamais malade ! Pourquoi?*, del doctor Fr. Zannini, Résiac; *Magnésiothérapie*, del profesor R. Lautié, Vie et Action; *Cómo adelgazar en comidas de negocios*, de M. Montignac, traducción de J. M. Mir, Plaza & Janés, Barcelona, 1997; *La dieta Sulitzer*, de P.-L. Sulitzer, traducción de J. Calzada, Martínez Roca, Barcelona, 1994 son poco fiables desde el punto de vista científico.
5. Véase el capítulo VI, pp. 345-358.
6. La mortalidad por enfermedades cardiovasculares también es un cincuenta por ciento menor en su caso (15.° Congreso Internacional de Nutrición, Adelaida, Australia, octubre de 1993).
7. Hay que insistir en que ningún ayuno ha curado jamás el cáncer o el sida.
8. «Si no tienes hambre, no comas. El ayuno es el mejor procedimiento que existe para abrir el apetito y desintoxicar» (doctor Pauchet). El ayuno puede eliminar el hambre durante uno o varios días por un efecto «endorfina».
9. A. F. Creff y L. Bérard, *Les kilos de trop*, R. Laffont, 1977.

10. Véase al respecto *Amère pilule*, de E. Grant, con prefacio de L. Israël, L'Oeil/François-Xavier de Guibert, París, 1988, y *Femmes, si vous saviez...*, François-Xavier de Guibert, París, 2001.
11. Lo que les ocurre en realidad a muchas de estas personas es que no se cansan físicamente lo suficiente a lo largo del día.
12. *L'Express*, 10-16 de marzo de 1994.

Capítulo IX. Los cánceres relacionados con los alimentos

1. Es decir, que aún no están enfermos, pero se encuentran expuestos a un peligro.
2. Véase mi libro *Cancers digestifs : de la prévention aux traitements*, vol. I, François-Xavier de Guibert, París, 1999.
3. 20 en el caso del hombre y 10 en el de la mujer.
4. En España, las estimaciones de la incidencia del cáncer colorrectal para 2015, según datos de la Sociedad Española de Oncología Médica, era de más de 43 000 casos; se calcula que la mortalidad en 2014 por este tipo de cáncer superó los 15 000 fallecimientos (http://www.seom.org/es/prensa/el-cancer-en-espanyacom/105941-las-cifras-del-cancer-en-espana-2017).
5. El alto consumo de cerveza provoca pancreatitis aguda (una inflamación del páncreas que puede ser mortal).
6. En España, se diagnosticaron 27 747 casos de cáncer de mama en 2015, y se calcula que murieron 6213 mujeres en 2014 por este tipo de cáncer (Sociedad Española de Oncología Médica: http://www.seom.org/es/prensa/el-cancer-en-espanyacom/105941-las-cifras-del-cancer-en-espana-2017).
7. Estos medicamentos provocan una secreción, por parte de la hipófisis, de prolactina, hormona responsable de la producción de leche materna tras el parto. Fuera del contexto del embarazo, los medicamentos que generan hiperprolactinemia estimulan los conductos galactóforos de la mama, lo cual puede ser peligroso, ya que causa una secreción espontánea de leche por parte del pezón (galactorrea), como consecuencia de la multiplicación y la acción de las células de dichos conductos.
8. En Francia, M. G. Lê ha encontrado una correlación positiva entre el riesgo de padecer un cáncer de mama y el consumo de queso y leche entera, pero no de mantequilla, así como una correlación negativa entre ese riesgo y el consumo de yogures. (*J. Nat., Cancer Inst.*, 77, 1986, pp. 633-636). En Estados Unidos, el doctor Hunter llevó a cabo un estudio de seguimiento de 89 000 mujeres durante ocho años, pero no encontró resultados similares. De hecho, su investigación descartaría que las grasas de cualquier tipo desempeñen un papel negativo (junio de 1991). Sin embargo, numerosas publicaciones recientes confirman las conse-

cuencias nocivas de un exceso de consumo de productos elaborados con leche de vaca.

9. Evitar la píldora anticonceptiva, que únicamente puede considerarse inofensiva si se toma después de haber tenido un primer hijo y siempre que el tratamiento no se mantenga más de dos años en total. Para leer: E. Grant, *Sexual chemistry, Understanding our Hormones, The Pill and HRT*, Cedar, 1994.

10. Se trata de un cáncer hormonodependiente en el que se han encontrado numerosos receptores de la testosterona.

11. En España se diagnosticaron 33 370 casos de cáncer de próstata en 2015 (Sociedad Española de Oncología Médica: http://www.seom.org/es/prensa/el-cancer-en-espanyacom/105941-las-cifras-del-cancer-en-espana-2017).

12. *Int. J. Cancer*, 42, 1988, pp. 17-22.

13. Eurostat (http://ec.europa.eu/eurostat/statistics-explained/index.php/Cancer_statistics_-_specific_cancers#Lung_cancer).

14. Sin embargo, los impuestos al tabaco aportan más dinero al Estado del que cuestan los efectos nocivos de este producto.

15. Publicados en el número de *New England Journal of Medicine* del 14 de abril de 1994.

Capítulo X. Dieta mediterránea y prevención del cáncer

1. A. Giacosa y M. J. Hill (eds.), *The Mediterraneen and Cancer Prevention*, 1991; European Cancer Prevention Organization, *News*, 1993-1994; M. J. Hill, A. Giacosa y C. P. J. Caygill (eds.), *Epidemiology of Diet and Cancer*, 1994.

2. La creación, impulsada por el movimiento Familias de Francia, de los «bares frutales» para promover «una pieza de fruta fresca en cada recreo» en todos los colegios galos y, más adelante, en el resto de Europa, tendrá un efecto positivo sobre la salud de los jóvenes.

3 Este papel se explica en detalle en mi libro *Cancers digestifs : de la prévention aux traitements*, vol. I, François-Xavier de Guibert.

4. La acción de las fitohormonas parece cada vez más innegable. En mi obra *Femmes, si vous saviez... Hormones. Ménopause. Ostéoporose,* incluyo un extenso análisis al respecto.

5. Lin (Nueva York) asegura que el ajo inhibe la enzima HMG-CoA reductasa, lo que se traduce en una reducción del índice de colesterol LDL en el ser humano y en el animal, así como de la agregación plaquetaria. En su estudio, una serie de voluntarios tomaron un diente de ajo (es decir, tres gramos de este alimento) al día durante dieciséis semanas. Al final del experimento, la colesterolemia total había disminuido en un veinte por ciento y el nivel de tromboxano plasmático, en un ochenta por ciento.

6. El doctor M. de Lorgeril (de la unidad 63 del Inserm de Lyon) sostiene: «Es posible reproducir en los pacientes de enfermedades cardíacas los beneficios para el corazón de los que disfrutan las poblaciones mediterráneas».

7. En España, el consumo de aceite de oliva por persona y año fue de 8,51 litros en 2016, según datos del Ministerio de Agricultura y Pesca, Alimentación y Medio Ambiente (http://www.mapama.gob.es/es/alimentacion/temas/consumo-y-comercializacion-y-distribucionalimentaria/informeanualconsumo2016_tcm7-455729.pdf).

Capítulo XI. Últimos consejos

1. Informe de la OMS tras la reunión de 18 expertos europeos.

2. Informe de la OMS tras la reunión de 18 expertos europeos.

3. *Libération*, 16 de febrero de 1989.

4. Informe de las Comunidades Europeas del 7 de noviembre de 1986.

5. La leche de vaca contiene cuatro veces más calcio que la leche materna, pero el organismo no consigue absorberlo y utilizarlo tan bien. Para ello, necesita mucha fibra y vitamina C.

6. No olvides que cada cigarrillo que fumes destruirá cuarenta miligramos de vitamina C, casi el equivalente a una naranja… En junio de 1991, el *American Journal of Chemical Nutrition* advertía de que la ingesta diaria de vitamina C (de cincuenta a sesenta miligramos, en el caso de los no fumadores) debía ser de doscientos miligramos en el caso de los fumadores, es decir, que estos deben comer como mínimo dos kiwis al día.

7. Un estudio estadounidense (concretamente, de Arizona) con mil pacientes demostró que aquellos que presentaban bajos niveles de selenio en sangre corrían tres veces más riesgo de desarrollar pólipos precancerosos en el colon que quienes tenían un alto índice. El selenio actúa como antioxidante y estimulante de la actividad de las células inmunitarias asesinas que destruyen las bacterias.

8. En los individuos normales, la ingesta de cincuenta gramos de algas espirulinas al día durante cuatro días aumenta la uricemia entre diez y veinte miligramos por litro.

9. *Twin Research,* vol. 4, p. 63.

10. La cantidad varía según el terreno.

11. Al cocinar los alimentos se pierde entre un diez y un veinte por ciento de yodo. También la sal yodada pierde yodo con el paso del tiempo, sobre todo si se guarda en bolsas de papel.

12. Pueden compensarse con verduras: zanahorias, lechugas, coles, berros…

Anexo III

1. J. Thuéry, *Les micro-ondes et leurs effets sur la matiére*, Lavoisier, 1989.

Anexo IV

1. *Plantes et médecines associées*, 1990.

Anexo VI

1. J.-F. Olivier, *Les règles d'or de l'alimentation naturelle*, Encre, 1991.

Anexo VII

1. Un estudio de Frost y Sullivan prevé que este mercado llegará a superar los mil millones de dólares de facturación.
2. Véanse las pp. 256-259.
3. Véase la p. 256.
4. Véanse las pp. 258-259.
5. Véanse las pp. 256-259.

Anexo VIII

1. Es posible encontrar una excelente síntesis sobre este tema en *Vitamine Information Roche*, del profesor D. Schmähl, del Instituto de Toxicología y Quimioterapia del Centro de Investigación sobre el Cáncer de Heidelberg (Alemania).
2. Véase «Estrés oxidativo y salud», anexo XI, p. 517.
3. Véanse igualmente las pp. 266, 312, 492-494.
4. Véanse las pp. 265-266.
5. Véanse las pp. 289-291.
6. Véanse las pp. 289 y 400.

Anexo IX

1. En los animales se ha observado que la arginina reduce los tumores y retrasa la metástasis.
2. La glutamina se encuentra en los siguientes alimentos (cantidades expresadas en miligramos por gramo de proteína): huevo (275-334), leche humana (298-355), carne de buey (310), maíz (338), levadura de cerveza (400) y trigo (487).
3. Véanse las pp. 266 y 308.
4. Véanse las pp. 441-442.
5. Véanse las pp. 265-266, así como la 437.
6. Véase el anexo XI, p. 375.
7. Véase la p. 319.

Anexo XI

1. Profesor A. Castres de Paulet, bioquímico de la Facultad de Medicina de Montpellier y vicepresidente del INSA (Instituto de Ciencias de la Nutrición y la Alimentación) de Montpellier.

ÍNDICE DE CONCEPTOS Y NOMBRES PROPIOS

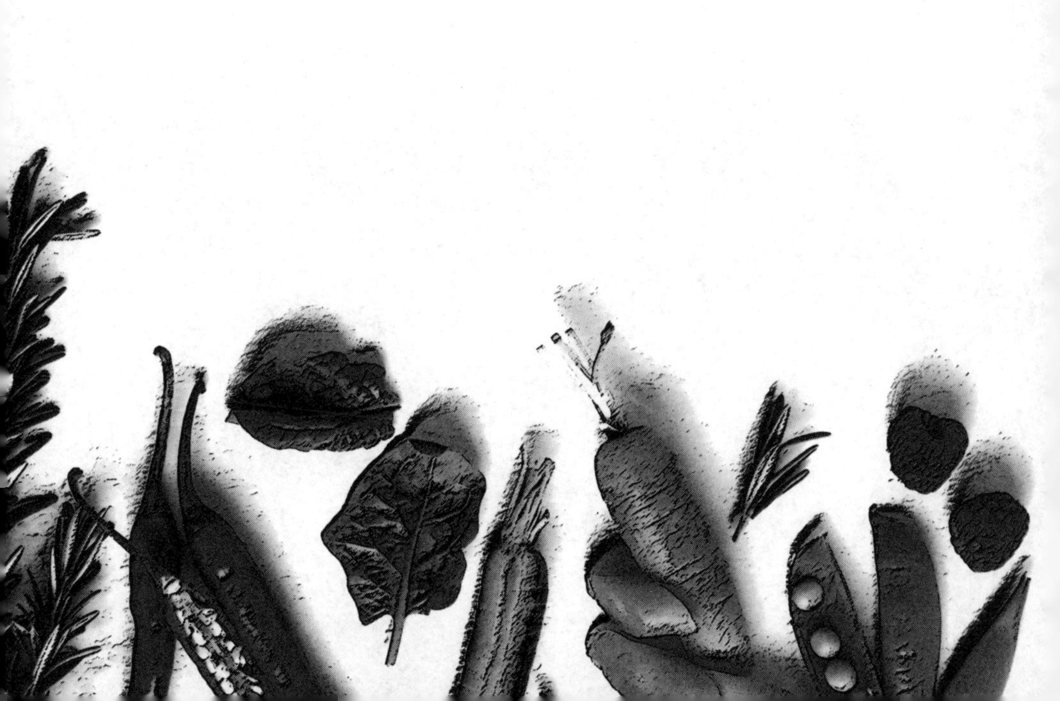

A

B

C

N

O

Q

R

S

T